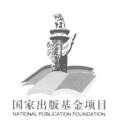

国家出版基金项目
NATIONAL PUBLICATION FOUNDATION

中国-东盟
传统药物志
CHINA-ASEAN TRADITIONAL MEDICINE

邓家刚
侯小涛 —— 主编

上册

北京科学技术出版社

图书在版编目（CIP）数据

中国－东盟传统药物志/邓家刚，侯小涛主编.—北京：北京科学技术出版社，2019.1

ISBN 978-7-5304-9805-7

Ⅰ.①中…　Ⅱ.①邓…②侯…　Ⅲ.①中药志②药材志—东南亚国家联盟　Ⅳ.① R281.4 ② R933.3

中国版本图书馆 CIP 数据核字（2018）第 179822 号

中国－东盟传统药物志

主　　编：邓家刚　侯小涛
策划编辑：侍　伟　李兆弟
责任编辑：严　丹　尤竞爽　吴　丹　陈媞颖　周　珊
责任校对：贾　荣
责任印制：李　茗
封面设计：蒋宏工作室
出 版 人：曾庆宇
出版发行：北京科学技术出版社
社　　址：北京西直门南大街 16 号
邮政编码：100035
电话传真：0086-10-66135495（总编室）
　　　　　0086-10-66113227（发行部）　　0086-10-66161952（发行部传真）
电子信箱：bjkj@bjkjpress.com
网　　址：www.bkydw.cn
经　　销：新华书店
印　　刷：北京捷迅佳彩印刷有限公司
开　　本：889mm×1194mm　1/16
字　　数：1646 千字
印　　张：92
版　　次：2019 年 1 月第 1 版
印　　次：2019 年 1 月第 1 次印刷
ISBN 978-7-5304-9805-7/R·2502

定　　价：1860.00 元（全 2 册）

编写委员会（中文版）

主　编

邓家刚　侯小涛

副　主　编

郝二伟　郭宇航　陈佩玲〔马来西亚〕　刘布鸣

编　委

（按姓氏汉语拼音排序）

白燕远　陈佩玲〔马来西亚〕　　邓家刚　杜成智
杜正彩　郭宏伟　郭宇航　郝二伟　侯小涛　黄慧学
黄克南　刘布鸣　秦健峰　韦　玮　韦金锐　谢　臻
易湘茜　曾春晖　张笮晦

翻译人员

（按姓氏汉语拼音排序）

岑思园　柴　玲　陈明生　冯　军　冯娴婧　郭宇燕
黄　艳　刘　雯　谢集照　袁健童　周江煜

参编人员

（按姓氏汉语拼音排序）

陈　锋　陈玫伶　陈贻威　丁天宇　何育佩　黄　英

黄纯莹　黄丽梅　蓝　滴　李　聪　凌雪婷　潘王芸

潘祥龙　苏梓霞　王美琪　韦林垚　吴　悠　吴航萱

吴幸儒　徐炜杰　闫　维　余丽莹　张　萌　张明哲

赵　帅　钟海森　周小小

摄　影

（国名按英文名首字母排序，人名排序不分先后）

柬埔寨：MAY Phealay　HENG Borey　LENG Makara
　　　　THEM Seydaduong

中　　国：黄克南　邓家刚　郑希龙　李榕涛　吴　双　屠鹏飞
　　　　杨根锚（香港）　许为斌　黄宝优　农东新　彭玉德
　　　　黄云峰

老　　挝：Onevilay Souliya　Mouachanh Xayvue

马来西亚：Tang Pei Ling　Low Ying Chiang

泰　　国：Supaporn Muchimapura

越　　南：Tran Cong Khanh　Tran Van On　Nghiem Duc Trong

编写委员会（英文版）

菲 律 宾：Isidro C. Sia　Rainier M. Galang　Ulysses Ferreras
Remedios S Naynes

泰　　国：Jintanaporn Wattanathorn　Panee Sirisa-ard　Jakaphan Julsrigaivul
Terdthai Toung-Un　Panakaporn Wannanon　Supaporn Muchimapura
Wipawee Thukammee

越　　南：Tran Van On　Tran Cong Khanh　Hoang Quynh Hoa
Pham Ha Thanh Tung　Nghiem Duc Trong　Pham Thi Linh Giang
Le Thien Kim

翻译人员

（按姓氏汉语拼音排序）

岑思园　柴　玲　陈明生　冯　军　冯娴婧　郭宇燕
黄　艳　刘　雯　谢集照　袁健童　周江煜

参编人员

（按姓氏汉语拼音排序）

陈　锋　陈玫伶　陈贻威　丁天宇　何育佩　黄　英
黄纯莹　黄克南　黄丽梅　蓝　滴　李　聪　凌雪婷
潘王芸　潘祥龙　苏梓霞　王美琪　韦林垚　吴　悠
吴航萱　吴幸儒　徐炜杰　闫　维　易湘茜　余丽莹
张　萌　张明哲　赵　帅　钟海森　周小小

摄　影

（国名按英文名首字母排序，人名排序不分先后）

柬　埔　寨：MAY Phealay　HENG Borey　LENG Makara　THEM Seydaduong

中　　　国：黄克南　邓家刚　郑希龙　李榕涛　吴　双　屠鹏飞

　　　　　　杨根锚（香港）　许为斌　黄宝优　农东新　彭玉德

　　　　　　黄云峰

老　　　挝：Onevilay Souliya　Mouachanh Xayvue

马来西亚：Tang Pei Ling　Low Ying Chiang

泰　　　国：Supaporn Muchimapura

越　　　南：Tran Cong Khanh　Tran Van On　Nghiem Duc Trong

编辑委员会

主编简介（中文版）

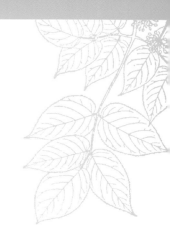

邓家刚

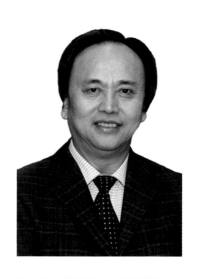

邓家刚，中药学二级教授，广西终身教授，广西中医药科学实验中心首席科学家，广西中药药效筛选研究省级重点实验室主任，广西农作物废弃物功能成分研究协同创新中心主任，中-澳传统药物现代研究联合实验室主任，中-泰传统药物研究联合实验室主任（中方），享受国务院特殊津贴专家，全国优秀科技工作者，广西优秀专家，第六批全国老中医药专家学术经验继承工作指导老师。长期从事中医药理论与中药药效研究，创造性地提出"体平用偏是平性药药性特征"的理论假说和"化学中药""农作物废弃物药用研究""桂药"等新概念；2005年创建"广西中药药效研究重点实验室"，2009年创建我国第一个"农作物废弃物功能成分筛选及产品开发研究中心"，2013年构建我国第一个海洋中药学学科，且该学科成为国家中医药管理局重点学科。获国家新药证书、国家保健食品批件、院内制剂批文各1个；发表学术论文450多篇，主编学术专著16部，获授权专利9项。自2006年开始，先后参与中泰（国）政府间科技合作联委会资助项目，开展与泰国等东盟国家的科技合作与交流。

侯小涛

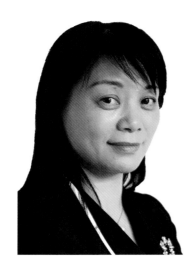

侯小涛，药理学博士，广西中医药大学药学院教授，博士研究生导师。国家中医药管理局重点学科海洋中药学学科带头人，中华中医药学会中药分析分会常务委员，中国药膳研究会慢病调养专业委员会常务委员。长期从事中药活性成分及质量控制研究。主持国家自然科学基金项目1项，中华人民共和国科学技术部项目1项；省厅级课题10多项。获国家发明专利3项，发表学术论文80余篇，主编学术专著4部。近年来致力于与东盟各国开展传统药物合作研究，成功主持开发了第一个中-泰药用植物专业数据库。

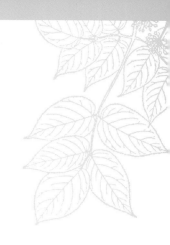

主编简介（英文版）

邓家刚

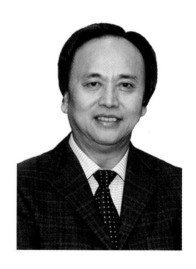

邓家刚，中药学二级教授，广西终身教授，广西中医药科学实验中心首席科学家，广西中药药效筛选研究省级重点实验室主任，广西农作物废弃物功能成分研究协同创新中心主任，中–澳传统药物现代研究联合实验室主任，中–泰传统药物研究联合实验室主任（中方），享受国务院特殊津贴专家，全国优秀科技工作者，广西优秀专家，第六批全国老中医药专家学术经验继承工作指导老师。长期从事中医药理论与中药药效研究，创造性地提出"体平用偏是平性药药性特征"的理论假说和"化学中药""农作物废弃物药用研究""桂药"等新概念；2005年创建"广西中药药效研究重点实验室"，2009年创建我国第一个"农作物废弃物功能成分筛选及产品开发研究中心"，2013年构建我国第一个海洋中药学学科，且该学科成为国家中医药管理局重点学科。获国家新药证书、国家保健食品批件、院内制剂批文各1个；发表学术论文450多篇，主编学术专著16部，获授权专利9项。自2006年开始，先后参与中泰（国）政府间科技合作联委会资助项目，开展与泰国等东盟国家的科技合作与交流。

Jintanaporn Wattanathorn

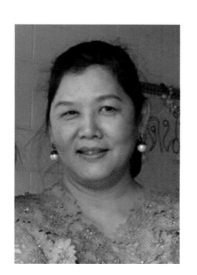

Jintanaporn Wattanathorn，博士，副教授，孔敬大学医学院生理教研室主任，综合补充替代医学研究和发展中心负责人，中–泰传统药物研究联合实验室主任（泰方）。于1994年获得神经科学博士学位。其在专业领域的学术水平在国际上享有良好的声誉。主要从事营养产品和药用植物的药理效应、神经内分泌学、运动生理学、神经心理药理学、血脑屏障药物输送、神经毒理学的研究工作。经过多年的研究，共发表学术论文47篇。

肖 序

我国和东盟国家拥有丰富的药用植物资源，在长期的医药实践中，积累了丰富的药用植物传统应用的宝贵经验，在传统药物现代研究与产品开发等方面也取得了丰硕的成果。

广西中医药大学邓家刚教授在长期与东盟国家开展传统药物研究合作与交流的基础上，组织团队与泰国、越南、马来西亚、缅甸、老挝、柬埔寨、菲律宾7个东盟国家的专家合作，从各国常用的药用植物中精选出350种有代表性的传统药物，广泛收集文献资料并经综合分析整理，历时5年，最终完成了我国第一部由中国与东盟七国的专家学者共同合作编撰的传统药物学专著——《中国-东盟传统药物志》。该书系统介绍每种药物项下学名、科名、异名、本地名称、通用名称、药用部位、植物描述、生态、分布、化学成分、药理作用、应用、使用注意等13个方面的研究成果，且每种药物配有高清图片；特别是书中所列的传统药物的当地名称及当地用法，使该书的传统性特点得到较好的体现，这也是这部著作区别于一般药用植物著作的特色所在。

《中国-东盟传统药物志》一书，不仅具有较强的科学性和实用性，而且图文并茂，可读性强，是一部难得的国际合作的科技学术著作，具有重要的学术价值。该书的出版问世，为中国和东盟各国开展传统药用植物资源和文献研究提供了示范，对于增进我国与东盟国家在传统药物研究方面的合作与交流，提升我国传统中医药学科在东盟国家的学术地位，具有极其重要的作用。

我作为一名长期与东盟国家开展药用植物与传统药物研究合作与交流的老专家，很高兴看到邓家刚教授团队的这部著作即将付梓，故喜为序。

中国工程院院士
中国医学科学院药用植物研究所名誉所长

2018年8月20日，于北京

黄 序

　　应用传统药物防治疾病，是世界各族人民为维护健康而不断探索、反复实践后逐渐总结出来的宝贵经验。东盟国家与我国南方同属热带和亚热带地区，生态环境、生物多样性以及传统药物的应用等均有着很多相似之处，同时又各具特色，大力开展与世界各国传统医药研究的合作与交流，对于促进世界传统医药的发展具有十分重要的意义。长期以来，广西中医药大学邓家刚教授及其团队，利用广西与东盟国家接壤的地缘优势，一直致力于与泰国等东盟国家开展传统药物的科学研究与学术交流，并取得了可喜成果，《中国-东盟传统药物志》就是其中之一。

　　《中国-东盟传统药物志》一书，由邓家刚教授所带领的团队与泰国、越南、马来西亚、缅甸、老挝、柬埔寨、菲律宾7个东盟国家的专家合作，历经5年，通过检索中国及东盟各国的著作资料，以及英国邱园和美国密苏里植物园合作提供的植物名录数据库、中国植物志网络版（Flora of China）、中国知网（CNKI）数据库、中国生物物种名录数据库等，收录中国、泰国、老挝、缅甸、越南、柬埔寨、马来西亚、菲律宾八国关于传统药物的资料汇编而成。该书是第一部我国与东盟国家多边合作、共同完成的传统药物学专著，其内容涉及生药学、植物化学、药理学、传统应用等众多学科内容，全书条目整齐，体系严谨，图文并茂，具有极高的科学性和实用性，加之采用中、英两种文字撰写，使该书的阅读与传播更具广泛性，具有较高的学术价值。该书的编撰出版，为我国与东盟各国开展传统药物研究提供了良好的示范，也有助于促进我国传统医药研究与世界传统医药研究的广泛交流与合作，共同为人类健康做出贡献！

　　乐为之序。

中国工程院院士
中国中医科学院院长

2018年9月6日，于北京

中国与东盟国家的友好往来，历史悠久，源远流长。自秦汉时期开辟了海上丝绸之路后，我国除了通过陆上丝绸之路与欧洲国家开展对外交流外，同时也经由以广西合浦为始发港的海上丝绸之路与东南亚各国开展商贸与文化交往。而传统医药贸易与技术交流则是其中一个重要方面。东盟国家出产的香药香料，如乳香、没药、木香、藿香、茅香、桂皮、桂心、血竭、龙脑（冰片）、厚朴、诃梨勒、丁香、益智、沉香、槟榔、余甘子（庵摩勒）、光香、降香、豆蔻、茴香等（白吉庆等．"丝路中药"初探．中国现代中药，2016），经北部湾北部海岸线至合浦，由南流江溯江而上，转输到中原及其他各地，我国的中医药也随之传输到东盟各国，历经两千多年，经久不绝。中医药与东盟各国的传统医药一起，为我国和东盟国家人民的健康做出了卓越的贡献。

传统医药是世界各国优秀传统文化的瑰宝，是世界各民族人民在长期与疾病抗争实践中沉淀积累的智慧结晶。传统药物则是传统医药的一个重要组成部分。中国南方与东盟国家同属亚热带和热带区域，在植物资源与传统药物方面既有诸多共同之处，又各具特色。一方面，各个国家均有着丰富的药用植物资源。有学者指出，东南亚地区显花植物种类多达30000～35000种（严崇潮．东南亚的植被类型和分布规律．生态学杂志，1984），可作为中药资源的植物种类十分丰富；中国有药用植物11000多种（包括传统中药1000多种，民族药4000多种，民间药4000多种）。

泰国的植物（包括药用植物）至少有11000种，民间医生使用的物种至少有702种，在泰国官方的传统配方中，有300种传统药用植物；另有资料指出，泰国有疗效的药用植物有

1500多种（Taweesak Suntorntanasat. 泰国传统医药的发展现状. 亚太传统医药，2005）。

越南有12000种植物［袁昌齐等. "一带一路"经济植物应用与开发（东亚和东南亚篇）. 中国野生植物资源，2016］，已经收入越南药典的传统药物有290种。

马来西亚仅沉香属本土物种就多达12种［高志晖等. 世界各国（地区）沉香资源与保护. 中国现代中药，2017］，2006年，马来西亚国家药品管制局（NPCB）注册的所有传统医药产品共有16857项。

菲律宾境内野生植物有近万种，其中高等植物有2500余种，药用植物约1500种（Dayrit FM, Macahig RAS. Encyclopedia of Common Medicinal Plants of the Philippines Vol. 1. Philippine Institute of Traditional and Alternative Health Care, 2014）。

缅甸的药用植物包含123科，367属，472种（Defilipps RA, Krupnick GA. The medicinal plants of Myanmar. PhytoKeys, 2018）；另有资料显示，缅甸建有9个草药园用来栽培药用植物，并建有3个传统医药博物馆；缅甸国家草药园占地约810000m²，种植的药用植物来自缅甸各地，种类超过700种，主要种植用于治疗痢疾、高血压、糖尿病、疟疾和肺结核等疾病的药用植物（黄丹娜. 传统医药在缅甸的发展. 亚太传统医药，2016）。

老挝植物区系记录有种子植物188科，1373属，共5005种（Zhu H. Floristic characteristics and affinities in Lao PDR, with a reference to the biogeography of the Indochina peninsula. Plos One，2017）。

在柬埔寨发现的3113种植物中，有超过1500种植物被记录为药用植物，其中有303种药用植物被用于传统医药配方；另有文献称，据不完全统计，柬埔寨药用植物约524种（Leti M, Hul S, Fouché JG, et al. Flore photographique du Cambodge. Privat, 2013）；印度尼西亚有高等植物80000种。

另一方面，由于中国与东盟国家的生态环境和生物多样性具有相似之处，有资料显示，中国药用植物种类多与东南亚、东北亚及南亚的国家（地区）所共有，按照国家（地区）所在地理位置进行归类，与我国单独共有药用植物种类最多的国家（地区）主要分布在东南亚（越南、缅甸、泰国、老挝、印度尼西亚、菲律宾、马来西亚和柬埔寨等），共344种（隶属于97科238属）；与越南共有的药用植物种类最多（220种），其次为日本（144种），再次为缅甸（75种），第4为印度（42种）（刘文静等. 探讨我国与邻国共有药用植物的惠益分享机制. 生物多样性，2017）。丰富的药用植物资源为各国传统医药的发展提供了坚实的基础和可靠的保障。

　　基于相似的生态环境和人文环境，中国与东盟国家传统医药的交流与融合发展，有着悠久的历史，而在世界普遍高度关注传统医药的时代背景下，更应加强传统医药的科研合作与学术交流，促进传统医药的发展，以更好地为各国人民的健康服务。正是基于这种良好的愿望，21世纪初，在中国与泰国政府的支持下，广西中医药大学与泰国孔敬大学正式开展科技合作与学术交流。2006—2011年，两校先后召开了五届"中-泰传统医药和天然药物研究国际学术研讨会"，并于2013年9月在首届中国-东盟技术转移与创新合作大会上共同签署了《共建"中-泰传统药物研究联合实验室"合作协议》，同年在广西中医药大学举行了挂牌仪式，并于2014年7月在南宁举办了第一届中-泰传统药物研究联合实验室年会。2015年，"中-泰传统药物研究联合实验室建设"项目获中华人民共和国科学技术部正式立项资助。在开展合作与交流的过程中，我们深刻认识到，为促进中国与东盟各国在传统药物研究领域的合作取得标志性的成果，有必要编撰一部具有各国传统药物特色的学术专著。因此，2011年，当泰国孔敬大学金他那邦副教授（Associate Prof. Jintanaporn）访问广西中医药大学时，在学术交流会上，邓家刚教授发起构建中国-东盟传统药物数据库及编撰《中国-东盟传统药物志》的倡议，得到了与会专家的一致赞同。

　　2013年9月，在广西百色召开的第三届"农作物废弃物功能成分筛选研究暨第三届杧果苷研究国际学术研讨会"上，中方与被邀请前来参会的泰国、缅甸、越南、老挝、马来西亚等东盟国家的专家签署了合作备忘录，并对中国-东盟传统药物数据库和《中国-东盟传统药物志》的编写体例、内容、格式要求等进行了深入讨论，形成了一致的意见。这次会议商定，由各国参与此项工作的专家精选本国常用的传统药物50种，按统一的格式要求，以英文编写书稿。会后，除通过电子邮件进行交流外，2014年7月和2016年5月，我们先后两次邀请东盟国家的参编专家，在南宁市和玉林市召开编写工作会议，对书稿的进展及所提供的文字、图片进行汇总，对内容不全、格式不统一、图片质量不符合要求等存在的问题进行讨论，并提出了改进要求。为了更加了解东盟国家传统药物资源与发展的现状，邓家刚教授及其团队在广西科学技术厅项目的支持下，先后赴东盟国家进行实地考察和交流，获得了对东盟国家传统医药的感性认识和更多的第一手资料。2016年，在著名药用植物和传统药物学家肖培根、黄璐琦两位院士的大力推荐下，《中国-东盟传统药物志》成功申报2017年度国家出版基金项目，使该项目的顺利进行有了资金的保证。为了切实保证《中国-东盟传统药物志》书稿的质量，在北京科学技术出版社的支持下，参编各国的专家于2017年12月在南宁-东盟经济开发区召开了为期5天的统稿会，进一步核对修改书稿。这次会议还邀请柬埔寨的专家作为参编工作的新成员。2018年，邓家刚教授及其团队赴菲律宾考察传统药物资源与传统应用现状时，邀请菲律宾国家传统与替代医疗保健研究院前院长参与《中国-东盟传统药物志》的编写工作，由此正式参编本书的东盟国家达7个。在参编专家的共同努力下，本书中、英文书稿于2018年5月全部完稿。经出版社送相关专家审阅，一致认为书稿质量很好，具有极高的学术价值。2018年8月，针对审阅专家提出的英文存在的语法及格式等问题，中国编写组的成员在防城港市封闭5天，对《中国-东盟传统药物志》的英文稿进行核对修改，至此，本书中文版和英文版书稿渐臻完善。

《中国-东盟传统药物志》一书全文180万字，共收入中国、泰国、缅甸、越南、老挝、马来西亚、柬埔寨、菲律宾8个国家常用的传统药物104科350种。所收载的传统药物具有典型性，如中国的黄芪、人参、杜仲、连翘、丹参；越南的糖胶树、越南巴豆、肉桂、越南人参等；泰国的胡椒、槟榔、腊肠树、罗勒等；缅甸的木橘、番荔枝、黄花假杜鹃、文殊兰等；马来西亚的沉香、卡琪花蒂玛、东革阿里、玫瑰麒麟等；老挝的山油柑、肾茶、闭鞘姜、海滨木巴戟等；柬埔寨的金合欢、柬埔寨肉桂、海巴戟、亚香茅等；菲律宾的黄荆、使君子、艾纳香、翅荚决明等。所收载的传统药物主治病证极为广泛，涉及内科、外科、妇科、儿科、五官科等临床各科，内科病证如感冒头痛、心悸、失眠、高血压、贫血、肺痨、哮喘、消渴、风湿痹痛（关节炎）、痛风、胃炎、结石症、肝炎、肾炎、阳痿早泄、疟疾、癃闭、脾虚泄泻；外科、皮肤科病证如跌打损伤、湿疹、荨麻疹、牛皮癣；妇科病证如月经不调、湿热带下等；儿科病证如小儿疳积、蛔虫病、蛲虫病、遗尿等；五官科病证如口腔溃疡、鼻炎等。《中国-东盟传统药物志》系统介绍了各种传统药物的学名、科名、异名、本地名称、通用名称、药用部位、植物描述、生态、分布、化学成分、药理作用、应用、使用注意等内容，尤其尽可能地收集了该药物在东盟国家的当地名称和当地传统用法，从而使本书的科学性与传统性得到更好的体现，增强了这部传统药物学术著作的可读性和实用性。全书配有高清彩色图片，包含植物图、药材图、饮片图，图文并茂，精致美观，极大地增强了读者对传统药物的直观认识。

《中国-东盟传统药物志》的编撰，从发起到全书完稿，历经5年之久。由一个省域学术团队联合东盟七国专家共同完成一部学术著作，在我国中医药界实属首创。泰国孔敬大学、清迈大学、朱拉隆功大学，越南河内药科大学、越南民族药用植物研究与发展中心、越南创新农业综合研究与投资股份公司，马来西亚拉曼大学、拉曼大学学院，缅甸卫生和体育部、缅甸传统医科大学，老挝卫生部传统药物研究院、老挝卫生科学大学、老挝传统医药从业者协会，柬埔寨卫生科技大学，菲律宾国家传统与替代医疗保健研究院，以及中国广西中医药大学、广西中医药研究院、广西医科大学共18个机构116位专家、学者和科技人员、研究生，参与了本书的文献研究、资料收集整理、文稿编撰、核对及图片拍摄等工作，其中，东盟国家的参编专家达60位；另外，中国医学科学院药用植物研究所海南分所、广西药用植物园等2家单位也提供了一些图片。需要特别说明的是，最早参与此项工作的马来西亚专家司晓晨（Si Xiaochen）已经谢世，未能看到本书的出版，实属遗憾！

在这部著作编撰的过程中，一直得到广西中医药大学各职能部门、广西科学技术厅国际合作处、广西教育厅科技与信息化处和国家出版基金的大力支持和资助；北京科学技术出版社的领导高度重视本书的出版，中医室和编校质检中心编辑们认真细致，精益求精，为保证书稿的质量辛勤劳作。正是因为有全体编写人员的辛勤付出和无私奉献以及各方面的支持帮助，才有了我国第一部由中国专家联合东盟七国专家共同完成的传统药物研究学术专著——《中国-东盟传统药物志》。

5年的光阴在历史长河中不过是白驹过隙，在这有限的时间里完成了一件有助于促进中国-东盟传统药物研究合作与交流的重要事情，虽历经艰辛，毕竟已闻书香，在收获喜悦的同时，作为主编，我们也深知才疏学浅，书中必然存在错谬和不逮之处，诚望各界专家多多批评指出，以待来日努力完善。

值此著作出版之际，谨向参编的各国专家、关心支持本书编撰出版的各界人士致以诚挚的谢意，向为本书赐序的肖培根院士、黄璐琦院士，为本书部分植物名称及图片进行审定的中国中医科学院中药研究所郝近大研究员等专家，表示衷心的感谢！

邓家刚　侯小涛

2018年8月31日，于南宁

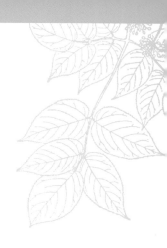

编写说明 ·················

（1）《中国-东盟传统药物志》是第一部系统介绍中国和东盟国家传统药物的专著，由中国广西中医药大学邓家刚教授首先提出编写计划，得到泰国金他那邦副教授的响应，邀请老挝、缅甸、越南、柬埔寨、马来西亚、菲律宾等国家的专家学者共同完成。通过检索中国及东盟各国的著作资料，以及英国邱园和美国密苏里植物园合作提供的植物名录数据库、中国植物志网络版（Flora of China）、中国知网（CNKI）数据库、中国生物物种名录数据库、中国植物图像库、PubMed数据库、Springer Link数据库、Elsevier数据库、Wiley InterScience数据库等，收录中国、泰国、老挝、缅甸、越南、马来西亚、柬埔寨、菲律宾八国关于传统药物的资料，汇编而成本书。

（2）本书对350种中国及东盟国家常用传统药物进行介绍，每种项下包括学名、科名、异名、本地名称、通用名称、药用部位、植物描述、生态、分布、化学成分、药理作用、应用、使用注意等内容。

1）"学名"采用规范的拉丁物种名列出。

2）"异名"为正名以外的科学异名，主要依据各国专家提供的资料、英国邱园和美国密苏里植物园合作提供的植物名录以及中国植物志的数据资料。

3）"本地名称"分别收录各国当地常用名称，按照国家依次表述，以该品种在该国有分布、使用、流通为依据，根据查阅到的资料或当地人的常用名称，由该国作者提供。本项如未查到相关资料，则空缺。如，编号为347的*Zingiber barbatum* Wall. 在中国无分布且未有中文名，本书作者根据其来源，将其命名为"南洋姜"。

4）"通用名称"指每个品种的英文通用名。本项如未查到相关资料，则空缺。

5）"药用部位"列出每个品种在临床或民间医疗中有一定治疗效果的部位。

6）"植物描述"按照根、茎、叶、花、果实和种子的顺序依次描述每个品种的形态学特征。

7）"分布"先列出每个品种在中国及东盟国家的分布，再列出该植物在世界范围内的分布。

8）"应用"按照国别分别表述每个品种在该国的主要传统用法、主治病证等信息。

9）本书收载的传统药物按照拉丁学名首字母进行排序；"本地名称""应用"中的国家名称按照各国家通用英文名称的首字母进行排序。

10）本书所收载的少数传统药物品种，在当前的生态环境中不一定能采集到，或当今并未广泛应用于临床，但均有传统应用的记载和相关研究的文献报道，故仍收入本书，为今后的科研提供参考。

11）参考文献均列在正文之后，按照国别分别列出，国家名称按照各国家通用英文名称的首字母进行排序，以便读者查阅。

12）本书在正文之后附有传统药物中文名笔画索引，以便读者查阅。

Contents

目 录

上 册

1 箭叶秋葵 *Abelmoschus sagittifolius* (Kurz) Merr.   1

2 磨盘草 *Abutilon indicum* (L.) Sweet   5

3 儿茶 *Acacia catechu* (L. f.) Willd.   9

4 美丽金合欢 *Acacia concinna* (Willd.) DC.   13

5 金合欢 *Acacia farnesiana* L. Willd.   17

6 热带铁苋菜 *Acalypha indica* L.   21

7 老鼠簕 *Acanthus ilicifolius* L.   25

8 土牛膝 *Achyranthes aspera* L.   29

9 牛膝 *Achyranthes bidentata* Bl.   33

10 千日菊 *Acmella oleracea* (L.) R. K. Jansen   37

11 乌头 *Aconitum carmichaelii* Debeaux 41

12 菖蒲 *Acorus calamus* L. 45

13 石菖蒲 *Acorus gramineus* Aiton 49

14 山油柑 *Acronychia pedunculata* (L.) Miq. 53

15 海红豆 *Adenanthera pavonina* L. 57

16 毛麝香 *Adenosma caeruleum* R. Br. 61

17 球花毛麝香 *Adenosma indianum* (Lour.) Merr. 65

18 木橘 *Aegle marmelos* (L.) Corrêa 69

19 藿香蓟 *Ageratum conyzoides* L. 73

20 火葱 *Allium ascalonicum* L. 77

21 蒜 *Allium sativum* L. 81

22 热亚海芋 *Alocasia macrorrhizos* (L.) G. Don 85

23 芦荟 *Aloe vera* (L.) Burm. f. 89

24 大高良姜 *Alpinia galanga* (L.) Willd. 93

25 益智 *Alpinia oxyphylla* Miq. 97

26 艳山姜 *Alpinia zerumbet* (Pers.) Burtt. et Smith.   101

27 糖胶树 *Alstonia scholaris* (L.) R. Br.   105

28 莲子草 *Alternanthera sessilis* (L.) R. Br. ex DC.   109

29 链荚豆 *Alysicarpus vaginalis* (L.) DC.   113

30 香豆蔻 *Amomum aromaticum* Roxb.   117

31 砂仁 *Amomum villosum* Lour.   121

32 广东蛇葡萄 *Ampelopsis cantoniensis* (Hook. & Arn.) Planch.   125

33 腰果 *Anacardium occidentale* L.   129

34 凤梨 *Ananas comosus* (L.) Merr.   133

35 穿心莲 *Andrographis paniculata* (Burm. f.) Nees   137

36 莳萝 *Anethum graveolens* L.   141

37 独活 *Angelica pubescens* Maxim. f. *biserrata* Shan et Yuan   145

38 当归 *Angelica sinensis* (Oliv.) Diels   149

39 番荔枝 *Annona squamosa* L.   153

40 金线兰 *Anoectochilus roxburghii* (Wall.) Lindl.   157

41 落葵薯 *Anredera cordifolia* (Ten.) Steenis   161

42 茸毛五月茶 *Antidesma velutinosum* Blume   165

43 黑沉香 *Aquilaria crassna* Pierre ex Lecomte   169

44 沉香 *Aquilaria malaccensis* Lam.   173

45 落花生 *Arachis hypogaea* L.   177

46 槟榔 *Areca catechu* L.   181

47 艾 *Artemisia argyi* H. Lév. & Vaniot   185

48 野波罗蜜 *Artocarpus lacucha* Buch.-Ham.   189

49 芦竹 *Arundo donax* L.   193

50 长刺天门冬 *Asparagus racemosus* Willd.   197

51 黄芪 *Astragalus propinquus* Schischkin   201

52 宽叶十万错 *Asystasia gangetica* (L.) T. Anderson   205

53 白术 *Atractylodes macrocephala* Koidz   209

54 阳桃 *Averrhoa carambola* L.   213

55 印度楝 *Azadirachta indica* A. Juss.   217

56 刺茉莉 *Azima sarmentosa* (Blume) Benth. & Hook. f.   221

57 假马齿苋 *Bacopa monnieri* (L.) Wettst.   225

58 花叶假杜鹃 *Barleria lupulina* Lindl.   229

59 黄花假杜鹃 *Barleria prionitis* L.   233

60 白花羊蹄甲 *Bauhinia acuminata* L.   237

61 冬瓜 *Benincasa hispida* (Thunb.) Cogn.   241

62 秋枫 *Bischofia javanica* Blume   245

63 红木 *Bixa orellana* L.   249

64 艾纳香 *Blumea balsamifera* (L.) DC.   253

65 苎麻 *Boehmeria nivea* (L.) Gaudich.   257

66 凹唇姜 *Boesenbergia rotunda* (L.) Mansf.   261

67 糖棕 *Borassus flabellifer* L.   265

68 芥菜 *Brassica juncea* (L.) Czern.   269

69 构树 *Broussonetia papyrifera* (L.) L'Hér. ex Vent.   273

70 鸦胆子 *Brucea javanica* (L.) Merr.   277

71 落地生根 *Bryophyllum pinnatum* (Lam.) Oken — 281

72 柴胡 *Bupleurum chinense* DC. — 285

73 刺果苏木 *Caesalpinia bonducella* Flem. — 289

74 苏木 *Caesalpinia sappan* L. — 293

75 牛角瓜 *Calotropis gigantea* (L.) Dryander ex W. T. Aiton — 297

76 宽叶依兰 *Cananga latifolia* (Hook. f. & Thomson) Finet & Gagnep. — 301

77 大麻 *Cannabis sativa* L. — 305

78 小刺山柑 *Capparis micracantha* DC. — 309

79 辣椒 *Capsicum annuum* L. — 313

80 红花 *Carthamus tinctorius* L. — 317

81 腊肠树 *Cassia fistula* L. — 321

82 红花铁刀木 *Cassia grandis* L. f. — 325

83 无根藤 *Cassytha filiformis* L. — 329

84 长春花 *Catharanthus roseus* (L.) G. Don — 333

85 三叶乌蔹莓 *Cayratia trifolia* (L.) Domin. — 337

86 灯油藤 *Celastrus paniculatus* Willd.   341

87 积雪草 *Centella asiatica* (L.) Urb.   345

88 蝙蝠草 *Christia vespertilionis* (L. f.) Bakh. f.   349

89 飞机草 *Chromolaena odorata* (L.) R. M. King & H. Rob   353

90 金毛狗 *Cibotium barometz* (L.) J. Sm.   357

91 柬埔寨肉桂 *Cinnamomum cambodianum* Lecomte   361

92 肉桂 *Cinnamomum cassia* (L.) J. Presl   365

93 锡生藤 *Cissampelos pareira* L.   369

94 方茎青紫葛 *Cissus quadrangularis* L.   373

95 肉苁蓉 *Cistanche deserticola* Y. C. Ma   377

96 箭叶橙 *Citrus hystrix* DC.   381

97 柚 *Citrus maxima* (Burm.) Merr.   385

98 假黄皮树 *Clausena excavata* Burm. f.   389

99 黄花草 *Cleome viscosa* L.   393

100 粘毛赪桐 *Clerodendrum canescens* Wall.   397

101 重瓣臭茉莉 *Clerodendrum chinense* (Osbeck) Mabb.   401

102 赪桐 *Clerodendrum japonicum* (Thunh.) Sweet.   405

103 青箭 *Clinacanthus nutans* (Burm. f.) Lindau   409

104 蝶豆 *Clitoria ternatea* L.   413

105 红瓜 *Coccinia grandis* (L.) Voigt   417

106 椰子 *Cocos nucifera* L.   421

107 党参 *Codonopsis pilosula* (Franch.) Nannf.   425

108 薏苡 *Coix lacryma-jobi* L.   429

109 使君子 *Combretum indicum* (L.) DeFilipps   433

110 黄连 *Coptis chinensis* Franch.   437

111 破布木 *Cordia dichotoma* G. Forst.   441

112 筛孔防己 *Coscinium fenestratum* (Goetgh.) Colebr.   445

113 闭鞘姜 *Costus speciosus* (Koenig) Smith   449

114 山里红 *Crataegus pinnatifida* var. *major* N. E. Br.   453

115 黄牛木 *Cratoxylum cochinchinense* (Lour.) Blume   457

116 文殊兰 *Crinum asiaticum* L. 461

117 西南文殊兰 *Crinum latifolium* L. 465

118 越南巴豆 *Croton kongensis* Gagn. 469

119 光叶巴豆 *Croton persimilis* Müll. Arg. 473

120 甜瓜 *Cucumis melo* L. 477

121 南瓜 *Cucurbita moschata* Duchesne 481

122 温郁金 *Curcuma aromatica* Salisb. 485

123 印尼莪术 *Curcuma xanthorrhiza* Roxb. 489

124 鞘苞花 *Cyanotis axillaris* (L.) D. Don ex Sweet 493

125 夜香牛 *Cyanthillium cinereum* (L.) H. Rob. 497

126 柠檬草 *Cymbopogon citratus* (DC.) Stapf 501

127 亚香茅 *Cymbopogon nardus* (L.) Rendle 505

128 狗牙根 *Cynodon dactylon* (L.) Pers. 509

129 香附子 *Cyperus rotundus* L. 513

130 洋金花 *Datura metel* L. 517

131 野胡萝卜 *Daucus carota* L. 521

132 骨碎补 *Davallia mariesii* T. Moore ex Baker 525

133 凤凰木 *Delonix regia* (Hook.) Raf. 529

134 菊花 *Dendranthema morifolium* (Ramat.) Tzvel. 533

135 褐苞薯蓣 *Dioscorea hamiltonii* Hook. f. 537

136 薯蓣 *Dioscorea oppositifolia* L. 541

137 软毛柿木 *Diospyros mollis* Griff. 545

138 扁枝石松 *Diphasiastrum complanatum* (L.) Holub. 549

139 海南龙血树 *Dracaena cambodiana* Pierre ex Gagnep. 553

140 蛇莓 *Duchesnea indica* (Jacks.) Focke 557

141 鳢肠 *Eclipta prostrata* (L.) L. 561

142 宿苞厚壳树 *Ehretia asperula* Zoll. & Moritzi 565

143 地胆草 *Elephantopus scaber* L. 569

144 红葱 *Eleutherine bulbosa* (Mill.) Urb. 573

145 香薷 *Elsholtzia ciliata* (Thunberg) Hylander 577

146 大黄药 *Elsholtzia penduliflora* W. W. Smith   581

147 白花酸藤果 *Embelia ribes* Burm. f.   585

148 淫羊藿 *Epimedium brevicornu* Maxim.   589

149 昙花 *Epiphyllum oxypetalum* (DC.) Haw.   593

150 麒麟叶 *Epipremnum pinnatum* (L.) Engl.   597

151 华南谷精草 *Eriocaulon sexangulare* L.   601

152 鹦哥花 *Erythrina arborescens* Roxb.   605

153 杜仲 *Eucommia ulmoides* Oliver   609

154 飞扬草 *Euphorbia hirta* L.   613

155 铁海棠 *Euphorbia milii* Des Moul.   617

156 米碎花 *Eurya chinensis* R. Brown   621

157 东革阿里 *Eurycoma longifolia* Jack   625

158 何首乌 *Fallopia multiflora* (Thunb.) Harald.   629

159 阿魏草 *Ferula foetida* Regel.   633

160 假黄藤 *Fibraurea tinctoria* Lour.   637

161 金卓叶 *Ficus deltoidea* Jack 641

162 白饭树 *Flueggea virosa* (Roxb. ex Will.) Royle 643

163 连翘 *Forsythia suspensa* (Thunb.) Vahl 647

164 灵芝 *Ganoderma lucidum* (Leyss. ex Fr.) Karst. 651

165 莽吉柿 *Garcinia mangostana* L. 655

166 大叶藤黄 *Garcinia xanthochymus* Hook. f. 659

167 栀子 *Gardenia jasminoides* J. Ellis 663

168 天麻 *Gastrodia elata* Bl. 667

169 龙胆 *Gentiana scabra* Bunge 671

170 草棉 *Gossypium herbaceum* L. 675

171 破布叶 *Grewia nervosa* (Lour.) Panigrahi 679

172 匙羹藤 *Gymnema sylvestre* (Retz.) R. Br. ex Sm. 683

173 头状花耳草 *Hedyotis capitellata* Wall. ex G. Don 687

174 七指蕨 *Helminthostachys zeylanica* (L.) Hook. 691

175 朱槿 *Hibiscus rosa-sinensis* L. 695

下　册

176 玫瑰茄 *Hibiscus sabdariffa* L.　　　　699

177 马醉草 *Hippobroma longiflora* (L.) G. Don　　　　703

178 止泻木 *Holarrhena pubescens* Wall. ex G. Don　　　　707

179 千年健 *Homalomena occulta* (Lour.) Schott　　　　711

180 蕺菜 *Houttuynia cordata* Thumb.　　　　715

181 扣树 *Ilex kaushue* S. Y. Hu　　　　719

182 八角 *Illicium verum* Hook. f.　　　　723

183 白茅 *Imperata cylindrica* (L.) Raeusch.　　　　727

184 蕹菜 *Ipomoea aquatica* Forssk.　　　　731

185 射干 *Iris domestica* (L.) Goldblatt & Mabb.　　　　735

186 麻疯树 *Jatropha curcas* L.　　　　739

187 佛肚树 *Jatropha podagrica* Hook.　　　　743

188 鸭嘴花 *Justicia adhatoda* L.　　　　747

189 小驳骨 *Justicia gendarussa* Burm. f.　　　　751

190 山柰 *Kaempferia galanga* L. 755

191 短叶水蜈蚣 *Kyllinga brevifolia* Rottb. 759

192 翅果菊 *Lactuca indica* L. 763

193 马缨丹 *Lantana camara* L. 767

194 火筒树 *Leea indica* (Burm. f.) Merr. 771

195 益母草 *Leonurus japonicus* Houtt. 775

196 银合欢 *Leucaena leucocephala* (Lam.) de Wit 779

197 川芎 *Ligusticum striatum* DC. 783

198 女贞 *Ligustrum lucidum* W. T. Aiton 787

199 紫苏草 *Limnophila aromatica* (Lam.) Merr. 791

200 木苹果 *Limonia acidissima* Groff 795

201 山鸡椒 *Litsea cubeba* (Lour.) Pers. 799

202 半边莲 *Lobelia chinensis* Lour. 803

203 忍冬 *Lonicera japonica* Thunb. 807

204 丝瓜 *Luffa cylindrica* (L.) M. Roem. 811

205 枸杞 *Lycium barbarum* L. 815

206 番茄 *Lycopersicon esculentum* Mill. 819

207 垂穗石松 *Lycopodiella cernua* (L.) Pic. Serm. 823

208 长柱十大功劳 *Mahonia duclouxiana* Gagnep. 827

209 杧果 *Mangifera indica* L. 831

210 卡琪花蒂玛 *Marantodes pumilum* (Blume) Kuntze 835

211 白千层 *Melaleuca cajuputi* Powell 839

212 黄兰 *Michelia champaca* (L.) Baill ex Pierre 843

213 老鸦烟筒花 *Millingtonia hortensis* L. f. 847

214 含羞草 *Mimosa pudica* L. 851

215 香榄 *Mimusops elengi* L. 855

216 苦瓜 *Momordica charantia* L. 859

217 木鳖子 *Momordica cochinchinensis* (Lour.) Spreng. 863

218 海滨木巴戟 *Morinda citrifolia* L. 867

219 巴戟天 *Morinda officinalis* F. C. How 871

15

220 辣木 *Moringa oleifera* Lam. 875

221 桑 *Morus alba* L. 879

222 千里香 *Murraya paniculata* (L.) Jack 883

223 大蕉 *Musa sapientum* L. 887

224 玉叶金花 *Mussaenda pubescens* Dryand. 891

225 东方乌檀 *Nauclea orientalis* (L.) L. 895

226 莲 *Nelumbo nucifera* Gaertn. 899

227 裂叶荆芥 *Nepeta tenuifolia* Benth. 903

228 欧洲夹竹桃 *Nerium oleander* L. 907

229 烟草 *Nicotiana tabacum* L. 911

230 齿叶睡莲 *Nymphaea lotus* L. 915

231 延药睡莲 *Nymphaea nouchali* Burm. f. 919

232 罗勒 *Ocimum basilicum* L. 923

233 毛罗勒 *Ocimum basilicum* L. f. var. *citratum* Back 927

234 圣罗勒 *Ocimum tenuiflorum* L. 931

235 麦冬 *Ophiopogon japonicus* (L. f.) Ker-Gawl. 935

236 木蝴蝶 *Oroxylum indicum* (L.) Kurz 939

237 肾茶 *Orthosiphon aristatus* (Blume) Miq. 945

238 稻 *Oryza sativa* L. 949

239 芍药 *Paeonia lactiflora* Pall. 953

240 牡丹 *Paeonia suffruticosa* Andr. 957

241 人参 *Panax ginseng* C. A. Mey. 961

242 三七 *Panax notoginseng* (Burkill) F. H. Chen 965

243 越南人参 *Panax vietnamensis* Ha & Grushv. 969

244 香露兜 *Pandanus amaryllifolius* Roxb. 973

245 露兜树 *Pandanus humilis* Lour. 977

246 七叶一枝花 *Paris polyphylla* Smith 981

247 龙珠果 *Passiflora foetida* L. 985

248 玫瑰麒麟 *Pereskia bleo* (Kunth) DC. 989

249 紫苏 *Perilla frutescens* (L.) Britt. 993

250 观音草 *Peristrophe bivalvis* (L.) Merr.   997

251 火炭母草 *Persicaria chinensis* (L.) H. Gross   1001

252 黄檗 *Phellodendron amurense* Rupr.   1005

253 苦味叶下珠 *Phyllanthus amarus* Schumach. & Thonn.   1009

254 余甘子 *Phyllanthus emblica* L.   1013

255 珠子草 *Phyllanthus niruri* L.   1017

256 叶下珠 *Phyllanthus urinaria* L.   1021

257 黄珠子草 *Phyllanthus virgatus* G. Forster   1025

258 苦蘵 *Physalis angulata* L.   1029

259 蒌叶 *Piper betle* L.   1033

260 荜拔 *Piper longum* L.   1037

261 胡椒 *Piper nigrum* L.   1041

262 假荜拔 *Piper retrofractum* Vahl   1045

263 假蒟 *Piper sarmentosum* Roxb.   1049

264 车前 *Plantago asiatica* L.   1053

265 侧柏 *Platycladus orientalis* (L.) Franco   1057

266 到手香 *Plectranthus amboinicus* (Lour.) Spreng.   1061

267 白花丹 *Plumbago zeylanica* L.   1065

268 红鸡蛋花 *Plumeria rubra* L.   1069

269 滇黄精 *Polygonatum kingianum* Coll. et Hemsl.   1073

270 越南香菜 *Polygonum odoratum* Lour.   1077

271 猪苓 *Polyporus umbellatus* (Pers.) Fries   1081

272 南洋参 *Polyscias fruticosa* (L.) Harms   1085

273 茯苓 *Poria cocos* (Schw.) Wolf.   1089

274 雾水葛 *Pouzolzia zeylanica* (L.) Benn.   1093

275 山壳骨 *Pseuderanthemum latifolium* B. Hansen   1097

276 葛 *Pueraria lobata* (Willd.) Ohwi   1101

277 葛麻姆 *Pueraria montana* var. *chinensis* (Ohwi) Sanjappa & Pradeep   1105

278 石榴 *Punica granatum* L.   1109

279 蛇根木 *Rauvolfia serpentina* (L.) Benth. ex Kurz.   1113

280 四叶萝芙木 *Rauvolfia tetraphylla* L.   1117

281 地黄 *Rehmannia glutinosa* (Gaertn.) DC.   1121

282 掌叶大黄 *Rheum palmatum* L.   1125

283 灵枝草 *Rhinacanthus nasutus* (L.) Kurz   1129

284 红树 *Rhizophora apiculata* Blume   1133

285 金樱子 *Rosa laevigata* Michx.   1137

286 粗叶悬钩子 *Rubus alceaefolius* Poir.   1141

287 甘蔗 *Saccharum officinarum* L.   1145

288 丹参 *Salvia miltiorrhiza* Bge.   1149

289 仙都果 *Sandoricum koetjape* (Burm. f.) Merr.   1153

290 虎尾兰 *Sansevieria trifasciata* Prain   1157

291 檀香 *Santalum album* L.   1161

292 防风 *Saposhnikovia divaricata* (Turcz.) Schischk.   1165

293 守宫木 *Sauropus androgynus* (L.) Merr.   1169

294 龙脷叶 *Sauropus rostratus* Miq.   1173

295 野甘草 *Scoparia dulcis* L. 1177

296 黄芩 *Scutellaria baicalensis* Georgi 1181

297 翅荚决明 *Senna alata* (L.) Roxb. 1185

298 铁刀木 *Senna siamea* (Lam.) H. S. Irwin & Barneby 1189

299 决明 *Senna tora* (L.) Roxb. 1193

300 大花田菁 *Sesbania grandiflora* (L.) Pers. 1197

301 豨莶 *Sigesbeckia orientalis* L. 1201

302 罗汉果 *Siraitia grosvenorii* (Swingle) C. Jeffrey ex Lu et Z. Y. Zhang 1205

303 龙葵 *Solanum americanum* Mill. 1209

304 刺天茄 *Solanum indicum* L. 1213

305 海南茄 *Solanum procumbens* Lour. 1217

306 越南槐 *Sophora tonkinensis* Gagnep. 1221

307 密花豆 *Spatholobus suberectus* Dunn 1225

308 蟛蜞菊 *Sphagneticola calendulacea* (L.) Pruski 1229

309 绶草 *Spiranthes sinensis* (Pers.) Ames 1233

310 甜槟榔青 *Spondias dulcis* Parkinson 1237

311 假马鞭 *Stachytarpheta jamaicensis* (L.) Vahl 1241

312 大百部 *Stemona tuberosa* Lour. 1245

313 血散薯 *Stephania dielsiana* Y. C. Wu 1249

314 西藏地不容 *Stephania glabra* (Roxb.) Miers. 1253

315 鹊肾树 *Streblus asper* Lour. 1257

316 独脚金 *Striga asiatica* (L.) Kuntze 1261

317 短尖马蓝 *Strobilanthes abbreviata* Y. F. Deng & J. R. I. Wood 1265

318 卵萼羊角拗 *Strophanthus caudatus* (L.) Kurz 1269

319 槐 *Styphnolobium japonicum* (L.) Schott 1273

320 大叶桃花心木 *Swietenia macrophylla* King 1277

321 蒲桃 *Syzygium jambos* (L.) Alston 1281

322 马六甲蒲桃 *Syzygium malaccense* (L.) Merr. & L. M. Perry 1285

323 葫芦茶 *Tadehagi triquetrum* (L.) H. Ohashi 1289

324 棱轴土人参 *Talinum fruticosum* (L.) Juss. 1293

325 酸豆 *Tamarindus indica* L. 1297

326 蒲公英 *Taraxacum mongolicum* Hand.-Mazz. 1301

327 光耀藤 *Tarlmounia elliptica* (DC.) "H. Rob., S. C. Keeley, Skvarla & R. Chan" 1305

328 榄仁树 *Terminalia catappa* L. 1309

329 诃子 *Terminalia chebula* Retz. 1313

330 毛果锡叶藤 *Tetracera scandens* (L.) Merr. 1317

331 桂叶山牵牛 *Thunbergia laurifolia* Lindl. 1321

332 小冠薰 *Tiliacora triandra* Diels. 1325

333 波叶青牛胆 *Tinospora crispa* (L.) Hook. f. & Thomson 1329

334 中华青牛胆 *Tinospora sinensis* (Lour.) Merr. 1333

335 紫背万年青 *Tradescantia spathacea* (Sw.) Stearn 1337

336 吊竹梅 *Tradescantia zebrina* Bosse 1341

337 蒺藜 *Tribulus terrestris* L. 1345

338 鞭檐犁头尖 *Typhonium flagelliforme* (Lodd.) Blume 1349

339 马蹄犁头尖 *Typhonium trilobatum* (L.) Schott 1353

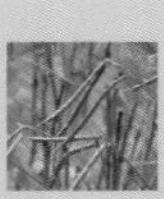

340 绿豆 *Vigna radiata* (L.) R. Wilczek   1357

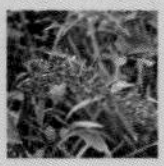

341 黄荆 *Vitex negundo* L.   1361

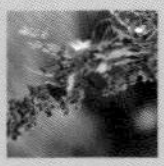

342 蔓荆 *Vitex trifolia* L.   1365

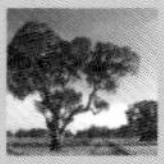

343 婆罗洲胶树 *Willughbeia edulis* Roxb.   1369

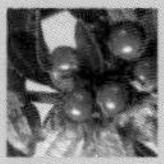

344 印度人参 *Withania somnifera* (L.) Dunal.   1373

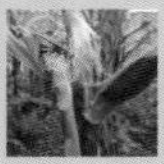

345 玉蜀黍 *Zea mays* L.   1377

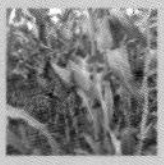

346 甜玉米 *Zea mays* var. *rugosa* Bonaf.   1381

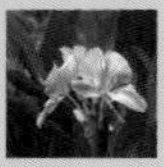

347 南洋姜 *Zingiber barbatum* Wall.   1385

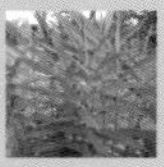

348 卡萨蒙纳姜 *Zingiber montanum* (J. Koenig) Link ex A. Dietr.   1389

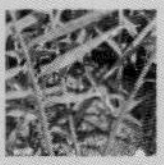

349 姜 *Zingiber officinale* Roscoe   1393

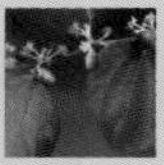

350 滇刺枣 *Ziziphus mauritiana* Lam.   1397

参考文献   1401

中文名笔画索引   1403

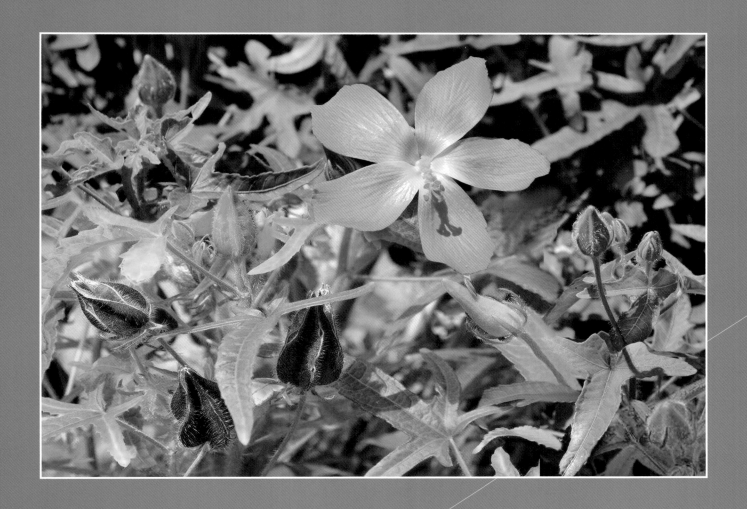

1 箭叶秋葵

Abelmoschus sagittifolius (Kurz) Merr.

■ 学名	*Abelmoschus sagittifolius* (Kurz) Merr.
■ 科	锦葵科
■ 异名	*Hibiscus sagittifolius* var. *septentrionalis* Gagnep., *Hibiscus esquirolii* H. Lév., *Hibiscus bellicosus* H. Lév.

■ **本地名称**

中国　箭叶秋葵 Jiàn yè qiū kuí，铜皮 Tóng pí，五指山参 Wǔ zhǐ shān shēn，小红芙蓉 Xiǎo hóng fú róng，岩酸 Yán suān，榨桐花 Zhà tóng huā。

老挝　ສົ້ມຝ້າຍ Som fay，ງົວເລຍ Ngua lia，ປໍສົ້ມຈິງ Po som ching，ປໍຕາເສືອ Po ta seua，ຝ້າຍຜີ Fai phi，ເຮຍປຸຍ Hia pui (Yao)。

马来西亚　Bunga rosella asli.

泰国　ชะมดต้น Cha mot ton.

越南　Sâm bố chính, Thổ hào sâm, Sâm phú yên {S[aa]m b[oos] ch[is]nh, Th[oor] h[af]o s[aa]m, S[aa]m ph[us] y[ee]n}.

■ **通用名称**　Arrow leaf abelmoschus rhizome, Creeping pink swamp hibiscus, Native rosella, Hibiscus.

■ **药用部位**　全草或根、茎、叶、花、种子。

■ **植物描述**　多年生草本，高 0.5~1（~2）m，具主根或块根。根茎肉质，萝卜状，粗达 5cm。茎秆坚实，高达 30cm，具一年或多年草质枝，长达 2m，被糙毛或密被短柔毛。叶形多样，近箭形；下部叶较大，中部以上叶线状披针形、卵圆形、卵状戟形，掌状 3~5 浅裂或深裂，裂片阔卵形至阔披针形，长 3~10cm，疏被长硬毛，先端钝，边缘具锯齿或浅裂；叶柄长

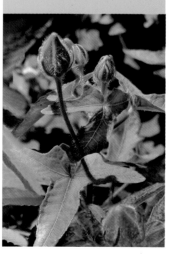

4~8cm。花单生于叶腋，直径4~5cm；花瓣5，白色、浅黄色至深粉色。蒴果椭圆形，长约3cm，直径约2cm，被刺毛；种子肾形，具腺状条纹。

■ **生态**　喜光照充足及湿润环境，在雨季生长迅速。适宜在各类土壤中生长。

■ **分布**　中国主要分布于广东、广西、贵州、海南、云南等省区。

东盟地区主要分布于柬埔寨、老挝、马来西亚、缅甸、泰国、越南等国家。印度、澳大利亚亦有分布。

■ **化学成分**　根含有倍半萜醌类、acyl hibiscone B、(R)-毛狄泼老素、(R)-去-O-甲基毛狄泼老素、(R)-9-苯基-2-壬醇、hibiscone B、亚油酸、亚麻酸等成分。

■ **药理作用**　具有抗胃溃疡、抗癌、抗氧化酶作用。无明显毒性作用。

■ **应用**

中国　根内服治疗胃痛、神经衰弱，外用可祛瘀消肿、接骨疗伤，治疗跌打损伤；全草治疗头晕、神经衰弱。

老挝　内服治疗伴食欲不振的肠胃不适、头痛、抽筋。叶、茎皮嚼烂，或将汁液敷于患处可治疗毒蛇咬伤。

泰国　根、叶和花可杀虫；茎可杀虫，治疗麻风；种子可祛风。

越南　根治疗虚弱、背痛、高热、咳嗽、便秘、口渴。

■ **使用注意**　咳嗽痰多者禁用。

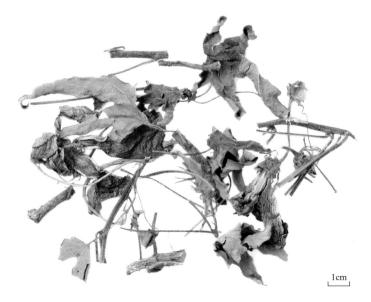

1cm

箭叶秋葵药材

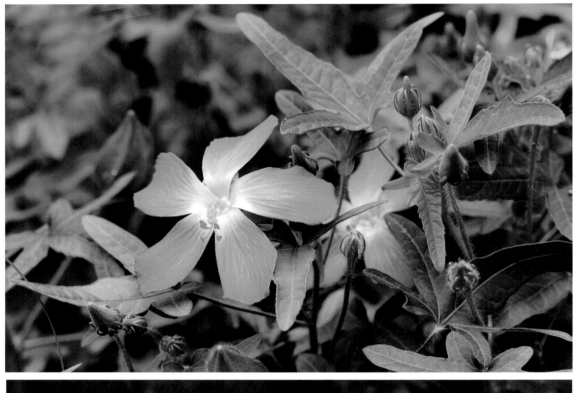

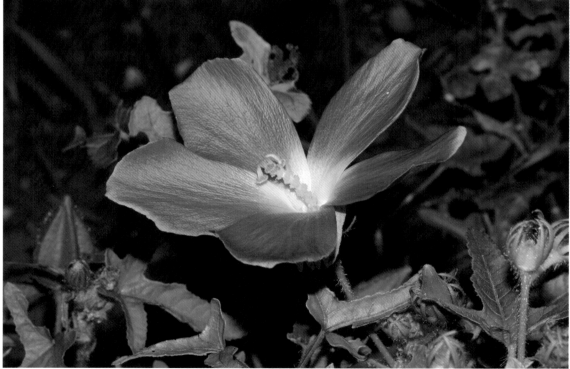

箭叶秋葵原植物

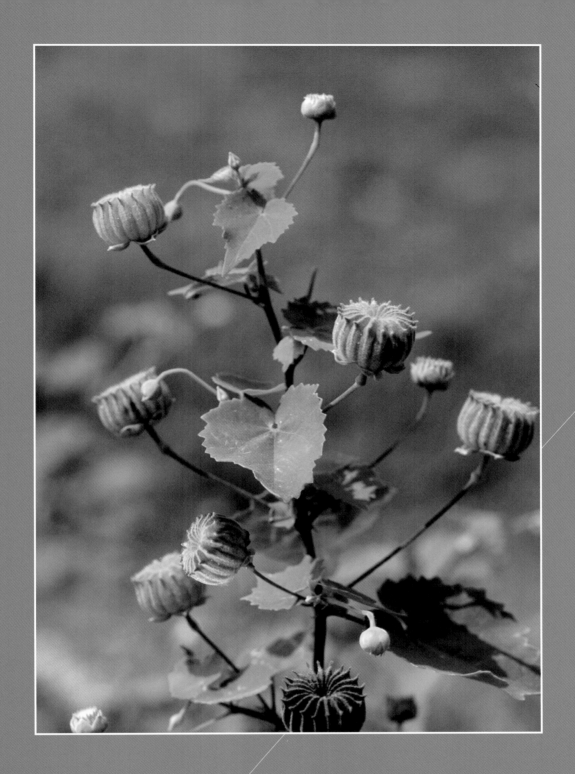

2 磨盘草

Abutilon indicum (L.) Sweet

■ 学名	*Abutilon indicum* (L.) Sweet
■ 科	锦葵科
■ 异名	*Abutilon indicum* var. *albescens* (Miq.) Borss. Waalk., *Abutilon indicum* var. *asiaticum* (L.) Griseb., *Abutilon indicum* var. *forrestii* (S. Y. Hu) K. M. Feng.

■ **本地名称**

柬埔寨	ត្បាល់កិន Tbal ken.
中国	磨盘草Mò pán cǎo，磨仔草Mò zǎi cǎo，假茶仔Jiǎ chá zǎi，累子草Lèi zǐ cǎo，半截磨Bàn jié mò，磨盘花Mò pán huā。
老挝	ຂຸບເຂົ້າ Up khao, ຕິບເຂົ້າ Tip nuat, ຕິບນວດ Tip khao.
马来西亚	Kembang lohor.
缅甸	ဗောက်ဂလေး Bauk galay.
菲律宾	Malbas, Dalupang.
泰国	ครอบจักรวาล Krob jak ka wan.
越南	Cối xay, Giàng xay, Quýnh ma, Kim hoa thảo, Ma bàn thảo, Co tó ép (Thai), Phao tôn (Tay) {C[oos]i xay, Gi[af]ng xay, Qu[ys]nh ma, Kim hoa th[ar]o, Ma b[af]n th[ar]o, Co t[os] [es]p (Thai), Phao t[oon] (Tay)}.

■ **通用名称** Chinese bell flower, Country mallow, Flowering mapple, Indian mallow, Indian abutilon.

■ **药用部位** 全草或根、茎、果实、种子。

■ **植物描述** 多年生灌木状草本，高达1.5m。茎幼时圆柱形。叶互生，叶柄长；叶片先端急尖，基部心形，边缘具齿。花序腋生；花黄色，具长梗；花萼外侧被绒毛；雄蕊多数。果实磨盘

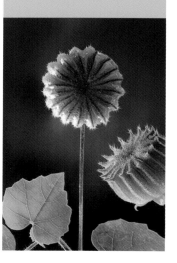

状；种子肾形，光滑，暗黑色。

■ **生态**   常生于海拔800m以下的地带。喜温暖湿润和光照充足的环境，不耐寒。在一般土壤中均能种植，较耐旱，在疏松而肥沃的土壤里生长茂盛。

■ **分布**   中国主要分布于福建、广东、广西、贵州、海南、四川、台湾、云南等省区。东盟地区主要分布于柬埔寨、印度尼西亚、老挝、缅甸、泰国、越南等国家。不丹、印度、尼泊尔、斯里兰卡亦有分布。

■ **化学成分**   全株含有黏液性成分、挥发油（含桉油醇、香叶醇、β-蒎烯）和天门冬酰胺。种子油是由饱和脂肪酸（棕榈酸、硬脂酸）和不饱和脂肪酸构成的混甘油酯。

■ **药理作用**   具有抗炎和通便作用。

■ **应用**

   柬埔寨   叶用于愈合创口，治疗风湿痹痛和肺病，入煎剂治疗疮疡，可镇痛、利尿、镇静；茎皮入煎剂可利尿、止血、抗菌；种子可通便、壮阳、化痰、镇痛；叶或根浸渍剂治疗发热、呼吸道感染、淋病、尿道炎和慢性膀胱炎。

   中国   治疗感冒，与其他药物合煎可利尿。

   老挝   根与其他药物合用治疗肾结石。

   菲律宾   叶煎剂用于清洗伤口，用作利尿剂、镇静剂和催欲剂。

   泰国   根和茎治疗消渴、高血压、石淋；茎治疗皮肤病、食欲不振、荨麻疹、头痛；果实治疗痛风。

■ **使用注意**   孕妇慎服。

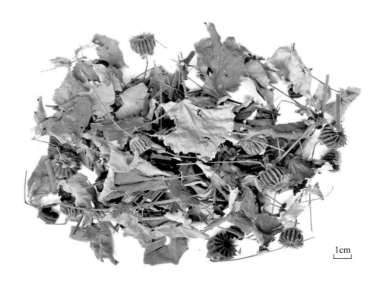

1cm

磨盘草药材

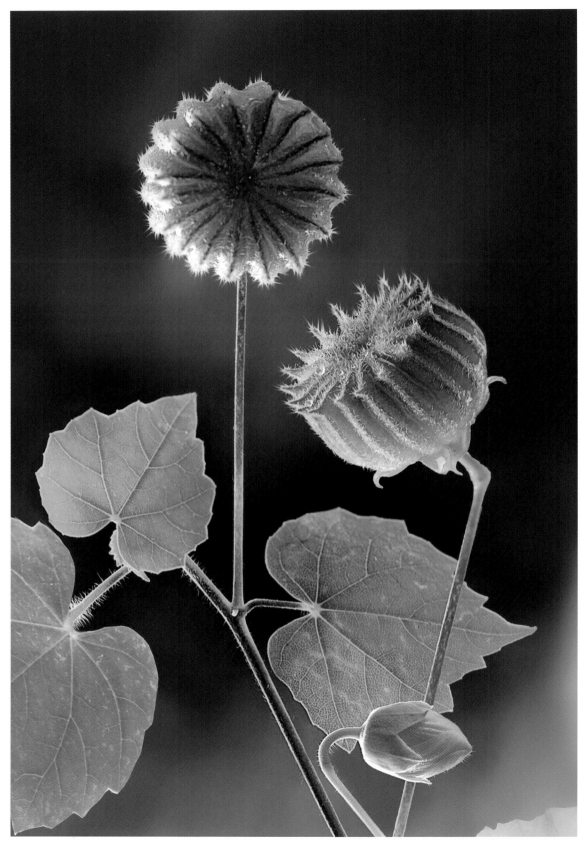

磨盘草原植物

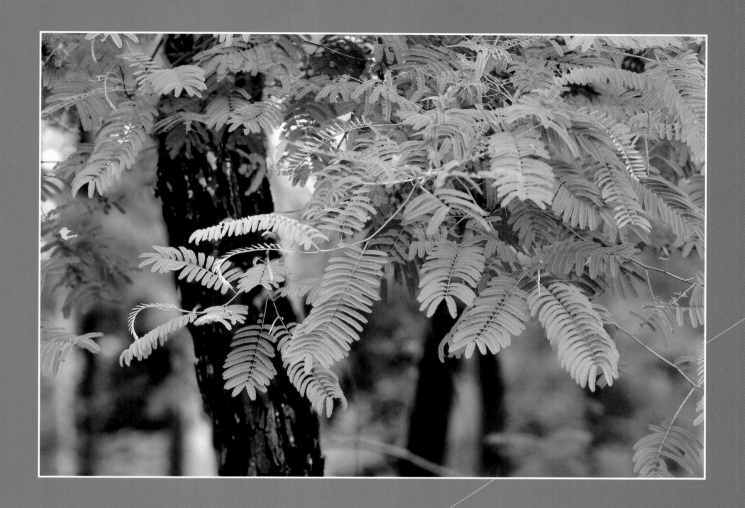

3 儿茶

Acacia catechu (L. f.) Willd.

学名	*Acacia catechu* (L. f.) Willd.
科	豆科
异名	*Mimosa catechu* L.

本地名称

中国　儿茶Ér chá，乌爹泥Wū diē ní，乌垒泥Wū lěi ní，乌丁泥Wū dīng ní，西谢Xī xiè。

老挝　ກະຖິນຫນາມ Ka thine nam.

马来西亚　Khadira, Kachu.

缅甸　ရှားဗုၐ Sha.

泰国　สีเสียด Si siat.

越南　Keo cao {Keo cao}.

通用名称　Black catechu, Catechu, Catechu nigrum.

药用部位　根、树皮、树脂、心材、叶、花、果实。

植物描述　落叶小乔木。枝条于托叶下方长钩刺；树皮粗糙，棕色，常呈条状薄片开裂，但不脱落。二回羽状复叶互生，总叶柄近基部及叶轴顶部数对羽片间有腺体；叶轴被长柔毛；小叶24~37对，条形，被缘毛。穗状花序生于叶腋；花淡黄色或白色；花萼钟状，5齿，齿三角形，被毛；花冠合生，5裂，被疏柔毛；雄蕊多数；雌蕊1，子房近长圆形。荚果带状，棕色，有光泽，开裂，种子3~10。花期4~8月，果期9月至翌年1月。

生态　生于落叶混交林或干旱地区的砂质土壤中。

分布　中国主要分布于福建、广东、广西、海南、云南、浙江等省区。

东盟地区主要分布于缅甸、泰国等国家。

不丹、印度、尼泊尔、巴基斯坦、斯里兰卡

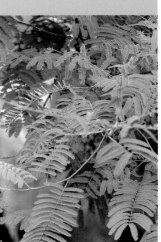

等亦有分布。

■ **化学成分**　全株含有4-羟基苯甲酸、山柰酚、槲皮素、3,4′,7-三羟基-3′,5-二甲氧基黄酮、儿茶素、表儿茶素、阿福豆素、表阿福豆素、mesquitol、ophioglonin、香橙素和苯酚。

■ **药理作用**　具有止泻、抗真菌、抗菌和抗氧化作用。

■ **应用**

中国　　可燥湿、生肌，治疗湿疹、口疮、痛证、出血。

老挝　　可止痢、止泻。

缅甸　　治疗泄泻、高血压、痢疾、结肠炎、胃病、支气管哮喘、咳嗽、带下和麻风。含漱治疗咽喉肿痛、齿龈炎和口腔感染。

泰国　　树皮和树脂均可止泻、止痢、止血；心材可止血。

■ **使用注意**　无。

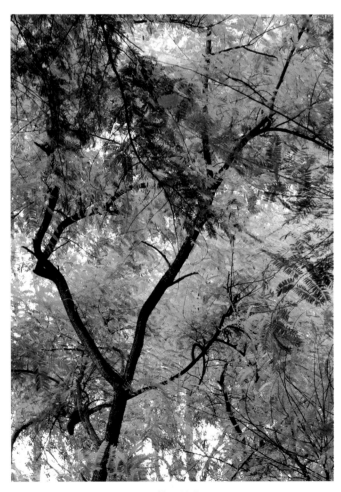

儿茶原植物

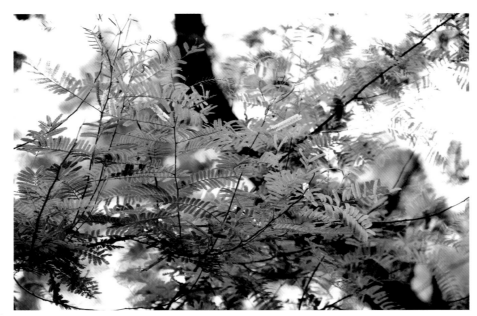

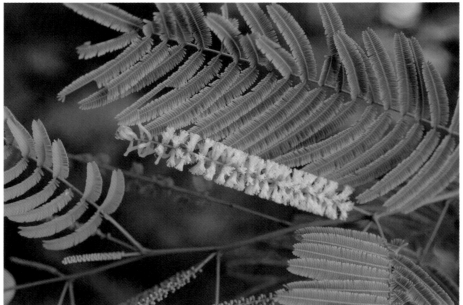

儿茶原植物

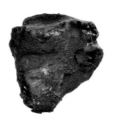 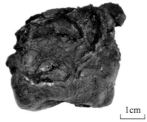

1cm

儿茶的干燥煎膏

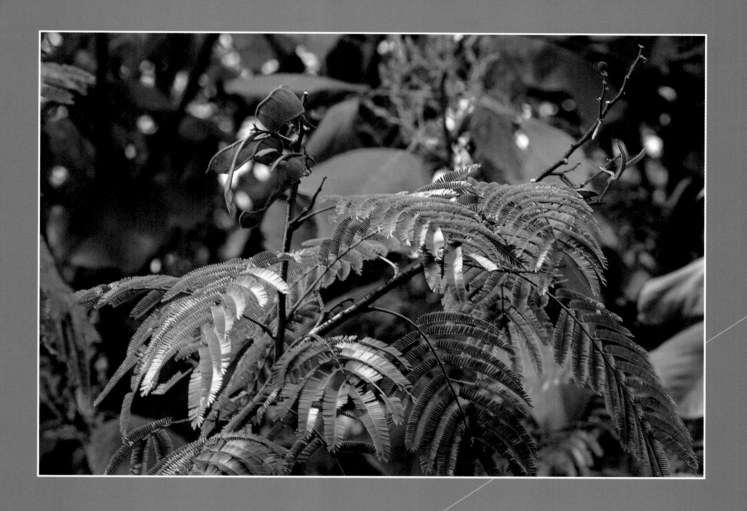

4 美丽金合欢

Acacia concinna (Willd.) DC.

学名	*Acacia concinna* (Willd.) DC.
科	含羞草科
异名	*Acacia concinna* Phil., *Acacia concinna* var. *rugata* (Benth.) Baker

■ **本地名称**

柬埔寨　សណ្ដែកកំប៉ិញ Sandaek kampaek, សម្បួរកក់ Sambokork.

中国　美丽金合欢Měi lì jīn hé huān。

老挝　ນ້ຳປ່ອຍ Som poy, ເປືອກຫືນ Peuak heun.

马来西亚　Shikakai.

缅甸　ကၣမၩႂ်ႈၼိၣ် Kin-mon-gyin.

泰国　ส้มป่อย Som poi.

越南　Cây keo {C[aa]y keo}.

■ **通用名称**　Soap acacia.

■ **药用部位**　叶、果实、种子。

■ **植物描述**　攀缘灌木，布满倒刺；小枝圆柱形，具纵纹，近无毛。二回偶数羽状复叶互生；托叶卵圆形，脱落；叶柄底部具单生腺体，枕状；叶轴一级分枝，顶部1~2对二级分枝，基部具腺体，末端具附属物，具5倒刺，二级分枝5~8对，小托叶心形或卵形；小叶5~25对，长圆形，先端急尖或短尖，基部圆形或截形，全缘。头状花序球形，腋生；苞片宿存；花两性，5数，具小苞片；花萼合生，钟状，具5齿，无毛；花冠合瓣，钟状，5深裂，裂片钻状，黄色，无毛；雄蕊无数，花丝丝状，花药2室，纵裂；雌蕊1，子房近椭圆形，被短柔毛，具1心皮、1室，花柱丝状，柱头小，头状。荚果近椭圆形，

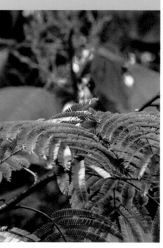

笔直，稍扁；种子5~18，卵形，扁平，褐色，无胚乳。

■ **生态** 生于温暖或炎热的半湿润地区，可延伸至半干旱地区；多见于内陆平原、丘陵高地及沿海低地，常沿河道生长。

■ **分布** 中国主要分布于江西、湖南、广东、广西、贵州、云南等省区。

东盟地区均有分布。

广泛分布于亚洲热带地区。

■ **化学成分** 全株含有羽扇豆醇、菠菜甾醇、金合欢酸、内酯类化合物，以及葡萄糖、阿拉伯糖和鼠李糖。还含有二十六烷醇、莨菪碱、草酸、酒石酸、柠檬酸、琥珀酸、维生素C，以及生物碱calyctomine和尼古丁。

■ **药理作用** 具有杀虫作用，亦有控制头皮屑、促进头发生长、稳固发根的作用。毒性较小。

■ **应用**

柬埔寨 叶浸渍剂可缓泻；荚果研磨入膏剂治疗皮肤病；荚果及叶入煎剂治疗胆道感染，洗发用可生发去屑；干燥荚果可化痰，与水混合后产生的泡沫含皂素，可供妇人产后洗浴用。

中国 可解毒、消肿。

老挝 可补血，治疗眼疾。

缅甸 治疗消化不良、肝炎、黄疸、无汗、痢疾、失眠、注意力不集中、皮炎及蚊虫叮咬。

泰国 可清热、通便、化痰、杀虫、止咳。

■ **使用注意** 无。

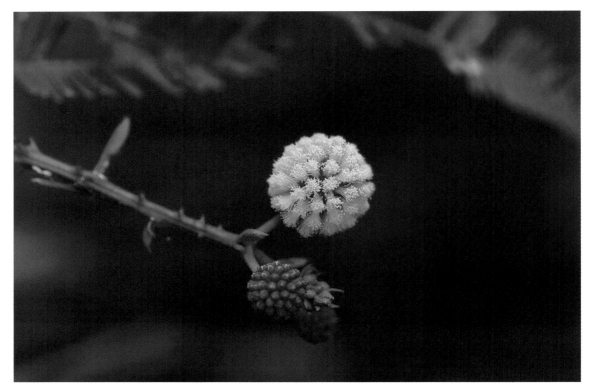

美丽金合欢原植物

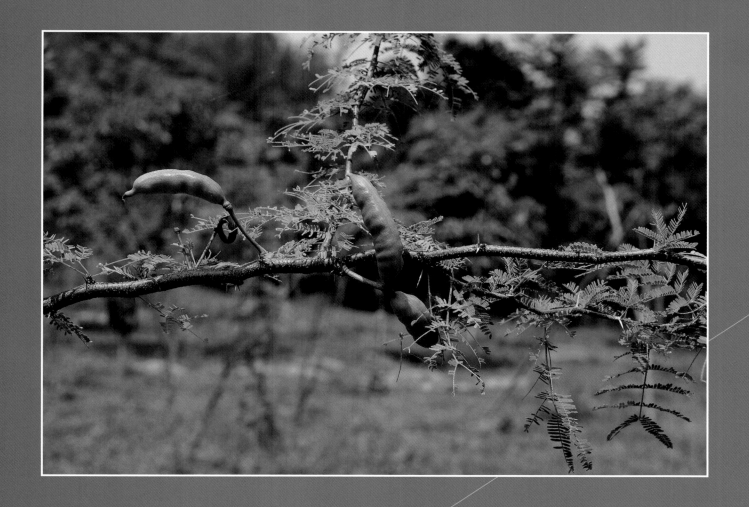

5 金合欢

Acacia farnesiana L. Willd.

■ 学名	*Acacia farnesiana* L. Willd.
■ 科	豆科
■ 异名	*Acacia acicularis* Willd., *Acacia farnesiana* (L.) Willd., *Acacia farnesiana* var. *lenticellata* (F. Muell.) Bailey, *Acacia indica* (Poir.) Desv., *Acacia lenticellata* F. Muell., *Acacia minuta* (M. E. Jones) R. M. Beauch.

■ **本地名称**

柬埔寨　សំប៊ូរមាស Sambue miess.

中国　金合欢Jīn hé huān，鸭皂树Yā zào shù，刺球花Cì qiú huā，消息花Xiāo xi huā，牛角花Niú jiǎo huā。

老挝　ຄຳໄຕ້ Kham tai, ກັນທິນນ້ຳ Kan thin nam.

马来西亚　Bunga siam, Laksana, Pokok lasana.

缅甸　နံ့မွေးလုံးဆက်ိင် Nan-lon-kyaing.

泰国　กระถินเทศ Krathin thet, ดอกคำใต้ Dok kamtai.

越南　Keo ta, Keo thơm, Keo nước hoa, Kinh cầu hoa, Rum tai {Keo ta, Keo th[ow]m, Keo n[uw][ows]c hoa, Kinh c[aaf]u hoa, Rum tai}.

■ **通用名称**　Sweet acacia, Farnese wattle, Dead finish, Mimosa wattle, Mimosa bush, Prickly mimosa bush, Prickly moses, Needle bush, North-west curara, Sheep's briar, Sponge wattle, Thorny acacia, Thorny feather wattle, Wild briar, Huisache, Cassie, Cascalotte, Mealy wattle, Popinac, Sweet briar, Texas huisache, Aroma, Cashia.

■ **药用部位**　全株。

■ **植物描述**　灌木或小乔木，高2~4m。树皮粗糙，褐色，

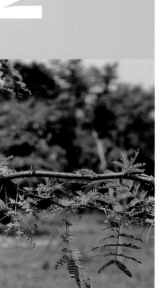

多分枝，小枝常呈"之"字形弯曲，有小皮孔。托叶针刺状，刺长1~2cm，生于小枝上的较短。二回羽状复叶长2~7cm，叶轴槽状，被灰白色柔毛，有腺体；羽片4~8对，直径1.5~3.5cm；小叶通常10~20对，线状长圆形，长2~6mm，宽1~1.5mm，无毛。头状花序1~3簇生于叶腋，直径1~1.5cm；总花梗被毛，长1~3cm，苞片位于总花梗的顶端或近顶端；花黄色，芳香；花萼长1.5mm，5齿裂；花瓣连合呈管状，长约2.5mm，5齿裂；雄蕊长约为花冠的2倍；子房圆柱状，被微柔毛。荚果膨胀，近圆柱状，长3~7cm，宽8~15mm，褐色，无毛，劲直或弯曲；种子多数，褐色，卵形，长约6mm。花期3~6月，果期7~12月。

■ **生态**　生于平原、热带稀树草原、潮滩、沙质河床、灌丛中，稀疏分布或形成纯林；在马来群岛，其自然分布海拔可达400m，人工栽培海拔可达1200m。为干旱地区的主要次生植被，能承受较大范围的年降雨量（最高达4000mm）；喜长期旱季。可忍受−5℃的霜冻。

■ **分布**　中国主要分布于福建、广东、广西、贵州、海南、河南、四川、云南、浙江等省区。

东盟地区主要分布于柬埔寨、马来西亚、菲律宾等国家。

美洲中部、美洲南部（巴西、厄瓜多尔、智利、阿根廷）、非洲（埃及、苏丹、津巴布韦、莫桑比克）、亚洲其他地区（印度）、澳大利亚、太平洋诸岛等地亦有分布。

■ **化学成分**　全株含有水杨酸甲酯、茴香醛、香叶醇、苯甲醛、香叶醛、多糖、酚类。

叶含有多种黄酮，包括较为少见的葡萄糖碳苷——芹菜素-6,8-二-C-β-D-吡喃葡萄糖苷，以及鞣质。

花含有挥发油。

果实含有黄酮。

种子含有一种新的氨基酸：*N*-乙酰-L-咖啡酸。

树皮含有鞣质。

豆荚含有没食子酸和一些衍生物（鞣花酸、间苯二甲酸、没食子酸甲酯）、多种黄酮（山柰酚、香橙素、香叶木素、柚皮素）的糖苷和没食子酰基糖苷。还含有一种来自稀有单宁酸的新型黄酮类化合物farnisin。

■ **药理作用**　具有抗氧化、抗炎、降血糖的活性，可抗结核分枝杆菌和痢疾杆菌，还可利尿、抗溃疡、退热等。无毒性作用。

■ **应用**

柬埔寨　树皮可消炎，与姜同煎含漱治疗牙龈出血；树胶品质较阿拉伯胶优良，溶于水可入药，治疗癫痫、狂犬病、霍乱、支气管炎和毒蛇咬伤；叶浸渍剂口服治疗淋病、眼疾；荚果经蒸馏提取香精可制造香水和催欲剂。

中国　治疗疟疾、红斑、肺痨、结核性脓疮、骨髓炎、风湿性关节炎。

老挝　治疗泄泻。

■ **使用注意**　孕妇忌用。

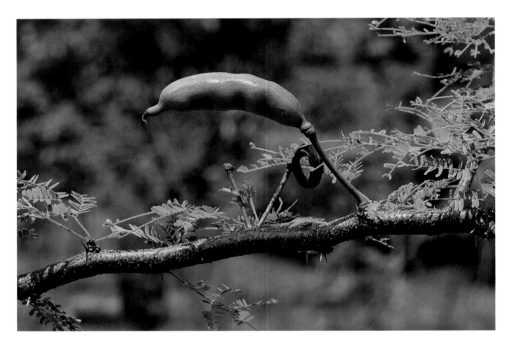

金合欢原植物

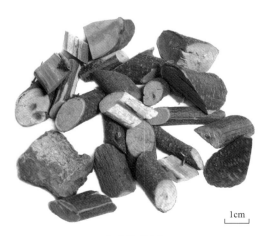

1cm

金合欢药材

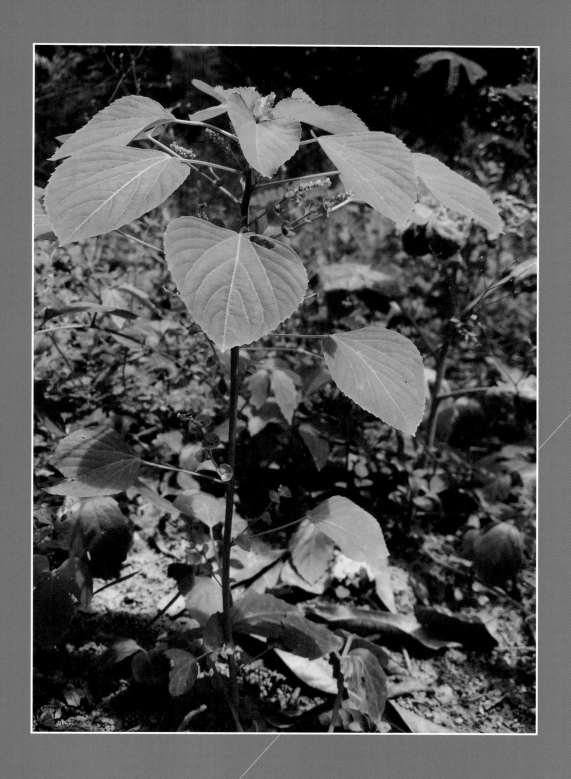

6 热带铁苋菜

Acalypha indica L.

■ 学名	*Acalypha indica* L.
■ 科	大戟科
■ 异名	*Acalypha bailloniana* Müll. Arg., *Acalypha canescens* Benth., *Acalypha caroliniana* Blanco, *Acalypha chinensis* Benth., *Acalypha ciliata* Benth., *Acalypha cupamenii* Dragend.

CHINA-ASEAN

■ **本地名称**

柬埔寨　ពុកម៉ាត់ឆ្មា Pokmaoit chhmar.

中国　热带铁苋菜 Rè dài tiě xiàn cài。

老挝　ຕຳແຍແມວ Tam nhair meo.

马来西亚　Kucing galak.

缅甸　ေၾကာင္ေဆးပင္ Kyaung se pin.

菲律宾　Makaotong.

泰国　ตำแยแมว Tumyae maew.

越南　Tai tượng xanh, Tai tượng ấn {Tai t[uw][owj]ng xanh, Tai t[uw][owj]ng [aas]n}.

■ **通用名称**　Indian acalypha, Indian mercury, Indian copperleaf, Indian nettle, Three-seeded mercury.

■ **药用部位**　全草或叶。

■ **植物描述**　一年生直立草本；嫩枝具紧贴的柔毛。叶膜质，阔卵形，长1.2~6.5cm，宽1~4cm，先端急尖或钝圆，基部圆形至楔形，上半部边缘具锯齿，两面沿叶脉具短柔毛；基出脉5；叶柄细长，长1.5~5.5cm。雌雄花同序，花序长2.5~6cm，花序梗和花序轴均具短柔毛，雌花苞片圆心形，长3~7mm，上部边缘具浅钝齿，缘毛稀疏，掌状脉明显；雄花生于花序的上部，排列成短穗状，雄花苞片卵状三

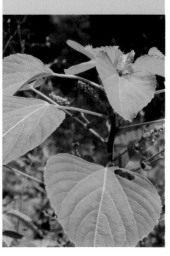

角形或阔三角形，苞腋雄花排成团伞花序。雄花花蕾时近球形，花萼裂片长卵形；雄蕊8。雌花萼片3，狭三角形，具疏缘毛；子房被毛，花柱3；花梗几无。蒴果具3个分果爿，具短柔毛。

■ **生态**　生于杂乱处，如荒地、路边和墙壁裂缝；也生于多岩石的山坡上、林缘及河岸边；海拔1350m以下。喜湿润阴凉。

■ **分布**　中国主要分布于海南、广东等省区。

东盟地区主要分布于印度尼西亚、马来西亚、菲律宾、泰国、越南等国家。

印度、日本、斯里兰卡亦有分布。

■ **化学成分**　本品含有称为蓖麻素（一种3-氰基吡啶酮衍生物）的氰苷以及山柰酚苷、尼克洛林、山柰酚-3-*O*-洋槐糖苷等黄酮类化合物，还含有毛果芸香碱、biorobin、鞣酸、β-谷甾醇、橙黄胡椒酰胺、琥珀酰亚胺、弗林德因（吡喃并喹啉酮生物碱），以及环烯醚萜化合物异二氢荆芥内酯和异阿根廷蚁素。

■ **药理作用**　具有事后避孕、治疗外伤、抗蛇毒、抗菌等作用。生品有毒，可引起呕吐、刺激肠道。花粉可导致过敏。

■ **应用**

柬埔寨　可催吐、化痰、杀虫。

老挝　可抗皮肤过敏。

马来西亚　治疗消化系统疾病、骨折、跌仆损伤。

菲律宾　叶煎剂治疗痢疾。根和叶煎剂或汁可用作祛痰剂和支气管炎催吐剂。

泰国　少量叶及植物上部可化痰、解消化道毒、杀虫。

■ **使用注意**　过敏体质慎用。

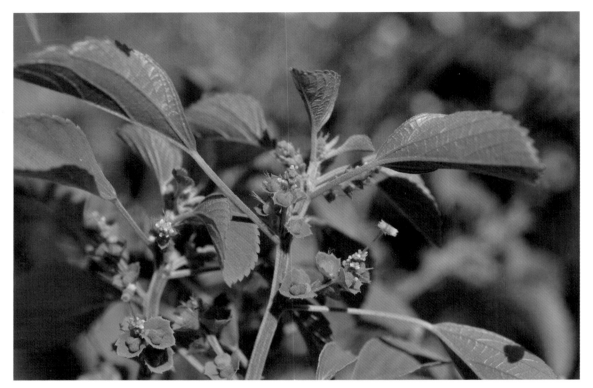

热带铁苋菜原植物

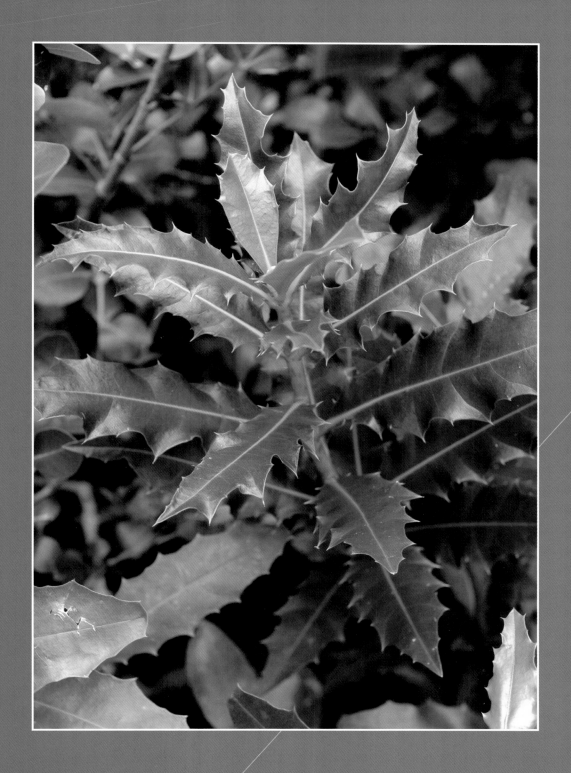

7 老鼠簕

Acanthus ilicifolius L.

学名	*Acanthus ilicifolius* L.
科	爵床科
异名	*Acanthus ebracteatus* Vahl var. *xiamenensis* (R. T. Zhang) C. Y. Wu & C. C. Hu, *Acanthus xiamensis* R. T. Zhang

■ **本地名称**

柬埔寨	ត្រចៀកក្រាញ់សមុទ្រ Traachiek kragn samott.
中国	老鼠簕Lǎo shǔ lè，木老鼠簕Mù lǎo shǔ lè，水老鼠簕Shuǐ lǎo shǔ lè，莨芀花Gèn tiáo huā。
老挝	ເງືອກປາຫມໍ Ngeuak pa mor.
缅甸	ခရျခံ Kha yar chon.
菲律宾	Diluariw, Kasumba.
泰国	เหงือกปลาหมอดอกม่วง Nguerg pra mor dok moung.
越南	Ô rô, Ô rô nước, Ắc ó {[oo] r[oo], [oo] r[oo] n[uw][ows]c, [aws]c [os]}.

■ **通用名称**　Sea holly.

■ **药用部位**　全株或根、嫩枝、叶。

■ **植物描述**　直立灌木，高达2m。茎粗壮，圆柱状，上部有分枝，无毛。托叶呈刺状，叶柄长3~6mm；叶片长圆形至长圆状披针形，长6~14cm，宽2~5cm，先端急尖，基部楔形，边缘羽状浅裂或近全缘，两面无毛，主脉在上面凹下，主侧脉在背面明显突起，侧脉每侧5~7，自裂片顶端突出为尖锐硬刺。穗状花序顶生；苞片对生，宽卵形，长7~8mm，无刺，早落；小苞片卵形，长约5mm，革质；花萼裂片4，外方的1对宽卵

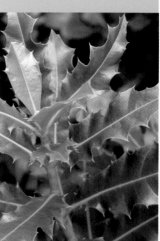

形，长10~13mm，顶端微缺，边缘质薄，有时呈皱波状，具缘毛，内方的1对卵形，长约10mm，全缘；花冠白色，长3~4cm，花冠管长约6mm，上唇退化，下唇倒卵形，长约3cm，薄革质，顶端3裂，外面被柔毛；雄蕊4，近等长，花药纵裂，裂缝两侧各有1列髯毛，花丝粗厚，长1.5cm；花柱有纵纹，长2.2cm。蒴果椭圆形，长2.5~3cm；种子扁平，圆肾形，淡黄色。花期2~3月，果期8~9月。

■ **生态**　群生，常见于河口、潟湖岸边、泥沼地及近海岸的红树林中。罕见于内陆。

■ **分布**　中国主要分布于福建、广东、广西、海南等省区。

东盟地区主要分布于柬埔寨、印度尼西亚、马来西亚、缅甸、菲律宾、泰国、越南等国家。

印度、巴布亚新几内亚、斯里兰卡、澳大利亚以及太平洋群岛亦有分布。

■ **化学成分**　本品含有黄酮类、三萜类、甾醇类、木脂素类、生物碱类等多种成分。

黄酮类成分有木犀草素-7-O-β-D-葡萄糖醛酸苷、芹菜素-7-O-β-D-葡萄糖醛酸甲酯、槲皮素、甲基芹菜素7-O-β-D-吡喃葡萄糖醛酸苷、芹菜素-7-β-D-葡萄糖醛酸苷、槲皮素-3-O-β-D-吡喃葡萄糖苷。

三萜类成分有α-香树脂醇、β-香树脂醇、齐墩果酸、熊果酸、24-亚甲基环阿尔廷醇、环阿尔廷醇、19-去甲羊毛甾-5-烯-3-醇、24-亚甲基羊毛甾-9(11)-烯-3β-醇、羽扇豆醇、[α-L-呋喃阿拉伯糖基-(1→4)-β-D-葡萄糖醛酸基(1→3)]-3β-羟基羽扇20(29)烯。

甾醇类成分有胆甾醇、菜油甾醇、豆甾-7-烯-3β-醇、4-甲基胆甾-7-烯-3β-醇、豆甾-4-烯-3-酮、豆甾-4,22-二烯-3-酮、麦角甾-4-烯-3-酮、豆甾-4-烯-3,6-二酮、豆甾-4,22-二烯-3,6-二酮、豆甾-4,22-二烯-6β-羟基-3-酮、6β-羟基-豆甾-4-烯-3-酮、3β-羟基-豆甾-5,22-二烯-7-酮、3β-羟基-豆甾-5-烯-7-酮、4,22-二烯-3-酮豆甾烷、4-烯-3-酮豆甾烷、5,22-二烯-7-酮-3β-羟基豆甾烷、β-谷甾醇、豆甾醇、豆甾醇-3-O-β-D-吡喃葡萄糖苷、类叶升麻苷、异类叶升麻苷。

木脂素类成分有(+)-南烛木树脂酚-3α-O-β-D-吡喃葡萄糖苷、(−)-南烛木树脂酚-3α-O-β-D-吡喃葡萄糖苷、(+)-南烛木树脂酚。

生物碱类成分有4-羟基-2-苯并咚唑啉酮、2-苯并嘿唑啉酮、2-唑啉酮、甜菜碱、1*H*-吲哚-3-羧酸、1*H*-吲哚-3-甲醛、1*H*-吲哚-3-乙酸、老鼠簕碱。

其他成分主要有尿苷、尿嘧啶、正二十六烷酸、正三十四烷醇、香草酸、植醇、正十六烷酸、正二十八烷酸、苯乙醇-8-*O*-β-D-吡喃葡萄糖-(1→2)-*O*-β-D-吡喃葡萄糖苷、苯乙醇-8-*O*-β-D-吡喃葡萄糖苷、脯氨酸。

■ **药理作用**　具有抗癌、抗炎、抗氧化、保肝、成骨作用。未见有毒性相关报道。

■ **应用**

柬埔寨　全株入煎剂治疗哮喘、消化不良和食管反流；叶入膏剂治疗神经痛、风湿痹痛和毒蛇咬伤；根治疗带下和虚损，与小茴香籽同煎可兴奋神经。可止血、养神、保肝。

中国　根可清热、散瘀、解毒、止痛。

老挝　治疗肝炎。

菲律宾　根、叶煎剂治疗哮喘。叶煎剂也可用作润肤剂。

泰国　叶治疗皮肤病、脓疮；全株药用功效同前，可延寿。

■ **使用注意**　脾胃虚寒者慎用。

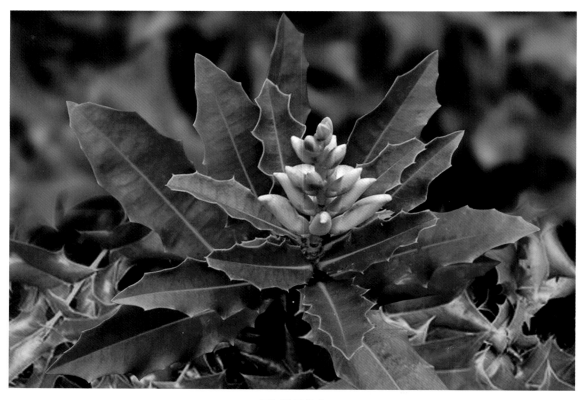

老鼠簕原植物

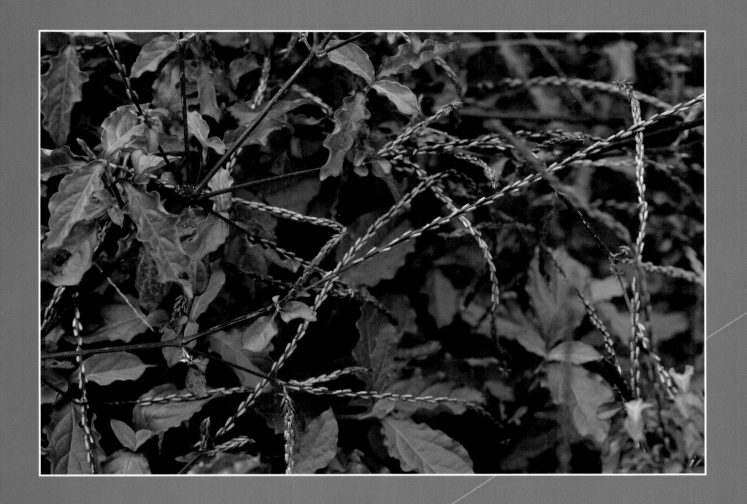

8 土牛膝

Achyranthes aspera L.

■ 学名	*Achyranthes aspera* L.
■ 科	苋科
■ 异名	*Spilanthes acmella* (L.) Murra

■ **本地名称**

柬埔寨　ស្មៅអណ្ដាតគោ Smaov andatt kor.

中国　　土牛膝Tǔ niú xī，倒钩草Dào gōu cǎo，倒梗草Dào gěng cǎo。

老挝　　ໂຄຍງົວໃຫຍ່ Nha khoi ngoo nhay, ພັນງົວໃຫຍ່ Nha phan ngoo nhay.

马来西亚　Ara songsang, Nyarang songsang, Nyarang sunsang.

缅甸　　ကြက်မောက်ဆူးပြန် Kyet mauk sue pyan.

菲律宾　Hangod, Higadhigad, Saramo.

泰国　　พันงู Phan ngu, หญ้าตีนงูขาว Ya tin ngu khao.

越南　　Cỏ xước, Ngưu tất nam, Nhả khoanh ngù (Tay), Thín hồng mía (Dao), Co nhả lìn ngu (Thai) {C[or] x[uw][ows]c, Ng[uw]u t[aas]t nam, Nh[ar] khoanh ng[uf] (Tay), Th[is]n h[oof]ng m[is]a (Dao), Co nh[ar] l[if]n ngu (Thai)}.

■ **通用名称**　Colic weed, Cow pimpler, Devils whip, Man better man, Prickly chaff-flower, Rough chaff flower, Rough chaff tree, Soldier rod, Washerman's plant.

■ **药用部位**　全草或根、叶。

■ **植物描述**　多年生草本，高约1m。根细长，直径2~5mm，土黄色。茎四棱形，具细槽，被柔毛，节部稍膨大。叶对生，具短柄；叶片纸质，椭圆形或倒卵形，长3~15cm，宽2~7cm，先端圆

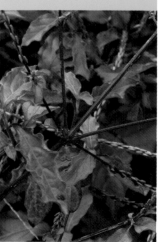

钝，具突尖，基部楔形或圆形，全缘或波状缘，两面密生柔毛，或近无毛。穗状花序顶生，直立，长20~30cm；花多数，绿白色；花被无毛，花被片近等长；雄蕊5。胞果卵形，长2.5~3mm；种子长圆状卵形，不扁压。

■ **生态** 生于海拔800~2300m的路边、田边及荒地。喜光照充足及湿润环境。夏季生长旺盛，大量开花结果，冬季枯萎。

■ **分布** 中国主要分布于福建、广东、广西、贵州、海南、湖北、湖南、江西、四川、云南、浙江等省区。

东盟地区主要分布于柬埔寨、印度尼西亚、老挝、马来西亚、缅甸、菲律宾、泰国、越南等国家。

不丹、印度、尼泊尔、斯里兰卡亦有分布。

■ **化学成分** 种子、根、茎和叶含蜕皮甾酮。

根分离出一个三萜皂苷，苷元为齐墩果酸。根还含有甜菜碱、倒扣草碱、β-三十五烷酮。

枝含倒扣草碱等生物碱，还含有36,47-二羟基五十一烷-4-酮及三十三烷醇等。

果实含倒扣草皂苷C和倒扣草皂苷D。

种子含倒扣草皂苷A、倒扣草皂苷B、蛋白质、碳氢化合物、氨基酸以及磷、铁等矿物质。

■ **药理作用** 具有抗炎、溶栓、抗菌、降血糖、退热、抗疟作用。可引起离体蛙腹直肌收缩；降低狗的血压和心率，有舒张血管、加强呼吸作用。

■ **应用**

柬埔寨　全草可利尿，治疗肾水肿；叶汁治疗胃痛、肠功能失调、痔疮、疖疮、皮疹；叶入散剂，和蜂蜜或冰糖煎煮，或和棕榈糖、黑胡椒与大蒜入丸剂，可抗疟，尤以治疗三日疟疗效显著；叶与水揉搓入糊剂外用，可缓解蚊虫叮咬。大剂量服用可致滑胎。

中国　治疗头痛、中暑、疟疾、石淋和慢性肾炎。

老挝　治疗肾结石、咳嗽。

菲律宾　根、叶煎剂可用作利尿剂。黏液可用于消除角膜混浊。

泰国　根可化痰，治疗胃肠胀气、腹痛；叶治疗痛经；全草可利尿、减少低密度脂蛋白、降血糖，治疗膀胱结石。

越南　　　　　根治疗感冒、发热、风湿痹痛、腰痛、骨痛、关节炎、月经不调、子宫积血、风湿性多发性关节炎、四肢蜷缩、少尿、小便频数、尿痛；水煎服可助死胎排出，治疗慢性疟疾；外用治疗脓疱病；含服治疗口疮。叶汁治疗痢疾。

■　**使用注意**　　孕妇忌食。

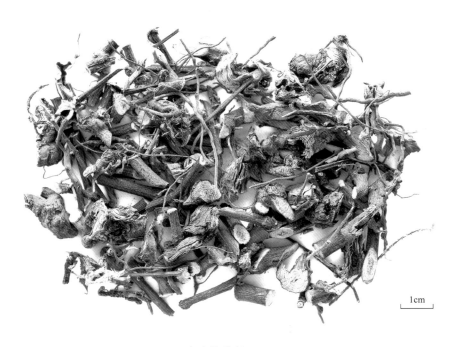

1cm

土牛膝药材

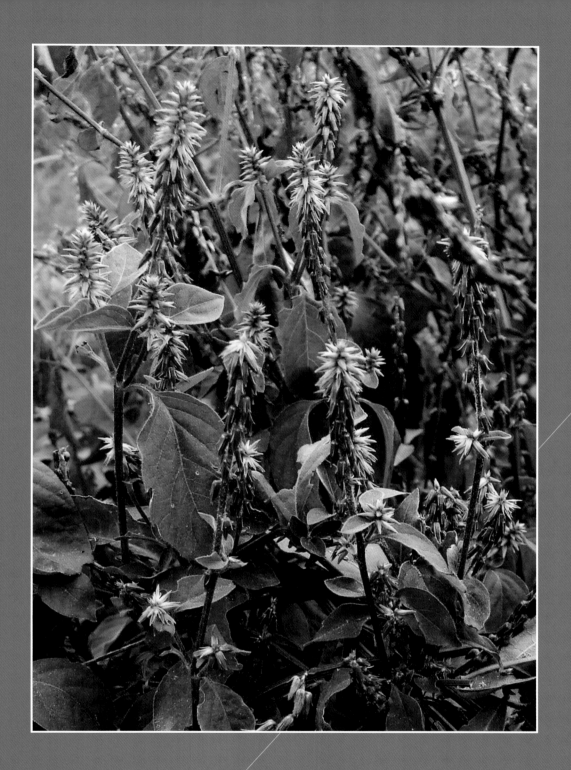

9 牛膝

Achyranthes bidentata Bl.

■ 学名	*Achyranthes bidentata* Bl.
■ 科	苋科
■ 异名	*Achyranthes bidentata* var. *bidentata*, *Achyranthes bidentata* var. *hachijoensis* (Honda) H. Hara, *Achyranthes bidentata* var. *japonica* Miq., *Achyranthes bidentata* var. *longifolia* Makino, *Achyranthes bidentata* f. *rubra* F. C. Ho, *Achyranthes bidentata* var. *tomentosa* (Honda) H. Hara

■ 本地名称

柬埔寨	ដើមអណ្តាតគោ Daem andatt korr.
中国	牛膝Niú xī，怀牛膝Huái niú xī，牛髁膝Niú kē xī，山苋菜Shān xiàn cài，对节草Duì jié cǎo。
老挝	ຫຍ້າໂຄຍງູນ້ອຍ Nha khoi ngoo noy, ຫຍ້າພັນງູນອຍ Nha phan ngoo noy.
泰国	พันงูน้อย Phan ngu noi, พันงูเล็ก Phan ngu lek.
越南	Ngưu tất, Hoài ngưu tất {Ng[uw]u t[aas]t, Ho[af]i ng[uw]u t[aas]t}.

■ 通用名称 Ox knee.

■ 药用部位 全草或根。

■ 植物描述 多年生草本。根圆柱形，土黄色。茎有棱角或四方形，绿色或带紫色，有白色贴生或开展柔毛，或近无毛，分枝对生，节部膨大。单叶对生；叶片膜质，椭圆形或椭圆状披针形，少数倒披针形，长5~12cm，宽2~6cm，先端尾尖，基部楔形或宽楔形，全缘，两面有柔毛。穗状花序顶生及腋生，花期后反折；总花梗长有白色柔毛；花多数，

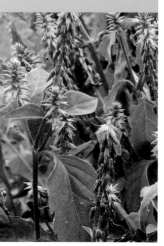

密生；苞片宽卵形，顶端长渐尖；小苞片刺状，顶端弯曲，基部两侧各有一卵形膜质小裂片；花被片披针形，光亮，先端急尖，有一中脉；雄蕊长 2~2.5mm；退化雄蕊顶端平圆，稍有缺刻状细锯齿。胞果矩圆形，黄褐色，光滑；种子矩圆形，黄褐色。

■ **生态** 生于房屋外围、林缘及山坡草地。喜温暖干燥气候，不耐寒，在−17℃时易冻死。栽培宜用深厚砂土，避免使用黏土和碱土。

■ **分布** 中国主要分布于安徽、福建、河北、湖南、广西、贵州、湖北、江苏、陕西、山西、四川、西藏、浙江等省区。

东盟地区主要分布于印度尼西亚、老挝、马来西亚、缅甸、菲律宾、泰国、越南等国家。

不丹、印度、日本、尼泊尔、巴布亚新几内亚、俄罗斯、韩国亦有分布。

■ **化学成分** 根含有壬二酸、琥珀酸、正丁基-β-D-吡喃果糖苷、旌节花甾酮A、旌节花甾酮D、蜕皮酮、25-R-牛膝甾酮、25-S-牛膝甾酮、水龙骨素B、2β,3β,20β,22α,25-五氢-8,14-二烯胆甾醇-6-酮、漏芦甾酮B、红景天酮、β-谷甾醇、胡萝卜苷、牛膝皂苷 I~IV、5-羟甲基呋喃甲醛、人参皂苷Ro、蜕皮甾酮、N-反式阿魏酰-3-甲氧基酪胺-4′-O-β-D-吡喃葡萄糖苷、N-反式阿魏酰-3-甲氧基酪胺-4-O-β-D-吡喃葡萄糖苷、PJS-1、齐墩果酸3-O-[β-D-葡萄糖醛酸呋喃糖苷-6-O-甲基酯]-28-O-β-D-吡喃葡萄糖苷、齐墩果酸3-O-[β-D-葡萄糖醛酸吡喃糖苷-6-O-乙酯]-28-O-β-D-吡喃葡萄糖苷、齐墩果酸3-O-[β-D-葡萄糖醛酸吡喃糖苷-6-O-丁酯]-28-O-β-D-吡喃葡萄糖苷、半乳糖苷元-28-O-β-D-吡喃葡萄糖基酯、(20R,22R,24S)-20-O-22-O-(5′-羟甲基)-呋喃亚基-2β,3β,14α,25-四羟基-5β-麦角甾-7-烯-6-酮、(20R,22R)-20-O-22-O-(5′-羟甲基)-糠叉基-2β,3β,25-三羟基-14β-甲基-18-去甲-5β-胆甾-7,12-二烯-6-酮、(20R,22R,25R)-20-O-22-O-(5′-羟甲基)-呋喃亚甲基-2β,3β,5β,14α,26-五羟基胆甾-7-烯-6-酮、牛膝皂苷C、牛膝皂苷D、柴胡皂苷IV、姜黄素R$_1$、齐墩果酸、α-L-鼠李吡喃糖苷-β-D-吡喃半乳糖苷、甘氨酸、谷氨酸、天门冬氨酸、丝氨酸、蜕皮甾酮、红细胞酮、精氨酸、苏氨酸、脯氨酸、酪氨酸、色氨酸、缬氨酸、苯丙氨酸、亮氨酸。此外，还有生物碱、香豆素。

种子含有N-反式-阿魏酰酪胺、亚油酸甘油酯、β-蜕皮激素、麦角甾-7,22-二烯-3β,5α,6β-三醇、竹节参皂苷 I 、胡萝卜苷。

■ **药理作用**　具有抗炎、镇痛、避孕、调节血液循环、降血糖、免疫调节、抗衰老、抗肿瘤、抗菌作用，还能调节成骨细胞分化。无明显毒性。

■ **应用**

柬埔寨　　根入煎剂有舒张血管功效，可显著加快大鼠后肢血液循环；全株煎煮可抑制胃肠蠕动，治疗关节疼痛、眩晕头痛、视物不清、鼻衄、牙龈出血。

中国　　　根治疗关节炎、白喉、腰膝酸软、关节痛、扁桃体炎、闭经、缺乳、呕血、血淋、鼻衄。

老挝　　　根治疗肾结石，与其他生药合用治疗干咳。

马来西亚　全草治疗风湿痹痛、多发性关节炎，可助死胎排出。

泰国　　　根治疗背痛，可止晕。

越南　　　根可利尿，与其他药物合用煎煮治疗水肿和黄疸。

■ **使用注意**　月经过多者慎用，孕妇忌用。

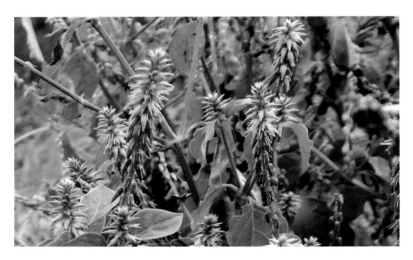

牛膝原植物

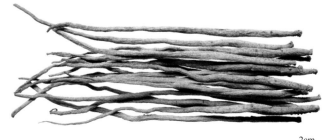

2cm

牛膝药材（根）

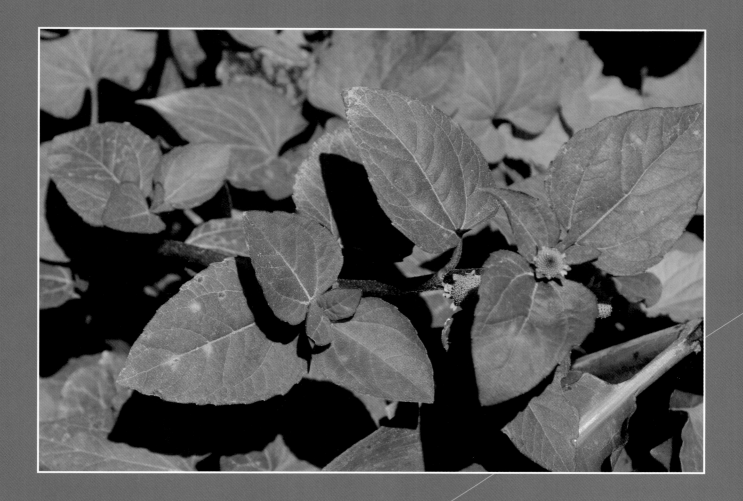

10 千日菊

Acmella oleracea (L.) R. K. Jansen

■ 学名	*Acmella oleracea* (L.) R. K. Jansen
■ 科	菊科
■ 异名	*Spilanthes acmella* (L.) Murray

■ **本地名称**

中国　千日菊Qiān rì jú，桂圆菊Guì yuán jú。

老挝　ເຄືອນ້ຳແນ້ Kheua nam nair, ຈາງຈືດ Chang chued.

马来西亚　Pokok jotang, Getang.

缅甸　ဒီလေးညွင်း De-lay-nyin.

泰国　ผักเผ็ด Phak phed, ผักคราดหัวแหวน Phak khrat hao hwan.

越南　Cát đằng {C[as]t [dd][awf]ng}.

■ **通用名称**　Para cress, Tooth-ache plant.

■ **药用部位**　全草或根、叶、花。

■ **植物描述**　一年生草本，高30~40cm，冠幅约60cm。茎枝、叶柄、叶脉、花柄均呈暗青铜色或略带紫色。叶对生，阔卵形，边缘皱波状，微被白毛；顶部叶暗绿色，下部叶色较淡。花卵形，无花瓣，蓓蕾金黄色，中心橙红色，似眼球。

■ **生态**　生于路边、耕地、沼泽、溪边、牧场、草地和森林里，海拔0~1200m。喜湿润的砂土、黏土、壤土或砾土。

■ **分布**　中国主要分布于华南、华东、华中等地区。东盟地区主要分布于泰国、马来西亚等国家。印度、委内瑞拉、巴西及非洲等国家或地区亦有分布。

■ **化学成分**　叶含有生物碱、糖苷、鞣酸、酚类化合物、

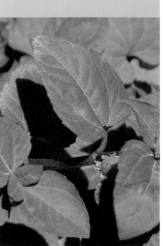

CHINA-ASEAN

类黄酮、碳水化合物、蛋白质、氨基酸、三萜类、甾醇、油脂、类胡萝卜素、倍半萜烯。

■ **药理作用**　具有抗氧化、抗微生物、抗炎、抗肿瘤、抗焦虑、改善肢体运动协调性、利尿、舒张血管、保护胃黏膜和促进溃疡愈合作用。

■ **应用**

老挝　　可解毒。

泰国　　全草可局部麻醉、利尿、止咳，治疗膀胱结石、慢性咽炎、肺炎等；花可局部麻醉，治疗牙痛。

■ **使用注意**　无。

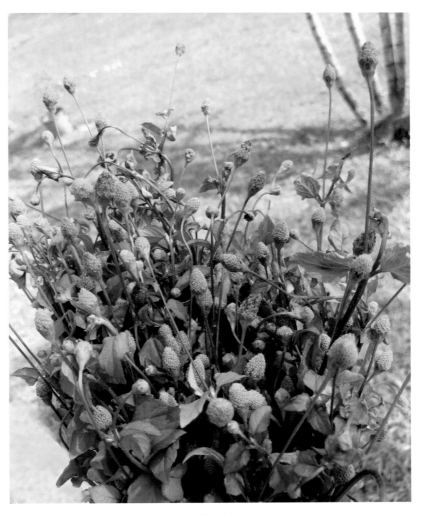

千日菊原植物

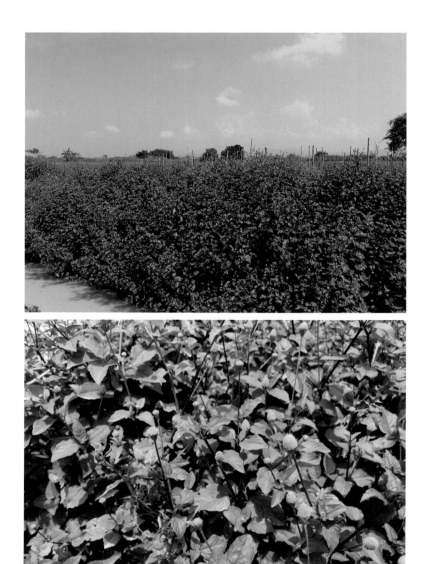

千日菊原植物

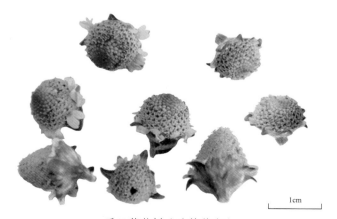

1cm

千日菊药材（头状花序）

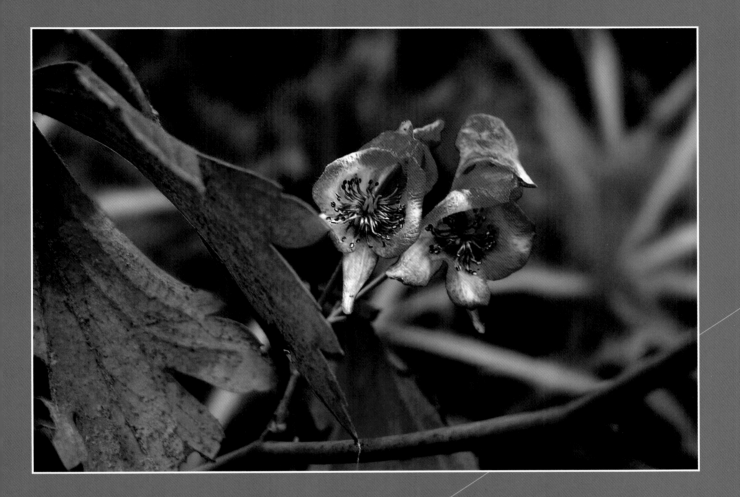

11 乌头

Aconitum carmichaelii Debeaux

■ 学名	*Aconitum carmichaelii* Debeaux
■ 科	毛茛科
■ 异名	*Aconitum bodinieri* H. Lév. & Vaniot, *Aconitum jiulongense* W. T. Wang, *Aconitum lushanense* Migo

■ **本地名称**

中国　　乌头Wū tóu。

老挝　　ຫວ້ານກໍອີ້ Varn ko ee.

泰国　　โหราเดือยไก่ Ho ra dueai kai.

越南　　Ô đầu, Áu tẩu, Phụ tử{[oo] [dd][aaf]u, [aas]u t[aar]u, Ph[uj] t[uwr]}.

■ **通用名称**　Chinese aconite, Carmichael's monkshood, Chinese wolfsbane.

■ **药用部位**　根。

■ **植物描述**　块根倒圆锥形。茎高0.8~2m，有分枝。茎下部叶在开花时枯萎，茎中部叶有长柄；叶片薄革质或纸质，五角形，长5~10cm，宽9~15cm。顶生总状花序长5~20cm，花多；花轴及花梗多少密被反曲而紧贴的短柔毛；下部苞片3裂，其他的狭卵形至披针形；花梗长1~5.5cm；小苞片生花梗中部或下部，披针形至条形，长3~10mm，宽0.5~1.5mm；萼片蓝紫色，外面被短柔毛；花瓣无毛，瓣片长约1.1cm，唇长约6mm，微凹，距长2~2.5mm，通常拳卷；雄蕊无毛或疏被短毛，花丝有2小齿或全缘；心皮3~5，子房疏或密被短柔毛。蓇葖果长1.5cm，种子长3mm。

■ **生态**　生于暖温带海拔100~2000m的山地。喜高山

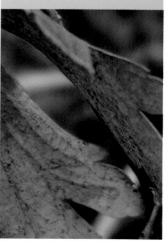

湿润气候。

■ **分布** 　中国主要分布于安徽、福建、甘肃、广东、广西、贵州、河北、河南、湖
北、湖南、江苏、江西、辽宁、内蒙古、陕西、山东、山西、四川、云
南、浙江等省区。

东盟地区主要分布于越南。

■ **化学成分** 　主要含多种生物碱，尤其是C_{19}-二萜生物碱和C_{20}-二萜生物碱。还含有黄
酮、皂苷、糖类、脂肪酸、神经酰胺和糖苷。

■ **药理作用** 　药理作用广泛，包括对心血管系统、免疫系统、能量代谢的作用，同时具
有抗炎、镇痛、抗肿瘤、降血糖、降血脂、抗衰老、护肾作用。大剂量可
致舌头、嘴唇、四肢麻木，恶心，呕吐，亢奋乃至昏迷。

■ **应用**

越南 　以根培植，秋收，干燥后入药。根治疗休克、虚脱、寒证慢性病、胃痛、
风湿痹痛。可煎煮。

■ **使用注意** 　有剧毒，不可内服，使用时须遵医嘱。

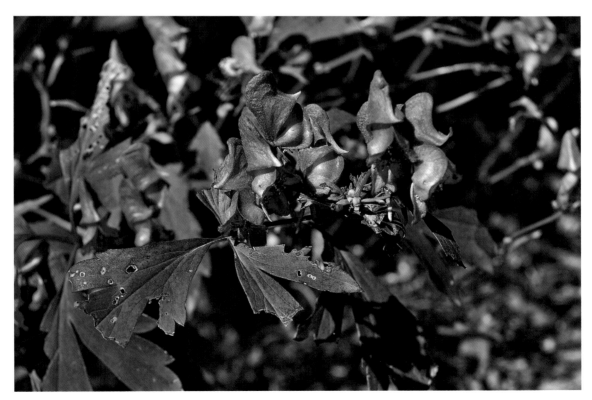

乌头原植物

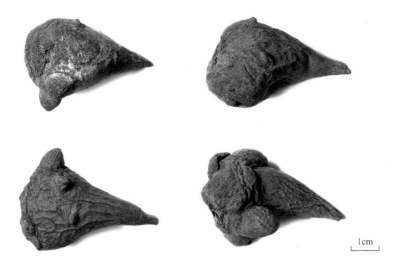

乌头药材（根）

1cm

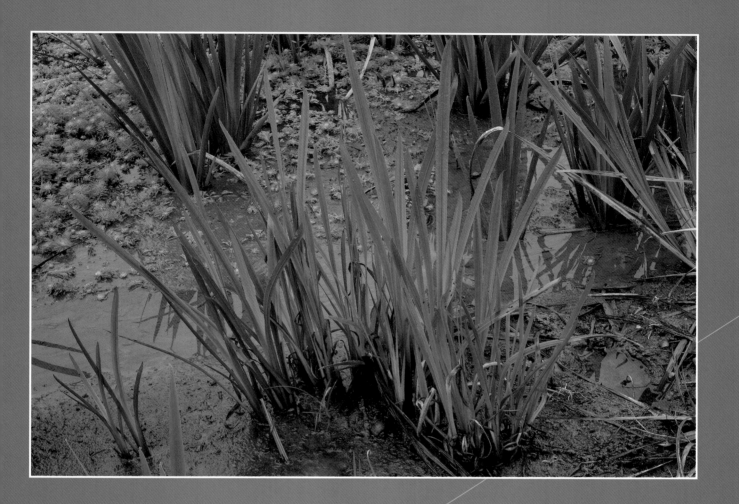

12 菖蒲

Acorus calamus L.

■ 学名	*Acorus calamus* L.
■ 科	天南星科
■ 异名	*Acorus calamus* var. *angustifolius* (Schott) Engl., *Acorus calamus* var. *calamus*, *Acorus calamus* var. *belangeri* (Schott) Engl., *Acorus calamus* var. *spurius* (Schott) Engl.

■ **本地名称**

柬埔寨	ដើម Daem, កំពៀន Kampien.
中国	菖蒲Chāng pú，大叶菖蒲Dà yè chāng pú，臭蒲Chòu pú，白菖蒲Bái chāng pú，水菖蒲Shuǐ chāng pú。
老挝	ຫາງຄາວ Harng khao narm, ສະແຫຼບນ້ຳ Sa leb narm.
马来西亚	Jerangau, Dringo.
缅甸	လင်းနေ Lin-ne.
菲律宾	Lubigan, Bueng.
泰国	ผมผา Phom pha, ว่านน้ำ Wan nam.
越南	Thủy xương bồ, Bồ bồ{Th[ur]y x[uw][ow]ng b[oof], B[oof] b[oof]}.

■ **通用名称**   Sweet flag.

■ **药用部位**   根、根茎、叶。

■ **植物描述**   多年生草本。根茎横走，稍扁，分枝，外皮黄褐色，芳香。肉质根多数，具毛发状须根。叶基生，2列，基部两侧膜质叶鞘向上渐狭；叶片剑状条形，基部宽、对褶，中部以上渐狭，草质，绿色，光亮；中肋在两面均明显隆起，侧脉平行，纤弱，大都伸延至叶尖。叶状佛焰苞腋生，剑状条形；肉穗花序斜向上或近直立，狭锥状圆柱形。花

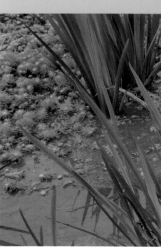

3数，无梗，黄绿色；花被片6，2轮，分离；雄蕊6，2轮，花丝条形、扁平，花药2室，近长圆形，纵向开裂；雌蕊1，子房椭圆形，1心皮，1室。浆果长圆形，种子少；种子近长圆形，有胚乳。

■ **生态**　生于易发洪灾的莎草甸、小型湖泊、池塘、湿地、沼泽、水坑及泉水周边和经过修复的湿地。

■ **分布**　中国各地均有分布。

东盟地区主要分布于缅甸、印度尼西亚、泰国、越南、马来西亚等国家。

阿富汗、孟加拉国、印度、日本、韩国、斯里兰卡等亦有分布。

■ **化学成分**　根茎含有挥发油，包括β-细辛醚、顺式-甲基异丁香酚、芳醛、芳樟醇、三甲氧基-2-丙烯基苯、白菖酮、丁香酚、甲基丁香酚、甘菊环烃、蒎烯、桉树脑和樟脑。其他成分包括菖蒲大牻牛儿酮、菖蒲酮、异菖蒲新酮、acoradin、2,4,5-三甲氧苯甲醛、2,5-二甲氧基苯醌、高良姜精、菖蒲酸、鞣酸、树脂、阿拉木素、菖蒲二醇、斯巴醇和谷甾醇。

■ **药理作用**　具有镇静、抗惊厥、抗炎、抗抽搐、抗痉挛、镇痛、抗菌作用。醇提物剂量为600mg/kg体重时，无明显毒性。

■ **应用**

柬埔寨　可解痉、祛风，治疗胃肠胀气、疝痛、消化不良和疟疾；植物提取物可抗心律失常、降血压、舒张血管、止咳、抗菌和化痰。

中国　可化痰、健胃、燥湿，治疗急性肠炎。

老挝　治疗心脏病。

马来西亚　治疗支气管炎、咳嗽、久泻、疟疾、痔疮、风湿痹痛、肾炎和石淋。亦可治疗妇科闭经和痛经。

缅甸　治疗咳嗽、疝痛、发热、关节炎、痔疮、咽喉肿痛、蠕虫感染、癫痫、溃疡、哮喘。

菲律宾　咀嚼根茎可治牙痛，同时也可作为驱风剂。膏药可治疗风湿病。

泰国　根可清热、通便、化痰，治疗疟疾、咽喉肿痛、哮喘；根茎可祛风、杀虫；叶可止肌肉、关节、头部疼痛，治疗鼻塞。

越南　治疗高血压、血样乳糜尿、哮喘、遗尿。与高良姜合煎治疗癫痫。本品性味、功效与金钱蒲相近。

■ **使用注意**　阴虚阳亢、汗多、滑精者慎服。

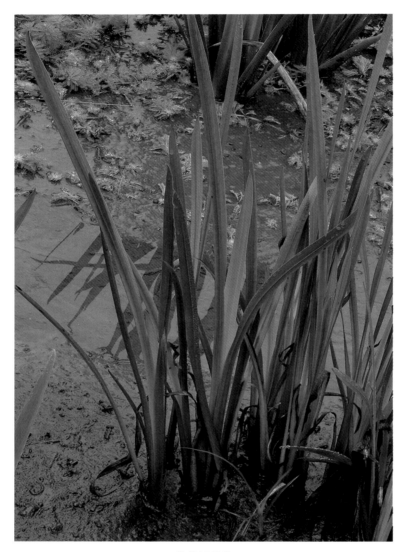

菖蒲原植物

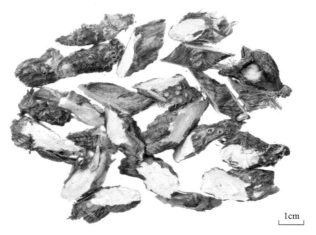

1cm

菖蒲饮片

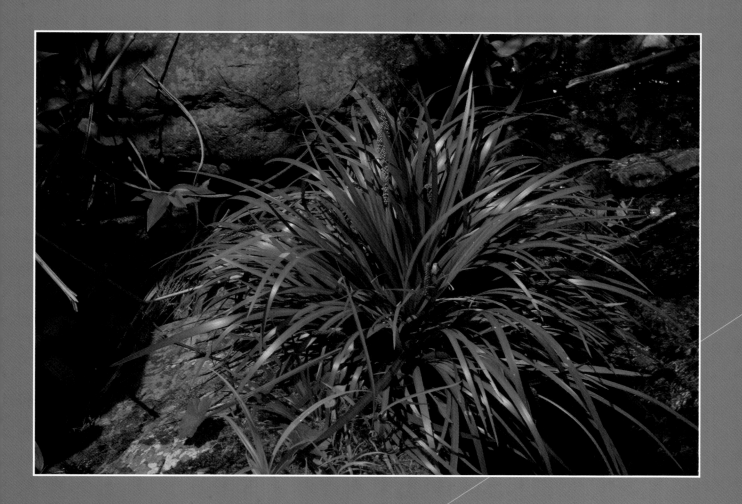

13 石菖蒲

Acorus gramineus Aiton

■ 学名	*Acorus gramineus* Aiton
■ 科	天南星科
■ 异名	*Acorus humilis* Salisb., *Acorus macrospadiceus* (Yamam.) F. N. Wei & Y. K. Li, *Acorus pusillus* Siebold

■ **本地名称**

中国　　石菖蒲Shí chāng pú，金钱蒲Jīn qián pú。

老挝　　ຮ້າຄາວ Harng khao, ສະແຫຼມນ້ຳ Slep narm(Lao), ຊິງບາວຈູ Sing pao chu (Yiao ethnic).

马来西亚　Jerango, Gerangau.

缅甸　　တောလင္းနေ Taw lin nay.

泰国　　ว่านน้ำ Wan nam.

越南　　Thạch xương bồ, Lầy nậm (Tày), Sìn pầu (Dao) {Th[aj]ch x[uw][ow]ng b[oof], L[aaf]y n[aaj]m (Tay), S[if]n p[aaf]u (Dao)}.

■ **通用名称**　Chinese sweet grass, Grass-leaved sweet flag, Grass-leaved sweet rush, Japanese sweet flag, Rock sweet flag.

■ **药用部位**　根、根茎。

■ **植物描述**　多年生草本。根茎细长，长5~10cm，宽0.5cm，横走或斜伸，芳香，外皮淡黄色。叶基对折，两侧膜质叶鞘棕色；叶片质地较厚，剑形，暗绿色，长20~45cm，宽0.5~1cm。花序柄三角形，长10~20cm；叶状佛焰苞长10~25cm，宽0.1~0.5cm；肉穗花序直或稍弯曲，狭圆柱形至近圆柱形，长4~10cm，宽0.4~0.6cm，花密集；花黄色，直径1.8~2mm；花被片长圆形，长1.5~2mm，宽0.8~1mm，膜质，顶端圆或急尖；

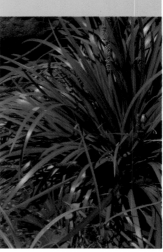

花丝长圆形，扁平，直径约1.5mm，花药黄色，直径0.4~0.5mm。果序黄绿色，浆果倒卵形；种子椭圆形。

■ **生态**　主要生于亚热带海拔2600m以下的阴凉处。为半水生植物，在岩石中大簇生长。

■ **分布**　中国主要分布于安徽、福建、甘肃、广东、广西、贵州、海南、河南、湖北、湖南、江苏、江西、宁夏、青海、山东、山西、四川、台湾、新疆、西藏、云南、浙江等省区。

东盟地区主要分布于柬埔寨、马来西亚、缅甸、菲律宾、泰国和越南等国家。

日本、斯里兰卡、印度及俄罗斯（西伯利亚东部）亦有分布。

■ **化学成分**　根茎含有挥发油（α-细辛醚、β-细辛醚、石竹烯、异细辛醚、黄樟素和细辛醛）、acoraminol A、acoraimol B、三甲氧基苯甲醛、异菖蒲酮、propioveratrone、(1′R,2′S)-1′,2′-二羟基细辛醚、(1′S,2′S)-1′,2′-二羟基细辛醚、3′,4′-二甲氧基肉桂醇、3′,4′,5′-三甲氧基肉桂醇、山奈酚-3-甲醚、(2S,5S)-二十四烷基-(3R,4S)-二甲基四氢呋喃、2-[4-(3-羟基丙基)-2-甲氧基苯氧基]-1,3-丙二醇、羟基酪醇、酪醇、(7S,8S)-苏式-4,7,9,9′-四羟基-3,3′-二甲氧基-8-O-4′-新木脂素、(7S,8R)-赤式-4,7,9,9′-四羟基-3,3′-二甲氧基-8-O-4′-新木脂素和二氢巴西酮。

■ **药理作用**　具有抗菌、抗真菌、抗氧化、镇静、降低自主运动、神经保护、细胞毒作用。可延长苯巴比妥诱导的睡眠时间，减弱小鼠阿扑吗啡引起的刻板行为。

■ **应用**

老挝　治疗心血管疾病，特别是心律失常；还可治疗哮喘、咽喉肿痛及胃痛。

越南　治疗风湿痹痛、胃痛、发热、泄泻、痔疮、毒蛇咬伤等。

■ **使用注意**　无。

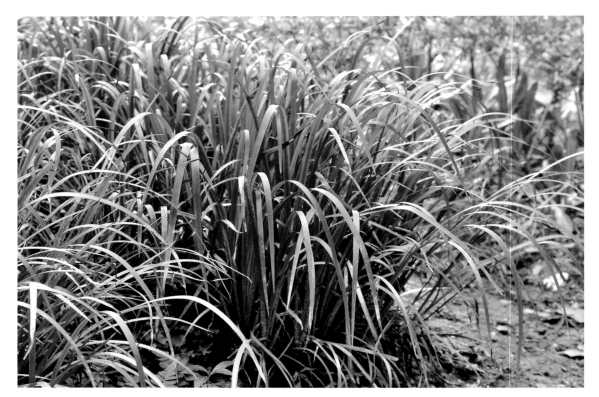

石菖蒲原植物

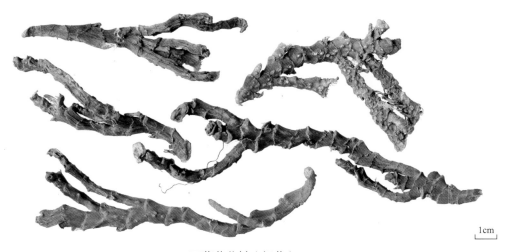

1cm

石菖蒲药材（根茎）

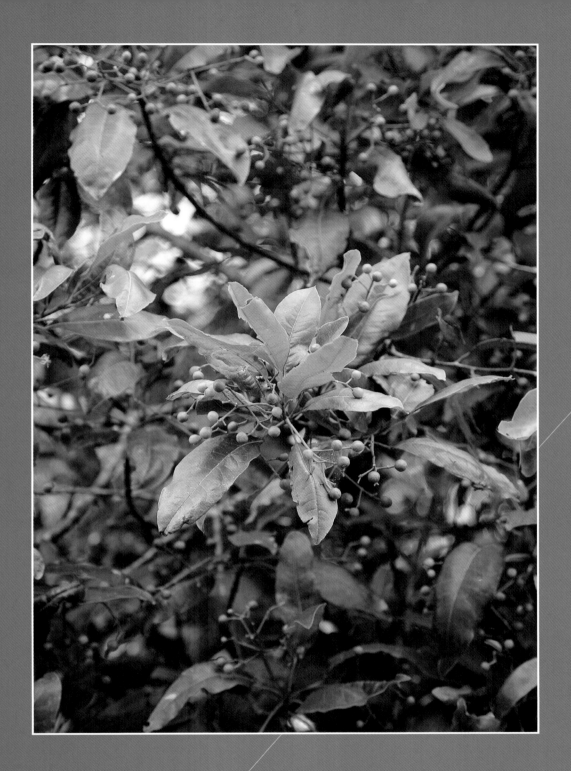

14 山油柑

Acronychia pedunculata (L.) Miq.

■ 学名	*Acronychia pedunculata* (L.) Miq.
■ 科	芸香科
■ 异名	*Acronychia laurifolia* Blume

■ **本地名称**

柬埔寨	សេដាព្រៃ Seda prey.
中国	山油柑Shān yóu gān，降真香Jiàng zhēn xiāng，石苓舅Shí líng jiù，山柑Shān gān，砂糖木Shā táng mù。
老挝	ເບົ້າແຂບທອງ Pao khaep thong, ສົ້ມຊື່ນໃຫຍ່ Som xeun nhai, ກໍຍ້ອງແຍ້ງ Ko yong yeng.
马来西亚	Ketiak, Jenjagung, Limau hutan, Melaman, Rejang.
泰国	กะอวม Ka aoum, มะยมป่า Mayom pa.
越南	Bưởi bung, Bí bái{B[uw][owr]i bung, b[is] b[as]i}.

■ **通用名称**　Lara wood, Claw flower.

■ **药用部位**　根、树皮、叶。

■ **植物描述**　小乔木，高5~8m。叶对生，革质，小叶常呈椭圆形至长圆形，基部楔形，有时呈球形或半球形，先端钝渐尖，上面暗绿色，下面色淡，无毛。花序腋生或组成伞房花序，花少许，白色，芳香；子房密被短软毛而极少无毛，有或无室间开裂的裂纹，基部有短软毛或光滑。核果近球形而略有棱角，肉质，熟时淡黄色；种子1，微黑至黑色。花期4~8月，果期8~12月。

■ **生态**　生于原生林及次生林中。

■ **分布**　中国主要分布于福建、广东、广西、海南、台湾、云南等省区。

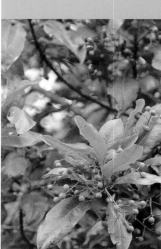

东盟地区主要分布于柬埔寨、印度尼西亚、菲律宾、老挝、马来西亚、缅甸、泰国、越南等国家。

孟加拉国、不丹、印度、巴布亚新几内亚、斯里兰卡亦有分布。

■ **化学成分** 叶含有挥发油类、邪蒿内酯、海鞘蛋白、喹啉生物碱、2,3-亚甲基二氧-4,7-二甲基喹啉。

■ **药理作用** 具有抗肿瘤作用。

■ **应用**

柬埔寨 树皮治疗疮疡。

中国 可行气、活血、健脾、止咳。

老挝 治疗头痛发热、流行性感冒、哮喘、支气管炎。

泰国 树皮外用治疗皮肤病；根可解鱼毒。

越南 根治疗风湿痹痛、腰痛、产后血瘀。

■ **使用注意** 孕妇忌服。

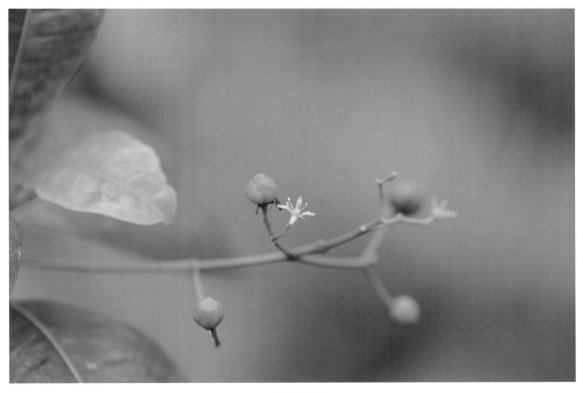

山油柑原植物

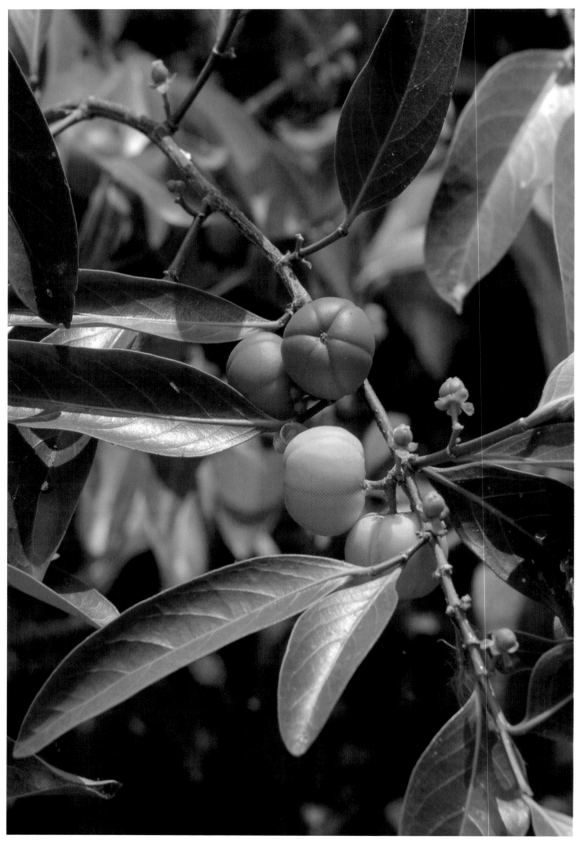

山油柑原植物

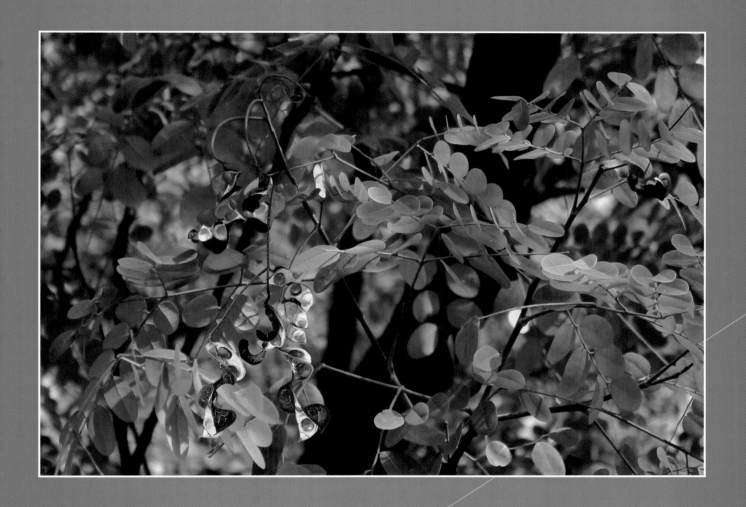

15 海红豆

Adenanthera pavonina L.

■ 学名	*Adenanthera pavonina* L.
■ 科	豆科
■ 异名	*Adenanthera pavonina* L. var. *microsperma* (Teijsm. et Binnend) Nielsen

■ **本地名称**

柬埔寨　ព្រេចស្គំ Chres phnom, ភ្ញ័ណាង Plov neang.

中国　海红豆 Hǎi hóng dòu。

老挝　ໄມ້ໝາກລ້າ Maimark lăm2, ໝາກລ້າ(ລາວ) Mark lam, ຈິເຕົາເຍ່ຍ (ມົ້ງ) Txiv taum nyiaj (H'mong).

马来西亚　Saga, Saga tumpul, Kenduri batang.

缅甸　ရွှေ Ywe, ရွှေနီ Ywe ni.

泰国　มะกล่ำต้น Maklum ton, มะกล่ำตาช้าง Maklumtachang.

越南　Trạch quạch, Muồng nước, Kiền kiện, Đậu gió {Tra[aj]ch qu[aj]ch, Mu[oof]ng n[uw][ows]c, Ki[eef]n ki[eej]n, [dd][aaj]u gi[os]}.

■ **通用名称**　Barbados pride, Bead tree, Circassian bean, Condori wood, Coralwood, Sandalwood tree, Red sandalwood, Red wood, Zumbic tree.

■ **药用部位**　根、树皮、叶、种子。

■ **植物描述**　乔木，高15~20m，树冠披散。二回羽状复叶，长5~12cm。花小，黄色，在枝顶形成圆锥花序，多分枝，花柄纤细。荚果弯曲或扭曲，长10~15cm，线状，两端渐尖，熟时开裂；种子小，红色，质硬，具光泽。全年开花结果。

■ **生态**　生于热带地区的落叶林中，主要见于路边开阔地带。

■ **分布**　中国主要分布于云南、贵州、广西、广东、

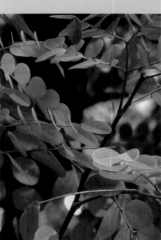

福建等省区。

东盟地区主要分布于缅甸、泰国、柬埔寨、老挝、越南、马来西亚、印度尼西亚、菲律宾等国家。

斯里兰卡、孟加拉国、澳大利亚以及所罗门群岛亦有分布。

■ **化学成分** 种子含有羟基葡糖苷、二十四烷酸、亚油酸和蜡酸、半乳糖醇、O-乙酰胆胺、β-谷甾醇、3-O-β-D-葡萄糖甾醇、豆甾醇、豆甾-7-烯醇、豆甾醇-3-O-β-D-葡糖苷、异岩藻甾醇、菜籽甾醇、胡萝卜甾醇。

■ **药理作用** 具有抗菌作用，亦有弱的细胞毒作用和凝血作用。

■ **应用**

柬埔寨 种子入散剂外用可化脓、消炎；叶或树皮入煎剂治疗风湿痹痛、痛风、尿血、呕血、泄泻、痢疾和关节痛；根可催吐、化痰；种子与水混合碾碎涂于患处可消炎。

老挝 可止血、壮阳、止呕、清热、化脓，治疗胃病、泄泻、痢疾、风湿痹痛、痛风、溃疡、血淋、咽病、麻风。

越南 种子治疗毒蛇咬伤。

■ **使用注意** 有毒，不宜内服。

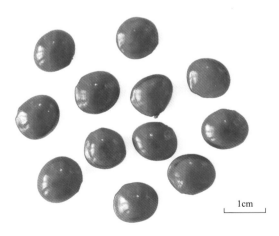

海红豆药材（种子）

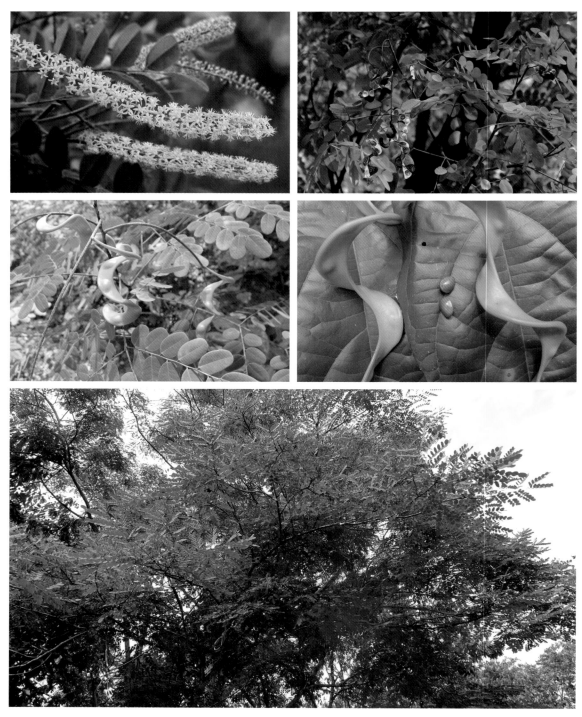

海红豆原植物

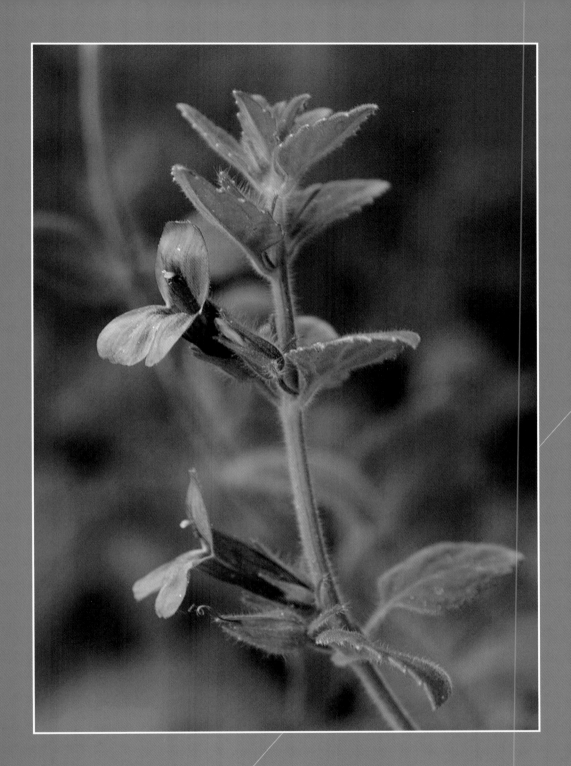

16 毛麝香

Adenosma caeruleum R. Br.

学名	*Adenosma caeruleum* R. Br.
科	玄参科
异名	*Adenosma glutinosum* (L.) Druce, *Adenosma glutinosum* var. *caeruleum* (R. Br.) P. C. Tsoong

■ **本地名称**

中国　毛麝香Máo shè xiāng。

老挝　ຈິນາຍກ້ອມນາມ Chee nay kom na, ຂີ້ຕູນາ E tou na.

马来西亚　Timah tasek.

泰国　หญ้าข้าวก่ำ Ya khao kam.

越南　Nhân trần, Chè cát, Tuyến hương, Hoắc hương núi {Nh[aa]n tr[aaf]n, Ch[ef] c[as]t, Tuy[ees]n h[uw][ow]ng, Ho[aws]c h[uw][ow]ng n[us]i}.

■ **药用部位**　全草或地上部分。

■ **植物描述**　直立草本，高达100cm。茎直立，圆柱形，上部四方形，中空，简单或常有分枝。叶对生，上部的多少互生，有长3~10mm的柄；叶片披针状卵形至宽卵形，长3~10cm，宽1~5cm，其形状、大小均多变异，先端锐尖，基部楔形至截形或亚心形，边缘具不整齐的齿，有时为重齿，上面被平伏的多细胞长柔毛，沿中肋凹沟密生短毛；下面亦被多细胞长柔毛，尤以沿中肋及侧脉为多，并有稠密的黄色腺点，腺点脱落后留下褐色凹窝。花单生于叶腋或在茎、枝顶端集成较密的总状花序；花梗长5~15mm；苞片叶状而较小，在花序顶端的几为条形而全缘；小苞片条形，长5~9mm，贴生于萼筒基部；萼长8~15mm，在果时稍增大而宿存；萼齿全

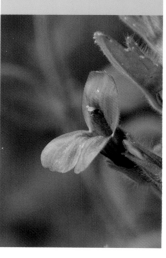

缘，与花梗、小苞片同被多细胞长柔毛及腺毛，并有腺点；花冠紫红色或蓝紫色；雄蕊后方一对较粗短，药室均成熟；前方一对较长，花药仅一室成熟，另一室退化为腺状；雌蕊花柱向上逐渐变宽而具薄质的翅。蒴果卵形，先端具喙，有2纵沟，长5~5.5mm；种子褐色至棕色。花果期7~10月。

■ **生态**　生于海拔300~2000m的亚热带地区。喜潮湿环境，如山坡和疏林下湿润的地方，幼嫩时喜阴凉环境。

■ **分布**　中国主要分布于福建、广西、海南、江西、云南等省区。

东盟地区主要分布于柬埔寨、老挝、马来西亚、泰国、越南等国家。

印度、澳大利亚和大洋洲亦有分布。

■ **化学成分**　本品含有蒎烯、柠檬烯、桉树脑、茴香脑、香豆素、倍半萜、单萜和黄酮。

■ **药理作用**　具有促进内分泌、促进肝的外分泌、抗炎、抗菌、抗寄生虫作用。

■ **应用**

中国　全草治疗感冒、咳嗽、头痛发热、食滞等。

越南　治疗中暑所致的肤黄发热、头痛。

■ **使用注意**　孕妇慎服。

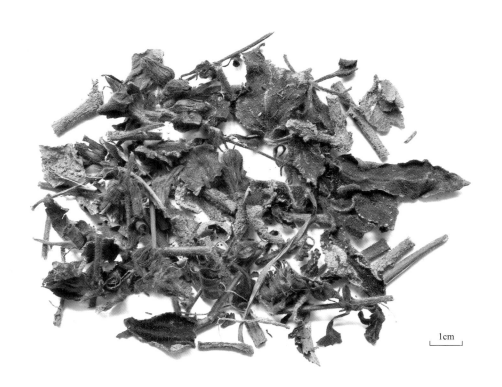

毛麝香药材

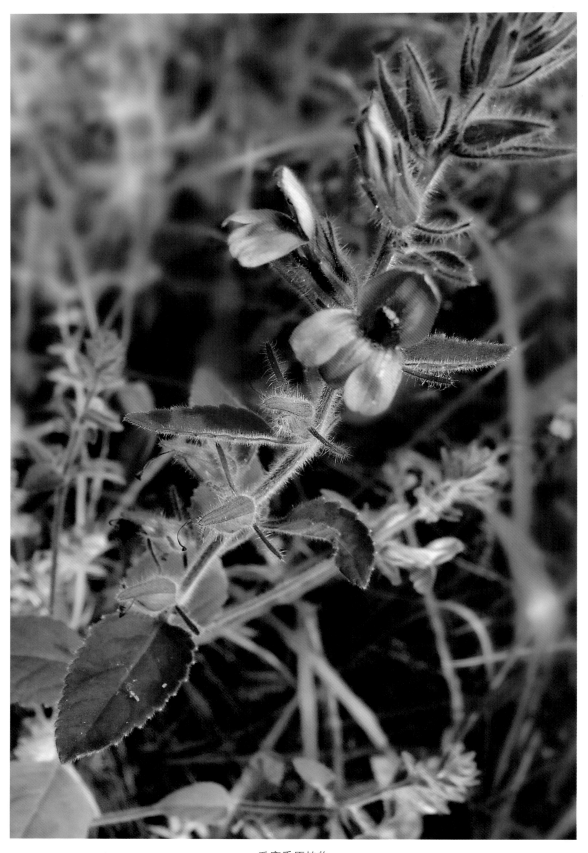

毛麝香原植物

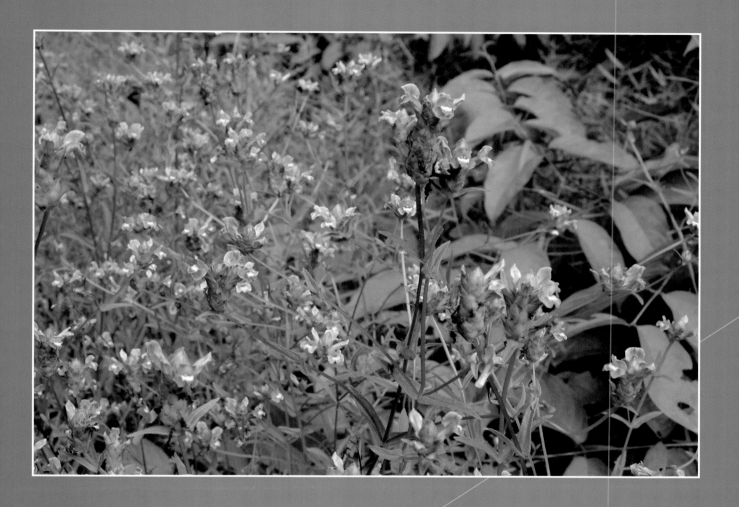

17 球花毛麝香

Adenosma indianum (Lour.) Merr.

学名	*Adenosma indianum* (Lour.) Merr.
科	玄参科
异名	*Adenosma capitatum* Benth., *Adenosma bilabiatum* (Roxb.) Merr., *Stemodia capitata* Benth.

■ **本地名称**

柬埔寨　ម្រេចកង្កែប Mrech kankep, ម្រេចទេស Mrech tess.

中国　球花毛麝香Qiú huā máo shè xiāng，毛射香Máo shè xiāng，沙虫药Shā chóng yào，大头陈Dà tóu chén，地松茶Dì sōng chá，黑头草Hēi tóu cǎo。

老挝　ຈິນາຍກ້ອມ Chi nai kome.

马来西亚　Rumput kuching-kuching, Ruku hutan, Tasek-tasek.

泰国　กระต่ายจาม Kra tai cham.

越南　Bồ bồ, Chè đồng, Chè nôi, Chè cát, Nhân trần {B[oof] b[oof], Ch[ef] [dd][oof]ng, Ch[ef] n[oo]i, Ch[ef] c[as]t, Nh[aa]n tr[aaf]n}.

■ **药用部位**　全草或地上部分，或根、心材、棘刺、树皮、叶、花、果实。

■ **植物描述**　一年生草本，高20~40cm。茎直立，多分枝。叶对生，具短柄；叶片披针形，钝头，边缘具锯齿，上面被多细胞长柔毛，下面仅脉上被多细胞长柔毛，密被腺点。花无梗，排列成紧密的穗状花序；穗状花序球形或圆柱形；苞片长卵形，在花序基部的集成总苞状；小苞片条形；萼齿长卵形至矩圆状披针形，先端渐尖；花冠淡蓝紫色至深蓝色，喉部有柔毛。蒴果长卵形，有2条纵沟；种子

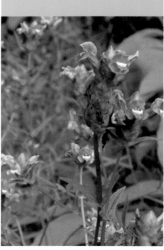

CHINA-ASEAN

多数，黄色。花果期9~10月。

■ **生态**　生于海拔200~600m的瘠地、干燥山坡、溪旁、荒地等处。

■ **分布**　中国主要分布于广东、广西、海南、云南等省区。

东盟地区主要分布于柬埔寨、印度尼西亚、老挝、马来西亚、缅甸、菲律宾、泰国、越南等国家。

印度亦有分布。

■ **化学成分**　本品含有L-葑酮、小茴香醇、L-柠檬烯、蛇麻烯、桉树脑、胡椒酮氧化物，以及L-单萜烯和D-倍半萜烯。还含绿原酸、新绿原酸、咖啡酸、黄酮苷、皂苷，以及硝酸钾。

■ **药理作用**　具有抗氧化、利胆、降低胃液酸度作用，对痢疾杆菌、金黄色葡萄球菌209P和抗溶血性链球菌S84具有抗菌作用。植物水煎剂具有抗炎、驱虫作用，可杀死蛔虫、钩虫。

■ **应用**

柬埔寨　可杀虫、滑胎、止泻、利尿、健胃、祛风。

中国　治疗久泻、淋病和扁桃体炎。

老挝　可补血、延寿，治疗肠溃疡、头目眩晕。

缅甸　治疗消化不良、呕吐、咳嗽、哮喘、疮疡、便秘、口渴。

泰国　根可清热、止咳、平喘、祛风、杀虫、化痰；树皮可清热、杀虫、止痢；心材可祛风；叶可清热、平喘，治疗结膜炎、支气管炎；花可杀虫；果实可祛风、杀虫、通便、避孕；棘刺可清热。

■ **使用注意**　脾虚泄泻者慎用。

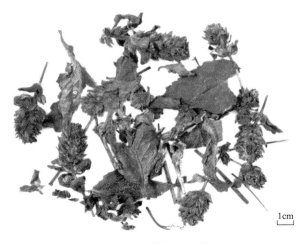

球花毛麝香药材

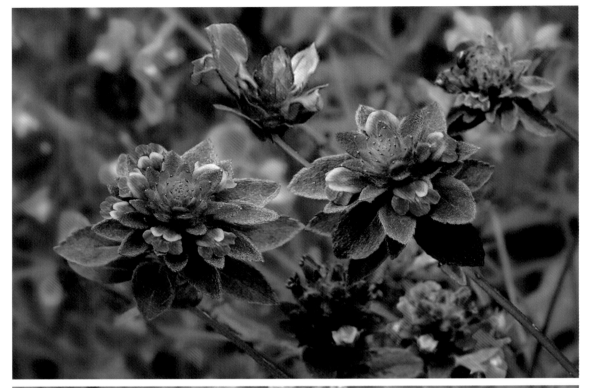

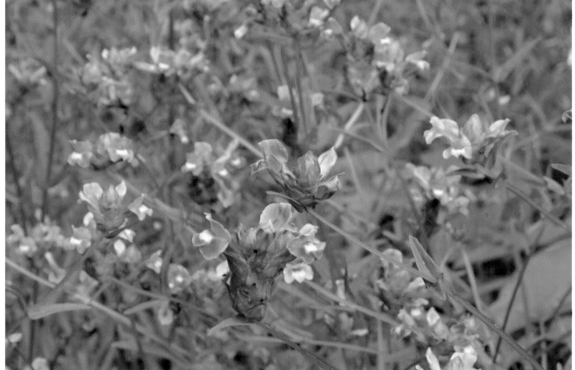

球花毛麝香原植物

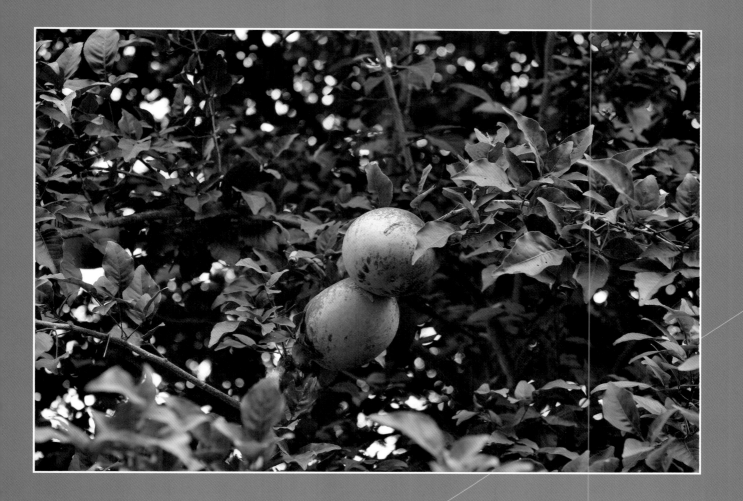

18 木橘

Aegle marmelos (L.) Corrêa

学名	*Aegle marmelos* (L.) Corrêa
科	芸香科
异名	*Aegle marmelos* var. *mahurensis* Zate

■ **本地名称**

柬埔寨　ស្ភៀ Phnov.

中国　木橘Mù jú，金枣Jīn zǎo，金弹Jīn dàn，金丹 Jīn dān。

老挝　ໝາກຕູມ Mark toum.

马来西亚　Bel bila maja.

缅甸　ဦးသစ်ဖု Oshik.

泰国　มะตูม Ma tum.

越南　Trái mấm {Tr[as]i m[aas]m}.

■ **通用名称**　Bael fruit tree, Golden apple, Indian quince, Stone apple.

■ **药用部位**　根、心材、棘刺、树皮、叶、花、果实。

■ **植物描述**　落叶乔木，小型或中等大小；茎上有硬质直刺。三出掌状复叶互生，无托叶，有柄；小叶椭圆形，先端急尖，基部钝圆，边缘锯齿状，无毛，具透明小点，味芳香；侧生小叶无柄，顶端小叶具长叶柄。花序顶生和腋生，蝎尾状。花两性，5数，无苞片，具花梗，味芳香；花萼合生，5裂，有时不明显，脱落；花冠离生，花瓣5，长于花萼，绿黄色；雄蕊多数，花丝短，花药具2室，椭圆形，顶端尖，纵向开裂；雌蕊1，子房卵球形，5室。果肉芳香；种子多数，椭圆形，无胚乳。

■ **生态**　生于干旱、半干旱等多种类型的生境中。可

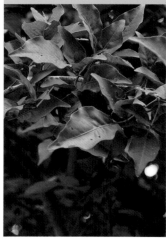

在各类土壤中生长，包括砂土、黏土、渍水土、旱土和pH值为5.0~10.0的酸性土或碱性土。

- **分布** 中国主要分布于云南。

  东盟地区主要分布于缅甸、老挝、越南、柬埔寨、泰国、马来西亚、印度尼西亚等国家。

  印度亦有分布。

- **化学成分** 本品含有茵芋碱、印枳碱、羽扇豆醇、1,8-桉树脑、柠檬醛、香茅醛、4-异丙基苯甲醛、丁子香酚、印度楝梓苷、marmelosin、鲁望橘内酯、橙皮油内酯、补骨脂素、印枳内酯、花椒碱和马尔敏。

- **药理作用** 具有免疫调节作用。

- **应用**

  柬埔寨　可杀虫、滑胎、止泻、利尿、健胃、祛风。

  中国　　治疗久泻、淋病和扁桃体炎。

  老挝　　可补血、延寿，治疗肠溃疡、头目眩晕。

  缅甸　　治疗消化不良、呕吐、咳嗽、哮喘、疮疡、便秘、口渴。

  泰国　　根可清热、止咳、平喘、祛风、杀虫、化痰；树皮可清热、杀虫、止痢；心材可祛风；叶可清热、平喘，治疗结膜炎、支气管炎；花可杀虫；果实可祛风、杀虫、通便、避孕；棘刺可清热。

- **使用注意** 无。

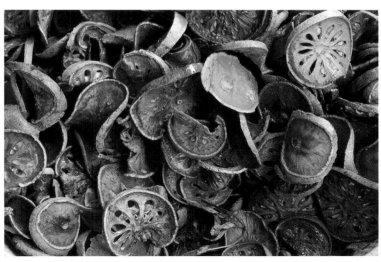

1cm

木橘饮片

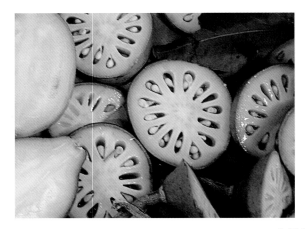
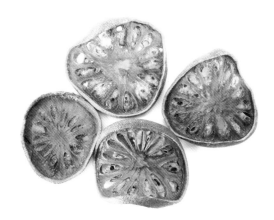

木橘药材

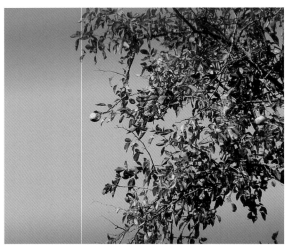
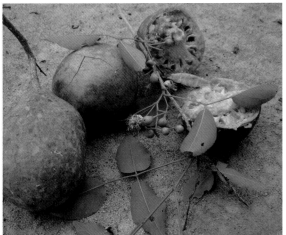
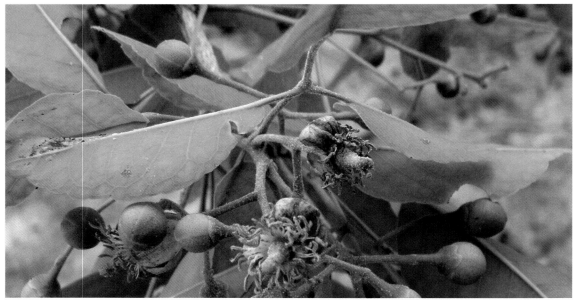

木橘原植物

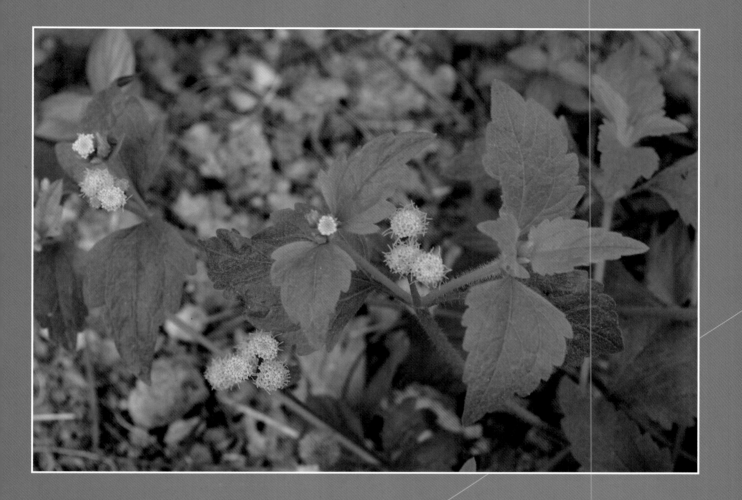

19 藿香薊

Ageratum conyzoides L.

学名	*Ageratum conyzoides* L.
科	菊科
异名	*Ageratum conyzoides* Sieber ex Sieber ex Steudel, *Ageratum conyzoides* f. *album* (Willd.)B. L. Rob., *Ageratum conyzoides* var. *hirtum* (Lam.) DC.

■ **本地名称**

中国　藿香蓟Huò xiāng jì，霍香Huò xiāng，蓟胜Jì shèng，红蓟Hóng jì，一枝香Yī zhī xiāng，咸虾花Xián xiā huā，臭炉草Chòu lú cǎo，脓泡草Nóng pào cǎo，胜红蓟Shèng hóng jì。

老挝　ຫຍ້າຂີວ Ya khiou, ຫຍ້າຂີ້ລໍ Ya khi lo, ຫຍ້າສາບແຮ້ງ Ya sap haeng, ຫຍ້າມຸງແມວ Ya moung meo.

马来西亚　Tahi anjing, Rumput pereh jarang, Rumput sekedok.

缅甸　ကဒူးဖိ Kadu pho.

菲律宾　Bulakmanok.

泰国　สาบแร้งสาบกา Sap raeng sap ka, ตับเสือเล็ก Tap suea lek, เทียมแม่ฮาง Thiam mae hang, หญ้าสาบแฮ้ง Ya sap haeng.

越南　Cây cứt lợn, Cỏ hôi, Bù xích, Hoa ngũ sắc, Thắng hồng kê, Cỏ cứt heo, Nhờ hất bồ (K'ho), Nhả mẩn, Nhả bióoc khao (Tay), Nhất meng (K'dong) {C[aa]y c[ws]t l[owj]n, C[or] h[oo]i, B[uf] x[is]ch, Hoa ng[ux] s[aws]c, Th[aws]ng h[oof]ng k[ee], C[or] c[ws]t heo, Nh[owf] h[aas]t b[oof] (K'ho), Nh[ar] m[aar]n, Nh[ar] bi[os]oc khao (Tay), Nh[aas]t meng (K'dong)}.

■ **通用名称**　Appa grass, Bastard agrimony, Conizoid floss-

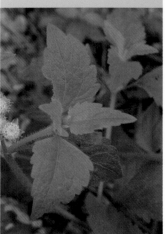

flower, Goat weed, White weed.

■ **药用部位**　全草或地上部分。

■ **植物描述**　一年生草本，高40~60cm，全株长毛。无明显主根。茎直立，粗壮，茎枝淡红色，或上部绿色，被白色尘状短柔毛或上部被稠密开展的长绒毛。叶对生，卵形或长圆形，基出三脉或不明显五出脉。头状花序在茎顶排成紧密的伞房状花序，少数排成松散的伞房花序。花白色或紫色。瘦果细小，黑色，五棱。花全年开放。

■ **生态**　生于山谷、山坡林下或林缘，河边，山坡草地，田边或荒地上；海拔2800m以下。喜温暖、光照充足的环境。不耐寒，且在酷热条件下生长不良。对土壤要求不严。

■ **分布**　中国主要分布于广东、广西、云南、贵州、四川、江西、福建、浙江和河北等省区。

东盟地区主要分布于印度尼西亚、老挝、柬埔寨、越南等国家。

非洲国家、印度亦有分布。

■ **化学成分**　本品含挥发油，包括色烯、茴香脑、二甲氧基茴香脑、杜松烯、石竹烯，还含有皂苷、黄酮、香豆素、甾醇、吡咯烷生物碱、石松胺、刺凌德草碱和倒千里光裂碱。

■ **药理作用**　具有止血、镇痛、抗炎、抗菌、抗过敏作用。也用于精神疾病，治疗小儿无名哭闹。

■ **应用**

中国　全草治疗感冒发热、疗疮湿疹、外伤出血、烧烫伤、咽喉痛、泄泻、胃痛、崩漏、肾结石、下肢溃疡、中耳炎等。

老挝　鲜叶入糊剂外敷可止血；新鲜汁液及干燥植物提取液可用作滴鼻剂，治疗慢性过敏性鼻炎和鼻窦炎；煎剂洗发用可去屑。

马来西亚　捣碎敷于腹部治疗小儿泄泻；煎剂可清热，治疗头痛、头目眩晕、恶心、痢疾、肠道蠕虫；根可健胃消食。

缅甸　全草治疗腹泻和炎症。

菲律宾　鲜叶汁可用作外伤药。叶与椰油煎煮后可涂于伤口。根、茎、花煎剂可治疗胃病。

泰国　叶治疗发热，鲜叶入糊剂外用治疗创口；根治疗胃痛。

■ **使用注意**　无。

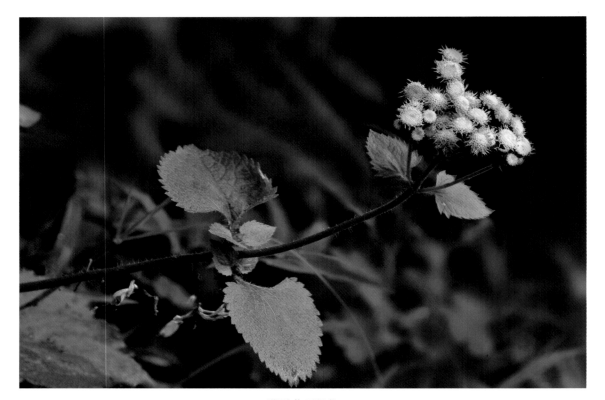

藿香蓟原植物

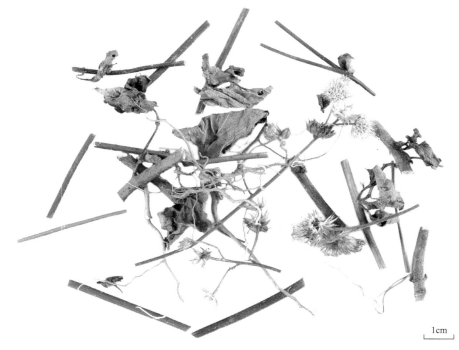

1cm

藿香蓟药材

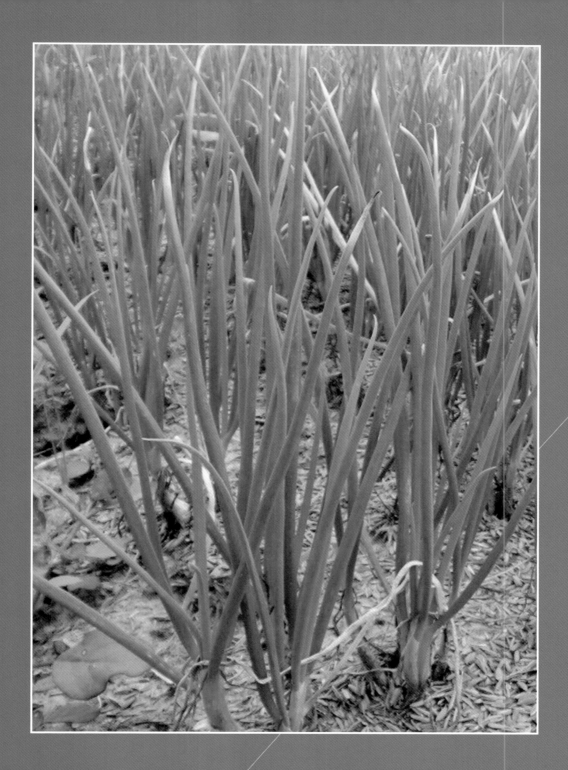

20 火葱

Allium ascalonicum L.

学名	*Allium ascalonicum* L.
科	百合科
异名	*Allium oschaninii* O. Fedtsch.

■ **本地名称**

中国　火葱Huǒ cōng，胡葱Hú cōng，蒜头Suàn tóu，葱瓣Cōng bàn，子葱Zǐ cōng，香葱Xiāng cōng，细香葱Xì xiāng cōng。

老挝　ຜັກຫອມບົ່ວ Phak horm bua, ຜັກບົ່ວຫົວແດງ Phak bua hua deng.

马来西亚　Bawang merah kecil.

缅甸　ၾကက္သြန္နီကေလး Kyet thun ni galay.

菲律宾　Sibuyastagalog, Lasona.

泰国　หอมแดง Hom daeng.

越南　Hành nén, Nén, Hành tăm, Hành củ, Củ nén {H[af]nh n[es]n, N[es]n, H[af]nh t[aw]m, H[af]nh c[ur], C[ur] n[es]n}.

■ **通用名称**　Red onion, Shallot, Griselle.

■ **药用部位**　鳞茎、叶、花。

■ **植物描述**　草本，高15~50cm。地下鳞茎红色，卵球形，长1.5~4cm，直径1~4cm。叶中空，管状、圆柱状，无毛，先端锥形。伞状花序圆形，直径2.5~3.5cm；总花梗长，直立，管状，长20~50cm。花多数，花梗长1~1.5cm。萼片分离，卵形至长圆形，白色或淡紫色，长0.4~0.9cm。

■ **生态**　喜光照充足环境。可忍耐30℃的高温，不耐霜冻；鳞茎可忍耐-5℃的低温。喜排水良好的土壤，可耐受大多数类型的土壤，如砂

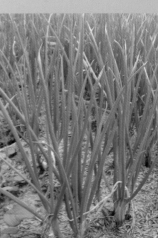

土、壤土等，在重黏土中生长不良。

■ **分布**　中国主要分布于南方各省区。

东盟地区主要分布于泰国。

亚洲中部、西南部亦有分布。

■ **化学成分**　鳞茎含有生物碱、蒽醌、皂苷、强心苷、单宁、氰基糖苷、黄酮、ascalonicoside A_1(1a)、ascalonicoside A_2(1b)、ascalonicoside B、ascalonicoside 2a、ascalonicoside 2b、1α-O-α-D-吡喃半乳糖基-26-O-[R-L-鼠李糖吡喃糖基-(1f2)]-O-D-吡喃葡萄糖苷。

■ **药理作用**　具有抗氧化、镇痛、抗炎、抗癌、护肾、降血糖、抗血液病、抗微生物、降血脂等作用。

■ **应用**

中国　　治疗水肿、肿毒和胀满。

缅甸　　鳞茎可治疗耳疾。

菲律宾　鳞茎可驱虫、健胃、滋补，治疗腹泻、闭经、头痛和腰痛。

泰国　　鳞茎可祛风、化痰，治疗感冒、鼻塞、发热；叶可止泻、健胃，治疗感冒、挫伤。

■ **使用注意**　生用对眼睛有刺激性。

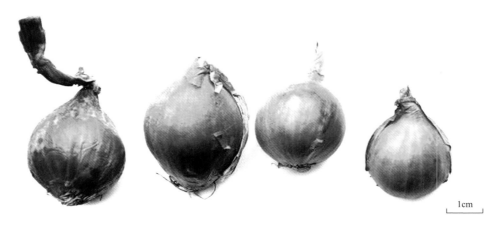

1cm

火葱药材（鳞茎）

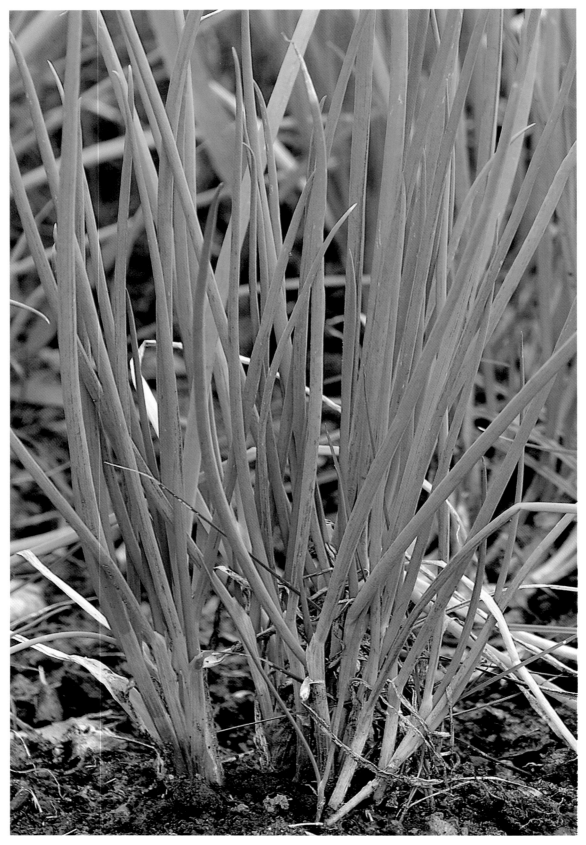

火葱原植物

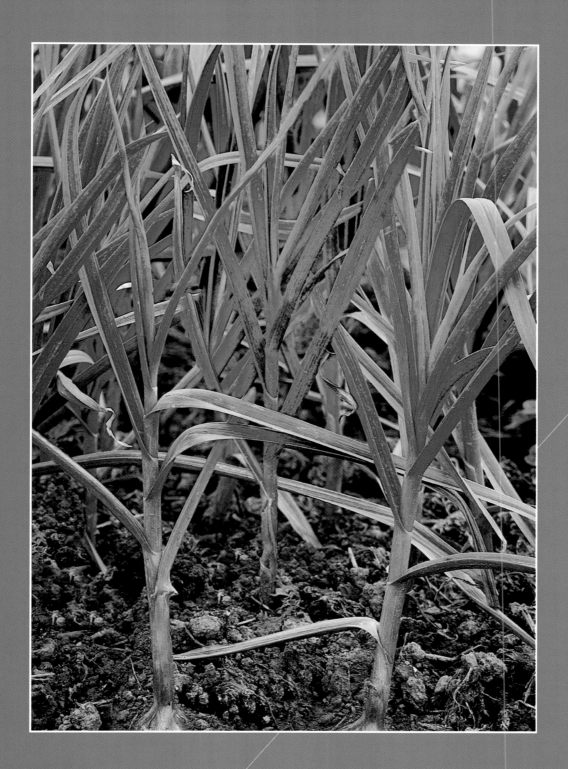

21 蒜

Allium sativum L.

■ 学名	*Allium sativum* L.
■ 科	百合科
■ 异名	*Allium arenarium* Sadler ex Rchb., *Allium controversum* Schrad. ex Willd., *Allium longicuspis* Regel, *Allium ophioscorodon* Link, *Allium pekinense* Prokh., *Porrum ophioscorodon* (Link) Rchb.

■ 本地名称

柬埔寨　ឈ្មីសរ Ktim saor.

中国　　蒜Suàn，大蒜头Dà suàn tóu，独蒜Dú suàn，葫Hú。

老挝　　ກະທຽມ Ka thiam.

马来西亚　Bawang putih.

缅甸　　ကြက်သွန်ဖြူ Kyet thun phyu.

菲律宾　Bawang, Ahos.

泰国　　กระเทียม Kra teaum.

越南　　Tỏi, Tỏi ta, Đại toán, Hom khía (Thái), Sluôn (Tày) {T[or]i, T[or]i ta, [dd][aj]i to[as]n, Hom kh[is]a (Th[as]i), Slu[oo]n (T[af]y)}.

■ 通用名称　Garlic, Cultivated garlic.

■ 药用部位　鳞茎、叶。

■ 植物描述　鳞茎球状至扁球状，通常由多数肉质、瓣状的小鳞茎紧密地排列而成，外面被数层白色至带紫色的膜质鳞茎外皮。叶宽条形至条状披针形，扁平，先端长渐尖，比花葶短，宽可达2.5cm。花葶实心，圆柱状，高可达50cm，中部以下被叶鞘；佛焰苞具长7~20cm的长喙，早落；伞形花序密具珠芽，间有数花；小花梗纤细；小苞片大，卵形，

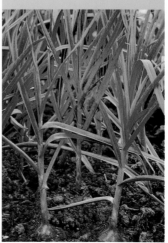

膜质，具短尖。花常为淡红色；花被片披针形至卵状披针形，长3~4mm，内轮较短；花丝比花被片短，基部合生并与花被片贴生，内轮基部扩大，扩大部分每侧各具一齿，齿端呈长丝状，长超过花被片，外轮锥形；子房球状，花柱不伸出花被外。花期7月。

■ **生态**　海拔可至2200m。喜冷凉和至少13个小时的长日照环境。旱季时栽种，以免雨水过多导致真菌病害高发。土壤宜排水良好。

■ **分布**　中国各地均有分布。

东盟地区主要分布于柬埔寨、老挝、马来西亚、缅甸、菲律宾、泰国、越南等国家。

亚洲西部或欧洲亦有分布。

■ **化学成分**　本品主要含有蒜氨酸、二烯丙基硫醚、*S*-烯丙基-半胱氨酸和阿焦烯、蒜氨酸酶、硫代葡萄糖苷、维生素A、维生素B、维生素C。

■ **药理作用**　具有抗微生物、保肝、降血压、抗癌、降血糖作用。推荐剂量下无毒性相关报道。不建议长时间大量摄入。

■ **应用**

柬埔寨　鳞茎可祛风、利尿、滋补、抗菌，治疗咳嗽、肺脓疮、皮肤病、月经不调、外伤性充血、血肿、挫伤、咳痰、皮癣。

中国　治疗感冒、痢疾、阿米巴痢疾、肠炎以及由食积引起的肠胃不适。

老挝　治疗高血压。

马来西亚　可健胃、解毒、温里、抗菌、降血压，治疗皮肤病。

缅甸　鳞茎可驱风，缓解发热和消化不良的症状，治疗皮肤病。

菲律宾　鳞茎治疗高血压。新鲜或烤鳞茎可用作利尿剂和治疗儿童咳嗽。膏药治疗头痛和昆虫叮咬。菲律宾卫生部批准的10种药用植物之一，用作治疗高胆固醇血症的辅助药物。

泰国　叶治疗咳痰、消化不良、血瘀；鳞茎可润肺，治疗皮肤病、口咽疾病、耳痛等。

■ **使用注意**　可引起胃肠道不适或胃肠刺激征。

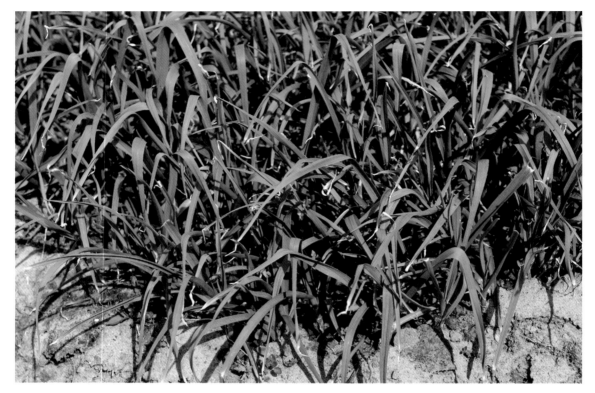

蒜原植物

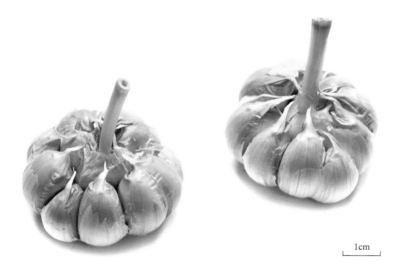

1cm

蒜药材（鳞茎）

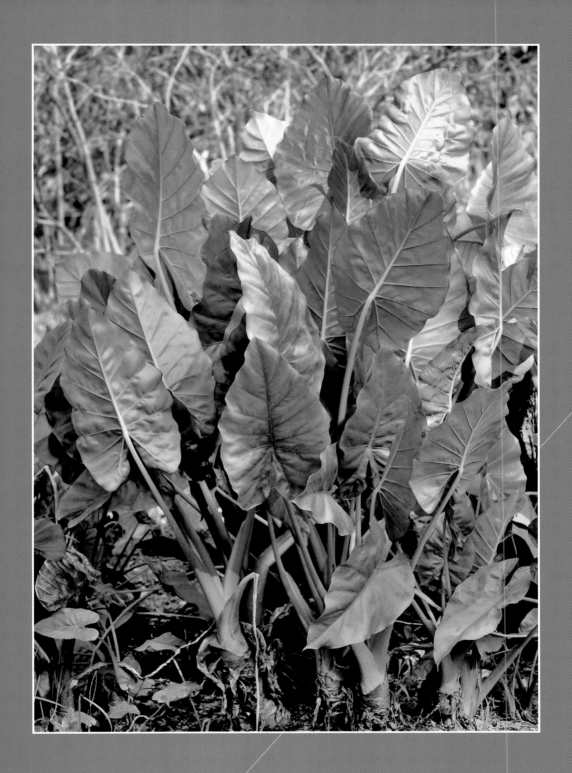

22 热亚海芋

Alocasia macrorrhizos (L.) G. Don

■ 学名	*Alocasia macrorrhizos* (L.) G. Don
■ 科	天南星科
■ 异名	*Alocasia indica* (Lour.) Spach, *Alocasia macrorrhizos* var. *rubra* (Hassk.) Furtado, *Alocasia macrorrhizos* var. *variegata* (K. Koch & C. D. Bouché)

■ **本地名称**

柬埔寨	ក្ដាតហោរា Kdat horra.
中国	热亚海芋Rè yà hǎi yù，海芋Hǎi yù，滴水观音Dī shuǐ guān yīn，痕芋头Hén yù tou，狼毒Láng dú，野芋头Yě yù tou，大根芋Dà gēn yù。
老挝	ຫົວກະພຸກ Hua ka pook.
马来西亚	Birah hitam.
缅甸	မဟူရာပိန္းဆကြီး Mahuya pein gyi.
菲律宾	Biga, Galyang, Badyang.
泰国	กระดาด Kradad, ตูน Toon.
越南	Ráy, Ráy dại, Dã vu, Khoai sáp{R[as]y, R[as]y d[aj]i, D[ax] vu, Khoai s[as]p}.

■ **通用名称**　Big-rooted taro, Elephant ear, Giant alocacia, Giant taro, Kopeh root.

■ **药用部位**　根、根茎、叶、树液。

■ **植物描述**　多年生草本，高1~3m，具匍匐根茎，有直立的地上茎。叶多数，叶柄绿色或污紫色，长可达1.5m；叶片亚革质，草绿色，箭状卵形，边缘波状。肉穗花序；雄花居上部，雄蕊合生，六角形；雌花居下部，长卵形。浆果卵圆形，熟时红色。花果期1~5月。

■ **生态**　喜生于阴凉处、湿地、河流沿岸及溪畔。

■ **分布**　中国主要分布于福建、广东、广西、贵州、

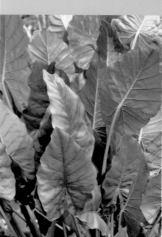

海南、四川、西藏、云南等省区。

东盟地区主要分布于老挝。

■ **化学成分**　根茎含有褐藻素、生物碱、Fd A 和 Fd B 异种蛋白的氨基酸、草酸钙、辅酶、β-葡萄糖苷、多酚氧化物、植物甾醇、菜油甾醇、trigochine、isotrigochine、维生素A、维生素D_2、α-胡萝卜素、β-胡萝卜素、维生素B_1、维生素B_2、果糖、葡萄糖；还含有多糖，主要为淀粉。

■ **药理作用**　根茎具有解毒、抗炎、降血糖、抗氧化、细胞毒作用。

■ **应用**

柬埔寨　根可利尿、通便，治疗蝎虫咬伤；根可治疗淋巴腺体肿大；叶可收敛止血；树液滴耳治疗耳痛、疖疮。

中国　根茎和叶治疗瘴疟、急剧吐泻、肠伤寒、风湿痛、疝气、恶疮肿毒、疔疮、痔疮。

老挝　根茎治疗疟疾、哮喘。

缅甸　根被广泛用作泻药和利尿剂，也治疗痢疾和炎症。

菲律宾　叶柄磨碎置于燃烧的木炭上，可治牙疼。

泰国　根及地下茎治疗脓疱。

■ **使用注意**　本品有毒，不宜生食。体虚者、孕妇慎服。

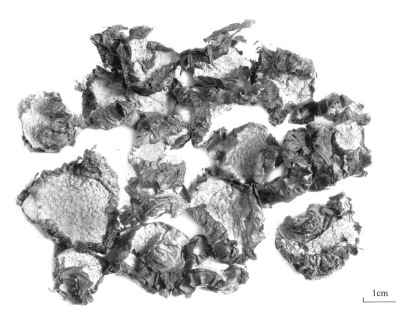

1cm

热亚海芋饮片

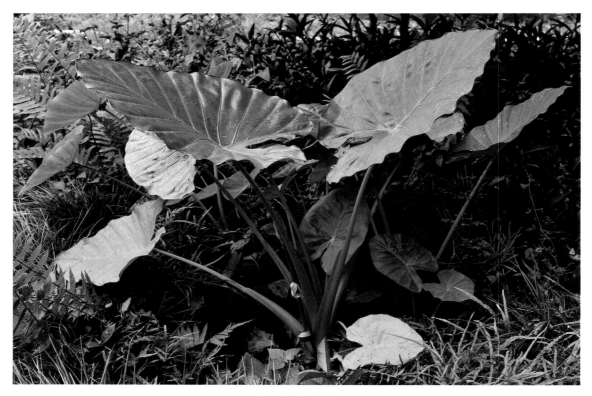

热亚海芋原植物

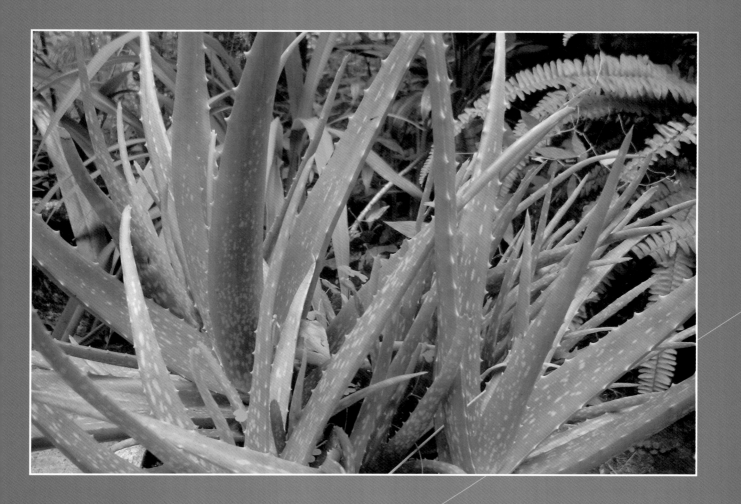

23 芦荟

Aloe vera (L.) Burm. f.

学名	*Aloe vera* (L.) Burm. f.
科	阿福花科
异名	*Aloe barbadensis* Miller, *Aloe indica* Royle, *Aloe officinalis* Forsk., *Aloe vera* LINNÉ, *Aloe vera* L. var. *sinensis* (Haw.) Berger, *Aloe vulgaris* Lamarck

本地名称

柬埔寨	ដើមកន្ទុយក្រពើ Daem kantuy krapeu.
中国	芦荟Lú huì，油葱Yóu cōng，卢会Lú huì，讷会Nè huì，象胆Xiàng dǎn，奴会Nú huì。
老挝	ຫວ້ານຫາງແຂ້ Van hang khe, ຫວ້ານໄພ Van fay.
马来西亚	Lidah buaya, Bunga raja-raja.
缅甸	ရှားစောင်းလက်ပပ် Shazaung let pep.
菲律宾	Sabila.
泰国	ว่านหางจระเข้ Wan hang jarakae, ว่านไฟไหม้ Wan fai mai.
越南	Lô hội, Lưỡi hổ, Hổ thiệt, Lư hội, Nha đảm{L[oo] h[ooj]i, L[uw][owx]i h[oor], H[oor] thi[eej]t, L[uw] h[ooj]i, Nha d[ar]m}.

通用名称　Aloe, Aloin, Barbados, Barbados aloe, Jafferabad, Star cartus.

药用部位　全草或叶及汁液。

植物描述　多年生草本，肉质，无茎或茎极短。肉质叶约20，肥厚，上面绿灰色，略带红色，边缘淡粉红色，具短齿。顶生总状花序，总苞白色；花亮黄色或橙色至红色。蒴果椭圆形至长圆形。花期9~12月。

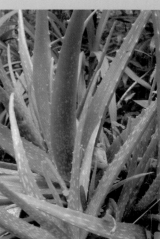

■ **生态**　喜光，耐半阴，忌阳光直射和过度荫蔽。适宜生长温度为20~30℃。有较强的抗旱能力；生长期需要充足的水分，但不耐涝。生于透水透气性能好、有机质含量高的土壤中。

■ **分布**　中国主要分布于南方各省区。

东盟地区主要分布于老挝。

非洲、美洲、欧洲亦有分布。

■ **化学成分**　全草含有生物碱、黄酮、皂苷以及矿物质（如镁、锌、钾、磷、钠、铁、铜、锰和铅）。

叶汁含有蒽醌类成分、蒽酮-10-C-糖基、芦荟素A、芦荟素B、5-羟基芦荟素、1,8-二羟基蒽醌、芦荟大黄素、蒽酮-C-糖苷和蒽酮-O-糖苷的混合物、loinosides A、loinosides B。还含有氨基酸、松香酸衍生物、肽、酶、乙酰甘露聚糖、葡甘露聚糖和甾醇。

■ **药理作用**　具有抗菌（如金黄色葡萄球菌）作用，还具有抗病毒（如Ⅰ型和Ⅱ型单纯疱疹病毒、带状疱疹病毒、假性狂犬病病毒、流行性感冒病毒）作用。另外，芦荟胶也具有抗病毒、抗炎、抗组胺、抗过敏、镇痛、抗肿瘤、降血糖的作用。

■ **应用**

柬埔寨　汁液可用于润肤或灌肠，用于伤口愈合、烧烫伤、晒伤。

中国　可清热、利尿、通便、清肝。

老挝　叶可护肤，治疗烧烫伤、皮肤病。汁液干燥入丸剂治疗便秘、胃肠胀气、腹部肿瘤、脓疱、腰痛；局部治疗炎症、慢性溃疡和眼炎。

马来西亚　叶可生发，用于伤口愈合、挫伤、刀伤、皮疹、晒伤、射线烧烫伤、脓疮。

缅甸　叶治疗高血压、便秘、月经紊乱、皮肤病。

菲律宾　其汁与楹藤子混合，可防治脱发。黏液治疗轻微烧伤。

泰国　果肉治疗烧烫伤。

越南　叶治疗痔疮、牛皮癣、痤疮、轻度皮炎、蚊虫叮咬及皮肤瘙痒。

■ **使用注意**　脾胃虚寒者及孕妇禁服。

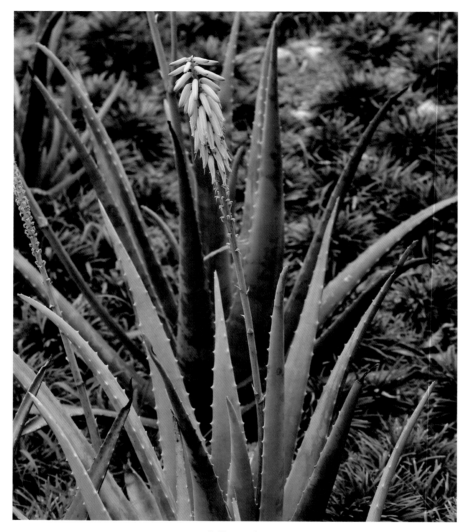

芦荟原植物

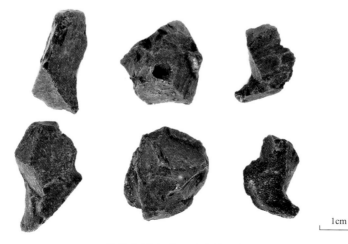

1cm

芦荟药材（叶及叶汁的干制品）

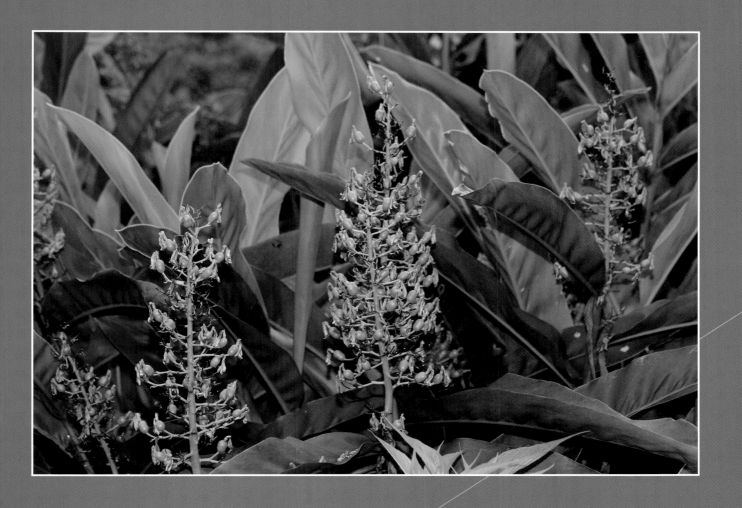

24 大高良姜

Alpinia galanga (L.) Willd.

学名	*Alpinia galanga* (L.) Willd.
科	姜科
异名	*Alpinia alba* (Retz.) Roscoe, *Alpinia bifida* Warb., *Alpinia carnea* Griff.

■ **本地名称**

柬埔寨	វែងស្រុក Romdeng srok.
中国	大高良姜Dà gāo liáng jiāng，红豆蔻Hóng dòu kòu，高良姜Gāo liáng jiāng，山姜Shān jiāng，红扣Hóng kòu，红蔻Hóng kòu。
老挝	ຂ່ານ້ອຍ Kha ta deng (ຂ່ານ້ອຍ Kha noy).
马来西亚	Langkwas, Lengkuas, Meranang, Puar.
缅甸	ပဒေကော Padegaw.
菲律宾	Langkawas.
泰国	ข่าเล็ก Kha lek.
越南	Riềng, Riềng nếp, Sơn nại, Hồng đậu khấu {Ri[eef]ng, Ri[eef]ng n[ees]p, S[ow]n n[aj]i, H[oof]ng [dd][aaj]u kh[aas]u}.

■ **通用名称**　Fermented rice spice, Galanga, Galangal, Greater galanga, Greater galangal, Java galangal, Siamese galangal, Siamese ginger.

■ **药用部位**　根茎、果实。

■ **植物描述**　多年生草本，高达2m。根茎块状。叶舌近圆形，长约5mm；叶柄长约6mm；叶片长圆形或披针形，长25~35cm，宽6~10cm。圆锥花序；花序轴光滑无毛或被短柔毛，多分枝，长2~5cm，每一分枝上有花3~6；苞片与小苞片均迟落，小苞片披针形，长5~8mm；花绿白色，芳香；萼筒状，长6~10mm，果时宿

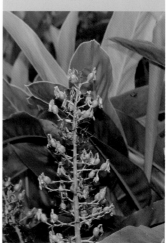

存；花冠管长6~10mm，裂片长圆形，长1.6~1.8cm；侧生退化雄蕊细齿状至条形，紫色，长2~10mm；唇瓣倒卵状匙形，长达2cm，白色，有红条纹，2深裂。蒴果长圆形，长1~1.5cm，宽约7mm，光滑，中部稍微狭缩，干时棕色或红色；内有种子3~6。

■ **生态**　生于林间空地、灌丛和森林中，野生或半野生；在热带地区，海拔可达1200m。需光照充足或适当阴凉。喜富含有机质、排水良好、水分充足的砂质黏土。

■ **分布**　中国主要分布于福建、广东、广西、海南、台湾、云南等省区。

东盟地区主要分布于马来西亚、缅甸、泰国、越南等国家。

印度亦有分布。

■ **化学成分**　本品含有挥发油，主要成分是1,8-桉油醇，还含有鞣质、苯酚、单萜、碳水化合物糖苷（如没食子酸糖苷）、高良姜黄酮类、β-谷甾醇、高良姜素、良姜素、花姜酮、山柰素、桉树脑、乙酸4-烯丙基苯酯、α-法呢烯和α-蒎烯。

叶所含挥发油成分主要为乙酸小茴香酯、β-石竹烯、β-法呢烯、氧化石竹烯和1,8-桉树脑。

茎所含挥发油成分主要为蛇麻烯、大根香叶烯和杜松烯。

根茎所含挥发油成分主要为胡萝卜醇、1,8-桉油醇、乙酸小茴香酯、β-石竹烯、β-蒎烯等。

根所含挥发油成分主要为1,8-桉叶素、柠檬烯。

■ **药理作用**　具有抗菌、抗真菌、抗病毒、抗溃疡、抗癌、抗过敏、抗原虫、免疫调节、抗氧化、降血糖、抗血小板聚集、抗肿瘤、降血脂等作用。急性及长期毒性试验表明无明显致死毒性。

■ **应用**

柬埔寨　治疗头痛、风湿痹痛、月经不调。

中国　果实治疗脘腹冷痛、食积胀满、呕吐泄泻、饮酒过多、风寒牙痛等；根茎治疗脘腹冷痛、胃寒呕吐、嗳气吞酸。

老挝　根茎可行气、解毒、消肿、化痰、消瘀、助恶露排出，治疗胃肠胀气、半身不遂；搓揉后加入石灰水可治疗霍乱。

缅甸　根茎可祛风，治疗喉咙痛、消化不良、心脏病和口腔感染。

菲律宾　根茎汁可治疗皮肤真菌感染。根茎用作驱虫剂。叶煎剂可治疗风湿病。

泰国　　　　根茎可化痰、祛风。

越南　　　　可健胃、壮阳、化痰、消毒，治疗食欲不振、心脏病、痛证（腰痛、风湿
　　　　　　痹痛、胸痛）、消渴、肝火旺盛、肾病、月经不调。根茎可祛风、健胃、
　　　　　　止呕、抗真菌、杀虫、利尿、消炎，治疗肿瘤、溃疡、痴呆；根茎提取物
　　　　　　可滋补、健胃、兴奋神经，治疗结核、体温过低、支气管黏膜炎。种子可
　　　　　　强心、利尿、滋阴、抗肿瘤、抗真菌，治疗胃溃疡。块茎可祛风、缓解刺
　　　　　　激，治疗小儿百日咳、支气管炎、哮喘、消化不良、发热和消渴。

■　**使用注意**　　阴虚有热者禁服。

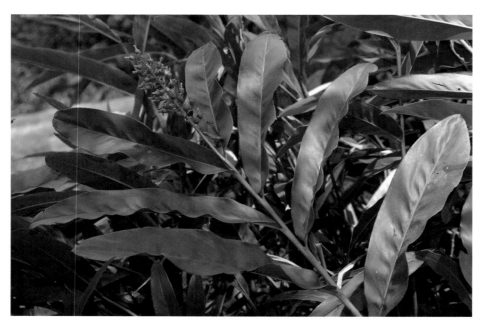

大高良姜原植物

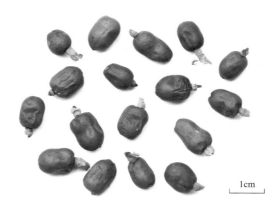

1cm

大高良姜药材（果实）

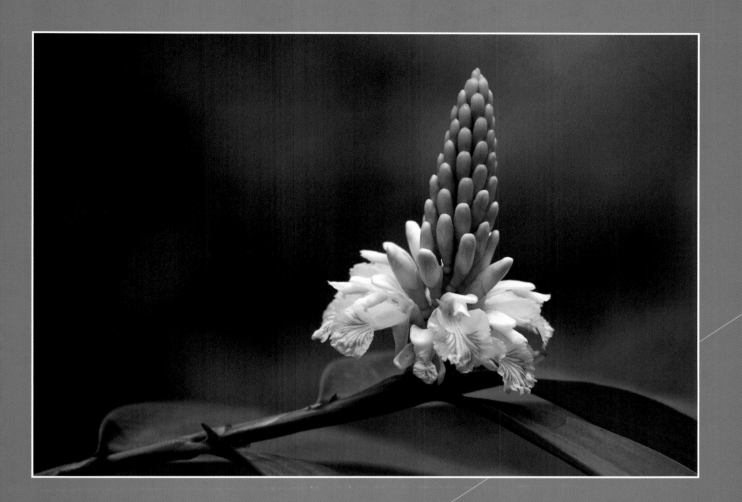

25 益智

Alpinia oxyphylla Miq.

■ 学名	*Alpinia oxyphylla* Miq.
■ 科	姜科
■ 异名	*Amomum amarum* F. P. Sm., *Languas oxyphylla* (Miq.) Merr.

■ **本地名称**

中国　益智Yì zhì，益智仁Yì zhì rén，益智子Yì zhì zǐ。

老挝　ຂ່າໂດມນ້ອຍ Kha noy.

越南　Ích trí, Riềng lá nhọn {[is]ch tr[is], Ri[eef]ng l[as] nh[oj]n}.

■ **药用部位**　果实。

■ **植物描述**　多年生草本，株高1~3m。叶柄短；叶片披针形，长20~30cm，宽3~6cm，先端渐狭，具尾尖，基部近圆形，边缘具脱落性小刚毛；叶柄短；叶舌膜质，2裂；长1~2cm，稀更长，被淡棕色疏柔毛。总状花序在花蕾时全部包藏于一帽状总苞片中，花时整个脱落，花序轴被极短的柔毛；小花梗长1~2mm；大苞片极短，膜质，棕色；花萼筒状，长1.2cm，一侧开裂至中部，先端具3齿裂，外被短柔毛；花冠管长8~10mm，花冠裂片长圆形，长约1.8cm，后方的1枚稍大，白色，外被疏柔毛；侧生退化雄蕊钻状，长约2mm；唇瓣倒卵形，长约2cm，粉白色而具红色脉纹，先端边缘皱波状；花丝长1.2cm，花药长约7mm；子房密被绒毛。蒴果鲜时球形，干时纺锤形，长约2cm，宽约1cm，被短柔毛，果皮上有隆起的维管束线条，顶端有花萼管的残迹；种子

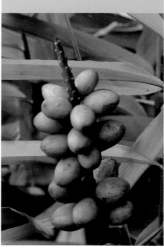

不规则扁圆形，被淡黄色假种皮。花期2~4月，果期5~8月。

■ **生态** 喜温暖湿润环境，以及疏松肥沃、排水良好的砂壤土。

■ **分布** 中国主要分布于福建、广西、海南、云南等省区。

东盟地区主要分布于老挝、缅甸、越南等国家。

■ **化学成分** 果实含有挥发油类成分，如桉树脑、姜烯、姜烯醇、5-苯基-2-庚烯-6-酮、1,2,3,5,6,7,8,8α-1,8α-二甲基-7-{1-萘,2,2,7,7-四甲基三环[6,2,1,0(1,6)]十一碳-4-烯-3-酮}、4-{2,5,5-三甲基-3-氧代-三环[5,1,0,0(2,4)]癸烷-4}-3-丁烯-2-酮、1-羟基-6-(3-异丙基-环丙烷-1-烯)-6-甲基-庚烷-2-酮、罗曼二烯、蜂斗菜内酯A、呋喃天竺葵酮、5-羟基鲨烯、芳樟醇氧化物；黄酮类成分，如杨芽黄素、白杨素；萜类成分，如朱栾倍半萜、诺卡醇、诺卡酮、益智醇、香橙烯、表香科酮、oxyphyllol A、oxyphyllol B、oxyphyllol C、异香附醇、芹子-11-烯-4α-醇、(E)-半日花-8(17),12-二烯-15,16-二醛、oxyphyllone A、oxyphyllone B、oxyphyllone E、oxyphyllone F，oxyphyllenone A、oxyphyllenone B、oxyphyllenodiol A、oxyphyllenodiol B、日本刺参萜酮、(9E)-蛇麻烯-2,3,6,7-二环氧化物、3(12),7(13),9(E)-蛇麻三烯-2,6-二醇；甾醇类成分，如胡萝卜苷棕榈酸酯、β-谷甾醇、β-胡萝卜苷；二芳基庚烷类成分，如1-(4′-羟基-3′-甲氧基苯基)-7-苯基-3-庚酮、反式-1-(4′-羟基-3′-甲氧基苯基)-7-苯基庚-1-烯-3-酮、益智酮A、益智酮B、益智新醇；醛类成分，如(2E,4E)-6-基-2,6-二甲基-2,4-庚二烯醛、异香草醛。果实还含有原儿茶酸、益智酮、山柰素、芹菜素-7,4′-二甲基醚。

叶和茎也含有挥发油。

■ **药理作用** 具有神经保护、调节心血管功能、止泻、抗癌、抗衰老及改善智力作用。无明显毒性。

■ **应用**

中国 治疗小儿遗尿、肾虚遗尿、小便频数、遗精白浊、脾寒泄泻、腹中冷痛、口多唾涎。

老挝 治疗胃痛、泄泻。

■ **使用注意** 阴虚火旺者禁服。

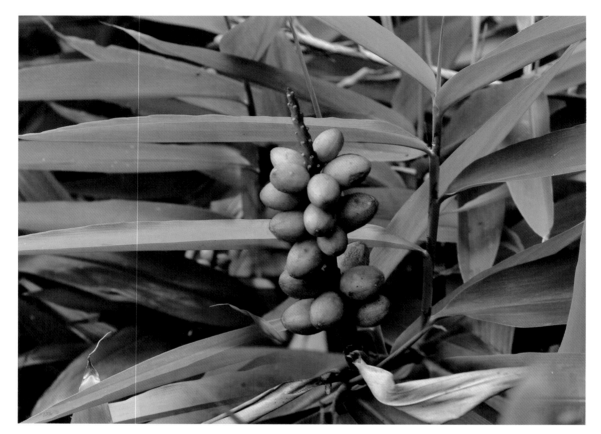

益智原植物

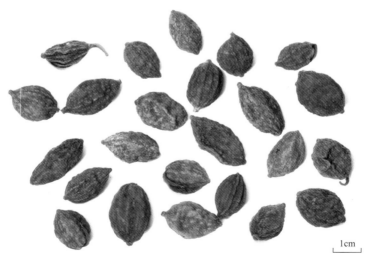

1cm

益智药材（果实）

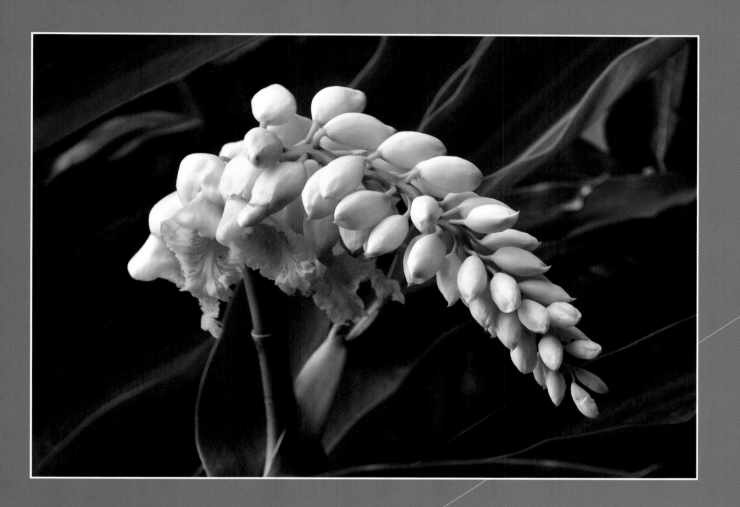

26 艳山姜

Alpinia zerumbet (Pers.) Burtt. et Smith.

学名	*Alpinia zerumbet* (Pers.) Burtt. et Smith.
科	姜科
异名	*Alpinia cristata* Griff., *Alpinia fimbriata* Gagnep., *Alpinia fluvitialis* Hayata，*Alpinia nutans* var. *longiramosa* Gagnep.，*Alpinia schumanniana* Valeton，*Alpinia speciosa* (J. C. Wendl.) K. Schum. [Illegitimate]

■ **本地名称**

中国　艳山姜Yàn shān jiāng，砂红Shā hóng，土砂仁Tǔ shā rén，野山姜Yě shān jiāng，玉桃Yù táo。

老挝　ຂ່າໂຄມໃຫຍ່ Kha khom.

缅甸　ပဲ့ကောဿကြီး Padegaw-gyi.

泰国　ข่าคม Kha khom.

越南　Riềng đẹp, Riềng ấm, Thảo đậu khấu, Đại thảo khấu {Ri[eef]ng [dd][ej]p, Ri[eef]ng [aas]m, Th[ar]o [dd][aaj]u kh[aas]u, [dd][aj]i th[ar]o kh[aas]u}.

■ **通用名称**　Shell ginger.

■ **药用部位**　果实。

■ **植物描述**　多年生常绿草本。叶互生；叶片披针形，长30~60cm，先端渐尖而有一旋卷的小尖头，基部渐狭，边缘具短柔毛，两面均无毛。圆锥花序呈总状花序式，下垂，花序轴紫红色，被绒毛，分枝极短，在每一分枝上有花1~2；小苞片椭圆形，白色，先端粉红色，蕾时包裹住花，无毛；小花梗极短；花萼近钟形，白色，顶端粉红色，一侧开裂，顶端又齿裂；花冠管较花萼为短，裂片长圆形，长约3cm，后方的1枚较大，乳白色，顶端

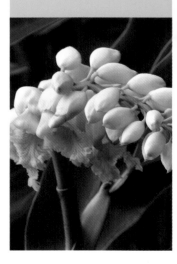

粉红色，侧生退化雄蕊钻状；唇瓣匙状宽卵形，顶端皱波状，黄色而有紫红色纹彩；雄蕊长约2.5cm；子房被金黄色粗毛。蒴果卵圆形，被稀疏的粗毛，具显露的条纹，顶端常冠以宿萼，熟时朱红色；种子有棱角。花期4~6月，果期7~10月。

■ **生态** 喜高温潮湿环境，耐寒、耐霜冻。生长适宜温度为22~28℃，冬季不低于5℃。对光照敏感，光照不足时叶子转黄，黑暗时叶色变深。在肥沃、湿润的土壤中生长良好。

■ **分布** 中国主要分布于福建、广西、广东等省区。

东盟地区主要分布于泰国东南部地区。

■ **化学成分** 叶含有挥发油、黄酮。

果实含有挥发油，如4-松油醇、桉油精、γ-萜品烯、(+)-4-蒈烯、石竹烯、石竹烯氧化物、β-水芹烯、芳樟醇、松油醇、β-蒎烯。

种子含有豆蔻明、山柰酚。

茎含有冰片、豆蔻明、山柰酚。

■ **药理作用** 具有抗心肌局部缺血、降血压、抗炎、镇痛、抗氧化、调节血脂、抗溃疡、抗血小板聚集作用。无明显毒性。

■ **应用**

中国　治疗肠道功能紊乱、高血压、风湿痹痛和心脏病。

老挝　治疗胃痛、泄泻。

缅甸　根茎可祛风，缓解咳嗽。

■ **使用注意** 阴虚血少者慎用。

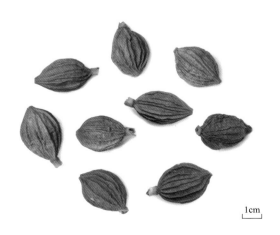

1cm

艳山姜药材（果实）

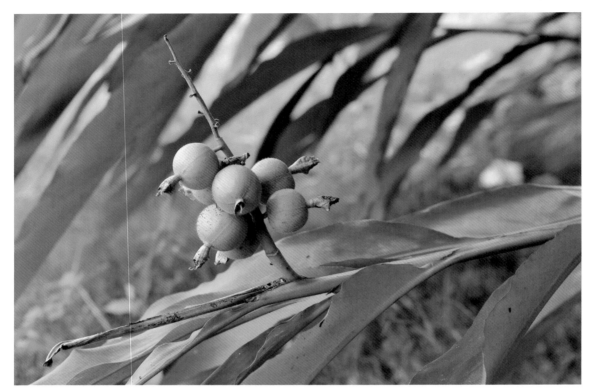

艳山姜原植物

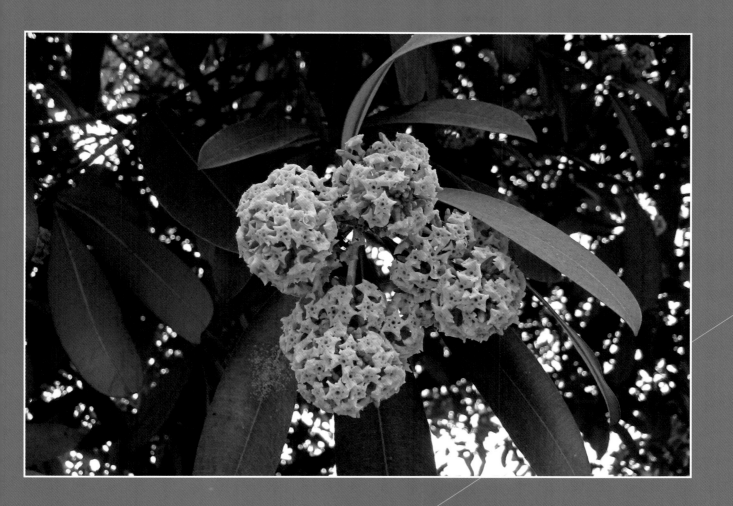

27 糖胶树

Alstonia scholaris (L.) R. Br.

■ 学名	*Alstonia scholaris* (L.) R. Br.
■ 科	夹竹桃科
■ 异名	*Echites scholaris* L.

■ **本地名称**

柬埔寨	សាត្បា Satba, អំបែងថ្ងៃ Ambeng tgnay, រាក់ដើក Vak veuk, ចំប៉ីភ្នំ Champey phnom.
中国	糖胶树Táng jiāo shù。
老挝	ຕິນເປັດ Tine pet.
马来西亚	Basong, Geceh, Kacau gitik, Petai agong, Pulai, Pulai basong, Rejang, Rutih.
缅甸	တောင်မရိုး Taung-mayo.
菲律宾	Dita, Bita.
泰国	พญาสัตตบรรณ Pha ya sat ta ban.
越南	Sữa, Mùa cua, Mò cua, Mạy mấn (Tày), Co tin pất (Thái) {S[uwx]a, M[uf]a cua, M[of] cua, M[aj]y m[aas]n (Tay), Co tin p[aas]t (Thai)}.

■ **通用名称**   Blackboard tree, Common alstonia, Devil tree, Devil's wood tree, Dita bark, Dita bark tree, Dried njau, Indian pulai, Milkwood, Milky pine, Shaitan wood, White cheesewood.

■ **药用部位**   根、边材、树皮、叶、花。

■ **植物描述**   乔木，高达40m，光滑无毛；树皮灰色；枝较多，具皮孔。叶3~10轮生，叶柄长1~3cm；叶片倒卵状长圆形、倒披针形或匙形，稀椭圆形或长圆形，长5~25cm，宽3~10cm，先端通常圆形，基部楔形，侧脉每边25~50对，与中脉成80°~90°。花多朵组成稠密的聚伞花序，被柔毛；总花梗长4~7cm；花梗通常长于或短

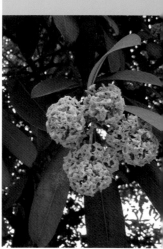

于花萼；花冠白色，管长6~10mm，裂片阔卵形或阔倒卵形，宽2~4.5mm，覆瓦状；子房离生，被短柔毛。蓇葖果分离，呈线形，长达57cm，宽2~5mm；种子长圆形，边缘有纤毛，两端簇生纤毛，长1.5~2cm。花期6~11月，果期10~12月。

■ **生态**　生于热带地区海拔600m以下的平原、山地及一些岛屿上。喜光照，耐旱性好。

■ **分布**　中国主要分布于广西、云南、福建、广东、海南、湖南及台湾等省区。

东盟地区主要分布于柬埔寨、缅甸、菲律宾、泰国、越南、马来西亚等国。

澳大利亚、印度、尼泊尔、巴布亚新几内亚及斯里兰卡亦有分布。

■ **化学成分**　本品含有鸡骨常山碱、氯化鸡骨常山碱、热嗪、那瑞灵、脱氧阿枯明、糖胶树碱、灯台树次碱、二氢骨节心蛤碱、19,20-Z-瓦莱萨明碱、19,20-E-瓦莱萨明碱、鸭脚树叶碱、灯台树明碱、异灯台树明碱、mataranine A、mataranine B、N_1-甲氧基-甲基鸭脚树叶碱、异金鸡菊查耳酮-7-O-α-L-吡喃鼠李糖苷、alstonoside、环烯醚萜、香豆素、类黄酮、无色花青素、还原糖、简单酚类、类固醇、皂苷和鞣质。另含有淀粉酸A、淀粉酸B、3β-乙酸酯-24-去甲-4,12-二烯酯三萜烯、3β-羟基-24-去甲-4,12,28-三烯三萜烯、α-乙酰丙酸乙酯、熊果酸、羽扇豆醇乙酸酯、巨大麦角甾烷-3β,4α,9-三醇、7-麦角甾-3,6,9-三醇。

■ **药理作用**　具有抗癌、止咳、平喘、祛痰、抗炎、镇痛、退热、抗溃疡生成、抗精神病、抗氧化、自由基清除、免疫刺激、保肝、疗伤止痛、降血糖、降血脂、抗关节炎、解痉止泻、安神益智、避孕、清除一氧化氮（NO）、辐射防护、α-葡萄糖苷酶抑制、抗分枝杆菌、抗真菌、抗疟原虫、杀蚴、杀裂殖体、抗利什曼虫、灭螺、抗胆碱酯酶、抗寄生虫、植物毒性、杀鱼、降血压、激发性欲作用。据报道其所含的鸡骨常山碱有抗癌活性。

■ **应用**

柬埔寨　抗疟疗效较奎宁佳。可利胆、祛风、调经、清热、滋补，治疗外伤、癃闭。树皮和叶治疗头痛、流行性感冒、支气管炎、肺炎。

老挝　叶治疗感冒；树干可活血散瘀；树皮可杀虫（尤其是蛔虫），治疗胎动不安、胆道疾病引起的发热、痢疾、感冒；花可清热，治疗血证、脑型疟疾；根治疗登革出血热、带下、胃痛。

缅甸　　　树皮可用作防腐剂、解热药，可治疗慢性痢疾；叶和乳液治疗慢性溃疡。

菲律宾　　树皮煎剂可滋补及治疗发热。

泰国　　　根可祛风、清热；树皮可清热、止血、止痢、杀虫，治疗支气管炎、泄
　　　　　泻、消渴；叶和花可清热；边材可调经。

越南　　　树皮和叶治疗头痛、流行性感冒、支气管炎和肺炎。

■　**使用注意**　本品有毒，不宜过量。

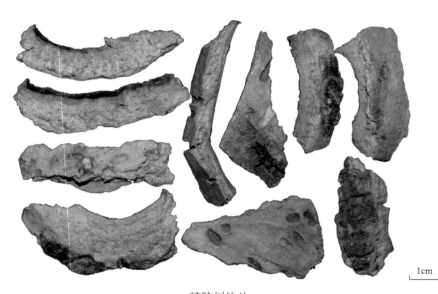

1cm

糖胶树饮片

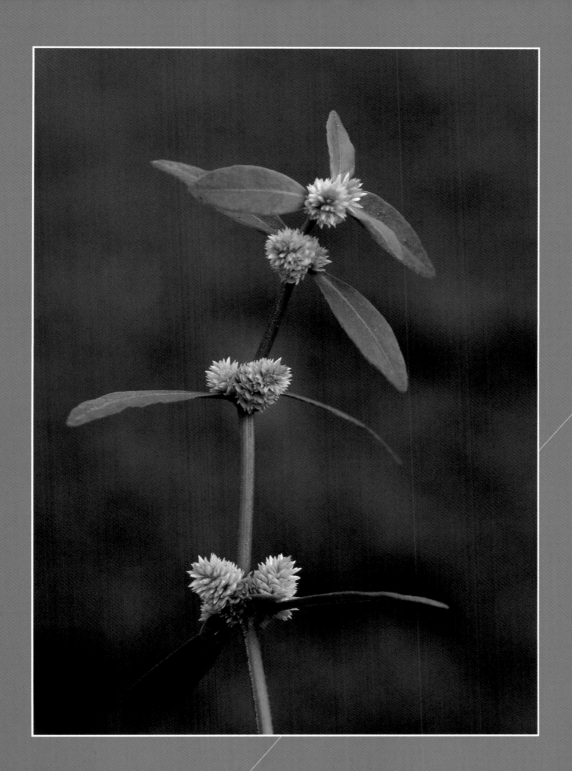

28 莲子草

Alternanthera sessilis (L.) R. Br. ex DC.

■ 学名	*Alternanthera sessilis* (L.) R. Br. ex DC.
■ 科	苋科
■ 异名	*Alternanthera sessilis* var. *amoena* Lem, *Alternanthera sessilis* var. *angustifolia* Moq, *Alternanthera sessilis* var. *denticulata* (R. Br.) Kuntze, *Alternanthera sessilis* f. *lanceolata* Kuntze

■ **本地名称**

中国　莲子草Lián zǐ cǎo，红田乌Hóng tián wū，红莲子草Hóng lián zǐ cǎo，红节节草Hóng jié jié cǎo，红田乌草Hóng tián wū cǎo，红绿草Hóng lǜ cǎo，红草Hóng cǎo。

老挝　ຄົນຕາຊ້າງ Khon tar xarng，ໂພງແພວ Nyar phohng phaew.

马来西亚　Keremak.

缅甸　ပုစွန်ဆာ Pa-zun-sar.

泰国　ผักเป็ดไทย Phak pet thai.

越南　Rau dệu {Rau d[eej]u}.

■ **通用名称**　Sessile joyweed.

■ **药用部位**　全草。

■ **植物描述**　一年生草本。叶互生，紫红色，披针形、矩圆形、倒卵形、卵状矩圆形，长1~8cm，宽2~20mm，先端急尖、圆形或圆钝，基部渐狭，全缘或有不明显锯齿，两面无毛或疏生柔毛；叶柄长1~4mm，无毛或有柔毛。头状花序1~4，腋生，无总花梗，初为球形，后渐呈圆柱形，直径3~6mm；花密生，花轴密生白色柔毛；苞片及小苞片白色，先端短渐

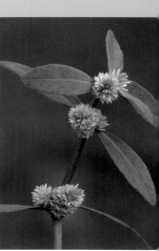

尖，无毛；苞片卵状披针形，长约1mm，小苞片钻形，长1~1.5mm；花被片卵形，白色；雄蕊3，花丝基部连合呈杯状，花药矩圆形；退化雄蕊三角状钻形，比雄蕊短，顶端渐尖，全缘；花柱极短，柱头短裂。胞果倒心形，侧扁，翅状，深棕色，包在宿存花被片内；种子卵球形。花期5~7月，果期7~9月。

■ **生态**　　生于田边、路边、河边、沟渠及地势低的潮湿处等。

■ **分布**　　中国主要分布于福建等省区。

东盟地区主要分布于马来西亚、菲律宾、柬埔寨、老挝、泰国、越南等国家。

日本、加纳、尼日利亚、美国、澳大利亚、厄瓜多尔及秘鲁亦有分布。

■ **化学成分**　　叶含有β-胡萝卜素、α-生育酚和β-生育酚。叶的水提物含有酚、黄酮、鞣质和皂苷。

种子油含有羟基脂肪酸、蓖麻油酸以及其他常见脂肪酸（如肉豆蔻酸、棕榈酸、硬脂酸、油酸、亚油酸）。

■ **药理作用**　　具有退热、降血糖、疗伤作用。实验证明大剂量红田乌水提物可引起肝肾的变性坏死，可能与其细胞毒性成分有关。

■ **应用**

中国　　可凉血止血、散瘀解毒，治疗咯血、便血等血证，及跌打损伤、结膜炎、泄泻。

马来西亚　　可生发、催乳，治疗皮肤病、湿疹、皮炎、心血管疾病、高脂血症和胃痛。

缅甸　　可生发、催乳，治疗皮肤病、胃痛、湿疹、皮炎、心血管疾病和高脂血症。

泰国　　全草可清热，治疗背痛和泄泻。

■ **使用注意**　　血虚及脾胃虚寒者慎用。

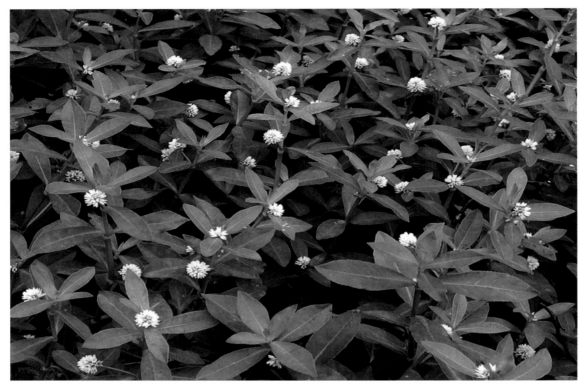

莲子草原植物

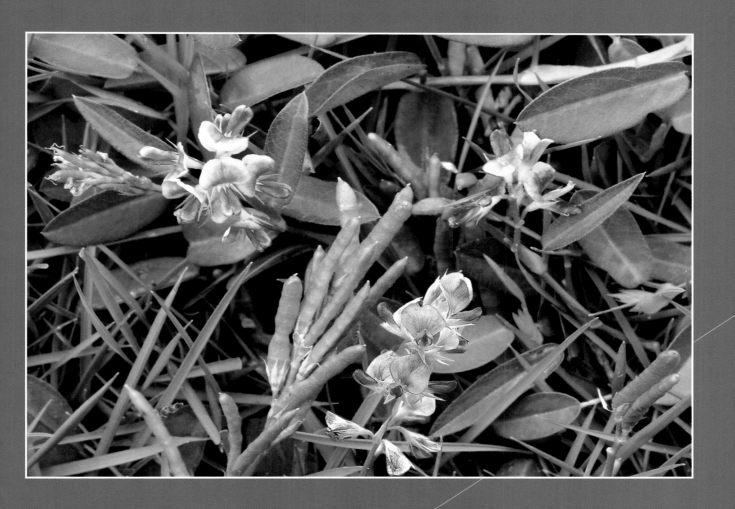

29 链荚豆

Alysicarpus vaginalis (L.) DC.

■ 学名	*Alysicarpus vaginalis* (L.) DC.
■ 科	豆科
■ 异名	*Alysicarpus nummulariifolius* (L.) DC., *Alysicarpus vaginalis* var. *diversifolius* Chun, *Alysicarpus vaginalis* var. *typicus* King

■ 本地名称

中国　　链荚豆Liàn jiá dòu，假花生Jiǎ huā shēng。

老挝　　ຫຍ້າງົວເລຍ Nha ngua lia.

马来西亚　Akar seleguri.

缅甸　　သံမနိုင်ကျောက်မနိုင် Than-ma-naing-kyauk-ma-naing.

泰国　　ถั่วลิสงนา Thua li song na.

越南　　Đậu vảy ốc, Đậu múi mác, Me đất, The the {[dd][aaj]u v[ar]y [oos]c, [dd][aaj]u m[us]i m[as]c, Me [dd][aas]t, The the}.

■ 通用名称　Alysi-clover.

■ 药用部位　全草。

■ 植物描述　一年生蔓生草本；茎平卧或上部直立，高达1m，常具分枝，近无毛。单叶，干膜质，长圆形，先端钝圆，基部心形。总状花序腋生或顶生，总花梗长，有花2~3；花冠紫蓝色，略伸出于萼外，旗瓣宽，倒卵形；二体雄蕊；子房被短柔毛。荚果扁圆柱形，长达2.5cm，被短柔毛，有不明显皱纹，荚节4~7，荚节间不收缩，但分界处有略隆起的线环。花期9月，果期9~11月。

■ 生态　在较温暖的温带地区生长良好。耐荫，可在灌丛的遮蔽下生长。在砂土至黏土的各类土壤中均能生长；不耐受高的土壤盐渍度。

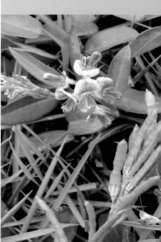

■ **分布**　　　中国主要分布于福建、广东、海南、广西、云南及台湾等省区。

东盟地区主要分布于缅甸温带地区的草地上，尤其是勃固、曼德勒、实皆、孟邦、掸邦和仰光。

■ **化学成分**　　本品含有蛋白质和角质层蜡。

■ **药理作用**　　无。

■ **应用**

老挝　　　治疗肝炎。

缅甸　　　治疗咳嗽、刀伤和骨折。

■ **使用注意**　　无。

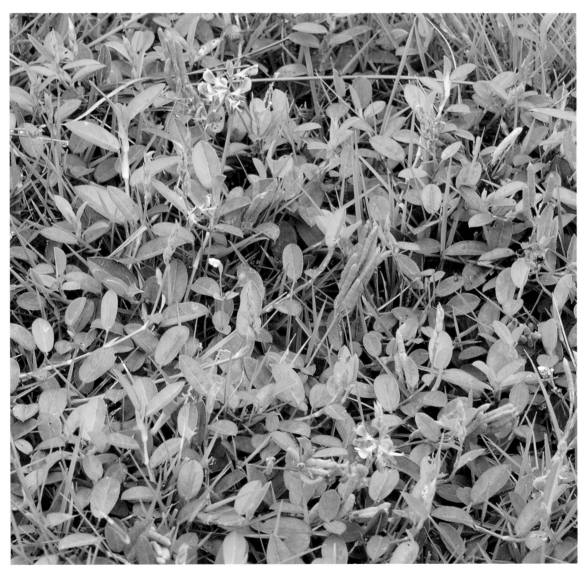

链荚豆原植物

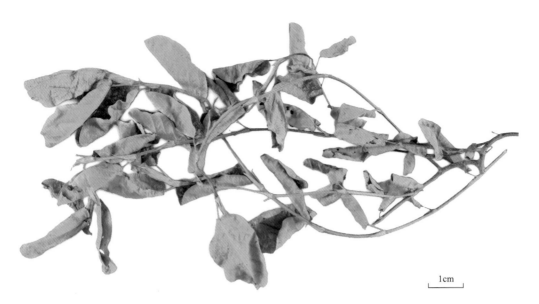

链荚豆药材

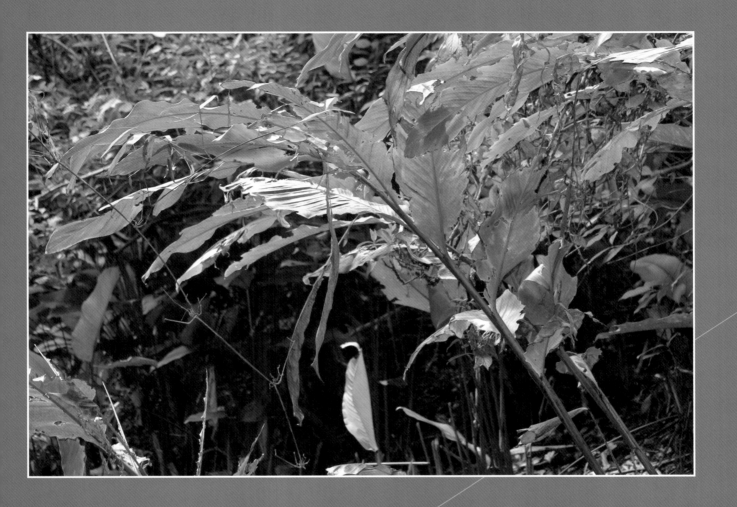

30 香豆蔻

Amomum aromaticum Roxb.

■ 学名	*Amomum aromaticum* Roxb.
■ 科	姜科
■ 异名	*Cardamomum aromaticum* (Roxb.) Kuntze, *Alpinia fasciculata* (Roscoe) Steud., *Amomum fasciculatum* (Roscoe) Benth. & Hook. f. ex B. D. Jacks., *Geocallis fasciculata* (Roscoe) Horan., *Renealmia fasciculata* Roscoe

■ **本地名称**

中国　香豆蔻Xiāng dòu kòu。

老挝　ຫມາກແໜ່ງໃຫຍ່ Mark naeng nhai, ຈັນຈຸມ Jun joom.

缅甸　ဘင်္ဂလီဖလာ Bengal-hpalar.

越南　Thảo quả, Mác hầu (Tày), Đò ho, Thảo đậu khấu {Th[ar]o qu[ar], M[as]c h[aaf]u (Tay), [dd][of] ho, Th[ar]o [dd][aaj]u kh[aas]u}.

■ **通用名称**　Bengal cardamom, Nepal cardamom, Nepalese cardamom.

■ **药用部位**　根、茎、叶、花、果实、种子。

■ **植物描述**　多年生草本，高达3m，全株有辛香气。根茎匍匐。叶狭椭圆形或长圆形，长30~70cm，宽10~20cm。穗状花序长13~15cm，宽约5cm，每个花序有花5~30；总花梗至少长10cm，密被鳞状鞘，长圆形，长6~7cm，宽2~3.5cm，革质，顶端圆形，干后褐色；苞片披针形，长约4cm，宽约6mm，顶端渐尖；小苞片管状，顶端2~3齿裂；花萼与小苞片等长，顶端具3钝齿；花冠橙红色，管长2.5cm，裂片长圆形，长约2cm，宽约4mm；唇瓣椭圆形，长约2.7cm，宽约

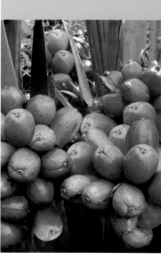

1.4cm，顶端微齿裂；花药约1.3cm，药隔附属物3裂。蒴果，熟时红色，干后褐黑色，长圆形或椭圆形，长2.5~5cm，宽约2cm，无毛，具纵条纹；种子直径4~6mm，多角形，具特殊香气。

- **生态**　生于海拔1600~2000m处。喜生于全年湿润、均温13~15℃、年降雨量3522mm的树林中。

- **分布**　中国主要分布于云南、广西、贵州等省区。

  东盟地区主要分布于越南北部地区（老街、河江、莱州）及老挝。

- **化学成分**　本品含有挥发油（主要是1,8-桉油醇）；酚化合物，如(2R,3R,4R)-3′,5′-二甲氧基-3,4,7,4′-四羟基黄烷、2-(4-羟基-3-甲氧基苯甲酰基)-4-甲氧基-苯甲醛；二芳基庚烷化合物，如tsaokoarylone、[7-(4-羟基-3-甲氧基苯基)-1-(4-羟基苯基)-庚-4E,6E-二烯-3-酮]、6-(4-羟基苯基)-4-羟基-己-2-酮、1,7-双(4-羟基-苯基)庚-4E,6E-二烯-3-酮、(+)-庚二醇和消旋的庚二醇。

- **药理作用**　具有抗氧化、抗癌、抗炎、抗微生物作用。

- **应用**

  老挝　根治疗咳喘；茎治疗头目眩晕、恶心；叶治疗癃闭；花治疗荨麻疹；果实治疗由八色鸫属鸟引起的高热、咳痰、痔疮；种子治疗恶心、胃肠胀气、月经不调。

  缅甸　种子治疗淋病、神经痛和蛇咬伤。

  越南　果实和种子用于食材调味，或与其他药材烹煮膳食。

- **使用注意**　无。

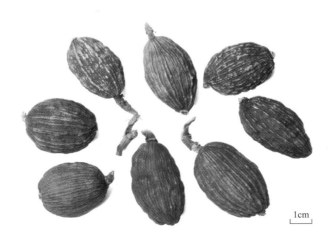

1cm

香豆蔻药材（果实）

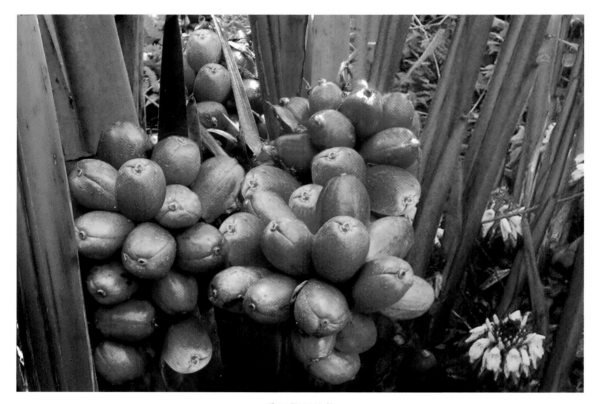

香豆蔻原植物

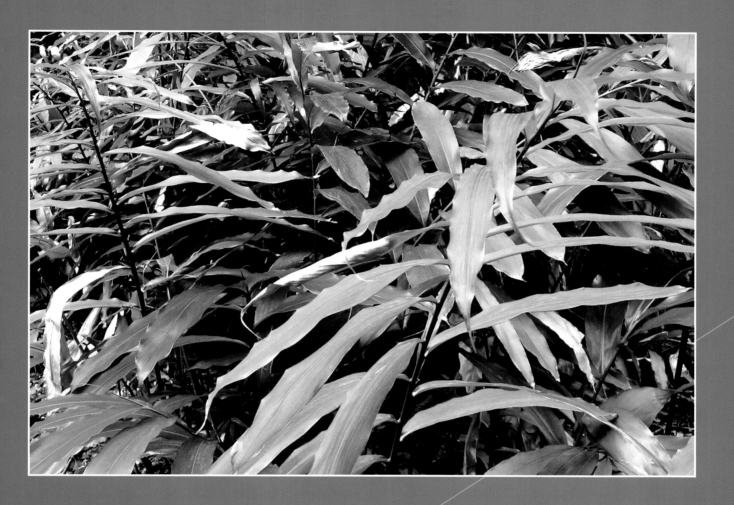

31 砂仁

Amomum villosum Lour.

学名	*Amomum villosum* Lour.
科	姜科
异名	*Zingiber villosum* (Lour.) Stokes, *Amomum echinosphaera* K. Schum., *Elettaria villosa* (Lour.) Miq.

本地名称

柬埔寨	ដំឡូងក្រឹង Domlong kreung.
中国	砂仁 Shā rén，小豆蔻 Xiǎo dòu kòu。
老挝	ໝາກແໜ່ງໃນ Mark naeng noy, ຈັນຈຸມ Jun joom.
缅甸	ဖလာ Hpalar.
泰国	เร่วดง Reo dong.
越南	Sa nhân, Sa súc, Mè tré bà, Co néng (Tày) {Sa nh[aa]n, Sa s[us]c, M[ef] tr[es] b[af], Co n[es] ng (Tay)}.

通用名称　Bastard cardamom, Tavoy cardamom.

药用部位　根、根茎、茎、叶、花、果实、种子。

植物描述　草本，高达3m。根茎匍匐地面，节上被褐色膜质鳞片。中部叶片长披针形，长37cm，宽7cm，上部叶片条形，长25cm，宽3cm，先端尾尖，基部近圆形，两面光滑无毛，无柄或近无柄；叶舌半圆形，长3~5mm；叶鞘上有略凹陷的方格状网纹。穗状花序椭圆形，总花梗长4~8cm，被褐色短绒毛；鳞片膜质，椭圆形，褐色或绿色；苞片披针形，长1.8mm，宽0.5mm，膜质；小苞片管状，长10mm，一侧有一斜口，膜质，无毛；花萼管长1.7cm，顶端具3浅齿，白色，基部被稀疏柔毛；花冠

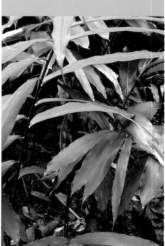

CHINA-ASEAN

管长1.8cm；裂片倒卵状长圆形，长1.6~2cm，宽0.5~0.7cm，白色；唇瓣圆匙形，长、宽均为1.6~2cm，白色，顶端具2裂、反卷、黄色的小尖头，中脉突起，黄色而染紫红，基部具2个紫色的痂状斑，具瓣柄；花丝长5~6mm，花药长约6mm；药隔附属体3裂，顶端裂片半圆形，高约3mm，宽约4mm，两侧耳状，宽约2mm；腺体2，圆柱形，长3.5mm；子房被白色柔毛。蒴果椭圆形，长约1.5cm，宽约2cm，成熟时紫红色，干后褐色，表面被不分裂或分裂的柔刺；种子多角形，有浓郁的香气，味苦凉。花期5~6月，果期8~9月。

■ **生态**　生于林地中，栽培于疏林中湿润阴凉处，海拔100~800m，湿度30%~40%。

■ **分布**　中国主要分布于福建、广东、广西、云南等省区。

东盟地区主要分布于柬埔寨、老挝、缅甸、泰国、越南等国家。

印度亦有分布。

■ **化学成分**　根和根茎含有辛酸乙酯、二十二烷基苯磺酸盐、豆甾-4-烯-1,3-二酮、β-谷甾醇、胡萝卜甾醇、豆甾醇、麦角固醇、麦角甾-7,22-二亚乙基三胺-3β,5α,6β-三醇、乙基氧羟基苯甲酸、香草酸-1-β-D-吡喃葡萄糖醛酯、异鼠李素-3-β-D-葡萄糖苷、黄酮香豆素、异黄酮香豆素、槲皮素、槲皮素-3-O-α-鼠李糖苷、槲皮素-3-O-β-D-葡萄糖苷、槲皮苷、异槲皮苷、硬脂酸、棕榈酸、香草酸、虎杖苷、乙酸龙脑酯、(E)-p-羟基肉桂酸、(E)-羟甲基肉桂酸、3,3′,4,4′-四羟基联苯等。

根茎含有胡萝卜甾醇、大黄素单糖苷。

叶含有α-蒎烯、β-蒎烯。

干果的挥发油中含有樟脑、樟脑烯、柠檬烯、乙酸龙脑酯。

种子的挥发油中含有乙酸龙脑、龙脑、D-樟脑和L-樟脑。

■ **药理作用**　具有镇痛、止泻、促进胃动力、抗微生物、抗炎、抗氧化作用。

■ **应用**

柬埔寨　种子治疗消化性溃疡；果实治疗消化不良、泄泻、胃肠胀气、牙痛、高血糖。

中国　果实治腹痛痞胀、胃呆食滞、噎膈呕吐、寒泄冷痢、妊娠胎动。

老挝　根治疗咳嗽、哮喘；茎治疗八色鸫属鸟引起的发热；叶可利尿；花治疗荨麻疹；果实治疗发热、痔疮、咳喘、咳痰、带下；种子可抗菌、健胃，治疗消化不良、疝痛、胃肠胀气、牙痛和风湿痹痛。

缅甸	种子用于缓解消化不良和治疗泌尿系统疾病。
泰国	根可止咳、平喘、清热；根茎可抗菌；茎可清热、止咳；叶可祛风、清热；花可清热、止咳、化痰，治疗痔疮；种子可止呕、祛风、止咳、化痰，治疗痔疮、腹痛、高血压。
越南	果实治疗腹痛、泄泻、痢疾、呕吐、牙痛，酒制可清热。

■ **使用注意** 阴虚有热者禁服。

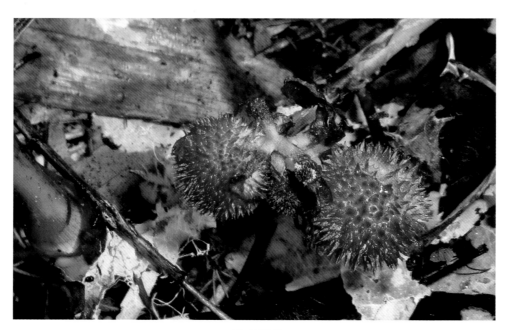

砂仁原植物

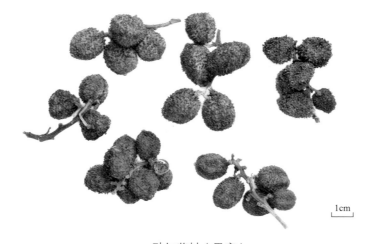

1cm

砂仁药材（果实）

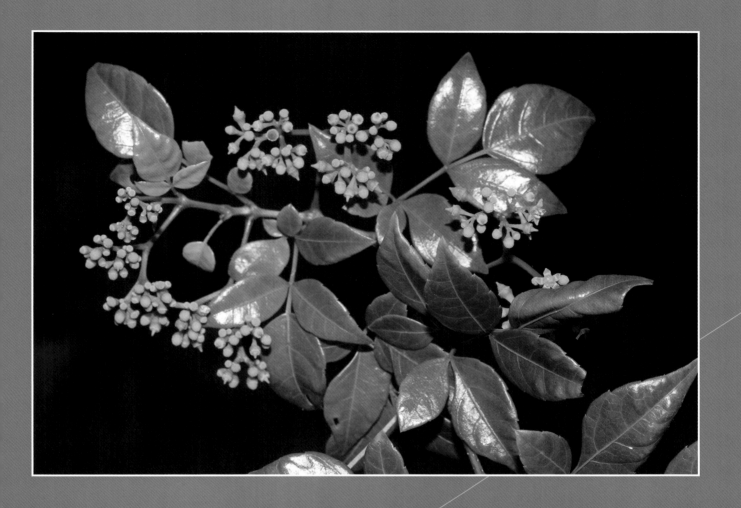

32 广东蛇葡萄

Ampelopsis cantoniensis (Hook. & Arn.) Planch.

■ **学名** *Ampelopsis cantoniensis* (Hook. & Arn.) Planch.

■ **科** 葡萄科

■ **异名** *Ampelopsis cantoniensis* (Hook. & Arn.) K. Koch, *Ampelopsis hypoglauca* (Hance) C. L. Li, *Ampelopsis loureiroi* Planch., *Cissus cantoniensis* Hook. & Arn., *Hedera hypoglauca* Hance, *Leea theifera* H. Lév.

■ **本地名称**

中国　广东蛇葡萄Guǎng dōng shé pú táo，田浦茶粤 Tián pǔ chá yuè，蛇葡萄Shé pú táo。

越南　Chè hoàng giang, Song nho, Pàn oỏng, Khau cha (Tày) {Ch[ef] ho[af]ng giang, Song nho, P[af]n o[or]ng, Khau cha (Tay)}.

■ **药用部位** 茎、叶。

■ **植物描述** 木质藤本。小枝圆柱形，有纵棱纹，嫩枝或多或少被短柔毛。卷须二叉分枝。叶为二回羽状复叶或小枝上部着生有一回羽状复叶，二回羽状复叶者基部一对小叶常为3小叶，侧生小叶和顶生小叶大多形状各异，侧生小叶大小和叶形变化较大，通常卵形、卵状椭圆形或长椭圆形，长3~10cm，宽1.5~5cm，先端急尖、渐尖或骤尾尖，基部多为阔楔形，上面深绿色，在放大镜下常可见有浅色小圆点，下面浅黄褐绿色，常在脉基部疏生短柔毛，以后脱落几无毛。花序为伞房状多歧聚伞花序，顶生或与叶对生；花序梗长2~4cm，嫩时或多或少被稀疏短柔毛，花轴被短柔

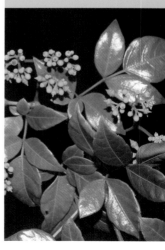

毛；花梗长1~3mm，几无毛；花蕾卵圆形，高2~3mm，顶端圆形；萼碟形，边缘呈波状，无毛；花瓣5，卵状椭圆形，高1.5~3mm，无毛；雄蕊5，花药卵状椭圆形，长略甚于宽；花盘发达，边缘浅裂；子房下部与花盘合生，花柱明显，柱头扩大不明显。果实近球形，直径0.5~0.8cm，种子2~4；种子倒卵圆形，顶端圆形，基部喙尖锐，种脐在种子背面中部呈椭圆形，背部中棱脊突出，表面有肋纹突起，腹部中棱脊突出，两侧洼穴外观不明显，微下凹，周围有肋纹突出。花期4~7月，果期8~11月。

- **生态**　生于海拔100~850m的山谷林地或灌丛中。

- **分布**　中国主要分布于安徽、福建、广东、广西、贵州、海南、湖北、湖南、台湾、西藏、云南、浙江等省区。

  东盟地区主要分布于马来西亚、泰国、越南等国家。

  日本亦有分布。

- **化学成分**　全株含有杨梅酮、蛇葡萄素、鞣酸、糖等。

- **药理作用**　具有抗溃疡、抗菌、抗氧化和镇痛作用。实验表明，小鼠及兔长期口服大剂量茎、叶提取物，无明显毒性反应。

- **应用**

  越南　治疗消化系统疾病。茎、叶入煎剂治疗消化性溃疡、急性结膜炎、肝炎、咽炎、疖疮。

- **使用注意**　无。

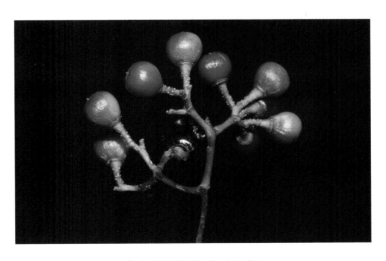

广东蛇葡萄原植物（果实）

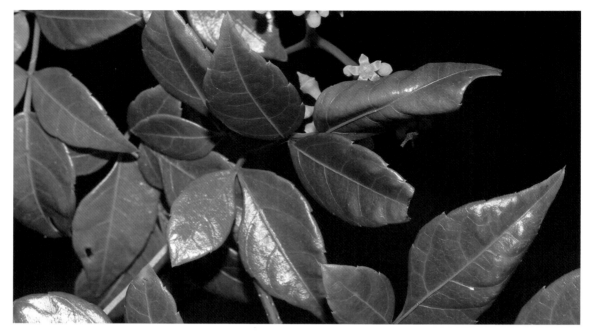

广东蛇葡萄原植物

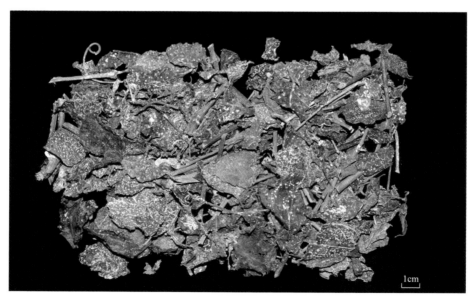

广东蛇葡萄药材

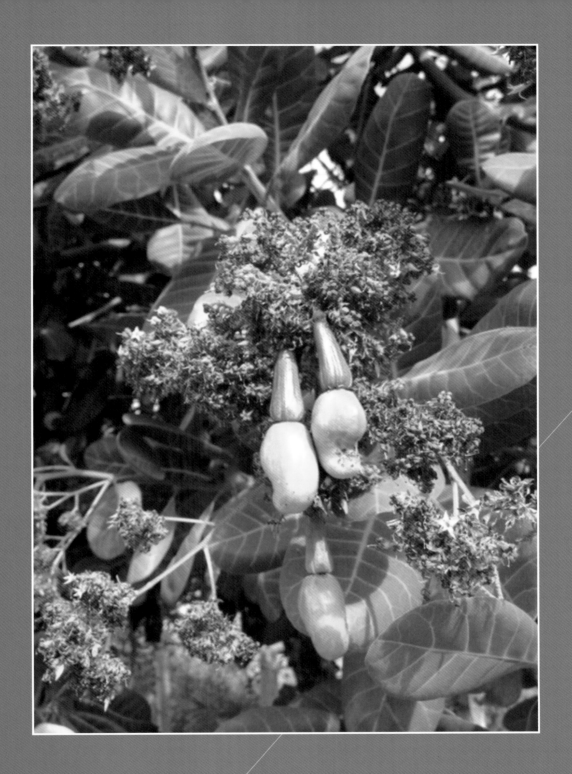

33 腰果

Anacardium occidentale L.

学名	*Anacardium occidentale* L.
科	漆树
异名	*Acajuba occidentalis* Gaertn., *Anacardium micro-carpum* Ducke, *Cassuvium pomiverum* Lam.

本地名称

柬埔寨	ស្វាយចន្ទី Svay chan ty.
中国	腰果Yāo guǒ，鸡腰果Jī yāo guǒ，槚如树Jiǎ rú shù。
老挝	ໝາກມ່ວງຫິມມະພານ Mak muang hi ma phan.
马来西亚	Gajus, Jambuirong.
缅甸	သီဟိုပင် Thiho pin.
菲律宾	Kasuy, Balubad.
泰国	มะม่วงหิมพานต์ Ma muang him ma phan.
越南	Điều, Đào lộn hột, Giả như thụ, Cây đào {[dd]i[eef]u, [dd][af]o l[ooj]n h[ooj]t, Gi[ar] nh[uw] th[uj], C[aa]y [dd][af]o}.

通用名称　Cashew tree.

药用部位　根、叶枝、树皮、果实或果仁、种子、树脂。

植物描述　常绿乔木，高达12m，树冠宽。茎有分枝，主干长0.5~1.5m。叶互生，叶柄长1~2cm；叶片革质，倒卵形至倒卵状长圆形，长约20cm，宽约15cm，先端圆形，平截或微凹，基部阔楔形，全缘，两面无毛。圆锥花序宽大，多分枝，排成伞房状，长达25cm，多花密集，密被锈色微柔毛；苞片卵状披针形，背面被锈色微柔毛；花黄色，杂性，无花梗或具短梗；

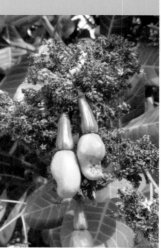

花萼外面密被锈色微柔毛，裂片卵状披针形，先端急尖；花瓣线状披针形，外面被锈色微柔毛，里面疏被毛或近无毛，开花时外卷；雄蕊7~10，通常仅1个发育，不育雄蕊较短，花丝基部多少合生，花药小，卵圆形；子房倒卵圆形，无毛，花柱钻形。核果肾形，两侧压扁，长3cm，宽约1.2cm，果实基部为肉质梨形或陀螺形的假果所托，假果长3~7cm，最宽处4~5cm，成熟时紫红色；种子肾形。

- ■ **生态**　生于温暖潮湿地区、非常干燥或潮湿的热带森林地区，温度21~28℃。亦生于贫瘠、极浅薄及不透水的热带草原土壤中。

- ■ **分布**　中国主要分布于云南、广西、广东、福建、台湾等省区。

　　东盟地区主要分布于泰国、马来西亚和菲律宾等国家。

　　秘鲁、葡萄牙、斯里兰卡、巴西、印度、莫桑比克和坦桑尼亚亦有分布。

- ■ **化学成分**　叶含有槲皮素-3-*O*-鼠李糖苷、山柰酚-3-*O*-甲基醚、杨梅素-3-*O*-鼠李糖苷、山柰酚-3-*O*-鼠李糖苷、穗花黄酮、原花青素类、3-*O*-半乳糖苷、3-*O*-葡萄糖苷、3-*O*-鼠李糖苷、3-*O*-木吡喃糖苷、3-*O*-阿拉伯吡喃糖苷、槲皮素、杨梅素-3-*O*-阿拉伯吡喃糖苷、山柰酚-3-*O*-葡萄糖苷、鞣酸、漆树酸、维生素C。

　　果实含有β-胡萝卜素、α-胡萝卜素、β-玉米黄质、维生素C、漆树酸。

　　果壳含有漆树酸、强心酚、腰果酚。

　　树皮含有生物碱类、黄酮类、鞣酸类、皂苷类成分。

- ■ **药理作用**　具有抗氧化、抗微生物、降血糖、抗炎、溶栓、保护胃黏膜、调节心血管功能作用。急性毒性试验显示肝肾功能异常。果汁在存在代谢激活物的情况下，有致突变作用。果汁中芳香族化合物，包括槲皮黄酮、维生素C及一些金属，可能与这些致突变活性有关。

- ■ **应用**

　　柬埔寨　果仁炒制后可食用，生食有毒。可利尿、发汗，治疗口腔溃疡。

　　中国　假果可生食或制果汁、果酱、蜜饯、罐头和酿酒；种子含油量较高，为上等食用油；果壳油治疗牛皮癣、铜钱癣及足癣；树皮可杀虫、治白蚁。

　　老挝　治疗消渴、支气管炎。

　　缅甸　根可作泻药；树皮治疗溃疡和麻风；核仁营养丰富，可用作润肤剂。

　　菲律宾　果皮油治疗因疣和鸡眼引起的水疱。

泰国　　　　果实可抗菌、利尿；种子治疗足癣、鸡眼；树皮可止痢、止血、止泻，治疗牙痛；叶枝治疗痔疮；树脂治疗鸡眼、维生素C缺乏症、皮癣和疣；植物油可抗菌、局部麻醉，治疗疣、鸡眼和皮癣。

■ **使用注意**　　过敏体质慎用。

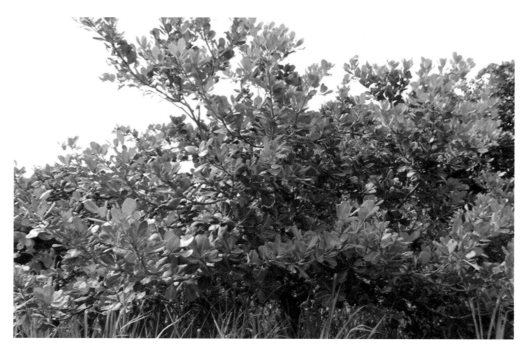

腰果原植物

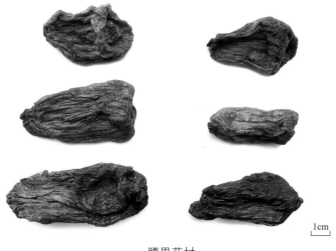

腰果药材

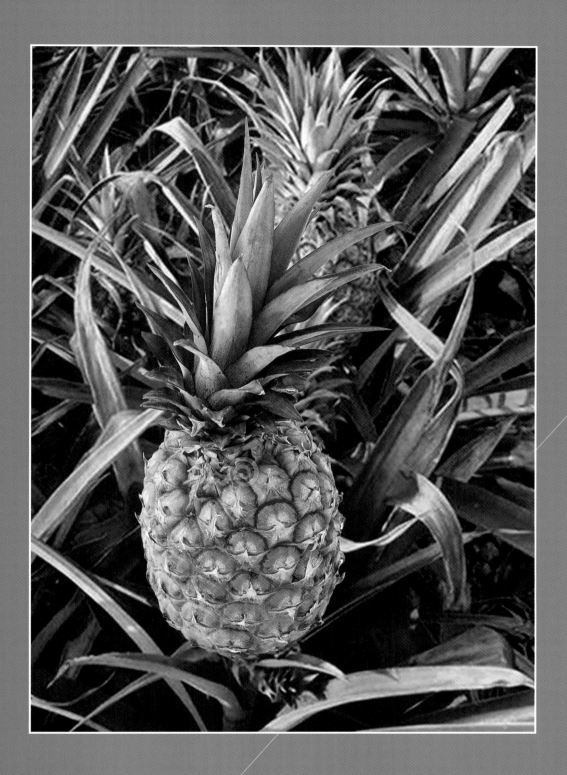

34 凤梨

Ananas comosus (L.) Merr.

■ 学名	*Ananas comosus* (L.) Merr.
■ 科	凤梨科
■ 异名	*Ananas sativus* Schult. f., *Bromelia ananas* L., *Bromelia comosa* L.

■ **本地名称**

柬埔寨	ម្នាស់ Mnaors.
中国	凤梨Fèng lí，菠萝Bō luó，草菠萝Cǎo bō luó，地菠萝Dì bō luó，露兜子Lù dōu zi。
老挝	ໝາກນັດ Mak nat, ໝາກໍ Mark or.
马来西亚	Nanas.
缅甸	နာနတ် Nanat.
菲律宾	Pinya.
泰国	สับปะรด Subparode, ยานัด Yanut, บะขะหนัด Bakhanut.
越南	Dứa, Thơm, Khóm {D[uws]a, Th[ow]m, Kh[os]m}.

■ **通用名称**　Pineapple.

■ **药用部位**　根、根茎、茎、棘刺、叶、花冠、果实或果皮。

■ **植物描述**　多年生草本，茎短。叶多数，莲座式排列，剑形，先端渐尖，全缘或有锐齿，腹面绿色，背面粉绿色，边缘和先端常带褐红色，生于花序顶部的叶变小，常呈红色。花序于叶丛中抽出，状如松球，结果时增大；苞片基部绿色，上半部淡红色，三角状卵形；萼片宽卵形，肉质，顶端带红色；花瓣长椭圆形，端尖，上部紫红色，下部白色。聚花果肉质。花期夏季至冬季。

■ **生态**　生于湿润的暖温带（无霜冻）及极旱、潮湿

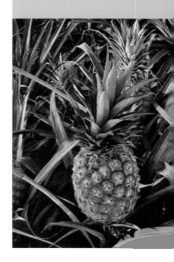

的热带地区的森林中。温度低于−2.2℃时，叶片发生冻害；温度更低时植株死亡。在排水和通气良好、含石灰较少的条件下，可耐受多种土壤。

■ **分布** 中国主要分布于福建、广东、海南、广西、云南等省区。

东盟地区主要分布于泰国。

巴西南部和巴拉圭亦有分布。

■ **化学成分** 叶含有生物碱类、黄酮类、鞣酸、植物甾醇、酚类、糖类、皂苷、萜烯、甾醇类、强心苷、蒽醌、氨基酸。

■ **药理作用** 具有抗氧化、抗癌、抗微生物、降血糖、降血脂、利尿、保肝、抗炎作用。通过小鼠急性毒性试验发现，其水提物和乙醇提取物LD_{50}均大于2000mg/kg。

■ **应用**

柬埔寨 可消食、通便、祛湿、除臭、滋补，治疗石淋、癃闭、尿少、尿道炎。

中国 果皮治疗咳嗽、泄泻；根、叶治疗消化不良。

老挝 治疗胃肠胀气、带下、胆道结石和肾结石。

缅甸 果实可杀虫；果汁与糖的混合物治疗泌尿系统疾病和黄疸；叶可作泻药，也可治疗月经失调。

菲律宾 嫩果可用作驱虫剂。

泰国 根治疗尿道结石及肾结石；根茎可利尿；叶可杀虫；果实可杀虫、祛风、利尿、化痰和消食，治疗鸡眼、肿瘤、疣、多汗；主茎治疗肾结石；棘刺可清热。

■ **使用注意** 无。

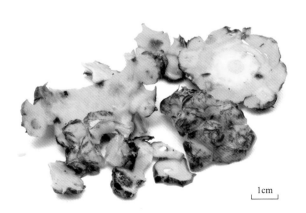

凤梨药材（果皮）

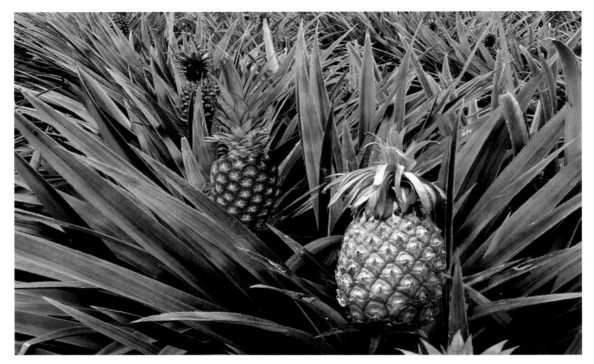

凤梨原植物

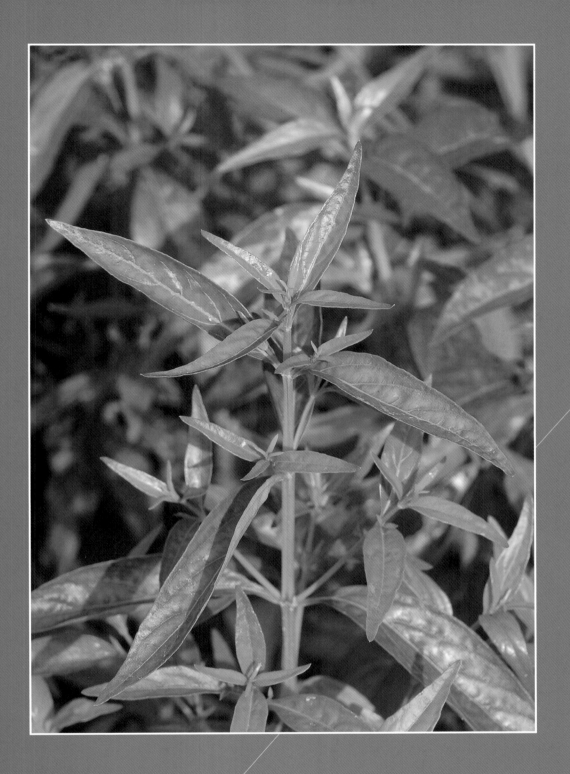

35 穿心莲

Andrographis paniculata (Burm. f.) Nees

学名	*Andrographis paniculata* (Burm. f.) Nees
科	爵床科
异名	*Andrographis paniculata* var. *glandulosa* Trimen

本地名称

柬埔寨	ស្មៅប្រមាត់មនុស្ស Smao promaath monuh.
中国	穿心莲Chuān xīn lián，一见喜Yī jiàn xǐ，印度草Yìn dù cǎo，榄核莲Lǎn hé lián。
老挝	ລາຊາບີ La xa bee, ສາມພັນບີ Sam phanh bee.
马来西亚	Hempedu bumi, Pokok cerita, Hempedu pahit, Hempedu samsan (Kadazan), Creat, Snake herb.
缅甸	ဆေးခါးဆေဂါကြီး Segar-gyi.
菲律宾	Sinta.
泰国	ฟ้าทะลายโจร Fa tha lai chon.
越南	Xuyên tâm liên, Cây công cộng, Lãm hạch liên, Hùng bút, Khổ đảm thảo {Xuy[ee]n t[aa]m li[ee]n, C[aa]y c[oo]ng c[ooj]ng, L[ax]m h[aj]ch li[ee]n, H[uf]ng b[us]t, Kh[oor] [dd][ar]m th[ar]o}.

通用名称　Common andrographis.

药用部位　全草或根、茎、叶。

植物描述　一年生草本，直立，高达80cm。茎4棱，多分枝，无毛。叶对生，叶柄短或近无；叶片卵状披针形、披针形，或窄椭圆形，长6~8cm，宽1~3cm，两面均无毛，背面淡绿色，正面绿色，在中脉的每一边有3~5侧脉，基部渐狭并下延至叶柄，边缘全缘，先端急尖至短尖。总状花序或聚伞花序，花序梗水平着生；花序轴无毛至短柔毛；苞片小，三角形至钻状，长约1mm；花梗

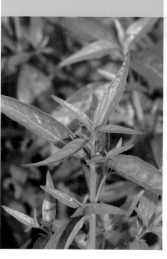

被稀疏短柔毛，有腺体和非腺体；花萼外面无毛或被短柔毛，裂片披针形，长约3mm；花冠白色，长约1.2cm，下唇被紫色斑纹，直立，上唇向下弯折，微2裂；雄蕊从花冠管中伸出，向底部疏生柔毛。蒴果扁椭圆形，长1~1.5cm，宽0.2~0.5cm，无毛或被稀疏短毛，有腺状体；种子12，有皱纹。花期9~10月，果期10~11月。

■ **生态**　在光照充足、温暖湿润的气候条件下生长良好，不耐旱。

■ **分布**　中国主要分布于云南、贵州、福建、广东、广西、海南等省区。

东盟地区主要分布于马来西亚、缅甸等国家。

印度亦有分布。

■ **化学成分**　全草含有穿心莲内酯、芹黄素-7-O-β-D-葡萄糖醛酸丁酯、芹黄素-7-O-β-D-葡萄糖醛酸乙酯、木犀草素-7-O-β-D-葡萄糖醛酸、刺槐素-7-O-β-D-葡萄糖醛酸、芹黄素-7-O-β-D-葡萄糖醛酸、高野黄芩素-8-O-β-D-葡萄糖醛酸、芹黄素-7-O-β-D-葡萄糖苷、6-C-β-D-葡萄糖-8-C-β-D-半乳糖、芹黄素、绿原酸等成分。

叶中含有8-甲基穿心莲内酯、3-脱氢脱氧穿心莲内酯、穿心莲内酯、8(17),13-对映-半日花二烯-15→16-内酯-19-酸、β-谷甾醇、胡萝卜甾醇等成分。

根含有5,5'-二羟基-7,8,2'-三甲氧基黄酮、5-二羟基-7,8,2',6'-四甲氧基黄酮、3'-二羟基-7,8,4'-三甲氧基黄酮、2'-羟基-5,7,8-三甲氧基硅烷类黄酮、5,2',6'-三羟基-7-甲氧基黄酮、2'-O-β-D-吡喃葡萄糖苷、5,7,8,2'-四甲氧基黄酮、5-羟基-7,8-二甲氧基黄烷酮、5-二羟基-7,8-二甲氧基黄酮、5,2'-二羟基-7,8-二甲氧基黄酮、5-二羟基-7,8,2',5'-四甲氧基黄酮、5-二羟基-7,8,2',3'-四甲氧基黄酮、5-二羟基-7,8,2'-三甲氧基黄酮、5,4'-二羟基-7,8,2',3'-四甲氧基黄酮、穿心莲黄酮苷A~C、5,2'-二羟基-7,8-二甲氧基黄酮、2'-O-β-D-吡喃葡萄糖苷、新穿心莲内酯苷元、新穿心莲内酯、穿心莲内酯、反式肉桂酸、4-羟基-2-甲氧基肉桂醛、齐墩果酸、β-谷甾醇等。

■ **药理作用**　具有抗炎、抗菌、抗病毒、退热、抗致癌物、保肝、调节免疫系统功能、避孕、抗心血管疾病等作用。穿心莲内酯衍生物毒性很低，可归类于低毒性范畴，但对眼和胃有不良影响。

■ **应用**

柬埔寨　可退热、健胃、滋补、杀虫，治疗扁桃体炎。

中国　可清热解毒、凉血消肿，治疗胃肠炎、感冒、扁桃体炎、伤口感染、百日咳、泄泻、痛证、疮痈肿痛、毒蛇咬伤。

老挝　　　　可清热、滋补，治疗消化道疾病、泄泻、扁桃体炎、咽喉肿痛、小儿疝痛。

马来西亚　　叶研磨入散剂，与蜂蜜水合用，治疗口疮、扁桃体炎。穿心莲9g，与蒲公英
15g、玄参10g，煎煮服用，治疗咽喉肿痛、高血压、流行性感冒、胸痛。与
大花鸡脚参同煎治疗消渴。叶浸渍剂可清热、止痛，治疗毒蛇咬伤。

缅甸　　　　治疗泄泻、疟疾、发热、消化不良、疝痛、轻瘫、半身不遂、肌肤不仁。

菲律宾　　　近期被广泛用于治疗糖尿病、高血压和其他疾病。

泰国　　　　根可清热、止泻、杀虫，治疗疟疾、食欲不振；茎可清热、止泻，治疗疟
疾；叶治疗烧烫伤；全草治疗肠炎和肺炎。

■ **使用注意**　　脾胃虚寒者慎用，孕妇及消化性溃疡患者使用时须遵医嘱。

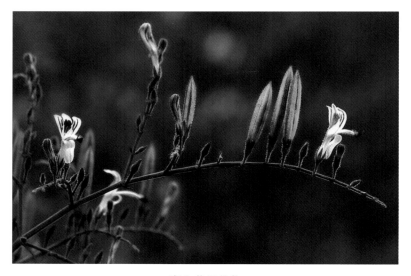

穿心莲原植物

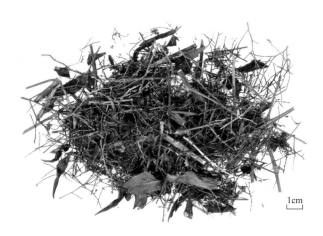

穿心莲药材

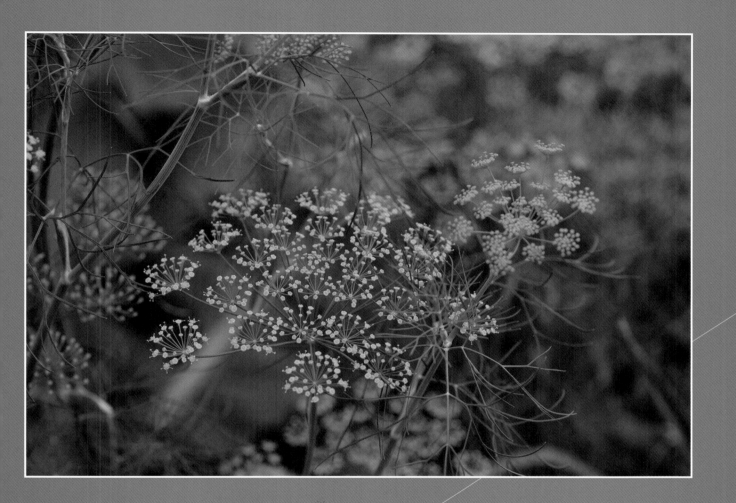

36 莳萝

Anethum graveolens L.

■ 学名	*Anethum graveolens* L.
■ 科	伞形科
■ 异名	*Peucedanum graveolens* Benth.，*Anethum sowa* DC.

■ **本地名称**

中国　莳萝Shí luó，土茴香Tǔ huí xiāng，小茴香Xiǎo huí xiāng，洋茴香Yáng huí xiāng，野茴香Yě huí xiāng。

老挝　ຜັກຊີ Phak xi.

马来西亚　Ender, Adas pudus.

缅甸　စမိတ် Sameik.

泰国　ผักชีลาว Phak chee lao.

越南　Thìa là, Thì là {Th[if]a l[af], Th[if] l[af]}.

■ **通用名称**　Dill.

■ **药用部位**　全草或鲜茎、叶、果实、种子。

■ **植物描述**　一年生草本，稀为二年生，高30~150cm，全株无毛，有强烈香味。茎单一，直立，圆柱形，光滑，有纵长细条纹。基生叶有柄，叶柄基部有宽阔叶鞘，边缘膜质；叶片轮廓宽卵形，三至四回羽状全裂，末回裂片丝状，长4~20mm，宽不及0.5mm；茎上部叶较小，分裂次数少，无叶柄，仅有叶鞘。复伞形花序常呈二歧式分枝，伞形花序直径5~15cm；伞辐10~25，稍不等长；无总苞片；小伞形花序有花15~25；花梗长6~10mm；无小总苞片；花瓣黄色，中脉常呈褐色，长圆形或近方形，小舌片钝，近长方形，内曲；花柱短，先直后弯；萼齿不显；花柱基圆锥形至

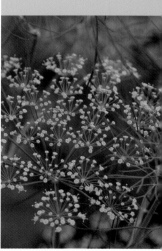

垫状。分生果卵状椭圆形，长3~5mm，宽2~2.5mm，成熟时褐色，背部扁压状，背棱细但明显突起，侧棱狭翅状，灰白色；每棱槽内油管1，合生面油管2；胚乳腹面平直。花期5~8月，果期7~9月。

■ **生态** 偶见于与人类活动相关的生境中，包括花园及周边、荒地和垃圾堆。为低地植物。对霜冻敏感。生于光照充足、排水良好的土壤中。

■ **分布** 中国主要分布于甘肃、四川、广东、广西等省区。

东盟地区主要分布于泰国。

欧洲、印度及美国亦有分布。

■ **化学成分** 地上部分含有原儿茶酸、香草酸、咖啡酸、绿原酸、丁香酸、对香豆酸、阿魏酸、迷迭香酸、邻香豆素酸、反式肉桂酸。

种子含有挥发性成分，如香芹酮、α-水芹烯、柠檬烯、莳萝醚、肉豆蔻素。

■ **药理作用** 具有抗氧化、提高认知能力、抗应激、神经保护、镇静、抗惊厥、镇痛、激发性欲、避孕、抗炎、利尿、降血糖、保护胃肠道、保肝、降血脂等作用。

■ **应用**

中国 果实有驱风、健胃、散瘀、催乳等作用，治疗疝痛、腹痛、睾丸下垂、痛经。

老挝 可滋补。

缅甸 果实可祛风。

泰国 为祛风剂的重要原料，治疗小儿疝痛、胃肠胀气。种子味芳香，可祛风、利尿、催奶、健胃和兴奋神经；种子提取挥发油可缓解肠痉挛、疝痛，制成祛风植物油可健胃、消食；种子咀嚼可催乳，治疗口臭、泌尿系统疾病、痔疮和精神障碍。全草可清热。果实可祛风、安眠、利尿。鲜茎治疗皮癣。

■ **使用注意** 种子油孕妇忌用。

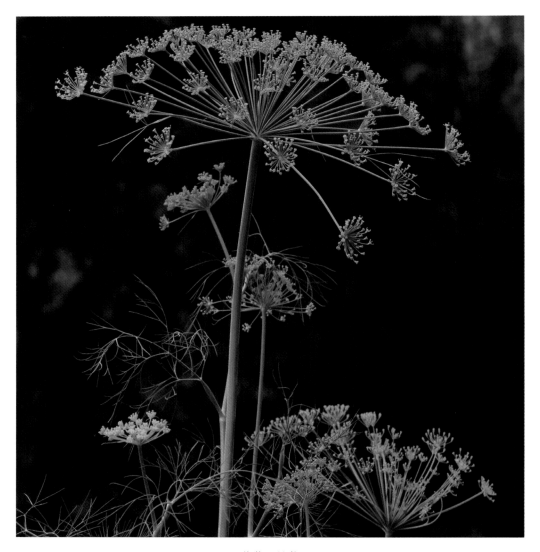

莳萝原植物

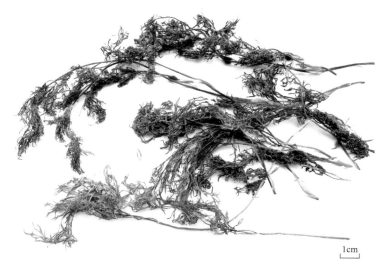

1cm

莳萝药材

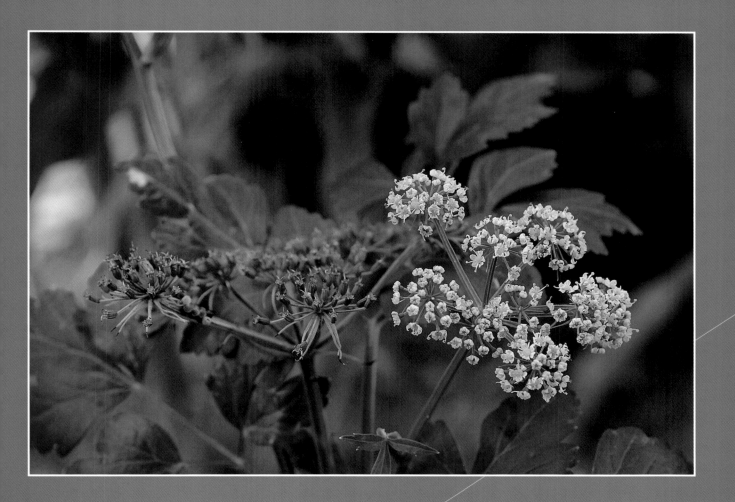

37 独活

Angelica pubescens Maxim. f. *biserrata* Shan et Yuan

■ 学名	*Angelica pubescens* Maxim. f. *biserrata* Shan et Yuan
■ 科	伞形科
■ 异名	*Angelica pubescens* f. *biserrata* R. H. Shan & C. Q. Yuan，*Angelica pubescens* var. *glabra* Y. Yabe，*Angelica pubescens* var. *matsumurae* (Y. Yabe) Ohwi ex T. Yamaz.，*Angelica pubescens* f. *muratae* Ohwi

■ **本地名称**

中国　独活Dú huó，重齿毛当归Chóng chǐ máo dāng guī，香独活Xiāng dú huó，肉独活Ròu dú huó，川独活Chuān dú huó。

老挝　ຈົວຈີເນັ່ງ Choua chee neng (Hmong).

缅甸　ဒေါ့ေကွေ Dong-quai.

越南　Độc hoạt, Hương độc hoạt, Mao đương quy {[dd][ooj]c ho[aj]t, H[uw][ow]ng [dd][ooj]c ho[aj]t, Mao [dd][uw][ow]ng quy}.

■ **通用名称**　Lovage.

■ **药用部位**　根。

■ **植物描述**　多年生草本，高达1~1.5m。根圆锥形，有分枝，浅黄色。茎单生，圆柱形，中空，具纵沟。叶膜质；茎下部一至二回羽状复叶，羽片3~5，疏被刚毛，叶脉刚毛明显，顶端羽片阔卵形，3裂，长8~13cm，侧羽片较小，近卵形，3浅裂，边缘具楔形锯齿；茎上部叶卵形，3浅裂至3深裂，长3~8cm，宽8~10mm，边缘具不规则锯齿。复伞形花序顶生或侧生，总花梗长22~30cm，近无毛；

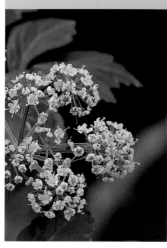

CHINA-ASEAN

总苞少，长披针形，长1~2cm，宽约1mm；花梗16~18，等长，长2~7cm，疏被短柔毛；苞片5~8，线状披针形，长2~3.5cm，宽1~2mm，具短柔毛；每小伞形花序有花20，小花梗细长；花萼齿裂不明显；花瓣白色，二型；花柱短，基部短圆锥形，柱头头状。果实近球形，长6~7mm，背部及中部具丝状棱，侧部具翼状棱；背部每棱槽内具一油管，棒状，棕色，与分果爿一半等长或稍长，合生面具2油管。花期5~7月，果期8~9月。

■ **生态** 生于山坡上阴凉的灌丛下。在温暖的气候条件下，以及海拔高于1200m的肥沃砂土中生长良好。

■ **分布** 中国主要分布于安徽、浙江、湖北、四川和陕西等省区。

东盟地区主要分布于老挝、缅甸、越南等国家。

■ **化学成分** 根含有二氢欧山芹素、二氢欧山芹素乙酸酯、甲氧基欧芹素、欧前胡素、异欧前胡素、佛手柑内酯、花椒毒素、毛当归醇、雅槛兰树油烯、山姜素、没药烷基酮、当归白芷内酯、香独活内酯、胡萝卜苷、紫花前胡苷、腺苷。

■ **药理作用** 具有调节心血管功能、抗血小板聚集、抗炎、镇痛、解痉、抗肿瘤、抗菌、抗氧化作用，有光敏反应。独活中的花椒毒素口服或腹腔内注射可致肝损害和肾上腺出血。

■ **应用**

中国 治疗眩晕、风湿痹痛、腰膝酸痛、感冒头痛、痈疽肿痛、毒蛇咬伤、发热。

老挝 可滋补。

■ **使用注意** 阴虚血燥者慎服。

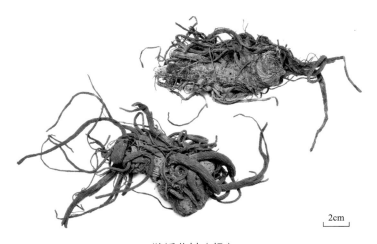

独活药材（根）

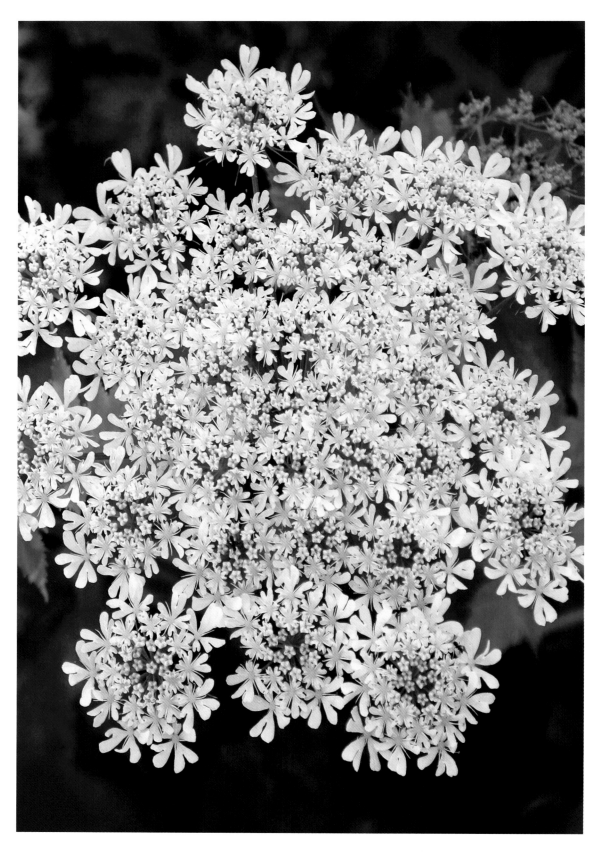

独活原植物

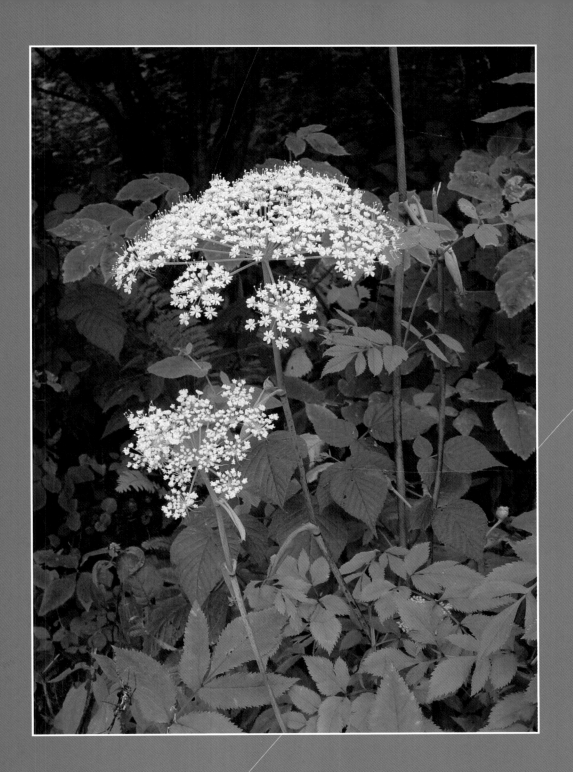

38 当归

Angelica sinensis (Oliv.) Diels

■ 学名	*Angelica sinensis* (Oliv.) Diels
■ 科	伞形科
■ 异名	*Angelica sinensis* var. *sinensis*

■ **本地名称**

中国　当归Dāng guī，秦归Qín guī，云归Yún guī，
白蕲Bái qí，薜Bì。

老挝　ເສືມປ່າ Seuam pa.

缅甸　ဒေါ့ခွေၣ် Dong-quai.

泰国　โกฐเชียง Kot chiang.

越南　Đương quy, Tần quy, Can quy {[dd][uw][ow]ng
quy, T[aaf]n quy, Can quy}.

■ **通用名称**　Chinese angelica.

■ **药用部位**　根、根茎。

■ **植物描述**　多年生草本，高0.4~1m。根圆柱状，分
枝，有多数肉质须根，黄棕色，有浓郁香
气。茎直立，绿白色或带紫色，有纵深
沟纹，光滑无毛。叶三出式二至三回羽状
分裂，叶柄基部膨大成管状的薄膜质鞘，
紫色或绿色，基生叶及茎下部叶轮廓为卵
形，小叶片3对，近顶端的1对无柄，末回
裂片卵形或卵状披针形，2~3浅裂，边缘
有缺刻状锯齿，齿端有尖头；叶下表面及
边缘被稀疏的乳头状白色细毛；茎上部叶
简化成囊状的鞘和羽状分裂的叶片。复伞
形花序，花序梗密被细柔毛；伞辐9~13；
总苞片2~4，条形，或无；小伞形花序有花
12~36；花白色，花柄密被细柔毛；萼齿
5，卵形；花瓣长卵形，顶端狭尖，内折；

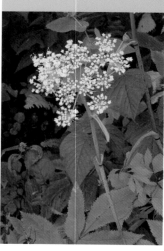

花柱短，花柱基圆锥形。果实椭圆形至卵形，背棱条形，隆起，侧棱成宽而薄的翅，与果体等宽或略宽，翅边缘淡紫色，棱槽内有油管1，合生面有油管2。花期6~7月，果期7~9月。

■ **生态**　生于雨量丰沛、气候寒冷的山地中。育苗以荫蔽凉爽、土质为疏松砂壤土的山坡为宜，栽培则以休耕地或土层深厚、曾用于种植的荒地为宜。

■ **分布**　中国主要分布于甘肃、宁夏、青海、陕西、湖北、四川、贵州、云南等省区。

东盟地区主要分布于泰国、老挝、缅甸、越南等国家。

■ **化学成分**　根含有丁烯基酞内酯、藁本内酯、蛇床内酯、异蛇床内酯、东莨菪内酯等多种挥发油成分，阿魏酸以及APS-1d、APS-3a、APS-3b、APS-3c等酸性多糖。

■ **药理作用**　具有造血、调节血小板聚集、抗心律失常、抗动脉粥样硬化、抗脑缺血、免疫调节、收缩子宫、保肝护肾、抗衰老、抗肿瘤、镇痛作用。当归醇提物对实验动物有致死性毒性作用。

■ **应用**

中国　根治疗月经不调、功能性血崩、血虚经闭、痛经、慢性盆腔炎、贫血、血虚头痛、脱发、血虚便秘。

老挝　可滋补。

缅甸　根茎治疗心脏疾病。

泰国　根可滋补，治疗发热、呃逆、咳嗽。

■ **使用注意**　热盛出血患者禁服，湿盛中满及大便溏泄者慎服。

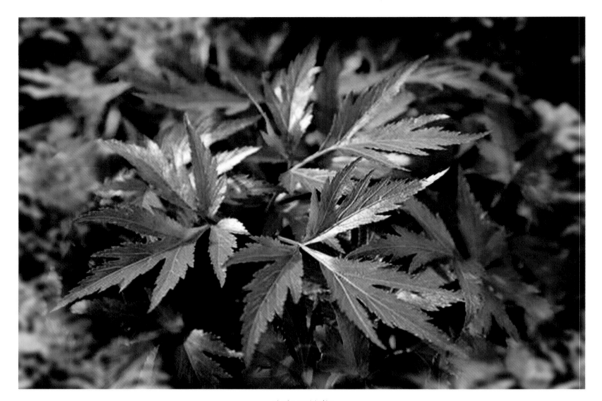

当归原植物

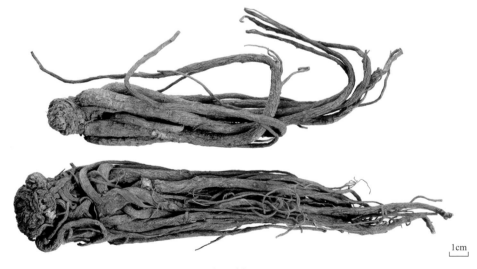

1cm

当归药材（根）

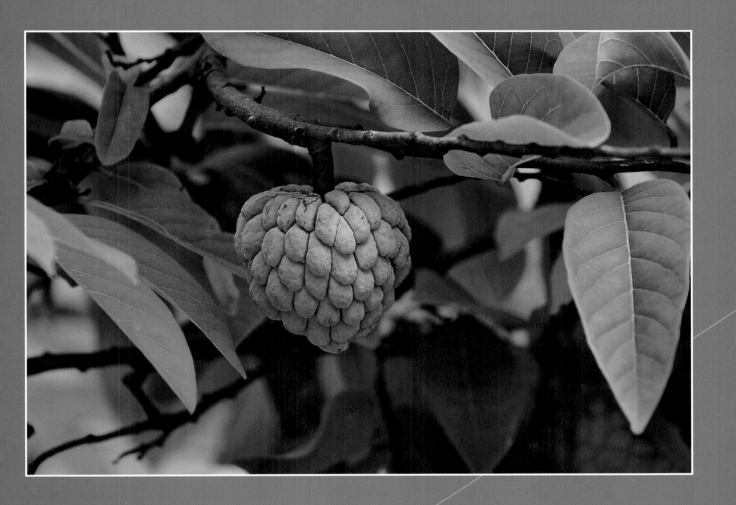

39 番荔枝

Annona squamosa L.

■ 学名	*Annona squamosa* L.
■ 科	番荔枝科
■ 异名	*Annona squamosa* f. *parvifolia* Kuntze

■ **本地名称**

柬埔寨	ឌៀបស្រុក Tiep srok.
中国	番荔枝Fān lì zhī，番妻子Fān qī zǐ，洋菠萝 Yáng bō luó，洋波罗Yáng bō luó，唛螺陀Mài luó tuó，林檎 Lín qín。
老挝	ໝາກຂຽບ Mark kiep.
马来西亚	Buah nona.
缅甸	၂သၵ Auza.
菲律宾	Atis.
泰国	น้อยหน่า Noi na.
越南	Na, Mãng cầu dai, Sa lê, Mác kiếp (Tay), Phan lệ chi {Na, M[ax]ng c[aaf]u dai, Sa l[ee], M[as]c ki[ees]p (Tay), Phan l[eej] chi}.

■ **通用名称**　Custard apple, Sugar apple, Sweet sop.

■ **药用部位**　根、叶、果实、种子。

■ **植物描述**　落叶小乔木；树皮薄，小枝被短柔毛，近光滑。单叶互生，无托叶，叶柄短，圆柱形；叶片倒卵形，先端急尖，基部钝圆，全缘，中脉明显，叶背苍白绿色，初时被微毛，后变无毛。花单生或2~4聚生于枝顶或与叶对生，青黄色，下垂；花蕾披针形；花萼分离，萼片3，舌状，早落；花冠离生，花瓣6，2轮；雄蕊多数，螺旋状排列，花丝粗短，花药2室；雌蕊多数，心皮长圆形，无毛，柱头卵状披针形，每心皮

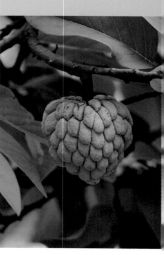

有胚珠1。聚合浆果，圆球状或心状圆锥形，无毛，黄绿色，外面被白色粉霜；种子棕黑色。花期5~6月，果期6~11月。

■ **生态**　在海拔1000m的热带地区生长旺盛。抗逆性高，耐旱力强。生长期需充足的水分，对补充灌溉反应良好。

■ **分布**　中国主要分布于浙江、台湾、福建、广东、广西和云南等省区。

东盟地区主要分布于缅甸。

美洲热带地区亦有分布。

■ **化学成分**　全株含有生物碱、草乌碱、网脉番荔枝碱、阿替定、金丝桃碱、异叶乌头素、海葵碱、异叶碱、夹竹桃碱、异茶碱、异阿替丁、二氢阿替丁、苯甲酰异丁烯、香茅油等。

■ **药理作用**　具有降血糖、降血脂、抗肿瘤、保肝、细胞毒、杀虫、杀蚊、灭螺、抗疟原虫、抗甲状腺功能、舒张血管、抗血小板、避孕、抗病毒作用。

■ **应用**

柬埔寨　可止痢、止泻、杀虫。

中国　可强胃健脾、清热解毒、杀虫。

老挝　治疗疟疾、头虱。

菲律宾　叶制成膏药治疗小儿消化不良。种子粉碎并与椰油混合，涂于头皮上可以去虱。

泰国　种子可杀虫，治疗头虱、疥疮；叶可杀虫，治疗头虱、疥疮、脓疮；果实可愈合伤口、杀虫，治疗皮癣、单纯性疱疹、带状疱疹和毒蛇咬伤。

■ **使用注意**　种子孕妇忌服。

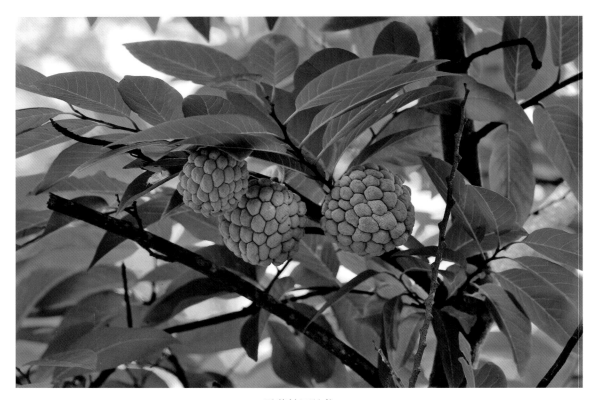

番荔枝原植物

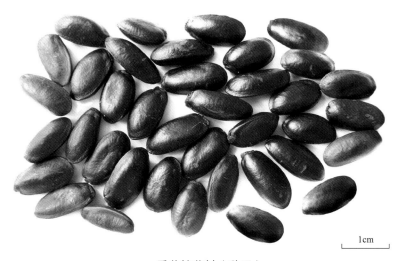

1cm

番荔枝药材（种子）

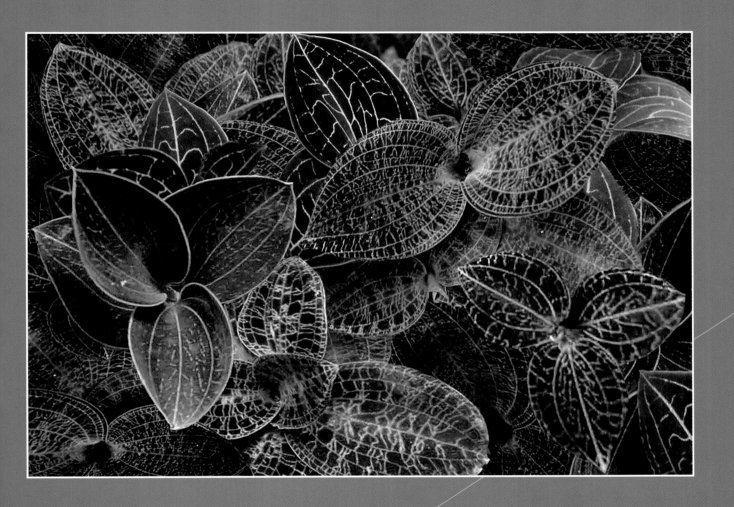

40 金线兰

Anoectochilus roxburghii (Wall.) Lindl.

学名	*Anoectochilus roxburghii* (Wall.) Lindl.
科	兰科
异名	*Anoectochilus roxburghii* var. *baotingensis* K. Y. Lang, *Anoectochilus roxburghii* var. *roxburghii*

■ **本地名称**

中国　金线兰Jīn xiàn lán，花叶开唇兰Huā yè kāi chún lán。

老挝　ມອນແກ້ວ Mon keo.

泰国　เอื้องไหมนา Aueng mai na.

越南　Dâu tằm {D[aa]u t[awf]m}.

■ **通用名称**　Ground orchid.

■ **药用部位**　全草。

■ **植物描述**　草本，植株高8~20cm。茎直立，肉质，圆柱形，具2~5叶。叶片卵圆形或卵形，长1.3~4.5cm，宽0.8~3.6cm，上面暗紫色或黑紫色，具金红色带有绢丝光泽的网脉，背面淡紫红色，先端近急尖。总花梗长7~15cm，有2或3粉红色的不育苞片；花序轴长1~5cm，花2~10，花苞片淡红色，卵状披针形或披针形，长6~9mm，短于子房，先端长渐尖；花通常直立，不倒置，子房和花梗狭圆柱形，直立，长10~15mm，均被短柔毛；萼片粉红色，外表面被短柔毛，有一脉纹；背侧萼片卵形、船形，长6mm，宽2.5~3mm，先端渐尖；侧萼片蔓延至长圆形到长圆状椭圆形，长7~8mm，宽2.5~3mm，先端近尖；花瓣粉白色，偏斜的卵状椭圆形，长7~8mm，

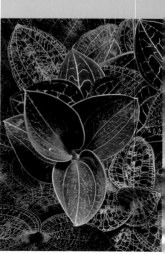

宽2.5~3mm，具一脉纹，先端渐尖；花唇粉白色，呈"Y"字形，长10~16mm，下唇长2~4mm；基部具圆锥状距，前部扩大并2裂，其裂片近长圆形或近楔状长圆形，长约6mm，宽1.5~2mm，全缘，先端钝，中部收狭成长4~5mm的爪，其两侧各具6~8条长4~6mm的流苏状细裂条，距长5~6mm，上举指向唇瓣，末端2浅裂，内侧在靠近距口处具2肉质的胼胝体；蕊柱短，长约2.5mm，前面两侧各具一宽而片状的附属物；花药卵形，长4mm；蕊喙直立，叉状2裂；柱头2，离生，位于蕊喙基部两侧。花期8~12月。

■ **生态**　生于海拔100~1600m的潮湿山谷的常绿阔叶林中。

■ **分布**　中国主要分布于福建、广东、广西、海南、湖南、江西、四川、西藏、云南、浙江等省区。

东盟地区主要分布于老挝、泰国和越南等国家。

孟加拉国、不丹、印度、日本、尼泊尔亦有分布。

■ **化学成分**　本品含黄酮类成分，如8-羟基苄基槲皮素、槲皮素-3-*O*-糖苷酶、槲皮素-3'-*O*-葡萄糖苷、槲皮素-5,4'-二羟基-6,7,3'-三氧自由基黄酮类化合物、槲皮素-7-*O*-*β*-D糖苷酶、槲皮素-3-*O*-*β*-D-芸香糖苷、异鼠李亭-3,4'-*O*-*β*-D-二葡萄糖苷、异鼠李亭-3,7-*O*-*β*-D-二葡萄糖苷、异鼠李亭-7-*O*-*β*-D-二葡萄糖苷、3',4',7-三甲氧基-3,5-二羟基黄酮、异鼠李亭-3-*O*-*β*-D-芸香糖苷、芸香苷、山奈酚。

甾体成分有24-异丙烯酸类胆固醇、开唇兰甾醇、*β*-谷甾醇、豆甾醇、羊毛甾醇。

糖类成分有多糖、低聚糖、还原糖。

还含氧杂蒽酮、琥珀酸、香豆酸、对羟基苯甲醛、丙酮酸、胡萝卜苷、棕榈酸、齐墩果酸、3-甲氧基对羟基苯甲醛。

矿物质有锰、铁、锌、铅、铜、铬、镍、钴、镉、钙、镁、钼、硒、磷、钠、钾等。

■ **药理作用**　具有抗肿瘤、抗乙肝病毒、抗氧化、抗炎、镇痛、保肝、降血脂、降血压、免疫调节等作用。毒理学研究表明其无毒副作用。

■ **应用**

中国　治疗肺热咯血、肺痨、尿血、小儿惊厥、破伤风、肾炎水肿、风湿痹痛、跌仆损伤。

老挝　　　治疗咳嗽、哮喘、风湿痹痛、关节炎、骨痛、高热抽搐、口眼歪斜。

马来西亚　治疗肺热咳嗽、肺痨咯血、风湿痹痛、胃炎、膀胱炎、肾炎、毒蛇咬伤、
　　　　　跌仆损伤。

■ **使用注意**　无。

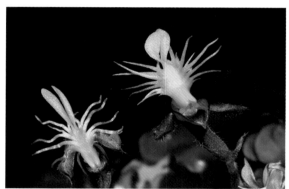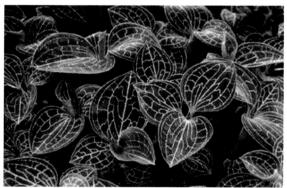

金线兰原植物

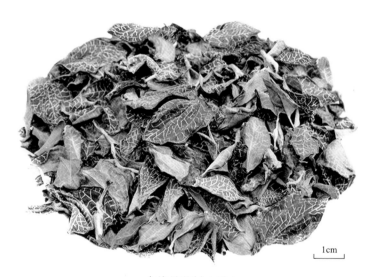

金线兰药材（叶）

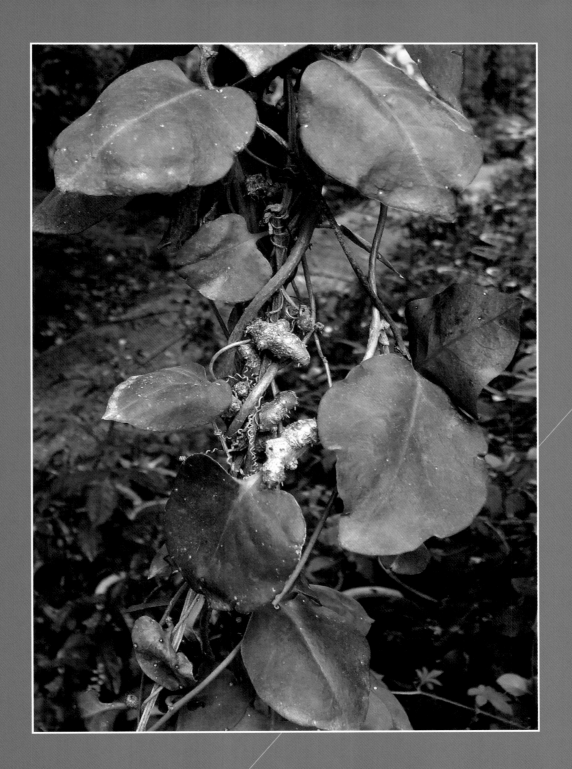

41 落葵薯

Anredera cordifolia (Ten.) Steenis

■ 学名	*Anredera cordifolia* (Ten.) Steenis
■ 科	落葵科
■ 异名	*Boussingaultia gracilis* Miers, *Boussingaultia gracilis* Miers var. *pseudobaselloides* (Hauman) Bailey.

■ **本地名称**

中国　落葵薯Luò kuí shǔ，马德拉藤Mǎ dé lā téng，藤三七Téng sān qī，藤七Téng qī，天葵Tiān kuí，藤葵Téng kuí。

泰国　ผักปั๋ง Puk pung.

越南　Chu nha khô, Đằng tam thất {Chu nha kh[oo], [dd][awf]ng tam th[aas]t}.

■ **通用名称**　Heartleaf madeiravine.

■ **药用部位**　块茎、茎、叶。

■ **植物描述**　多年生草质藤本，长可达数米。根茎粗壮。叶互生，具短柄；叶片心形、卵形或近圆形，长2~8cm，宽2~8cm，先端急尖，基部圆形或心形，稍肉质，腋生小块茎（珠芽）。总状花序具多花，花序轴纤细，下垂，长10~30cm；苞片狭，不超过花梗长度，宿存；总花梗长2~3mm，花托顶端杯状，花常由此脱落；下面1对小苞片宿存，宽三角形，急尖，透明，上面1对小苞片淡绿色，比花被短，宽椭圆形至近圆形；花直径约5mm；花被片白色，渐变黑，开花时张开，卵形、长圆形至椭圆形，顶端钝圆，长约3mm，宽约2mm；雄蕊白色，花丝顶端在芽中反折，开花时伸出花外；花柱白色，

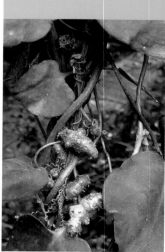

分裂成3个柱头臂,每臂具一棍棒状或宽椭圆形柱头。果实浆果状。花期
7~11月。

■ **生态**   喜光照充足的环境,为喜阳植物。常攀缘于其他灌木上以获得支撑。

■ **分布**   中国主要分布于江苏、浙江、福建、广东、四川、云南和北京等地区。

         东盟地区主要分布于老挝。

         南美洲热带地区亦有分布。

■ **化学成分**   叶含有脂肪、蛋白质、维生素A、维生素B_1、维生素B_2、72-羟基-5-甲氧
基-8-甲基-6-甲酰-3,4-二醇黄烷(藤三七醇A)、4,7-二羟基-5-甲氧基-8-甲
基-6-甲酰黄烷、7-*O*-methylunonal、5,7-二羟基-6,8-二甲基-2-苯基-4氢-1-苯
并吡喃-4-酮、去甲氧酮与去甲氧基松油醇,以及D-半乳糖醛酸、D-葡萄
糖、D-半乳糖及L-(+)-阿拉伯糖、矿物质。

         全株含有皂苷化合物,块茎及叶中含量最高,主要含有三萜皂苷及甾体
皂苷。

■ **药理作用**   具有清除氧自由基、抗脂质过氧化、降血脂、改善肾衰竭作用。无明显毒
性作用。

■ **应用**

    中国   可滋补、强腰健骨、消肿散瘀。

    马来西亚   鲜叶可烹食。取落葵薯20g,与续断根、杜仲各15g,煎煮口服,可治疗腰
膝酸软。取落葵薯20g,与党参、千斤拔根各15g,少量红枣,煎煮口服,
有利于疾病康复。

    泰国   全株可烹食。

■ **使用注意**   无。

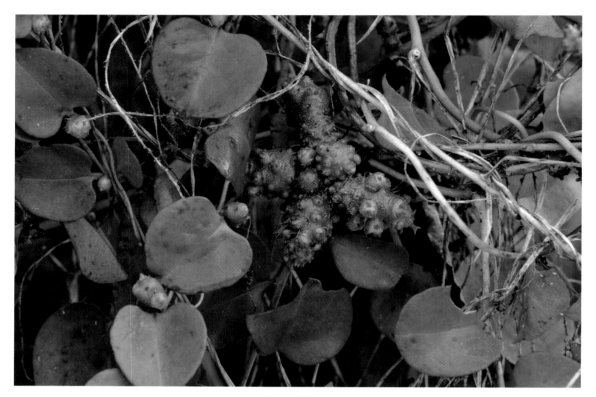

落葵薯原植物

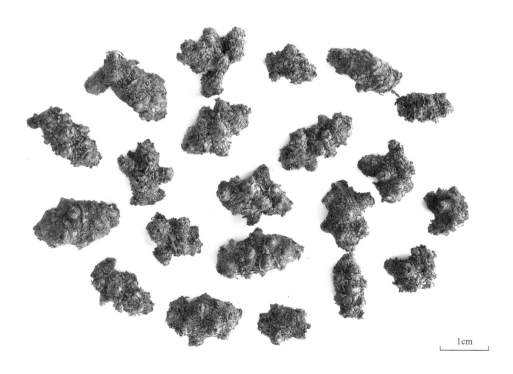

1cm

落葵薯药材（块茎）

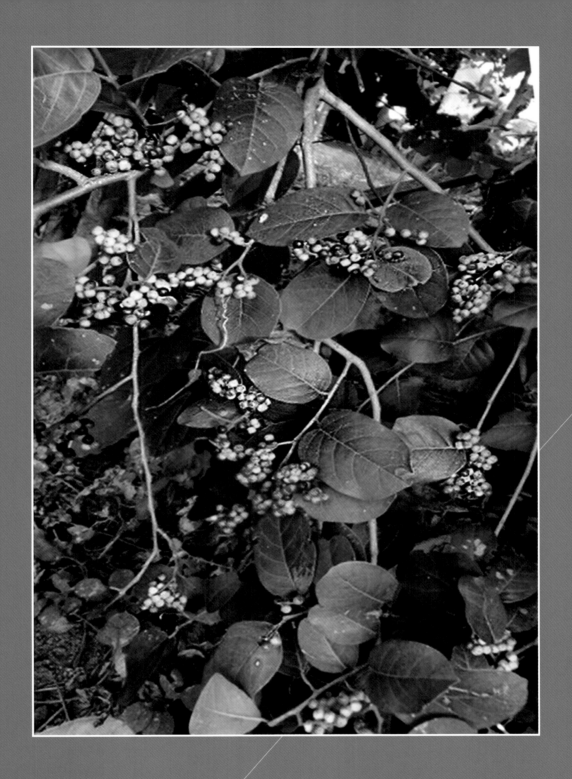

42 茸毛五月茶

Antidesma velutinosum Blume

■ 学名	*Antidesma velutinosum* Blume
■ 科	萝藦科
■ 异名	*Antidesma attenuatum* Tul., *Antidesma molle* Müll. Arg.

■ **本地名称**

中国　　茸毛五月茶Róng máo wǔ yuè chá。

老挝　　ໝາກເໝົ້າໃຫຍ່ Mak mao nhai.

马来西亚　Setapoh bukit.

泰国　　มะเม่าควาย Mak mao qui, มะเม่าขน Mak mao kon.

越南　　Chòi mòi lông {Ch[of]i m[of]i l[oo]ng}.

■ **药用部位**　果实。

■ **植物描述**　灌木或乔木，高达15m，直径达35cm。嫩枝褐色，密被伸展的淡黄色至赭色粗毛。托叶常宿存，披针形至条形，长（3~）6~10（~15）mm，宽（0.5~）1~3（~4）mm，密被紧贴粗毛；叶柄长2~6（~10）mm，宽（1~）2mm，密被伸展粗毛；叶片纸质，长圆形至狭椭圆形，长（8~）12~18（~27）cm，宽（2.5~）4~6（~10）cm，顶部渐尖，基部急尖至圆形（或微心形），上面除主脉外均光滑无毛，下面密被伸展粗毛；上面主脉凹陷，三级脉及顶，密集，橄榄绿色。雄花序单生叶腋或具分枝，长5~10（~15）cm，由多到5个总状花序组成，花序轴被伸展粗毛；苞片线状，少披针形，被粗毛；雄花长2.5mm，宽2~3mm，花梗长1mm左右；花萼长0.5~1mm，萼片5~7，离生或近离生，有时部分合生，狭三角形，有时不等大，顶端急

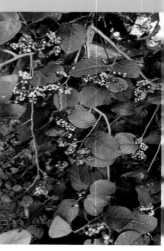

尖，两面均被粗毛；花盘垫状，包围花丝基部和退化雌蕊，无毛；雄蕊4~8，伸出花萼。雌花序单生叶腋，少基部一次或二次分枝，长3~13cm，花序轴被伸展粗毛；苞片线状，被粗毛；雌花长1.5~2.5mm，宽1~2mm，花梗长0.2~1.5mm；花萼长（0.8~）1~1.5mm，萼片5~8，离生，狭三角形至条形，顶端急尖，两面被粗毛；花盘显著短于萼片，无毛（或边缘稍被毛）；子房球形，被疏密不一的伸展粗毛，花柱近顶生，肥厚，柱头3~5。果序长6~15cm，梗长2~5（~6）mm；果实透镜状至斜椭圆形，或稍呈豆状，侧面扁平，基部明显不对称，侧生花柱宿存，被粗毛至无毛。

■ **生态**　生于原生及次生常绿植被区（半常绿类型较少见）、潮湿的龙脑香科混交林、走廊林中，或海拔20~1200m的火山壤土、石灰岩、花岗岩和页岩上。生境多潮湿阴凉，常靠近溪流或瀑布。

■ **分布**　东盟地区主要分布于泰国、马来西亚、菲律宾、缅甸等国家。斯里兰卡和澳大利亚亦有分布。

■ **化学成分**　果实含有维生素C、酚醛树脂、类胡萝卜素及植物甾醇。种子含有多酚、没食子酸、原花青素。

■ **药理作用**　具有抗抑郁、抗老年痴呆、抗HIV病毒、抗氧化、降血压、抗细胞凋亡和抗炎作用。无明显毒性作用。

■ **应用**
老挝　治疗肾炎、发热。
泰国　新鲜果实含花青素等生物活性成分，可抗氧化、治疗血管变性、抗血小板聚集。果实、根、叶和花混合提取液可延寿。

■ **使用注意**　果实大剂量服用可致泄泻，孕期服用可致滑胎。

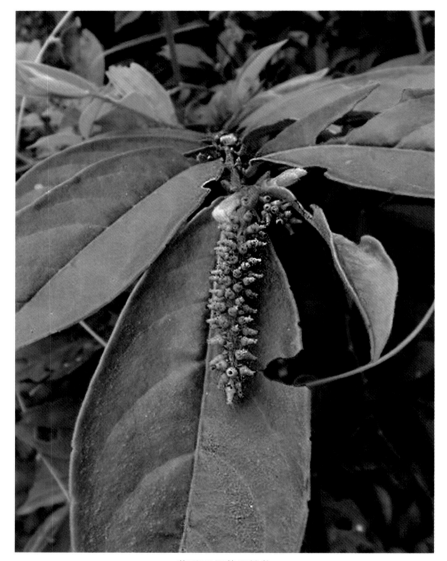

茸毛五月茶原植物

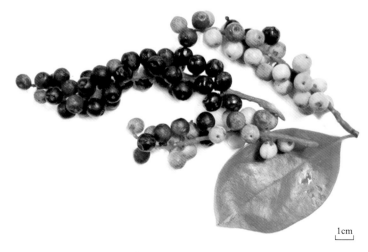

1cm

茸毛五月茶药材（果实）

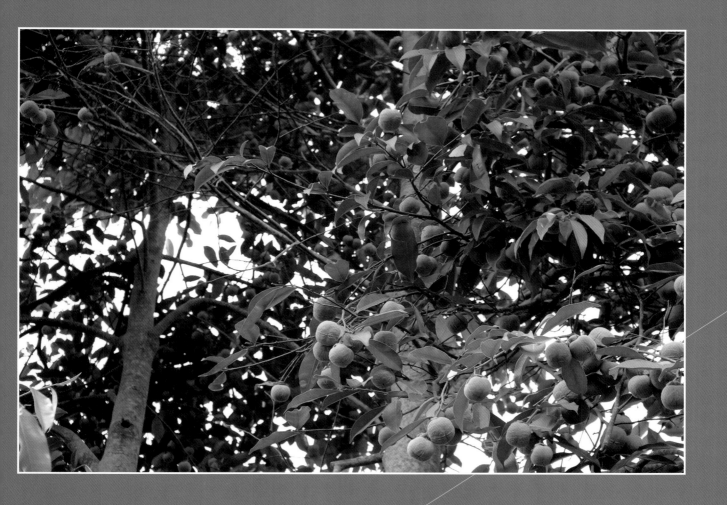

43 黑沉香

Aquilaria crassna Pierre ex Lecomte

■ 学名	*Aquilaria crassna* Pierre ex Lecomte
■ 科	瑞香科
■ 异名	*Aquilaria crasna* Pierre

■ **本地名称**

柬埔寨　ដើមចន្ទគ្រីះស្លា Daem chan.

中国　黑沉香Hēi chén xiāng，鹰木香Yīng mù xiāng。

老挝　ເກດສະໜາ Ket sa na, ໄມ້ດຳ May dam, ປໍເຫືອງ Po hueng.

泰国　กฤษณา Krit sa na.

越南　Trầm hương, Kỳ nam, Trầm gió{Tr[aaf]m h[uw][ow]ng, K[yf] nam, Tr[aaf]m gi[os]}.

■ **通用名称**　Eagle wood, Argar wood, Aloe wood, Chankrosna.

■ **药用部位**　树干、叶。

■ **植物描述**　常绿乔木，高达20m。叶互生，具柄，椭圆形或长圆形，长5~9cm，宽2.5~4.5cm，先端渐尖，基部楔形。花小，浅绿色。蒴果倒卵状楔形，微扁，长约2.5cm。

■ **生态**　生于原生林和次生林中。

■ **分布**　东盟地区主要分布于马来西亚、老挝、泰国、越南等国家。
印度亦有分布。

■ **化学成分**　木材含倍半萜、色酮、挥发性芳香化合物、琼脂呋喃类、琼脂吡喃类、鸟嘌呤类、桉叶烷类、艾里莫芬烷类、2-(2-苯乙基)-4*H*-色酮-4-酮衍生物、贝莫昔酚、异莫昔酚、去氢竹氨酚、γ-蛇床烯、芹子-4,11-二烯-14-醛、苄基丙酮、α-古祖尼烯等。

■ **药理作用**　具有抗感染、抗菌作用（特别是对链球菌、

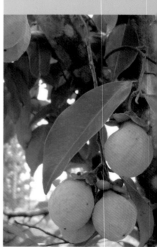

金黄色葡萄球菌、白色念珠菌），还有抗炎、抗粥样硬化、抗肝毒素、解热镇痛作用。其挥发油类成分还有调节中枢神经系统、抗肿瘤、抗氧化作用。

■ **应用**

柬埔寨　　与其他药物合用治疗疟疾。

中国　　　干燥充脂材可调气、缓解脘腹胀痛。

老挝　　　可祛风、止痛、镇静，治疗胃痛、疝痛、神经性呕吐、支气管哮喘、肺气肿、呕吐、呃逆。

泰国　　　木材可补血、祛风、清热，治疗关节痛；心材可补血；种子油治疗皮肤病、皮癣、麻风和癌症。

越南　　　治疗疟疾。

■ **使用注意**　无。

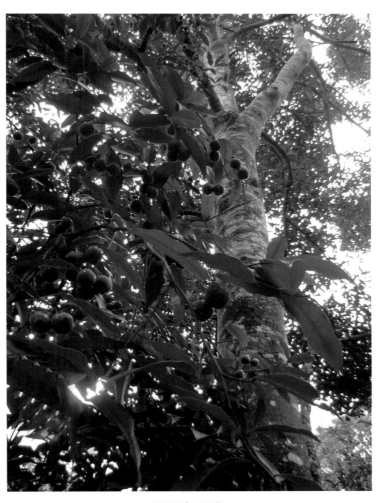

黑沉香原植物

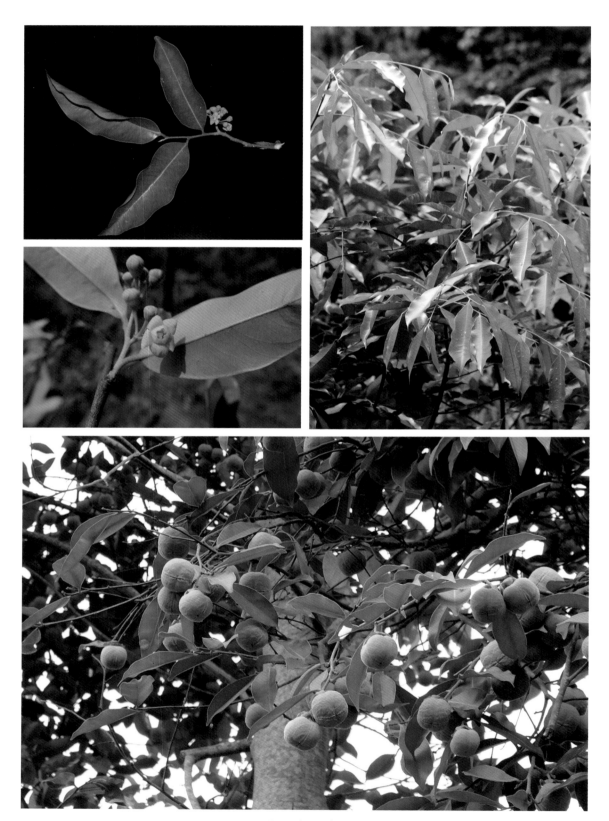

黑沉香原植物

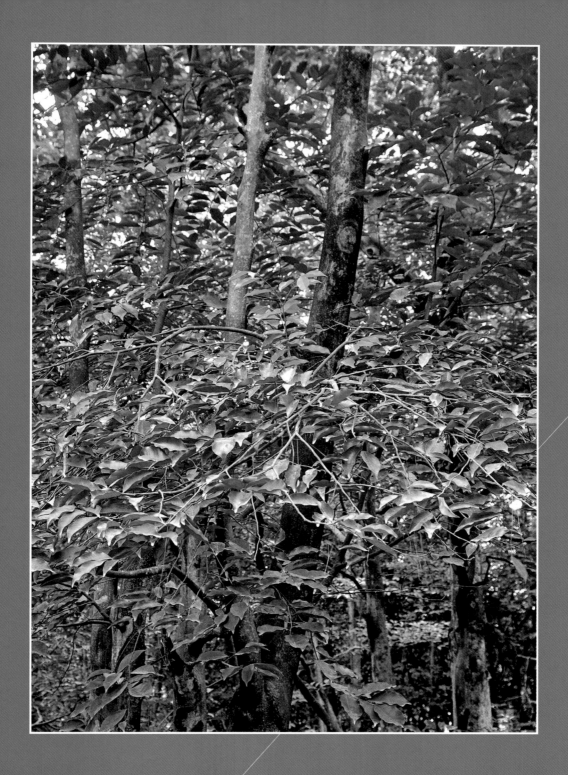

44 沉香

Aquilaria malaccensis Lam.

■ 学名	*Aquilaria malaccensis* Lam.
■ 科	瑞香科
■ 异名	*Aquilaria agallocha* (Lour.) Roxb., *Aquilaria sinensis* (Lour.) Gilg

■ **本地名称**

中国　　沉香Chén xiāng，土沉香Tǔ chén xiāng，白木香Bái mù xiāng，芫香Yuán xiāng。

老挝　　ເກດສະຫນາ Ket sa na, ໄມ້ດຳ May dam, ປະເຫືອງ Po hueng.

马来西亚　Gaharu, Tengkaras, Karas.

缅甸　　သစ်မွှေး Thit-hmwe.

泰国　　กฤษณา Krit sa na.

越南　　Gió bầu, Dó bầu, Dó trầm hương {Gi[os] b[aaf]u, D[os] b[aaf]u, D[os] tr[aaf]m h[uw][ow]ng}.

■ **通用名称**　Chinese eaglewood.

■ **药用部位**　心材、叶、树脂。

■ **植物描述**　沉香［*Aquilaria agallocha* (Lour.) Roxb.］或白木香［*Aquilaria sinensis* (Lour.) Gilg］受伤后自愈过程中所分泌的油脂因真菌感染而凝结。凝固分泌物呈不规则块状、片状或盔状，一些为碎屑状。表面不平坦，具刀削痕，有时具孔，可见暗棕色树脂与黄白色木材纹理相间排列。质较坚实。断面刺状。气微香，味苦。

沉香：常绿乔木，高达30m。幼枝被绢毛。叶互生，稍革质，具短柄，长约3mm；叶片卵状披针形、披针形或倒披针形，长5.5~9cm，先端渐尖，全缘，下面叶脉有时被绢毛。

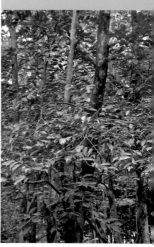

伞形花序无梗或具短梗，被绢毛；花白色，与总花梗等长或较短；花被钟状，5裂，裂片卵圆形，长0.7~1cm，喉部被白色绒毛，具10鳞片，外面被绢毛，内面被绒毛；冠筒与裂片近等长；雄蕊10，5枚较长；子房上位，2室，长卵形，被绒毛；花柱极短，柱头扁球形。蒴果倒卵形，木质，扁平，长4.6~5.2cm，被灰白色绒毛，基部宿存花被稍木质；常具一种子，卵形，基部具角状附属物，长约为种子的2倍。花期3~4月，果期5~6月。

白木香：常绿乔木，嫩枝疏被茸毛。叶互生，革质，有光泽，卵形、倒卵形或椭圆形，顶端渐尖。伞形花序顶生或腋生；花黄绿色，芬芳；花萼浅钟状，5裂，两面被短茸毛；花瓣10，鳞片状，被茸毛；雄蕊10；子房顶生，2室。蒴果木质，倒卵形，长2.5~3cm；种子基部具约2cm的长尾状附属物。花期3~4月，果期5~6月。

- ■ **生态**　生于低海拔的山地、丘陵及路边阳处疏林中，少量为栽培。生长最适温度为19~34℃。需充足的光照，但不能长时间直接日晒，常生于高大阔叶树的间隔中，以此作为对太阳直射的自然保护。需充足的水分和湿度。以微酸性（pH值6.0~7.0）的土壤为佳。

- ■ **分布**　中国主要分布于广东、广西、云南、海南、台湾和香港等地区。

  东盟地区主要分布于越南、泰国、老挝、马来西亚、新加坡、柬埔寨等国家。印度亦有分布。

- ■ **化学成分**　全株含有倍半萜化合物、2-(2-苯乙基)色酮、三萜、芳香成分、脂肪酸、白木香醇、脱氢白木素醇、苄基丙酮、甲氧苄基丙酮、茴香酸、琼脂呋喃、白木心醇、白霉素酸、原呋喃醛、沉香呋喃醇、乙酰苍术醇、香柏酮、缬草烯酸、绒白乳菇醛、愈创醇、古芸烯、蛇床烯、白千层醇、环氧异戊二烯、缬草烯、6-羟基-2-(2-苯乙基)色酮、6-甲氧基-2-(2-苯乙基)色酮、6,7-二甲氧基-2-(2-苯乙基)色酮、6-羟基-2-[2-(4-甲氧苯基)乙基]色酮、6-甲氧基-[2-(3-甲氧苯基)乙基]色酮；用硅胶层析后，得到5,8-二羟基-2-[2-(p-甲氧苯基)乙基]色酮、6,7-二甲氧基-2-[2-(p-甲氧苯基)乙基]色酮、5,8-二羟基-2-(2-苯乙基)色酮、6-甲氧基-2-[2-(4-甲氧苯基)乙基]色酮、6,7-二甲氧基-2-[2-4-甲氧苯基乙基]色酮、2-(2-苯乙基)色酮、5-羟基-6-甲氧基-2-(2-苯乙基)色酮、6-羟基-2-(2-羟基-2-苯乙基)色酮、8-氯-2-(2-苯乙基)5,6,7-三羟基-5,6,7,8-四氢色酮、6,7-二羟基-2-(2-苯乙基)5,6,7,8-四氢叶酸酮、3-氧-22-羟基藿烷、2,4-二叔丁基苯酚、4-甲酚-2,6-二叔丁基苯酚、苯丙酸、1-苄氧基-8-萘酰、二氢可汗酮、枯苏醇、沉香雅蓝醇、白木香呋喃酸、呋喃白霉素、呋喃白木素、棕榈酸、十八烯-9-酸、十八碳二烯-(10-2)-酸。

■ **药理作用**　具有镇痛、镇喘、降血压、抗菌作用，可延长环己巴比妥诱导的小鼠睡眠时间，可抑制豚鼠回肠自发性收缩，也可对抗组胺和乙酰胆碱引起的回肠痉挛。无明显毒性作用。

■ **应用**

中国　　　治疗胃痛、呕吐、哮喘、胸闷胀满、呃逆、呼吸困难。

老挝　　　可补血、润肺养肝、强心，治疗头目眩晕。叶浸渍剂作苦茶饮用可强心，治疗恶病质。

马来西亚　治疗胸闷胀满、腹胀、呼吸困难、气短、干呕、焦虑、咳嗽、腹胁胀痛、癃闭、气逆呕吐、胃寒呃逆、大肠气滞不畅、转胞、尿潴留。

泰国　　　心材治疗风证。

■ **使用注意**　阴盛阳衰、气虚下陷者慎用。

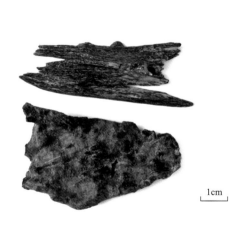

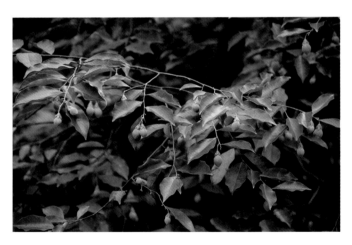

沉香药材　　　　　　　　　　　　　　　沉香原植物

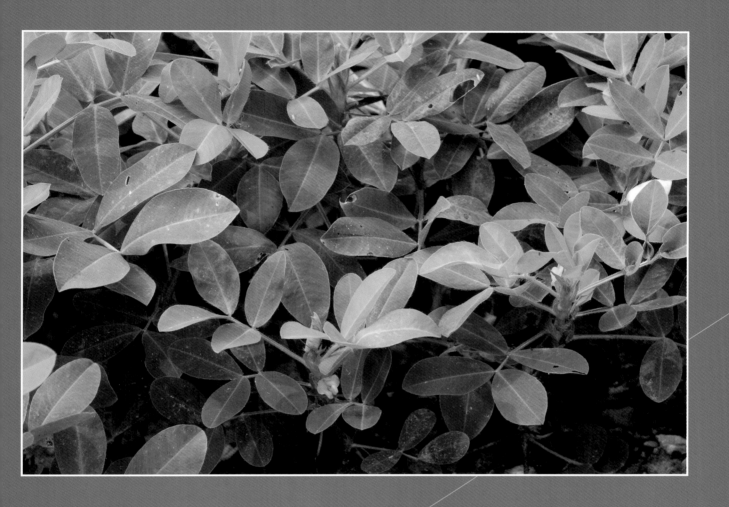

45 落花生

Arachis hypogaea L.

■ 学名	*Arachis hypogaea* L.
■ 科	豆科
■ 异名	*Arachis nambyquarae* Hoehne, *Lathyrus esquirolii* H. Lév.

■ **本地名称**

柬埔寨	សណ្ដែកដី Sandaek dey.
中国	落花生Luò huā shēng，花生Huā shēng，长生果Cháng shēng guǒ，地果Dì guǒ。
老挝	ຖົ່ວດິນ Thua din.
马来西亚	Kacang china, Kacang jawa, Kacang goreng.
缅甸	မြေပဲ Mye pae.
菲律宾	Mani.
泰国	ถั่วดิน Tua din.
越南	Lạc, đậu phụng, đậu phộng {L[aj]c, [dd][aaj]u ph[uj]ng, [dd][aaj]u ph[ooj]ng}.

■ **通用名称**   Groundnut, Peanut.

■ **药用部位**   全草或根、叶、种子。

■ **植物描述**   一年生草本。根部有丰富的根瘤；茎直立或匍匐，长30~80cm，茎和分枝均有棱，被黄色长柔毛，后变无毛。叶通常具小叶4对；托叶长2~4cm，具纵脉纹，被毛；叶柄基部抱茎，长3.7~10cm，被毛；小叶纸质，卵状长圆形至倒卵形，长1.1~5.9cm，宽0.5~3.4cm，先端钝圆形，有时微凹，具小刺尖头，基部近圆形，全缘，两面被毛，边缘具睫毛；侧脉每边约10；叶脉边缘互相联结成网状；小叶柄长2~5mm，被黄棕色长毛；花长8~10mm；苞片2，披针形；小苞

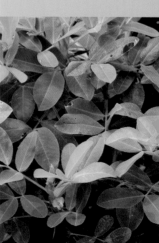

片披针形，长约5mm，具纵脉纹，被柔毛；萼管细，长4~6cm；花冠黄色或金黄色，旗瓣直径1.7cm，开展，先端凹入；翼瓣与龙骨瓣分离，翼瓣长圆形或斜卵形，细长；龙骨瓣长卵圆形，内弯，先端渐狭呈喙状，较翼瓣短；花柱延伸于萼管咽部之外，柱头顶生，小，疏被柔毛。荚果长2~5cm，宽1~1.3cm，膨胀，荚厚，种子1~6，种子直径0.5~1cm。花期5~8月，果期7~9月。

■ **生态**　生于气候温暖、生长季节较长、雨量适中的砂质土地区。耐旱性强，可忍受较高程度的内部失水，但通常会导致产量下降。喜排水良好的土壤，土壤pH值5.5~6.5最利于其生长。

■ **分布**　中国主要分布于山东等省区。

东盟地区主要分布于缅甸、泰国、越南等国家。

印度亦有分布。

■ **化学成分**　种子含脂肪油、含氮物质、淀粉、纤维素、维生素等。含氮物质除蛋白质外，还有氨基酸，如γ-亚甲基谷氨酸、γ-氨基-α-亚甲基-丁酸、卵磷脂、嘌呤；含氮生物碱有花生碱、甜菜碱、胆碱。维生素中有维生素B_1、维生素B_5、维生素H、α-生育酚及γ-生育酚等。种子中还含三萜皂苷、花生苷。种皮含脂质，还含甾醇、焦性儿茶酚型鞣质和少量赭朴吩及花白素。

枝叶含苜蓿酚、3-羟基-9-甲氧基-6H-苯并呋喃[3,2-C]苯并吡喃-6-酮、3-异丙基-吡咯并哌嗪-2,5-二酮、3-异丁基-吡咯并哌嗪-2,5-二酮、尿嘧啶、胸腺嘧啶、胸腺嘧啶脱氧核苷、苯丙氨酸、2-呋喃甲酸、阿魏酸、香草酸、邻羟基苯甲酸、丁二酸、丁二酸单甲酯、肉豆蔻酸、十五碳酸、汉黄芩素、美迪紫檀素、邻苯二甲酸二丁酯、异香草酸、芒柄花素、β-谷甾醇等。

■ **药理作用**　种子具有止血作用。花生壳具有抗氧化、抗菌、抗衰老、抑制血小板聚集等作用。茎、叶具有镇静催眠、降血压、止血、抗菌、抗氧化、抗肿瘤、扩张脑动脉血管、增强免疫、调节血糖、改善记忆等作用。

■ **应用**

柬埔寨　种子可治疗咳嗽、调经。

中国　治燥咳、反胃、脚气、乳妇奶少。亦可治疗各类出血症、慢性气管炎、冻伤。可烹食，是食用油、化妆品的重要原料之一。

老挝　可滋补。

缅甸	果实可作坚果食用，生果可作催乳剂。从果实中压榨而得的油可用于烹饪。
菲律宾	叶煎剂可用于清洗伤口。
泰国	叶治疗慢性皮肤病；根和心材治疗鼻炎；全草可清热解毒。

■ **使用注意**　　种子在保存不当时易产生黄曲霉毒素，能致肝癌；过敏体质慎用。

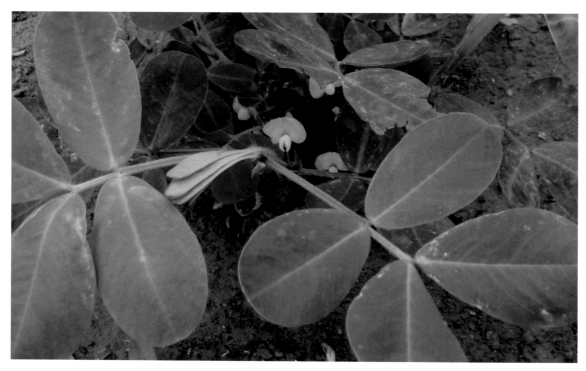

落花生原植物

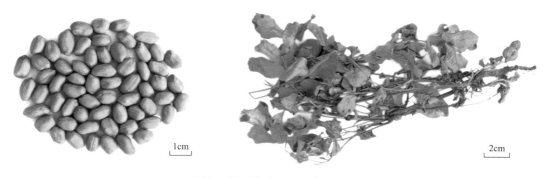

1cm　　　　　　　　2cm

落花生药材（种子、全草）

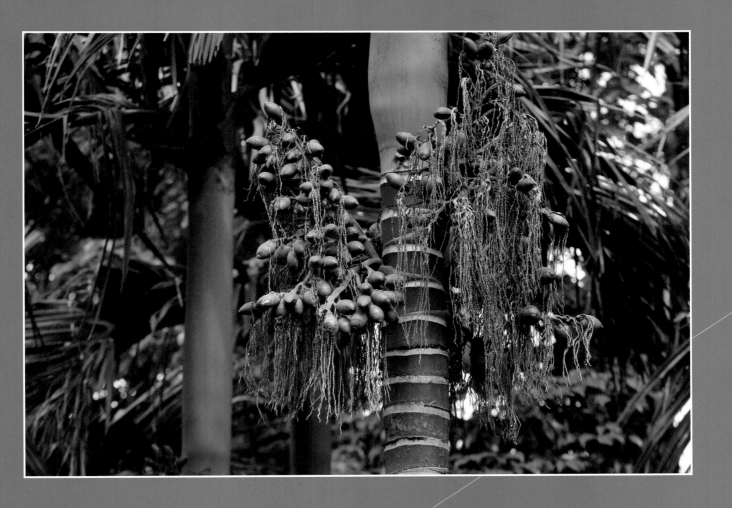

46 槟榔

Areca catechu L.

■ 学名	*Areca catechu* L.
■ 科	棕榈科
■ 异名	*Areca catecu* Burman, *Areca faufel* Gaertner, *Areca hortensis* Loureiro, *Areca himalayana* H. Wendland, *Areca nigra* H. Wedland.

■ **本地名称**

中国　　槟榔Bīng láng，槟榔子Bīng láng zǐ，大腹子
　　　　Dà fù zǐ，宾门Bīn mén，橄榄子Gǎn lǎn zǐ，
　　　　青仔Qīng zǎi。

老挝　　ຜักต้ำบิນ Phak tam nine.

马来西亚　Adakka-maram, Kavugu, Pinang.

缅甸　　ကမြူးသီးပင့ Kun the pin.

菲律宾　Bunga, Bua, Luyos.

泰国　　หมากสง Mak song.

越南　　Dây mảnh bát, Rau mảnh bát, Hoa bát, Dây
　　　　bình bát, Dưa dai {D[aa]y m[ar]nh b[as]t, Rau
　　　　m[ar]nh b[as]t, Hoa b[as]t, D[aa]y b[if]nh b[as]t,
　　　　D[uw]a dai}.

■ **通用名称**　Betel nut palm, Areca palm.

■ **药用部位**　根、叶、果皮、种子。

■ **植物描述**　乔木，高15~20m。茎无分枝，直径10~
　　　　20cm，有明显的灰色环状叶痕。叶鞘绿色，
　　　　闭合，微膨胀的顶轴高1m；叶簇生于茎顶，
　　　　长1.3~2.7m（包括叶柄），上部的羽片合
　　　　生，先端有不规则齿裂；叶柄不超过5cm；
　　　　叶轴向内弯，长2m；叶轴每边有20~30片羽
　　　　片，有序紧密地排列，坚硬的直立；中间羽
　　　　片长30~60cm，宽3~7cm。花序生于叶腋，

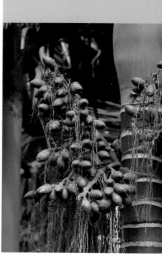

3分枝，直立；小花轴多数，弯曲，黄绿色，长25cm；雄花在小花轴上单生，交替互生；雄蕊6；雌花仅生在小花轴的基部，比雄花大。果实黄色、橙色或红色，卵圆形，长8cm，宽6cm。种子卵形，基部平截，胚乳嚼烂状，胚基生。花果期3~4月。

■ **生态**　多为栽培，其自然生长所需条件难以确定。宜生于降雨量高或低海拔地区。喜阴，与其他果树混种时生长良好。土壤宜深厚、能满足其发达根系对高有机碳的要求且呈酸性至中性。

■ **分布**　中国主要分布于云南、海南、台湾等省区。

东盟地区主要分布于马来西亚、菲律宾。

斐济、印度、日本、肯尼亚、马达加斯加、巴基斯坦、巴布亚新几内亚、萨摩亚、所罗门群岛、斯里兰卡、坦桑尼亚和美国亦有分布。

■ **化学成分**　种子中生物碱类有槟榔碱、槟榔次碱、甲基槟榔副碱、去甲槟榔次碱、槟榔副碱，还有乙基-N-甲基-1,2,5,6-四氢-吡啶-3-羧酸盐、烟酸甲酯、烟酸乙酯、甲基-N-甲基哌啶-3-羧酸盐、乙基-N-甲基哌啶-3-羧酸盐、烟碱、异四氢烟酸及高槟榔碱。黄酮类成分有异鼠李素、金圣草黄素、木犀草素、槲皮素、4′,5′-二羟基-3′,5′,7′-三甲氧基黄酮、5,7,4′-三羟基-3′,5′-二甲氧基黄烷酮、甘草黄素及巴西红厚壳素。三萜类和甾体类成分有环蒿烯醇、过氧麦角甾醇、豆甾-4-烯-3-酮及β-谷甾醇。脂肪酸类成分有月桂酸、肉豆蔻酸、棕榈酸、硬脂酸和油酸。其他成分有：儿茶素、表儿茶素、原花青素A_1、原花青素B_1、原花青素B_2、槟榔鞣质A_1、槟榔鞣质A_2、槟榔鞣质A_3、槟榔鞣质B_1、槟榔鞣质B_2、槟榔鞣质C_1、白藜芦醇、阿魏酸、对羟基苯甲酸、香草酸、脱-O-甲基二碘二甲双胍、环氧松柏醇、4-[3′-(羟甲基)氧化乙烯-2′-酰基]-2,6-二甲氧基苯酚、原儿茶酸和异香草酸。

果皮中三萜类和甾体类成分有小山桔萜醇、树胶醇甲醚、羊齿烯醇、芦丁、大黄酚和大黄素甲醚。

叶中三萜类和类固醇类成分有熊果酸和3β-乙酰熊果酸。

■ **药理作用**　具有抗寄生虫作用，广泛影响消化系统和神经系统，有抗菌、抗真菌、抗炎和镇痛作用。对心血管系统有影响，有调节血糖和血脂、抗过敏作用。可提高动物爬背频率，增加插入时长和频率，提升精子数量，抗黑色素生成。种子和根的水提物具有抗氧化作用。长期咀嚼本品可致仓鼠体重减轻、生存率降低。相关研究报道，咀嚼槟榔块与口腔癌的发生有密切关系。槟榔果和槟榔碱对人体正常细胞有细胞毒作用，包括肝细胞、脾细胞、淋巴细胞、内皮细胞、上皮细胞。有报道称其水提物表现出一定的生殖毒性，包括降低精子数量和精子活动性，导致精子形态学异常。咀嚼槟榔果的习惯可提高高血糖和2型糖尿病的风险，且可引起心血管疾病、代谢综合征、系统性炎症。

■　**应用**

中国　　种子治疗肠道寄生虫病、伏尸、寸白虫病、脚气、水肿、胸痛、痢疾、腹胀腹痛、大小便不利、痰气喘急、恶性疟疾、瘴疠；果皮称大腹皮，治疗湿阻气滞、脘腹胀闷、大便不爽、水肿胀满、脚气浮肿、小便不利。

老挝　　鲜嫩叶可食用。鲜根浸渍剂或煎剂可清热。

缅甸　　果实治疗肠道绞痛、消化不良、腹泻、痢疾、炎症、呕吐和皮肤溃疡。

菲律宾　果实煎剂可用作流产药。坚果用作感冒药。嫩种子有通便作用，而成熟种子磨碎后可用作驱虫剂及外敷止血。

泰国　　可杀虫、消食。种子可入药；果实入散剂、煎剂或浸渍剂治疗各类胃肠疾病，包括腹胀、消化不良、痢疾、便秘。

■　**使用注意**　孕妇及哺乳期忌用，哮喘、心动过缓者慎用。

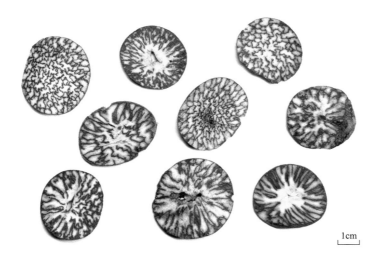

1cm

槟榔药材饮片

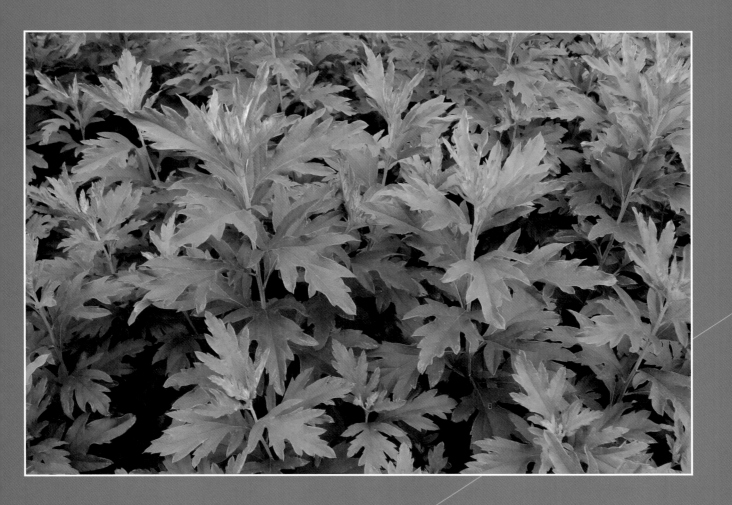

47 艾

Artemisia argyi H. Lév. & Vaniot

■ 学名	*Artemisia argyi* H. Lév. & Vaniot
■ 科	菊科
■ 异名	*Artemisia argyi* f. *argyi*, *Artemisia argyi* var. *argyi*, *Artemisia argyi* f. *gracilis* (Pamp.) Kitag, *Artemisia argyi* var. *incana* (Maxim.) Pamp.

■ **本地名称**

中国　　　艾Ài，白蒿Bái hāo，冰台Bīng tái，医草Yī cǎo。

马来西亚　Hiya, Bau cina.

缅甸　　　သစ္စုနံကိုင်း Thit-nan-gaing.

泰国　　　โกฐจุฬาลัมพา Khot jula lumpa, หญ้าขี้ทูด Ya khee tood.

越南　　　Ngài cứu bạc {Ng[ar]i c[uws]u b[aj]c}.

■ **通用名称**　Mugwort.

■ **药用部位**　全株或叶、花。

■ **植物描述**　多年生草本或略呈半灌木状，高80~150（~250）cm，主根明显，略厚，有许多侧根，短分枝，被灰色蛛网状短柔毛，全株具有强烈芳香。叶长于茎中部，叶柄长2~3mm；叶片卵形、三角状卵形或菱形，长5~8cm，宽4~7cm，背面被浓密的灰色蛛网状绒毛，正面被灰白色短柔毛和白色的斑点，一或二回羽状深裂至半裂，把叶片分割成2或3段，常锯齿状，基部渐狭，背面叶脉突出；最顶部的叶片和叶片状的苞片羽状深裂至3深裂，或全裂；苞片椭圆形、椭圆状披针形，或披针形。圆锥花序，分枝长达10cm，斜升，下部包于叶状苞片内；头状花序偏向一边，几无柄，总

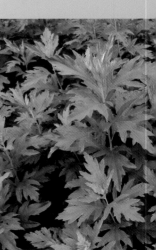

苞片椭圆形，直径为2.5~3(~3.5)mm；总苞片被蛛网状短柔毛，或几近光滑；末端雌花6~10；两性花8~12。瘦果卵圆形或椭圆形。花果期7~10月。

■ **生态**　生于荒地、路边、山地、草原和森林中；海拔较低，最高至1500m。

■ **分布**　中国主要分布于安徽、福建、甘肃、广东、广西、贵州、河北、黑龙江、河南、湖北、湖南、江苏、江西、吉林、辽宁、内蒙古、宁夏、青海、陕西、山东、山西、四川、云南和浙江。

东盟地区主要分布于泰国、马来西亚、缅甸、越南等国家。

韩国、蒙古和俄罗斯亦有分布。

■ **化学成分**　全草含有挥发油、黄酮类、三萜类、桉油、多糖类、鞣酸类及矿物质。其中，黄酮类成分有5,7,3',4'-四羟基二甲氧基黄酮、5,7,3',4'-四羟基-6-甲氧基黄酮、5,7,4',5'-四羟基-3',6-二甲氧基黄酮、芹黄素、木犀草素、槲皮素、金圣草黄素和刺槐素。

■ **药理作用**　具有杀菌、抗炎、抗过敏、抗哮喘、利胆、止血作用。还具有兴奋子宫作用。大剂量的提取物对离体蛙心和离体兔肠有抑制作用。

■ **应用**

中国　治疗发热、出血、疼痛、鼻衄、子宫出血、阴道出血过多、胎动不安、腹痛、感冒、不育症。也可用于局部止痒。醋制和酒制后，可止血。

马来西亚　治疗发热出血、胎动不安。

缅甸　叶和花可治疗支气管哮喘、崩漏、寒冷腹痛、痛经、月经不调、宫寒不孕、胎动不安、鼻衄、呕血、便血、疥疮、湿疹、荨麻疹。

泰国　全草治疗头痛。

■ **使用注意**　阴虚血热者慎用。

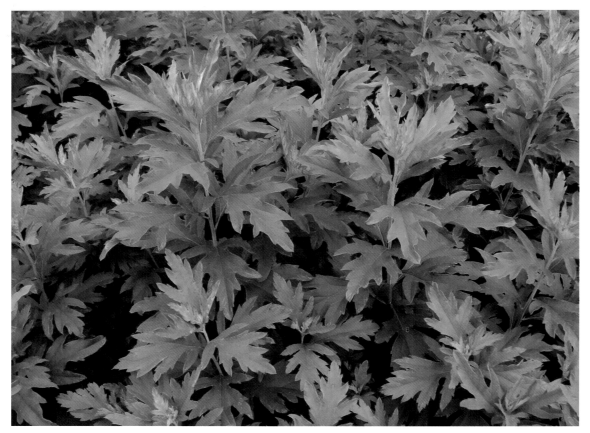

艾原植物

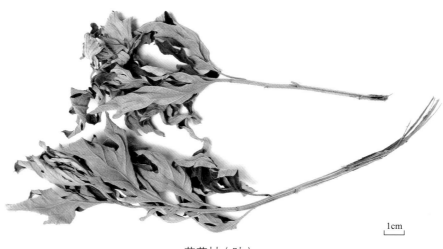

1cm

艾药材（叶）

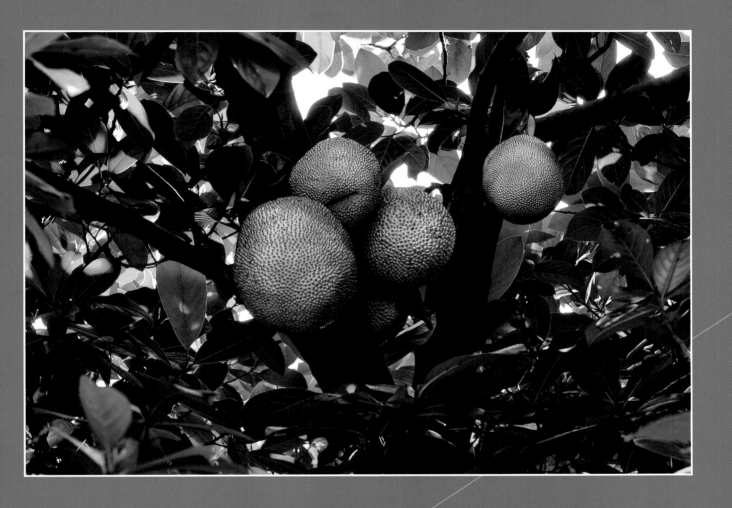

48 野波罗蜜

Artocarpus lacucha Buch.-Ham.

■ 学名	*Artocarpus lacucha* Buch.-Ham.
■ 科	桑科
■ 异名	*Artocarpus lacucha* (Roxb.) Buch-Ham. ex Don, *Artocarpus ficifolius* Dewna, *Artocarpus mollis* Wall., *Artocarpus lakoocha* Roxb.

■ **本地名称**

中国　野波罗蜜Yě bō luó mì，滇波罗蜜Diān bō luó mì。

老挝　ຕົ້ນຫາດໝີ້ Ton hat mee.

缅甸　ရှောက်လုပ် Myauk lok.

泰国　มะหาด Ma had, หาดหนุน Hardnoon.

越南　Cây chay, Chay bắc bộ {C[aa]y chay, Chay b[aws]c b[ooj]}.

■ **通用名称**　Lakoocha, Monkey jack.

■ **药用部位**　根、枝干、茎皮。

■ **植物描述**　乔木，高达15m；小枝幼时密被淡褐色粗硬毛，后变无毛。叶互生，宽椭圆形或椭圆形，有时羽状分裂，全缘或具细锯齿，先端钝尖，基部宽楔形或微钝，表面粗糙，背面全部具黄色刚毛。花雌雄同株，雄花序卵形至椭圆形，具总梗，苞片盾形，边缘具睫毛。聚花果近球形，干后红褐色，表面被硬化的平伏刚毛；种子多达30。花果期4~8月。

■ **生态**　散生于热带季雨林和常绿阔叶林中，多见于河谷和沟谷两侧阴湿处。喜潮湿环境。

■ **分布**　中国主要分布于云南等省区。

东盟地区主要分布于老挝、越南、柬埔寨、

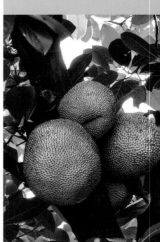

缅甸、泰国、马来西亚等国家。

尼泊尔、印度、斯里兰卡亦有分布。

- ■ **化学成分**　全株含有二苯乙烯衍生物、2,3′,4,5-四羟基芪、lakoochins（野波罗蜜抗菌芪类衍生物）A和lakoochins B，种子含有桂木黄素，叶含有槲皮素和芸香苷。

- ■ **药理作用**　具有驱虫（肠道寄生虫）、抗疱疹、抗氧化作用。

- ■ **应用**

　　柬埔寨　　根治疗炎症引起的发热。

　　中国　　　根可祛风利湿、活血通络等，治疗风湿性关节炎、慢性腰腿疼痛、头痛、胃痛、黄疸、产妇乳汁不足等。

　　老挝　　　茎皮与其他药物合用治疗糖尿病、炎症引起的发热。

　　马来西亚　树皮治疗感冒、呼吸困难、小儿哮喘；叶浸渍剂可调经、止咳，治疗梅毒。

　　缅甸　　　根治疗炎症引起的发热。

　　泰国　　　茎治疗肠胃不适，树皮可作沐浴制剂原料。

　　越南　　　根治疗炎症引起的发热。

- ■ **使用注意**　无。

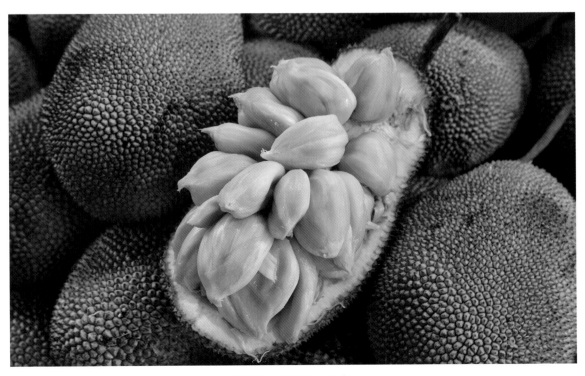

野波罗蜜原植物（果实）

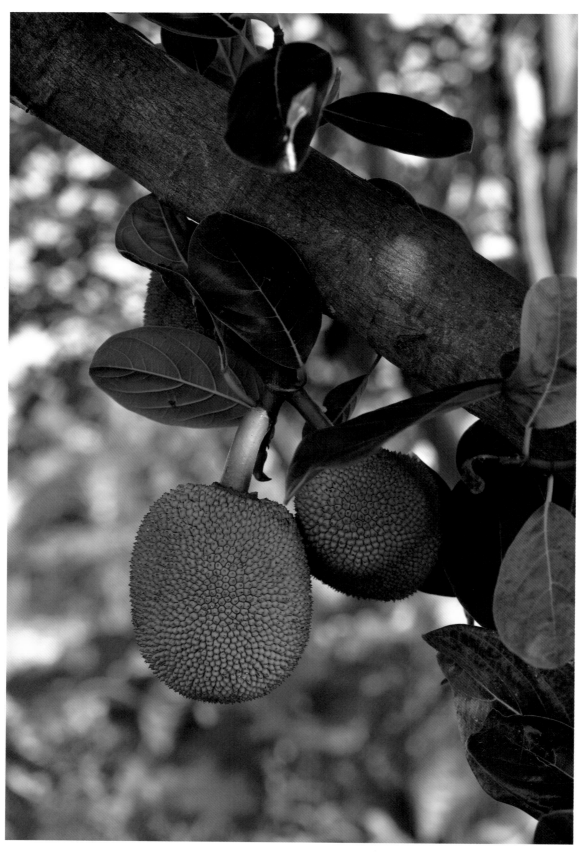

野波罗蜜原植物（果实）

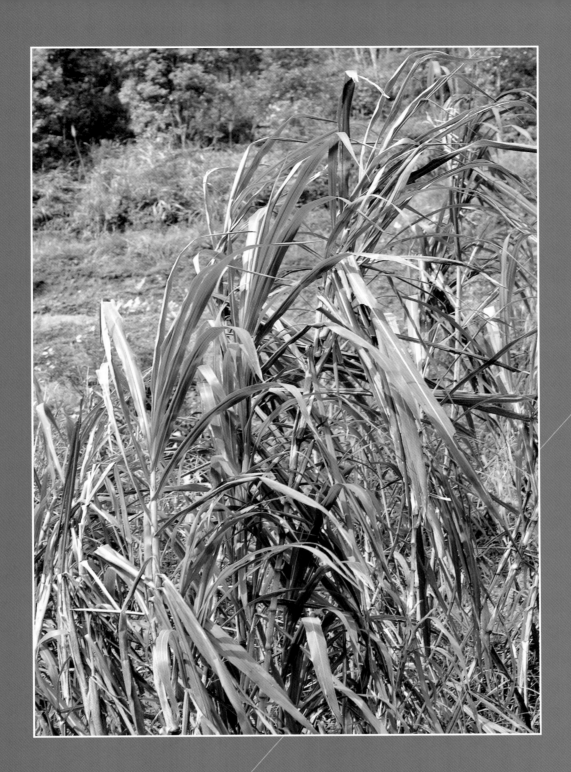

49 芦竹

Arundo donax L.

■ 学名	*Arundo donax* L.
■ 科	禾本科
■ 异名	*Arundo donax* var. *angustifolia* Döll，*Arundo donax* var. *barbigera* (Honda) Ohwi，*Arundo donax* var. *coleotricha* Hack.，*Arundo donax* var. *donax*，*Arundo donax* f. *donax*，*Arundo donax* var. *lanceolata* Döll

■ **本地名称**

中国　芦竹Lú zhú，楼梯杆Lóu tī gǎn，红笋Hóng sǔn，巴巴竹Bā bā zhú，冬密草Dōng mì cǎo，旱地芦苇Hàn dì lú wěi。

缅甸　အလိုက် Alo-kyu.

泰国　อ้อ Oo.

越南　Sậy, Sậy trúc {S[aaj]y, S[aaj]y tr[us]c}.

■ **通用名称**　Great reed.

■ **药用部位**　根茎。

■ **植物描述**　多年生草本，高2~3m。茎粗大直立，坚韧，不分枝或有多数节点上的细长分枝。叶鞘长于节间，常无毛或颈部具长柔毛；叶舌平截，先端具短纤毛；叶片扁平，上面与边缘微粗糙，基部白色，抱茎。圆锥花序，通常浅紫色；分枝斜升。分枝稠密，长8~12mm，脉纹3~5，颖片底部尖锐，上部急剧渐尖；外稃线披针形，长8~11mm，脉纹3~7，背部毛长5~6mm，外稃中脉延伸成1~2mm的短芒，侧脉短；小穗长10~15mm；含2~5小花，颖片密披针形，内稃长约为外稃之半。花果期9~12月。

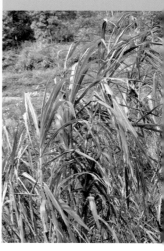

■ **生态** 生于多种生态环境中，通常与河岸和湿地相关。可在多种土壤中生长，如重黏土、疏松砂土、砾石土，喜湿润、排水良好的土壤。

■ **分布** 中国主要分布于福建、广东、贵州、海南、湖南、江苏、四川、西藏、云南、浙江等省区。

东盟地区主要分布于柬埔寨、印度尼西亚、老挝、马来西亚、缅甸、泰国、越南等国家。

不丹、印度、日本、哈萨克斯坦、尼泊尔、巴基斯坦、塔吉克斯坦、土库曼斯坦、乌兹别克斯坦亦有分布。

■ **化学成分** 全株含有正二十六烷、正二十烷、麦角三烯、麦角二烯、豆甾-3,5,22-三烯、豆甾-3,5-二烯、正十六酸、9,12-十八酸、α-香树脂醇、α-生育酚、环蒿酮、豆甾-4-烯-3-酮、α-亚苄基酯、油菜甾醇、3-β-D-吡喃葡萄糖苷、2,3-十六烷酸二羟丙基酯。

■ **药理作用** 根茎乙醇提取物有降血压及解痉作用，能拮抗组胺、5-羟色胺、乙酰胆碱引起的痉挛；根茎中提取的蟾蜍特尼定具有抗乙酰胆碱作用，在骨骼肌的抗乙酰胆碱作用较在平滑肌强，使子宫兴奋，并能释放组胺。

■ **应用**

中国　　可清热、利尿，治疗牙痛、头痛、高热。

缅甸　　可发汗、利尿、润肤、降血糖。

泰国　　根茎治疗癃闭。

■ **使用注意** 可催产，妊娠禁用。

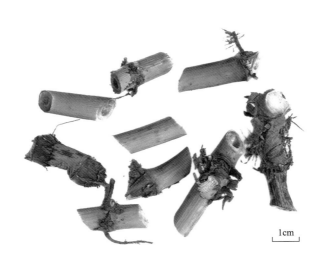

1cm

芦竹饮片

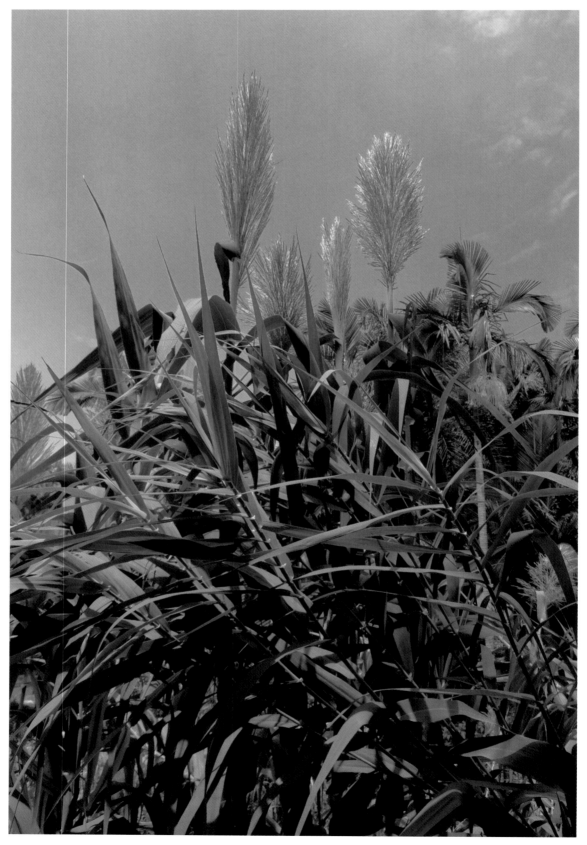

芦竹原植物

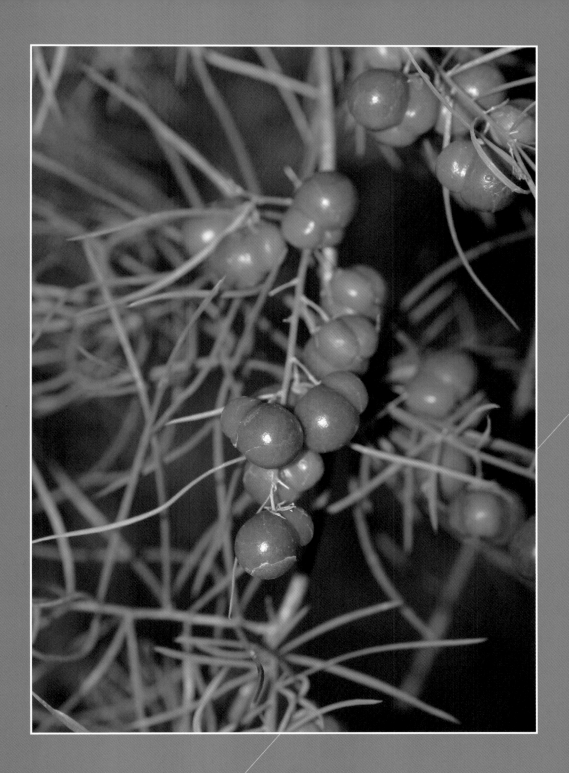

50 长刺天门冬

Asparagus racemosus Willd.

学名	*Asparagus racemosus* Willd.
科	天门冬科
异名	*Asparagus acerosus* Roxb., *Protasparagus racemosus* (Willd.) Oberm.

■ **本地名称**

柬埔寨	ទំពាំងបារាំង Tom perng barang.
中国	长刺天门冬 Cháng cì tiān mén dōng。
老挝	ຍານບາງຊ້າງ Nha nang xang.
缅甸	ရှင်းမတက် Shint matet.
泰国	จั่นดิน Chan din chuang krua, รากสามสิบ Phak she chang sam sib.
越南	Thiên môn chùm {Thi[ee]n m[oo]n ch[uf]m}.

■ **通用名称**　Shatavari.

■ **药用部位**　根、根茎、叶。

■ **植物描述**　攀缘半灌木，多分枝，披散，具刺，高达1~3m。根簇生，多数，肉质，纺锤形，有结节，直径0.5~1.5cm。茎木质，疏被倒刺。叶退化成鳞片状，簇生于叶状茎上，每节2~6，细尖，分叉，钩状。总状花序具分枝；花白色，芳香，单生或簇生，宽0.3~0.4cm。浆果球状或3浅裂；种子黑色，质硬，外种皮脆。

■ **生态**　最宜生于热带及亚热带的干燥落叶林中。

■ **分布**　东盟地区主要分布于泰国、印度尼西亚等国家。

几内亚、马达加斯加、澳大利亚、印度、斯里兰卡亦有分布。

■ **化学成分**　根含有9,10-二氢菲衍生物、消旋酚、天门冬

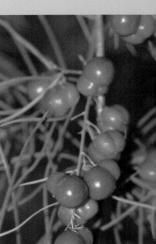

氨酸、天门冬氨酸盐类、姜黄素类、莪术皂苷和shatavarins、shatavarin V、皂素等。

叶含有甾醇类、黄酮类、鞣酸类及糖类化合物。

■ **药理作用** 具有抗氧化、抗微生物、抗焦虑、加强认知能力、降血糖、降血脂、抗溃疡和促分泌、保肝、护肾的作用。其醇提物LD_{50}大于2000mg/kg体重。

■ **应用**

老挝 治疗肿瘤、发热。

缅甸 根茎可祛风或作滋补品，治疗风湿病、肾结石、月经病、头痛和哮喘。

泰国 根可利尿、止泻、止痢、止咳，治疗消化不良、泄泻、痢疾、肿瘤、炎症、烧烫伤、咽炎、肺痨、咳嗽、鼻衄。

■ **使用注意** 无。

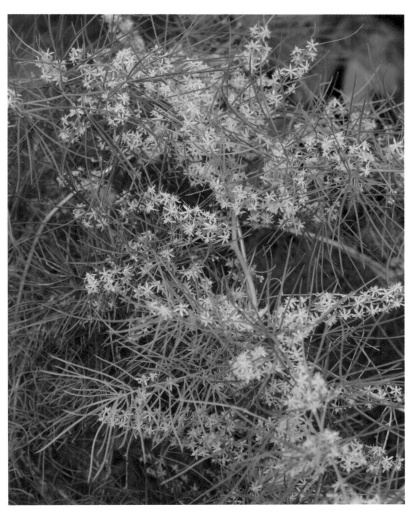

长刺天门冬原植物

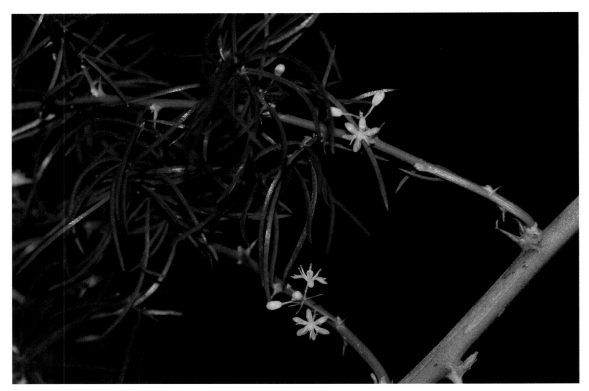

长刺天门冬原植物

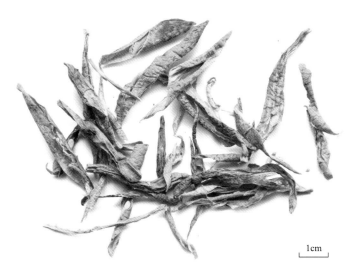

1cm

长刺天门冬饮片

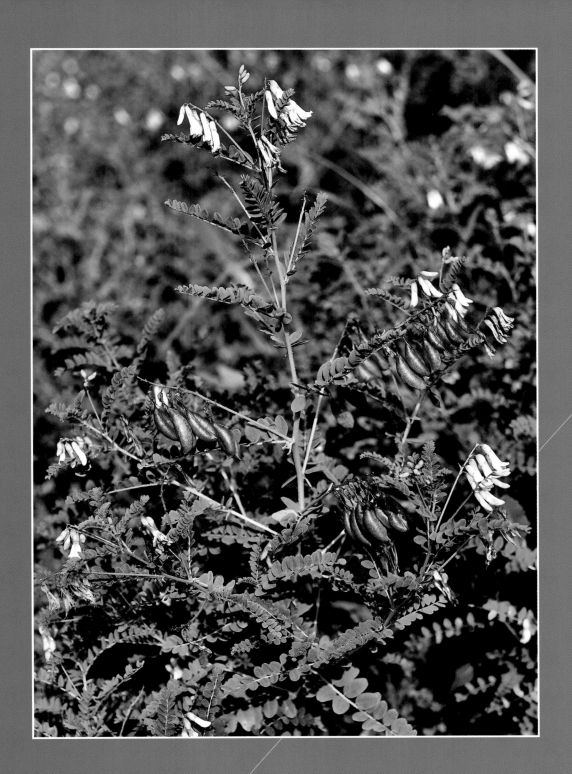

51 黄芪

Astragalus propinquus Schischkin

学名	*Astragalus propinquus* Schischkin
科	豆科
异名	*Astragalus membranaceus* (Fisch.) Bunge

■ **本地名称**

中国　　黄芪Huáng qí，棉芪Mián qí，黄耆Huáng qí，
独椹Dú shèn，蜀脂Shǔ zhī，黄参Huáng shēn。

越南　　Hoàng kỳ {Ho[af]ng k[yf]}.

■ **通用名称**　Astragalus.

■ **药用部位**　根。

■ **植物描述**　多年生草本。羽状复叶长5~10cm，各具小叶
13~27；叶柄长0.5~1cm；托叶分离，卵形、
披针形或线状披针形，长4~10mm，下面被
白色短柔毛或近无毛；小叶椭圆形或长圆状
卵形，长7~30mm，宽3~12mm，先端钝圆或
微凹，基部圆形，上面绿色，近无毛，下面
被白色柔毛。总状花序稍密，具花10~20；总
花梗与叶等长或较长，果期明显伸长；苞片
线状披针形，长2~5mm，下面被白色柔毛；
各具小苞片2；花梗长3~4mm，与花序轴密
被褐色或黑色短柔毛。荚果薄膜质，稍膨
大，半椭圆形，长20~30mm，宽8~12mm，
顶端具刺，被白色或黑色短柔毛，果柄从宿
存花萼伸出；种子3~8。花期6~8月，果期
7~9月。

■ **生态**　　生于林缘、灌丛中、稀疏丛林中、草地上或
山地牧场上。喜凉爽气候，耐寒、耐旱；不
宜在炎热及积水环境中生长。宜植于土层深
厚、富含腐殖质、排水良好的砂土中；不宜

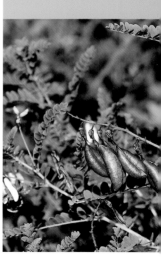

栽于强盐碱性的土壤中。

■　**分布**　　中国主要分布于东北、华北和西北地区。

东盟地区主要分布于缅甸、越南等国家。

■　**化学成分**　根含有毛蕊异黄酮-7-*O*-*β*-D-葡糖苷、芒柄花素-7-*O*-*β*-D-葡糖苷、9,10-二甲氧基紫檀烷-3-*O*-*β*-D-葡糖苷、毛蕊异黄酮、芒柄花素、芒柄花苷、阿弗洛莫生、芸香苷、黄芪甲苷Ⅳ、异黄芪皂苷Ⅱ、黄芪甲苷Ⅱ、膜荚黄芪皂苷Ⅱ、黄芪甲苷Ⅰ、乙酰黄芪苷Ⅰ、异黄芪苷Ⅰ、*β*-谷甾醇、10-羟基-3,9-二甲氧基紫檀烷、8,2′-二羟基-7-4′-二甲氧基异黄烷、胡萝卜苷。

■　**药理作用**　具有抗癌、抗诱变、抗辐射、抑制神经毒性、抗惊厥、抗炎等作用。

■　**应用**

中国　　　根治疗体虚自汗、久泻、脱肛、子宫脱垂、慢性肾炎、体虚浮肿、慢性溃疡、疮口久不愈合、风湿痹痛。

■　**使用注意**　表实邪盛、气滞湿阻、食积停滞、痈疽初起或溃后热毒尚盛等实证，以及阴虚阳亢者慎服。

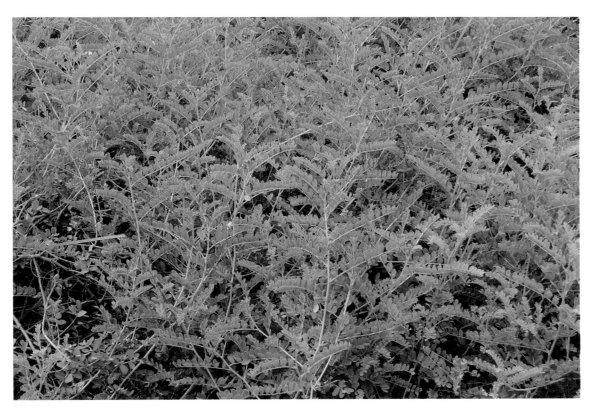

黄芪原植物

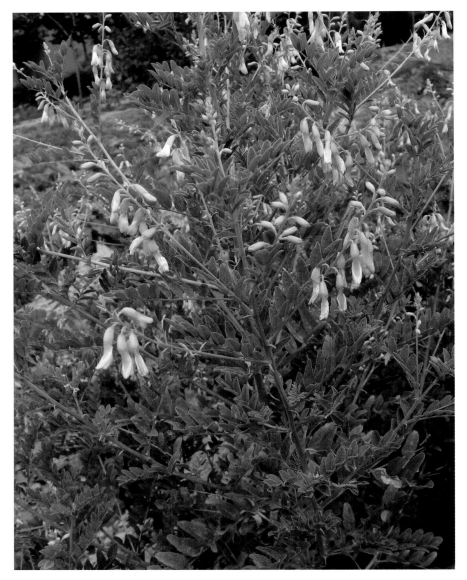

黄芪原植物

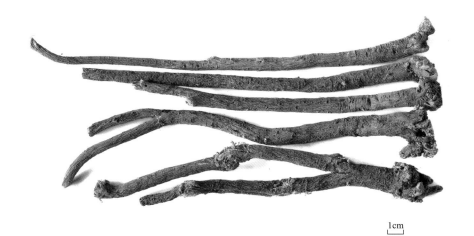

1cm

黄芪药材（根）

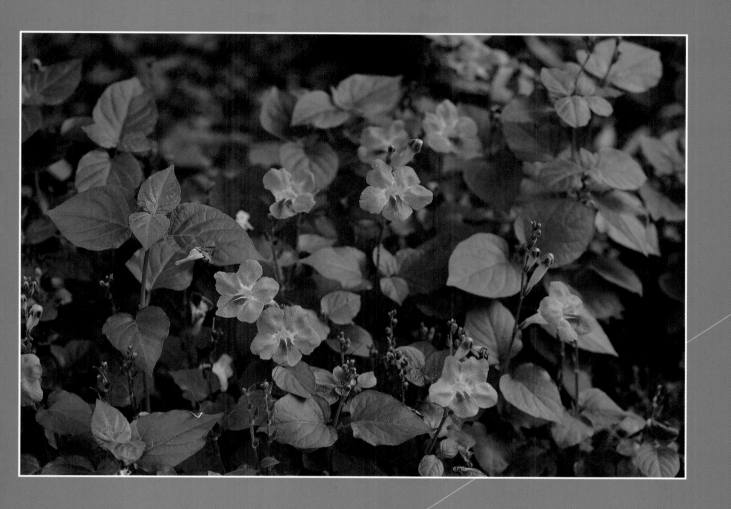

52 宽叶十万错

Asystasia gangetica (L.) T. Anderson

■ 学名	*Asystasia gangetica* (L.) T. Anderson
■ 科	爵床科
■ 异名	*Asystasia coromandeliana* Weght ex Nees, *Justicia gangetica* L., *Ruellia secunda* Vahl Symb., *Ruellia zeylanica* Koen. ex Roxb.

■ **本地名称**

中国　宽叶十万错Kuān yè shí wàn cuò。

老挝　ໝໍ່ນ້ຳ Nhor nam.

马来西亚　Pengorak, Akarruas-ruas, Rumput israel, Rumput bunga putih, Rumputhantu.

缅甸　ကျောက်ကွေး Kyauk kwe.

菲律宾　Asistasia.

泰国　เบญจรงค์ ห้าสี Benjarong ha si, อ่อมแซบ Oom sab, บุษบาริมทาง Budsaba rim tang.

越南　Rau ngót nhật, Biến hoa sông hằng {Rau ng[os]t nh[aaj]t, Bi[ees]n hoa s[oo]ng h[awf]ng}.

■ **通用名称**　Chinese violet, Coromandel, Ganges primrose, Philippine violet.

■ **药用部位**　全草或根、茎、叶。

■ **植物描述**　多年生草本，高0.5m，外倾，茎4棱，多毛。叶柄3~5mm，被短柔毛；叶片卵形至椭圆形，长3~12cm，宽1~5cm，无毛或叶脉上疏生柔毛，正面有许多钟乳体，先端渐尖，基部钝圆，叶缘几全缘或具细齿状。总状花序腋生或顶生，长16cm；苞片对生，三角形，长5mm，疏被短毛；小苞片2，似苞片，着生于花梗基部，多毛，长1~2.5mm；花梗长2~3mm，多毛；花萼长7mm，深裂，

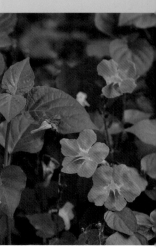

裂片披针形、条形，长5~7mm，宽1~1.2mm，被腺毛。花冠黄色或白色，长1.2~3.5cm，略二唇形，外面被疏柔毛；花冠管基部圆柱状，长约12mm，宽3mm，花冠管逐渐变宽至8mm，最宽至1cm；裂片长卵形、椭圆形，长0.7~1.2cm，宽0.8~1cm；下唇的中裂片紫棕色，雄蕊内藏；花丝无毛，长的一对，长5mm，短的一对，长3mm；花药长3mm，宽1mm。子房椭圆形，长3.5mm；被短绒毛；柱头微头状，2裂。蒴果长1.3cm，宽2cm，被短柔毛，不规则倒卵形，长3~5mm，宽0.5~3mm，核皱缩。

■ **生态** 生于海拔0~2500m的林缘、路边、荒地、轻微渍水的区域以及排水良好的耕地。在旱季持续4个月或以上的地方无法存活。在沿海冲积层含85%有机质且pH值3.5~4.5的泥炭土、砂壤土和黏土中生长旺盛。

■ **分布** 中国主要分布于广东、广西、台湾、云南等省区。

东盟地区主要分布于泰国。

美洲热带地区、夏威夷和澳大利亚亦有分布。

■ **化学成分** 全草含有还原糖、类固醇、苷类、黄酮类、蒽醌类、皂苷类、蛋白质、生物碱、鞣酸和三萜类化合物。甲醇提取物含环烯醚萜苷、当归苷、益母草苷、6-O-α-L-鼠李糖苷-梓醇及其酰化衍生物、芥子醇、含C-6吡喃核苷单元的环烯醚萜苷、含木犀草素或芹菜素苷元的黄酮苷类化合物、苄基-β-D-吡喃葡萄糖苷、(6S,9R)-长寿花糖苷、筋骨草醇、芹黄素-7-O-β-D-吡喃葡萄糖苷、芹黄素-7-O-新橙皮苷、芹菜苷-7-O-β-D-吡喃葡萄糖基(1→6)-β-D-吡喃葡萄糖苷，还含钙、磷、钠、锰、铜、锌、镁、铁等矿物质。

叶含有糖类、蛋白质、生物碱、鞣酸类、甾体苷元、皂苷类、黄酮类、氨基酸、矿物质。

花含有木犀草素、木犀草素-7-O-葡萄糖苷、异鼠李糖苷、木犀草素-7'-O-新橙皮苷。此外，鲜花的苯提取物有苯乙醇、肼、(苯甲基)-硅酸四乙酯、苯、胱硫醚、N-乙基-N'-硝基胍、2-吩嗪羧酸、2,5-环己二烯-1-酮、十八烷、十八酸、1,3-异吲哚二酮棕榈酸异丙酯、金刚烷乙酰胺、丙酸、环庚三烯-1-酮-苯二醇、苯基吲哚嗪、邻苯二甲酸酯、1,3-间(三甲基硅基)苯、蒽、环三硅氧烷、5-甲基-2-2,4,6-1,2-二丁基苯乙醇肼、(苯甲基)-硅酸四乙酯苯、1,3,5-三甲基-1,3-二氯-2-(2-硝基乙烯基)苯、2-甲酰组胺-1-十八胺-十二烷-N-乙基-N'-硝基胍-2-吩嗪羧酸、2,5-环己二烯-1-酮-十八烷-十八酸、1,3-

异吲哚二酮棕榈酸异丙酯、*N*-甲基-1-金刚烷乙酰胺丙酸、六甲基环三硅氧烷、2,4,6-环庚三烯-1-酮、1,2-苯二醇、5-甲基-2-苯基吲哚嗪、邻苯二甲酸二丁酯、1,3-双(三甲基硅基)苯二甲基-3-[2-(4-苯基-1-哌嗪基)乙基]吲哚。

■ **药理作用**　具有平喘、抗炎、驱虫、降血压、降血脂、抗氧化、抗微生物作用。其甲醇提取物的LD_{50}为2150mg/kg体重。

■ **应用**

中国　　可润肠、排毒。

老挝　　治疗肾炎。

缅甸　　全草用作驱虫剂，水煎剂治疗肾结石。

菲律宾　叶与花可用作止血药。

泰国　　叶可烹食，性凉。

■ **使用注意**　无。

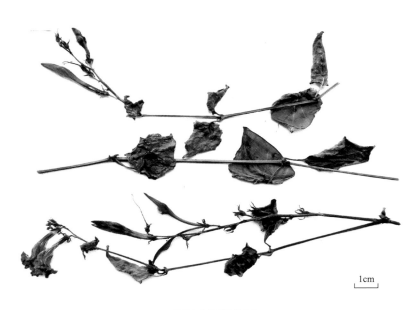

宽叶十万错药材

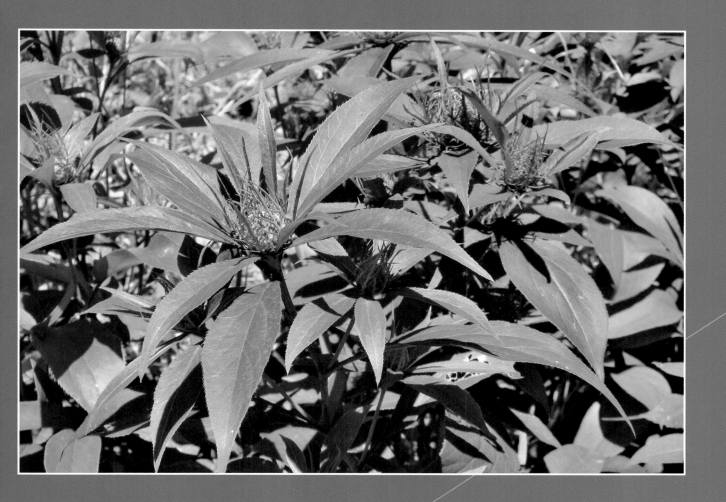

53 白术

Atractylodes macrocephala Koidz

■ 学名	*Atractylodes macrocephala* Koidz
■ 科	菊科
■ 异名	*Atractylis lancea* var. *chinensis* (Bunge) Kitam.,
	Atractylis macrocephala (Koidz.) Hand.-Mazz.,
	Atractylis macrocephala var. *hunanensis* Ling,
	Atractylis macrocephala var. *macrocephala*,
	Atractylis nemotoiana Arènes

■ **本地名称**

中国　　白术Bái zhú，于术Yú zhú，冬术Dōng zhú，
　　　　浙术Zhè zhú，种术Zhǒng zhú。

越南　　Bạch truật {B[aj]ch tru[aaj]t}.

■ **药用部位**　　根茎。

■ **植物描述**　　多年生草本，高20~60cm，根茎结节状。茎直立，通常自中下部长分枝，全部光滑无毛。中部茎叶有长3~6cm的叶柄，叶片通常三至五回羽状全裂，极少兼杂不裂而叶为长椭圆形的。侧裂片1~2对，倒披针形、椭圆形或长椭圆形，长4.5~7cm，宽1.5~2cm；顶裂片比侧裂片大，倒长卵形、长椭圆形或椭圆形；自中部茎叶向上向下，叶渐小，与中部茎叶等样分裂，接花序下部的叶不裂，椭圆形或长椭圆形，无柄；或大部茎叶不裂，但总兼杂有三至五回羽状全裂的叶。全部叶质地薄，纸质，两面绿色，无毛，边缘或裂片边缘有长或短针刺状缘毛或细刺齿。头状花序单生茎枝顶端，植株通常有6~10个头状花序，但不形成明显的花序式排列。苞叶绿色，长3~4cm，针刺状羽状全裂。总苞大，

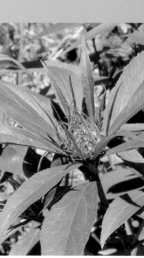

宽钟状，直径3~4cm。总苞片9~10层，覆瓦状排列；外层及中外层长卵形或三角形，长6~8mm，宽3~4mm；中层披针形或椭圆状披针形；最内层宽条形，长1~2cm，宽2~3mm，顶端紫红色。全部苞片顶端钝，边缘有白色蛛丝毛。小花长1.7cm，紫红色，冠檐5深裂。瘦果倒圆锥状，长7.5mm，被顺向顺伏的稠密白色长直毛；冠毛刚毛羽毛状，污白色，长1.7cm，基部结合成环状。花果期8~10月。

■ **生态**　喜凉爽气候，不宜生于高温、潮湿环境。相对较耐旱，对土壤水分要求不严，但苗期需适当浇水。在酸性黏壤土及微碱性砂壤土中生长良好，尤喜排水良好的砂壤土；应避免种植于河边洼地及盐碱地中。

■ **分布**　中国主要分布于江苏、浙江、福建、江西、安徽、四川、湖北和湖南等省区。

东盟地区主要分布于越南。

■ **化学成分**　地上部分含有β-香树脂醇、羽扇豆醇、12-齐墩果烯-3-基乙酸酯、棕榈酸、(Z,Z,Z)-9,12,15-十八三烯酸、(E,E)-9,12-十八二烯酸乙酯、(Z,Z,Z)-9,12,15-十八三烯酸乙酯。

根含有α-葎草烯、β-葎草烯、β-榄香醇、α-姜黄烯、3β-乙酰氧基苍术酮、香芹-4(14),7(11)-二烯-8-酮、桉醇、棕榈酸、茅苍术醇、β-桉烯、白术内酯Ⅰ、白术内酯Ⅱ、白术内酯Ⅲ、14-乙酰基-12-异戊烯酰基-2E,8Z,10E-白术三醇、14α-甲基丁酰-2E,8Z,10E-白术三醇、2α-甲基丁酰-14-乙酰基-2E,8E,10E-白术三醇、东莨菪内酯、果糖、菊糖、3,6-二甲基-5-(丙炔-1-烯-2-酯)-6-乙烯基、4,5,6,7-四氢苯并呋喃、3,9-二烯愈创木脂、(E)-4,4-二甲基-3-(3-甲基丁烯-3-亚乙基)-2-亚甲基双环[4.1.0]庚烷、多聚体、双表白术内酯。

■ **药理作用**　具有调节胃肠功能、保护心血管、抗衰老、免疫调节、抗肿瘤、降血糖作用。无明显毒性作用。

■ **应用**

中国　根茎治疗便秘、肛肠病术后便秘、脾虚食少、消化不良、久泻、痰饮水肿、自汗、胎动不安。

■ **使用注意**　阴虚内热、津液亏耗者慎服。

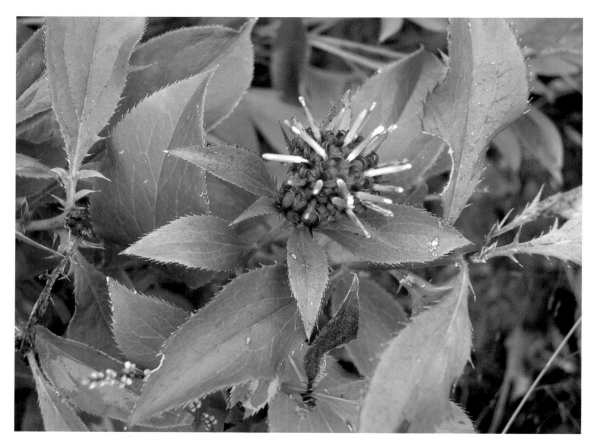

白术原植物

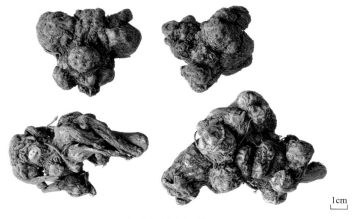

1cm

白术药材（根茎）

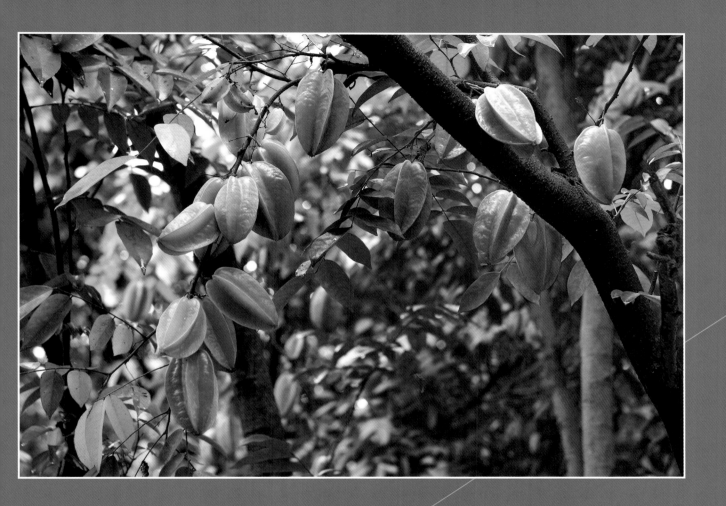

54 阳桃

Averrhoa carambola L.

■ 学名	*Averrhoa carambola* L.
■ 科	酢浆草科
■ 异名	*Averrhoa acutangula* Stokes，*Sarcotheca philippica* (Villar) Hallier f.

■ **本地名称**

柬埔寨　ស្ពឺ Spoeu.

中国　　阳桃Yáng táo，五敛子Wǔ liǎn zǐ，五棱果Wǔ léng guǒ，五稔Wǔ rěn，洋桃Yáng táo。

老挝　　ໝາກເຟືອງ Mar fuang.

马来西亚　Belimbing manis.

缅甸　　စောင်းလျား Zaung yar.

菲律宾　Balimbing, Galangan.

泰国　　มะเฟือง Ma fueang.

越南　　Khế, Khế chua, Ngũ liễm tử, May phường (Tay), Co mác phương (Thai) {Kh[ees], Kh[ees] chua, Ng[ux] li[eex]m t[uwr], May ph[uw][owf]ng (Tay), Co m[as]c ph[uw][ow]ng (Thai)}.

■ **通用名称**　Star fruit, Carambola.

■ **药用部位**　根、枝、树皮、叶、花、果实、种子。

■ **植物描述**　常绿乔木，高3~5（~10）m，分枝甚多；嫩枝被短柔毛或几无毛。羽状叶互生，长15~25cm，具短柄；小叶7~9，叶片卵形至椭圆形，长3~8cm，宽1.5~4.5cm，背面被短柔毛或几近光滑，基部斜圆形，先端尖至渐尖。花序腋生或枝生，圆锥花序或聚伞花序，枝条和花芽为深红色；花小，众多；萼片狭椭圆形，长2~5mm，基部疏生短柔毛；花瓣白色，背面淡紫红色，边缘色较淡，有

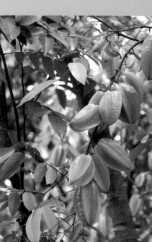

时为粉红色或白色；短雄蕊不育，偶尔1~2个有生育能力。浆果黄色至黄棕色，椭圆形，长5~8cm，有约5条深棱纹，横截面星形，肉质丰满；种子多数，微黑棕色。花期4~12月，果期7~12月。

■ **生态** 在炎热、潮湿的热带地区生长良好，亦耐凉爽。幼年期霜冻可致死或造成严重伤害，成熟期可耐受−3℃的低温，但枝条和叶片会受损。久旱、热风会引起落花落果。

■ **分布** 中国主要分布于福建、广东、广西、贵州、海南、四川、云南等省区。

东盟地区主要分布于泰国、菲律宾、马来西亚等国家。

印度、孟加拉国和斯里兰卡亦有分布。

■ **化学成分** 果实含有酚醛树脂、原花青素、黄酮类、维生素C以及紫罗兰酮衍生物。紫罗兰酮衍生物有4-羟基-β-紫罗兰醇、3-羟基-β-紫罗兰醇、4-氧-β-紫罗兰醇、3-羟基-β-紫罗兰酮、3-O-α-紫罗兰醇、3-O-逆-α-紫罗兰醇（2个异构体）、3-O-4,5-二氢-α-紫罗兰醇、3-O-7,8-二氢-α-紫罗兰醇（布鲁美诺C）；还含有3,5-二羟基-巨鞭毛虫属-6,7-二烯-9-酮（蚱蜢酮）、3-羟基-β-大马酮、3-羟基-5,6-环氧-β-紫罗兰酮、3-羟基-5,6-环氧-β-紫罗兰醇、3,4-二氢-3-羟基放线菌素、吐叶醇（布鲁美诺A）、4,5-二氢吐叶醇、7,8-二氢吐叶醇（布鲁美诺B）、草酸、酒石酸、α-酮戊二酸、氨基酸、还原糖和非还原糖、矿物质、挥发性物质、鞣酸类、膳食纤维、果胶以及类胡萝卜素成分。

茎皮含有p-茴香醛、5-羟甲基-2-呋喃甲醛、没食子酸及双氢脱落酸。

叶含有芹黄素-6-C-β-1-岩藻糖苷、芹黄素-6-C-(2″-O-α-1-鼠李糖)-β-1-岩藻糖苷、皂素、类固醇、鞣酸类及黄酮类成分。

果汁压榨后的残留物含有原花青素：(−)-表儿茶素。

■ **药理作用** 具有抗氧化、影响中枢神经系统、抗炎、降血糖、降血压、降低胆固醇、抗微生物作用。可致急性草酸盐肾病，并可提高肾病患病几率。

■ **应用**

柬埔寨 果实可食用，含草酸，肾衰竭患者慎用；成熟果实可化痰、利尿、净化血液，治疗痔疮出血；果汁可饮用；叶和根可清热。

中国 治疗风热咳嗽、咽喉肿痛、烦渴、石淋、口疮、牙痛、疟母。

老挝 治疗发热出疹。

缅甸 果实可缓解便秘、消化不良，可作滋补品。与鱼一起烹饪，可作为食疗方治疗胆囊结石和肾结石。

菲律宾　　　糖渍果实可用作治疗发热的清凉饮料。

泰国　　　　根可清热、止痛；树皮可止泻、止痢；叶可清热、利尿，治疗癃闭、皮疹、恶心和出血；花可清热、杀虫；果实可缓泻、利尿、清热、止咳，治疗肾结石、牙痛、痢疾、恶心、炎症、咳痰。

■ **使用注意**　　果实富含草酸，高浓度可致毒。慢性肾衰竭患者忌用。

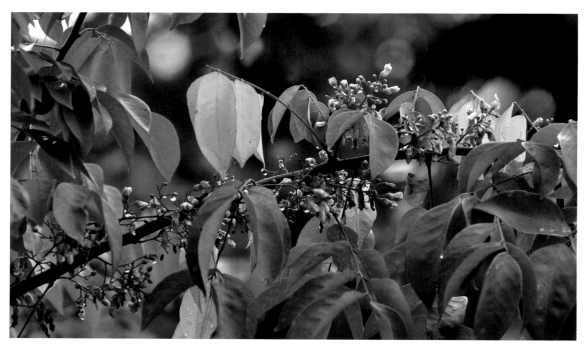

阳桃原植物

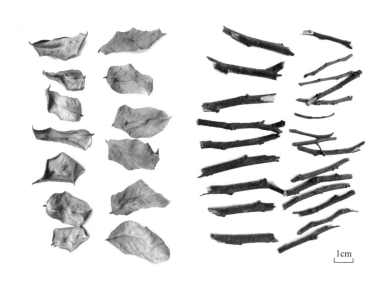

阳桃药材（叶、枝）

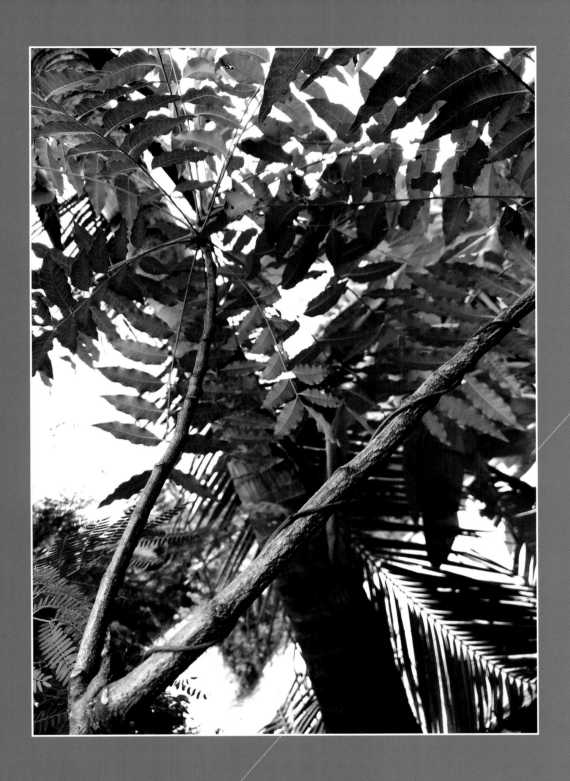

55 印度楝

Azadirachta indica A. Juss.

■ 学名	*Azadirachta indica* A. Juss.
■ 科	楝科
■ 异名	*Antelaea canescens* Cels ex Heynh., *Antelaea javanica* Gaertn., *Azadirachta indica* var. *minor* Valeton, *Azadirachta indica* var. *siamensis* Valeton, *Azadirachta indica* subsp. *vartakii* Kothari, Londhe & N. P. Singh

■ **本地名称**

柬埔寨	ស្តៅ Sdav.
中国	印度楝Yìn dù liàn，印度苦楝树Yìn dù kǔ liàn shù，印度楝树Yìn dù liàn shù，印度蒜楝Yìn dù suàn liàn，印度假苦楝Yìn dù jiǎ kǔ liàn，宁树Níng shù。
老挝	ຜັກຂົມກະເດົາ Phak khom ka-dao.
马来西亚	Baypay, Mambu, Repe, Veppam, Weppa.
缅甸	တမာ Tamar.
菲律宾	Neem.
泰国	สะเดา Sa dao.
越南	Xoan Ấn Độ, Sầu đâu, Cây nim, Xoan sầu đâu, Xoan ăn gỏi, Xoan trắng {Xoan [aas]n [dd][ooj], S[aaf]u [dd][aa]u, C[aa]y nim, Xoan s[aaf]u [dd][aa]u, Xoan [aw]n g[or]i, Xoan tr[aws]ng}.

■ **通用名称**　Bead tree, Cornucopia, Indian lilac, Limbodi oil, Margosa, Margosa tree, Neem, Neem oil, Neem tree, Nim.

■ **药用部位**　枝、树皮、叶、花、果实、种子、树脂。

■ **植物描述**　常绿乔木，高15~20m，稀35~40m。树枝分散，树冠圆形，直径可达20~25m。叶羽状，长20~40cm，小叶深绿色，长3~8cm；叶柄短。雌雄同株。圆锥花序腋生，多少下垂，长25cm；花序三回分枝，有250~300花；花白色，芳香，长5~6mm，宽8~11mm。核果橄榄状，表面光滑无毛，长椭圆形至近圆形，成熟时1.4~2.8cm，宽1.0~1.5cm；果肉黄白色，纤维状。种子1，稀2或3，种皮褐色。

■ **生态**　是典型的热带和亚热带树种。适宜生长温度为21~32℃，耐高温，不耐低于4℃的低温。耐干旱，在半干燥-半湿润条件下生长良好。可在多种土壤中生长，以在排水良好的深厚砂土中繁殖为最佳。

■ **分布**　东盟地区主要分布于柬埔寨。

印度亦有分布。

■ **化学成分**　叶含有γ-榄香烯、(2*E*)-3,7,11,15-四甲基-2-烯-1-醇、甲基岩芹酸酯、植醇、十七烷酸甲酯、十六碳甲基环辛硅氧烷、棕榈酸丁酯、2,6,10,14-四甲基十七烷、十九烷、异丁基硬脂酸盐、草酸、2-乙基己基十四烷基酯酶、二十七烷、二十烷、二十八烷、(*Z,E*)-α-金合欢烯、(2*E*)-3,7,11,15-四甲基-2-十六烯醇、六氢金合欢基丙酮、14-甲基十五酸甲酯、9,12,15-十八烷三烯酸、十三烯、(9*E*,12*E*,15*E*)-9,12,15-十八三烯-1-醇、(2*E*)-3,7,11,15-四甲基-2-十六烯-1-醇、14-甲基十五烷酸甲醚、亚麻酰氯、异十五烷酸甲醚、二十九烷。

■ **药理作用**　具有抗疟、抗癌、抗溃疡、抗炎、抗诱变剂、抗氧化、抗真菌、抗寄生虫、抗菌作用。

■ **应用**

柬埔寨　治疗发热。

缅甸　叶治疗麻风、传染病、食欲不振和眼疾；花可祛痰；果实治疗胸痛、腹部肿瘤和传染病；种子治疗麻风和血液疾病。

菲律宾　可用作杀虫剂。

泰国　叶和种子可杀虫。

■ **使用注意**　种子油抹于头皮可致接触性皮炎。

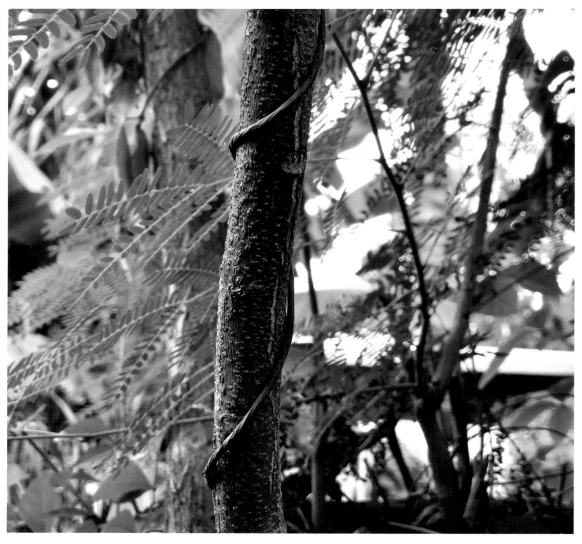

印度楝原植物

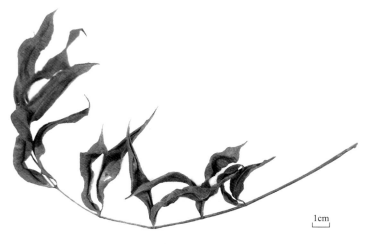

1cm

印度楝药材

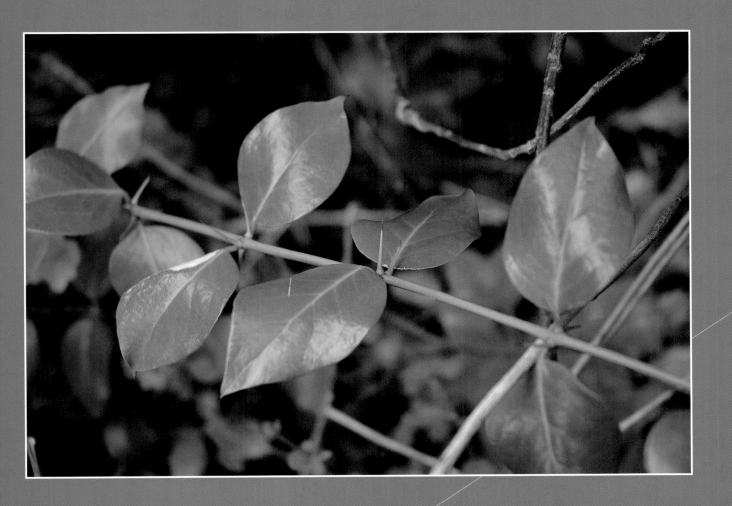

56 刺茉莉

Azima sarmentosa (Blume) Benth. & Hook. f.

学名	*Azima sarmentosa* (Blume) Benth. & Hook. f.
科	刺茉莉科
异名	*Actegeton sarmentosum* Blume，*Azima nova* Blanco，*Azima scandens* Baill.

■ 本地名称

柬埔寨 អន្ទង់វិត Antong vett, ទ្រង់វិត Trung vett.

中国 刺茉莉Cì mò lì，牙刷树Yá shuā shù。

缅甸 မိုးနှံ Mo-hnan.

泰国 พุงคอ Phung do，หนามพุงคอ Nam phung do.

越南 Chùm lé, Chùm khét, Thứ mạt, Gai me, Gai ma {Ch[uf]m l[es], Ch[uf]m kh[es]t, Th[uws] m[aj]t, Gai me, Gai ma}.

■ 药用部位 全株或根、棘刺、树皮、果实。

■ 植物描述 常绿灌木，高达3m，具长攀缘或下垂的枝条。具腋生刺，长达4cm，劲直，锐尖。托叶2，钻形，近宿存；叶梗长5~10mm；叶片纸质至薄革质，绿色，有光泽，卵形、椭圆形至宽椭圆形、近圆形或倒卵形，长2.5~8cm，宽1~5cm，基部钝或圆形，先端锐尖，有时短尖；中脉突出。花序长4~15cm，分枝多，苞片宿存，狭三角形，长0.8~2.5mm，先端锐尖。花淡绿色。雄花花萼4浅裂，长2~2.5mm，裂片钝，直立；花瓣长圆形，整个或先端稍微呈锯齿状，长于花萼；花药长圆形，长1.2~1.5mm。雌花花梗长1~8mm；花萼长1.2~1.5mm；花瓣比雄花短。两性花与雌花相似，但具发育雄蕊。浆果白色或绿色，球形。花期1~3月。

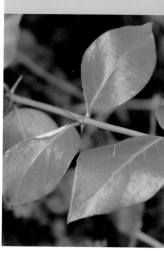

CHINA-ASEAN

■ **生态** 生于红树林边缘、海滩、海边原生林区，靠近高水位线。生于侵蚀过的土壤中，尤其是湖边、河流边和多岩石的灌木林中的盐碱土中。可种植于高盐渍度的土壤中。

■ **分布** 中国主要分布于海南等省区。

东盟地区主要分布于柬埔寨、印度尼西亚、老挝、马来西亚、缅甸、泰国、越南等国家。

印度亦有分布。

■ **化学成分** 叶和根含有蒲公英萜酮、蒲公英萜醇、豆甾醇、1-氢-吲哚-3-甲醛、1-甲氧基-吲哚-3-甲醛、1-甲氧基-吲哚-3-乙腈、5-羟甲基糠醛、豆甾醇-3-O-β-D-葡萄糖苷。

■ **药理作用** 具有抗氧化作用。

■ **应用**

柬埔寨 果实可食用。可清热，治疗风湿痹痛、烧烫伤和疔疮。

缅甸 治疗牙痛、拔牙后引起的牙龈出血、风湿痹痛、水肿和胃病。

泰国 根可祛风、清热、抗炎，治疗口疮；树皮可改善淋巴系统功能；棘刺可清热，治疗脓疮。

■ **使用注意** 无。

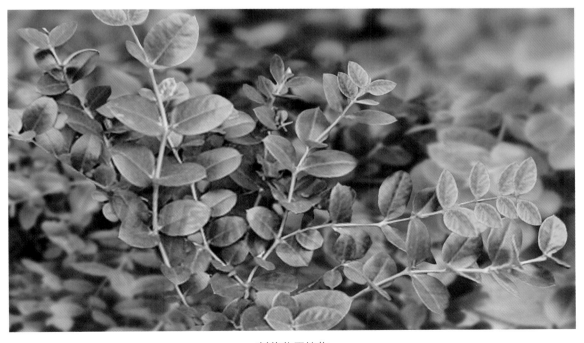

刺茉莉原植物

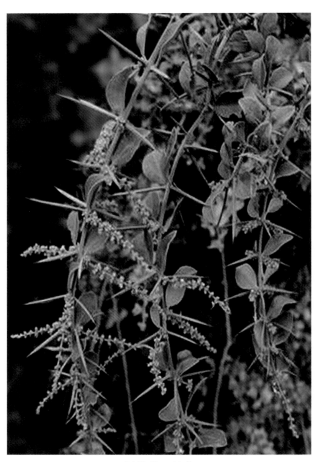

刺茉莉原植物

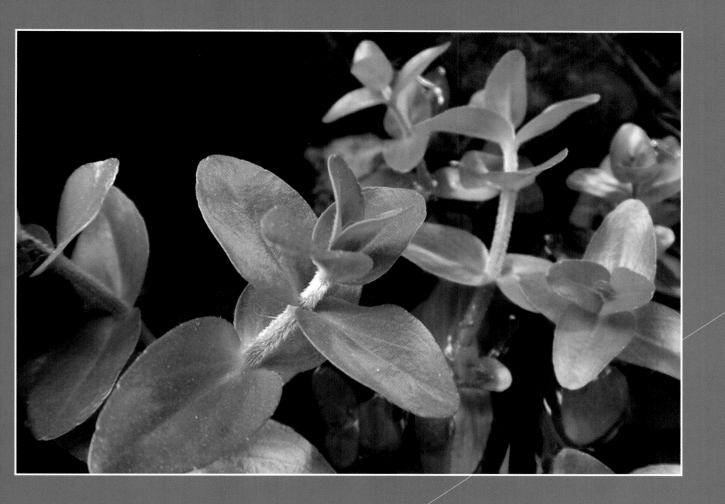

57 假马齿苋

Bacopa monnieri (L.) Wettst.

学名	*Bacopa monnieri* (L.) Wettst.
科	玄参科
异名	*Bacopa monniera* (L.) Pennell, *Bramia monnieri* (L.) Pennell, *Gratiola monnieria* L., *Herpestes monnieria* (L.) Kunth, *Herpestis fauriei* H. Lev., *Lysimachia monnieri* L.

■ **本地名称**

中国　　假马齿苋Jiǎ mǎ chǐ xiàn，白花猪母菜Bái huā zhū mǔ cài，白线草Bái xiàn cǎo，蛇鳞菜Shé lín cài。

老挝　　ຜົມມີ Phom mi.

马来西亚　Beremi.

缅甸　　ဗြုံးမွှေး Byone hmwe.

菲律宾　Ulasimang-aso.

泰国　　พรมมิ Phrommi.

越南　　Sam trắng, Rau sam trắng {Sam tr[aws]ng, Rau sam tr[aws]ng}.

■ **通用名称**　Brahmi, Bacopa, Babies tear, Bacopa monnieri, Herpestis monniera, Water hyssop.

■ **药用部位**　全草或地上部分，或茎、叶。

■ **植物描述**　匍匐草本，节上生根，多少肉质，无毛。叶无柄，矩圆状倒披针形，长8~20mm，宽3~6mm，先端圆钝，极少有齿。花单生于叶腋，花梗长0.5~3.5cm，萼下有一对条形小苞片；萼片前后2枚卵状披针形，其余3枚披针形至条形，长约5mm；花冠蓝色、紫色或白色，长8~10mm，不明显二唇形，上唇2裂；雄蕊4；柱头头状。蒴果长卵状，顶端急

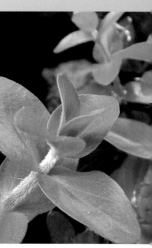

尖，包在宿存的花萼内，4片裂；种子椭圆状，一端平截，黄棕色，表面具纵条棱。花期5~10月。

■ **生态**　可生于池塘或泥沼园地等潮湿环境中，也可水培。

■ **分布**　中国主要分布于台湾、福建、广东、云南等省区。

东盟地区主要分布于泰国。

印度，以及大洋洲、欧洲、非洲、美洲各地亦有分布。

■ **化学成分**　全草含对羟基苯甲醇、对羟基苯甲酸、熊果酸、β-胡萝卜苷、ampelozigenin、麦麸苷、槲皮素、肉桂醇苷、芹菜素、木犀草素、zizyotin、黑麦草内酯、3-O-[β-D-吡喃葡萄糖基-(1→3)-β-D-吡喃葡萄糖基]酸枣苷元、伪3-O-[β-D-吡喃葡萄糖基-(1→3)-β-D-吡喃葡萄糖基]酸枣仁皂苷元、葫芦素和苯乙醇苷。

■ **药理作用**　具有治疗自闭症、降血糖、抗癫痫、抗风湿作用，还具有提高学习认知能力、神经保护作用。大鼠LD_{50}为2400mg/kg体重。

■ **应用**

中国　全草治疗痢疾、目赤肿痛、象皮病。

缅甸　全草可改善记忆、治疗癫痫。茎和叶可治疗腹泻和蛇咬伤。

菲律宾　全草煎剂可用作利尿剂。

泰国　茎可调经；叶可化痰、清热，治疗口疮；全草可清热、利尿、化痰、杀虫、平喘，治疗口疮、痔疮。

■ **使用注意**　无。

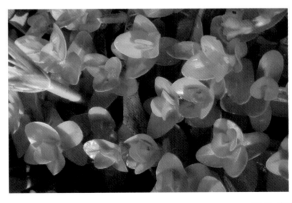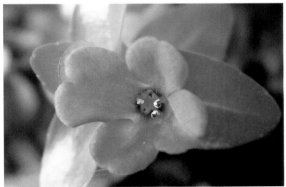

假马齿苋原植物

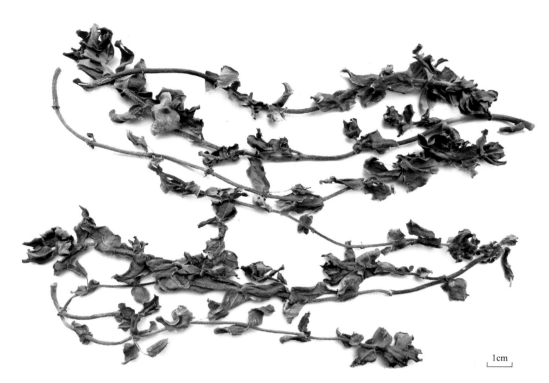

假马齿苋药材

1cm

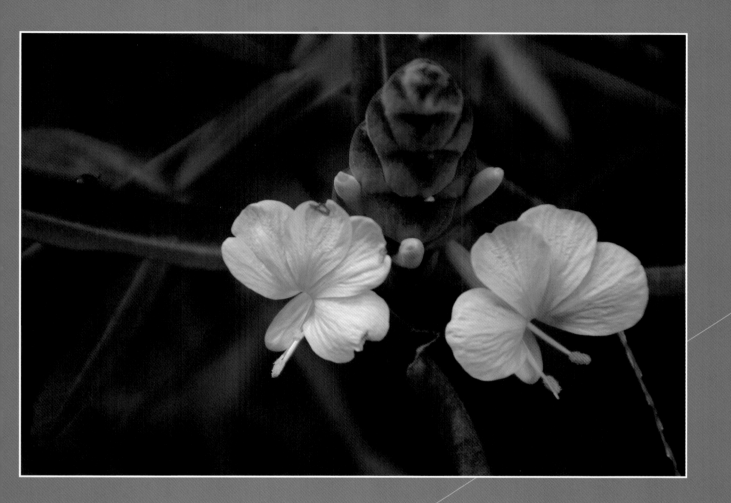

58 花叶假杜鹃

Barleria lupulina Lindl.

■ 学名	*Barleria lupulina* Lindl.
■ 科	爵床科
■ 异名	*Barleria macrostachya* Bojer

■ **本地名称**

柬埔寨	ម្ជុលពេជ្រ Machul pich, ម្ជុលមាស Machul meas.
中国	花叶假杜鹃Huā yè jiǎ dù juān，刺血红Cì xuè hóng，七星剑Qī xīng jiàn，血路草Xuè lù cǎo。
老挝	ບ້າລາຍຈອນພອນພູ່ Nam lai chone phone phou, ສະເລດພັງພອນພູ່ Sa let phang phone phou.
马来西亚	Penawarseribubisa.
缅甸	ဗ်ိမ္းမနိုင် Pyo ma naing.
泰国	เสลดพังพอน Saled pungpon.
越南	Kim vàng, Gai kim bóng, Trâm vàng, Sơn đông, Hoa chông vàng {Kim v[af]ng, Gai kim b[os]ng, Tr[aa]m v[af]ng, S[ow]n [dd][oo]ng, Hoa ch[oo]ng v[af]ng}.

■ **通用名称**　Porcupine flower, Hophead barleria, Philippine violet, Hophead.

■ **药用部位**　全株或根、根茎、茎、叶。

■ **植物描述**　灌木，高约1.5m。茎多分枝。叶对生，披针形或卵状披针形，长4~8cm，先端渐尖，基部楔形，全缘，两面有白色柔毛；叶柄短，叶柄基部有1对向下的针刺，紫红色。穗状花序顶生或腋生；花黄色；苞片大；萼片4，成对，外面1对最大；花冠管长，5裂。蒴果。花期夏、秋季。

■ **生态**　生于山谷湿地、村旁，也可栽培。

■ **分布**　中国主要分布于广东、广西等省区。

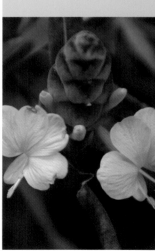

东盟地区主要分布于泰国。

■　**化学成分**　全株含有环烯醚萜糖苷衍生物、苯丙素糖苷、木脂素苷、脂肪族糖苷、苯甲醇苷、山栀苷甲酯、巴勒兰、乙酰基假杜鹃素、去羟野芝麻新苷、7-乙酰基野芝麻新苷、phlorigidoside B、连翘酯苷B、毛蕊花苷、金石蚕苷、(+)-抗氧化-3α-O-β-吡喃葡萄糖苷、(3R)-1-辛烯-3-基-β-桑色素酊、苯甲醇-β-(20-O-β-吡喃木糖)葡萄糖苷。

■　**药理作用**　具有抗氧化、抗炎、降血糖、影响中枢神经系统、抗溃疡作用。其水与甲醇的提取物LD$_{50}$为4.5g/kg体重（口服）和3.7g/kg体重（腹腔注射）。只有在1000μg/ml浓度有极弱毒性，IC$_{50}$大于1000μg/ml。

■　**应用**

柬埔寨　　治疗消渴、出血热、蛇犬咬伤。

中国　　　治疗蛇犬咬伤、跌打损伤、痈疮肿痛、外伤流血。

老挝　　　治疗皮肤过敏、蚊虫叮咬。

泰国　　　根、茎和根茎可解蜈蚣、蛇、蝎毒；叶可解毒，治疗带状疱疹、脓疮、烧烫伤、荨麻疹和丹毒；藤可消炎、化脓、解毒、清热，治疗肺痨；全株可解毒，治疗牙痛。

■　**使用注意**　孕妇禁服。

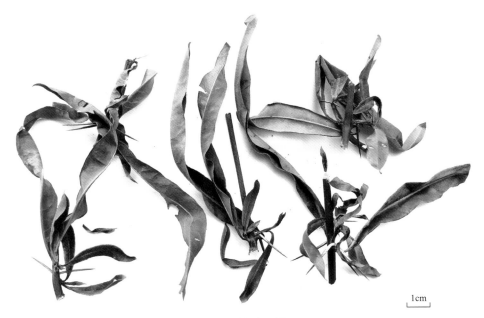

1cm

花叶假杜鹃药材

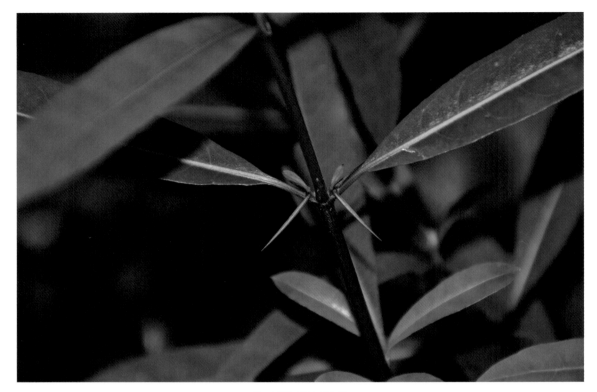

花叶假杜鹃原植物

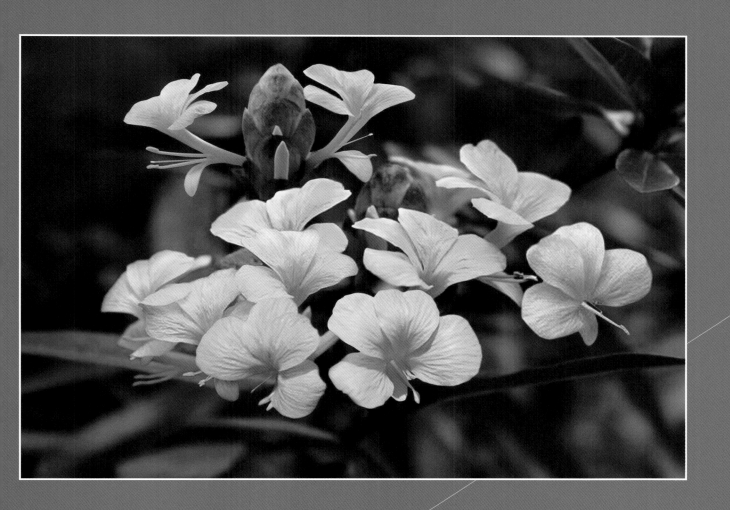

59 黄花假杜鹃

Barleria prionitis L.

■ 学名	*Barleria prionitis* L.
■ 科	爵床科
■ 异名	*Barleria prionitis* var. *angustissima* Hochr.，*Barleria prionitis* var. *diacantha* Blatt. & Hallb.，*Barleria prionitis* subsp. *madagascariensis* Benoist，*Barleria prionitis* subsp. *prionitis*，*Barleria prionitis* var. *pubescens* Kuntze，*Barleria prionitis* var. *setosa* Klotzsch

■ **本地名称**

中国　　黄花假杜鹃Huáng huā jiǎ dù juān，花叶假杜鹃Huā yè jiǎ dù juān，有刺鸭嘴花Yǒu cì yā zuǐ huā。

老挝　　ປິດແຕາະ Pit tor.

马来西亚　Duri landak.

缅甸　　လိပ်ဆူးရွှေ Leik-su-shwe.

菲律宾　Kolinta.

越南　　Gai kim, Chông {Gai kim, Ch[oo]ng}.

■ **通用名称**　Porcupine flower.

■ **药用部位**　全株。

■ **植物描述**　小灌木，多分枝，常多刺。枝条圆柱形或稍呈四棱柱形，光滑，有皮孔，无毛。单叶对生；叶片纸质，椭圆形至椭圆状矩圆形，两端急尖，基部下延，幼时两面被柔毛，后很快脱落，仅主脉上有稀疏糙伏毛，边缘有稀疏贴伏糙伏毛。聚伞花序腋生；苞片条形，边缘具缘毛，先端突然渐尖；长枝及短枝基部的苞片为缩小的叶状，腋内着生1朵花，小苞片变成叉开的硬刺，向上逐渐变狭；

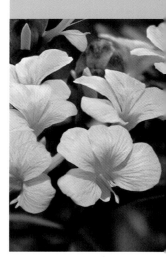

在正常叶腋着生的花的小苞片也变为叉开的硬刺，花果脱落后仍宿存；大花萼裂片卵形，先端渐尖，具软骨质尖刺，小萼狭卵形，先端渐尖；花冠黄色，花冠管略短于喉部，下唇中裂片略宽而短，两侧裂片与上唇裂近相等；雄蕊4，能育雄蕊和退化雄蕊各2，能育雄蕊花丝较长，花药2室，纵向开裂；雌蕊1，子房卵形，花柱线状，柱头略膨大，稍2裂，外露。蒴果卵形，先端渐尖成一实心的喙，内有种子2；种子近卵形，两端圆，两侧压扁，被紧压贴伏弯曲长毛，外有一膜，遇水膨胀成一膜质边缘。花期10~12月，果期12月至翌年2月。

- **生态**　恶寒冷气候，喜光照充足的潮湿土壤。宜生于砂壤土中。

- **分布**　中国主要分布于云南等省区。

　　　　东盟地区主要分布于缅甸。

　　　　印度亦有分布。

- **化学成分**　全草含巴勒兰酮、pipataline、羽扇豆醇、13,14-开环-豆甾-5,14-二烯-3-α-醇、7,8-epoxypipataline、8-amino-7-hydroxypipataline、7,8-dibromopipataline、巴勒兰苷、山栀苷甲酯、6-O-反式对肉桂酰基-8-O-乙酰山栀子苷甲基酯、巴勒兰、乙酰巴勒兰、7-methoxy-diderroside、lupulinoside。

- **药理作用**　具有降血糖作用。根和叶的乙醇提取物对成年大鼠无毒性作用。

- **应用**

　　中国　　全草治毒蛇咬伤、犬咬伤、跌打损伤、痈肿、外伤出血。

　　老挝　　治疗皮肤病、皮炎。

　　缅甸　　治疗丘疹、支气管哮喘。

　　菲律宾　叶和树梢煎剂可用作治疗发热性白内障的沐浴制剂。

- **使用注意**　孕妇忌服。

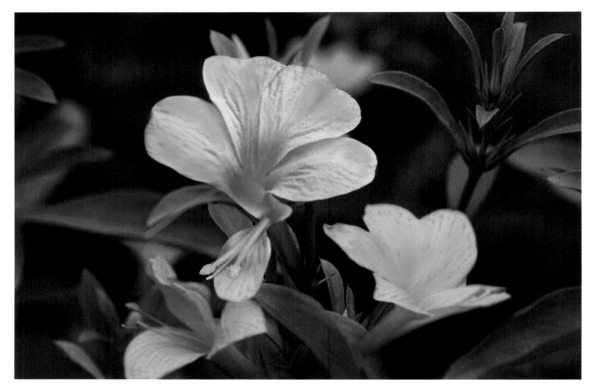

黄花假杜鹃原植物

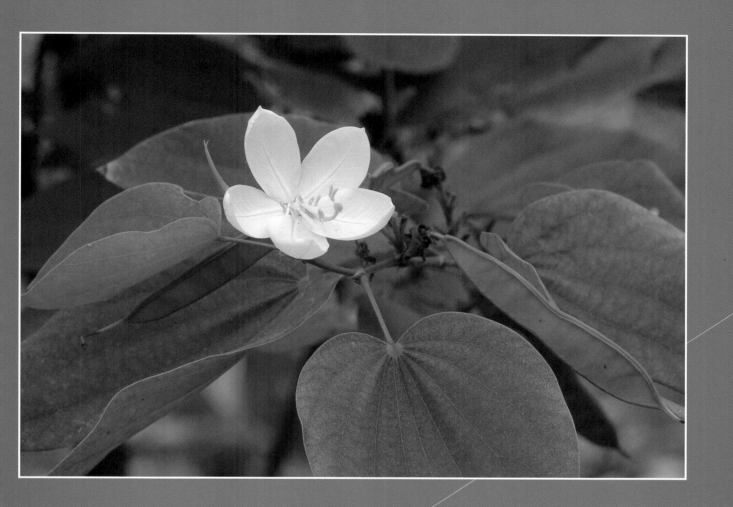

60 白花羊蹄甲

Bauhinia acuminata L.

学名	*Bauhinia acuminata* L.
科	豆科
异名	*Bauhinia acuminata* var. *hirsuta* (Weinm.) Craib

■ **本地名称**

柬埔寨　ផ្កាជើងគោស Phka cheungkoo soar.

中国　白花羊蹄甲Bái huā yáng tí jiǎ，矮白花羊蹄甲Ǎi bái huā yáng tí jiǎ，白花洋紫荆Bái huā yáng zǐ jīng。

老挝　ດອກບານຂາວ Dok ban khao.

缅甸　စြှေတော့ Swe-daw.

泰国　กาหลง Ka long.

越南　Móng bò trắng {M[os]ng b[of] tr[aws]ng}.

■ **通用名称**　Orchid tree.

■ **药用部位**　根、茎、树皮、叶、花。

■ **植物描述**　落叶小乔木，高达12m，小枝"之"字形曲折，无毛。叶互生，近革质，线状披针形，长达15cm，宽15cm或更长，基部通常心形，先端2裂达叶长的1/4~1/3，裂片先端急尖或稍渐尖，很少呈圆形，上面无毛，下面被灰色短柔毛；基出脉9~15，与支脉及网脉在叶下面均极明显突起。总状花序腋生，呈伞房花序式，密集，少花；总花梗短，与花序轴均略被短柔毛；苞片与小苞片条形，具线纹，被柔毛；花蕾纺锤形，略被毛或无毛，先端渐尖，顶冠以5锥尖、被毛的萼齿；萼佛焰状，一边开裂，顶端短细齿5；花瓣白色，倒卵状长圆形，无瓣柄；能育雄蕊10，2轮，花丝长短不一，下部1/3被毛，花

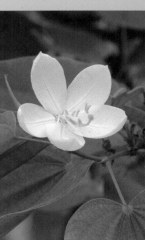

药长圆形，黄色；子房具长柄，略被柔毛或近无毛。荚果线状倒披针形，扁平，直或稍弯，先端急尖，具直的喙（宿存花柱），长6~12cm，宽1.5cm，内有隔膜，果瓣革质，无毛，近腹缝处纵棱1，隆起，锐尖；种子5~12，扁平。花期4~6月或全年，果期6~8月。

■ **生态**　喜全日照，但局部日照下亦能生长。夏季需大量灌溉，冬季湿度适当即可。常生于山地多岩石的土壤、山谷的砂壤土或壤土中，因其不耐盐碱，多为酸性土。

■ **分布**　中国主要分布于云南、广西和广东等省区。

东盟地区主要分布于缅甸、马来西亚、越南、菲律宾等国家。

印度、斯里兰卡亦有分布。

■ **化学成分**　气生根含有山柰酚、商陆黄素、山柰酚-7,4-二甲基醚-3-*O*-*β*-D-葡萄糖苷、山柰酚-3-*O*-*β*-D-葡萄糖苷、异鼠李素-3-*O*-*β*-D-葡萄糖苷、3*β*-反式-（3,4二羟基桂皮酰氧基）12-齐墩果烯-28-酸。

树皮含有5,7-二甲氧基黄烷酮-4-*O*-L-鼠李糖-*β*-D-葡萄糖苷、山柰酚-3-葡萄糖苷、羽扇豆醇和*β*-谷甾醇。

叶含有羽扇豆醇、生物碱、脂肪苷、酚类物质、木质素、皂苷、萜类化合物、*β*-谷甾醇、鞣质、山柰酚-3-葡萄糖苷、芦丁、槲皮素、槲皮苷、芹菜素、芹菜素-7-*O*-葡萄糖苷、维生素C、纤维素、钙和磷。

■ **药理作用**　具有细胞毒、抗腹泻、抗菌作用。大鼠急性及亚急性毒性试验表明其叶的甲醇提取物毒性较低，但建议用于治疗糖尿病时应谨慎。

■ **应用**

柬埔寨　叶治疗鼻腔溃疡和轻微的咳嗽。

中国　树皮治疗消化不良、急性胃肠炎；叶治疗咳嗽、便秘；花治疗肺炎、支气管炎。

老挝　治疗皮肤病。

马来西亚　用于咳嗽和普通感冒。

缅甸　治疗丘疹、支气管哮喘。

泰国　根可止咳、祛痰、抗痢疾、止头痛；茎可作祛痰药和治疗维生素C缺乏症；叶治疗鼻腔溃疡；花治疗头痛、维生素C缺乏症，可降血压和祛痰。

■ **使用注意**　孕妇忌服。

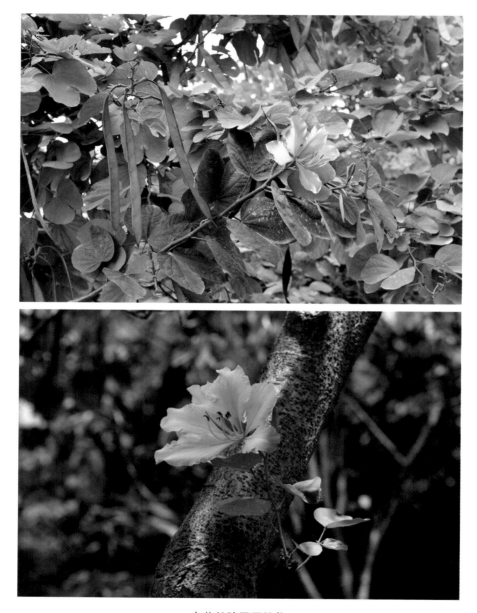

白花羊蹄甲原植物

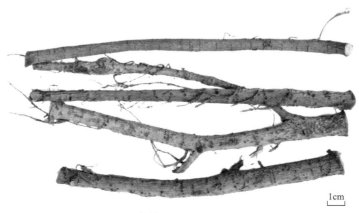

1cm

白花羊蹄甲药材（根）

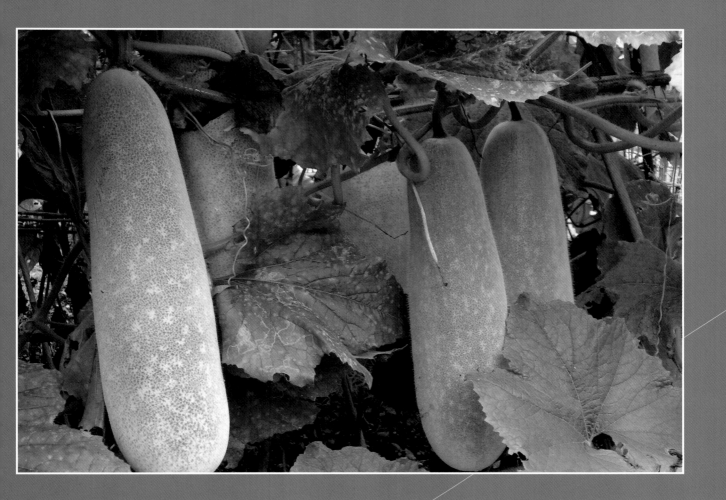

61 冬瓜

Benincasa hispida (Thunb.) Cogn.

■ 学名	*Benincasa hispida* (Thunb.) Cogn.
■ 科	葫芦科
■ 异名	*Benincasa hispida* var. *chieh-qua* F. C. How,
	Benincasa hispida var. *hispida*

■ **本地名称**

柬埔寨	ត្រឡាច Traor lach.
中国	冬瓜 Dōng guā，白瓜 Bái guā，枕瓜 Zhěn guā，
	广瓜 Guǎng guā。
老挝	ໝາກໂຕ່ນ Mark tonf, ໝາກພັກ Mark phak.
马来西亚	Buah kundur.
缅甸	ကျောက်ဖရုံ Kyauk-pa-yon.
菲律宾	Kundol.
泰国	ฟัก Fuk, ฟักเขียว Fukkaew, ฟักขาว Fukkao.
越南	Bí đao, Bí đá, Bí gối, Bí xanh, Bí phấn, Bù rợ, Đông qua {B[is] [dd]ao, B[is] [dd][as], B[is] g[oos]i, B[is] xanh, B[is] ph[aas]n, B[uf] r[owj], [dd][oo]ng qua}.

■ **通用名称**　White gourd, Wax gourd, Ash pumpkin.

■ **药用部位**　根、茎、叶、花、果实、种子。

■ **植物描述**　一年生蔓生或架生草本。茎被黄褐色硬毛
及长柔毛，有棱沟。卷须短、纤细。叶柄粗
壮，被黄褐色的硬毛和长柔毛；叶片肾状近
圆形，长19~24cm，宽10~30cm，5~7浅裂或
有时中裂，裂片宽卵形，先端急尖，边缘有
小齿，基部深心形，两面均被粗毛，叶脉网
状，在叶背面稍隆起，密被毛。花单性，雌
雄同株；花单生于叶腋，花梗被硬毛，雄花
花梗长5~15cm，雌花花梗长不及5cm；苞片

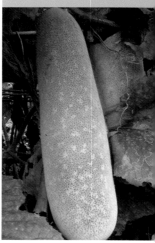

长6~10mm，被短柔毛；花萼管状，被茸毛，裂片披针形，边缘有锯齿；花冠黄色，5裂至基部，外展；雄花有雄蕊3，花丝分生，花药卵形，药室呈"S"形折曲；雌花子房长圆筒形或长卵形，密被黄褐色长硬毛，柱头3，略扭曲。瓠果大型肉质，长圆柱形或近球形，表面有硬毛和蜡质白粉；种子多数卵形，白色或淡黄色，压扁。

■ **生态**　喜土壤湿润、光照充足至半阴的环境。对水分要求适中，定期浇水即可，不需过度灌溉。宜生于砂壤土中。

■ **分布**　中国各地均有分布。

东盟地区主要分布于缅甸。

亚洲其他国家亦有分布。

■ **化学成分**　全草含有2,5-二甲基吡嗪、2,6-二甲基吡嗪、2,3,5-三甲基丙嗪、2-甲基吡嗪、2-乙基-5-甲基吡嗪。

根含有五环三萜、泻根醇酸。

果实含有羽扇豆醇、谷甾醇及乙酸酯、葫芦素、鼠李糖、甘露醇、三十烷醇，果实的蜡质层含五环三萜类成分isomultiflorenol acetate。

■ **药理作用**　具有抗氧化、抗炎、镇痛作用。

■ **应用**

柬埔寨　果实可发汗、抗疟、利尿、通便、滋补，治疗内出血、咯血；果汁治疗癫痫和神经系统疾病；种子和种子油可杀虫。

中国　瓜肉及瓤可利尿、清热、化痰、解渴等，治疗水肿、痰喘、暑热、痔疮等证；种子可清肺化痰；瓜藤水煎液可治脱肛，瓜藤鲜汁用于洗面、洗澡，可使皮肤增白。

老挝　可解毒，治疗发热。

缅甸　新鲜汁液可利尿、滋补，治疗肝病、腹水、少尿、癃闭、尿血。

菲律宾　果实糖浆可治疗呼吸系统疾病。

泰国　鲜叶治疗跌打损伤、炎症；果实可利尿，治疗咯血；果汁可止吐、解毒；种子可杀虫；根可解毒，治疗发热；果胶治疗肾病和神经系统异常。

■ **使用注意**　可催产，孕妇禁用。

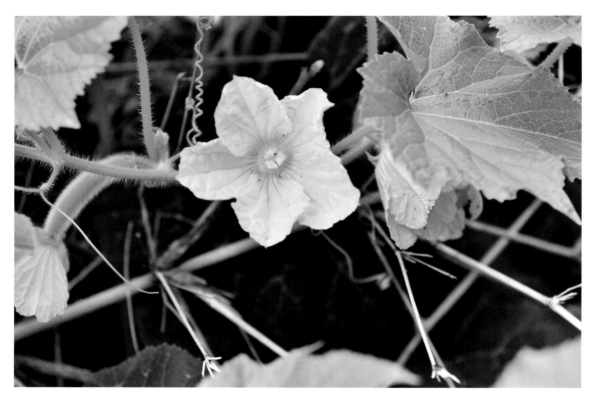

冬瓜原植物

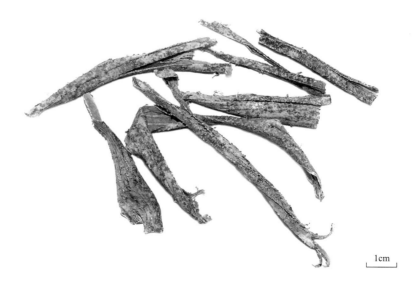

1cm

冬瓜药材（果皮）

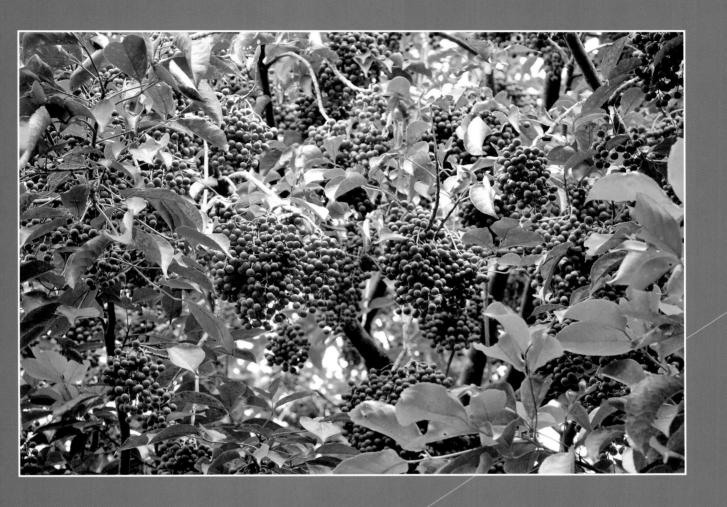

62 秋枫

Bischofia javanica Blume

■ 学名	*Bischofia javanica* Blume
■ 科	大戟科
■ 异名	*Bischofia trifoliate* (Roxb.) Hook. f., *Bischofia cummingiana* Decne., *Bischofia javanica* var. *lanceolata* Müll. Arg., *Bischofia javanica* var. *lanceolata* Müll. Arg., *Bischofia javanica* var. *toui* (Decne.) Müll. Arg., *Bischofia leptopoda* Müll. Arg.

■ **本地名称**

中国　秋枫Qiū fēng，万年青树Wàn nián qīng shù，赤木Chì mù，茄冬Qié dōng，加冬Jiā dōng，秋风子Qiū fēng zǐ，木梁Mù liáng，木加当Mù jiā dāng。

老挝　ຝຸງຝາດ Foung fat, ຂົມຝາດ Khom fat, ສົ້ມຝາດ Som fat, ສົ້ມກົບໃຫຍ່ Somkop nhay.

缅甸　ရေပိတောက္ Yay padauk.

泰国　เติม Term, ประดู่ส้ม Pradosom.

越南　Nhội, Nhội tía, Xích mộc, Quả cơm nguội, Bích hợp, Trọng dương mộc, Mạy phát (Tay), Bi puông điẳng (Dao) {Nh[ooj]i, Nh[ooj]i t[is]a, X[is]ch m[ooj]c, Qu[ar] c[ow]m ngu[ooj]i, B[is]ch h[owj]p, Tr[oj]ng d[uw][ow]ng m[ooj]c, M[aj]y ph[as]t (Tay), Bi pu[oo]ng [dd]i[awr]ng (Dao)}.

■ **通用名称**　Java cedar, Vinegar wood.

■ **药用部位**　根、嫩枝、茎皮、树皮、叶。

■ **植物描述**　常绿或半常绿乔木，高达20m，胸径可达2.3m；树干圆满通直，但分枝低，主干较

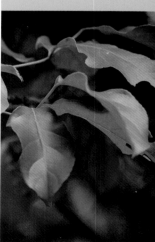

短。三出复叶互生，稀5小叶，总叶柄长；小叶片纸质，卵形、椭圆形、倒卵形或椭圆状卵形，顶端急尖或短尾状渐尖，基部宽楔形至钝，边缘有浅锯齿。花小，雌雄异株，多朵组成腋生的圆锥花序；雄花序被微柔毛至无毛；雌花序下垂。雄花萼片膜质，半圆形，内面凹成勺状，外面被疏微柔毛；花丝短；退化雌蕊小，盾状，被短柔毛。雌花萼片长圆状卵形，内面凹成勺状，外面被疏微柔毛，边缘膜质。子房光滑无毛，条形，顶端不分裂。果实浆果状，圆球形或近圆球形，淡褐色；种子长圆形。花果期2~9月。

■ **生态** 为热带和亚热带常绿季雨林中的主要树种，常生于海拔800m以下的山地潮湿沟谷林中，或栽培于平原，尤以河边堤岸或路旁为多。幼树稍耐荫，喜湿。宜生于土层深厚、湿润肥沃的砂壤土中。

■ **分布** 中国主要分布于陕西、江苏、安徽、浙江、江西、福建、台湾、河南、湖北、湖南、广东、海南、广西、四川、贵州、云南等省区。

东盟地区主要分布于缅甸、泰国、老挝、柬埔寨、越南、马来西亚、印度尼西亚、菲律宾等国家。

印度、日本、澳大利亚和波利尼西亚等国家与地区亦有分布。

■ **化学成分** 叶含熊果酸、维生素C、黄酮类、软木三萜酮及其衍生物软木三萜酮-3β-醇、软木三萜酮-3α-基-乙酸盐。

■ **药理作用** 具有抗寄生虫、抗菌、抗真菌作用。

■ **应用**

中国　　根可祛风消肿，治疗风湿骨痛、痢疾等；叶可治疗无名肿毒；果肉可酿酒；种子油可供食用。

老挝　　树皮和叶入煎剂可止泻；树皮提取物治疗烧烫伤和脓疱病，膏剂可外用。

缅甸　　叶入煎剂可治疗溃疡。

泰国　　茎治疗毒蛇咬伤；果实可食用。

■ **使用注意** 孕妇慎用。

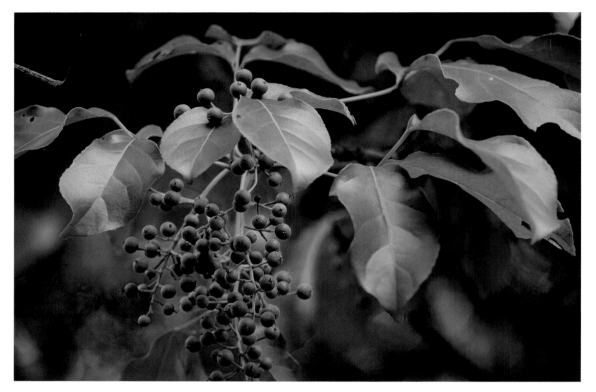

秋枫原植物

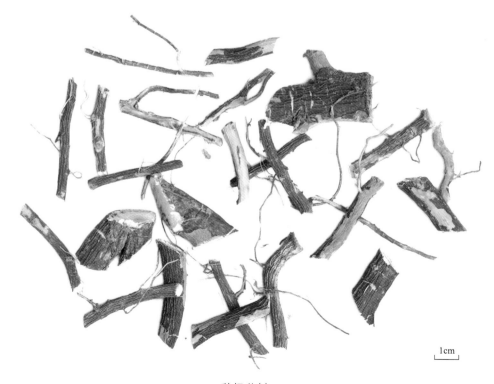

1cm

秋枫药材

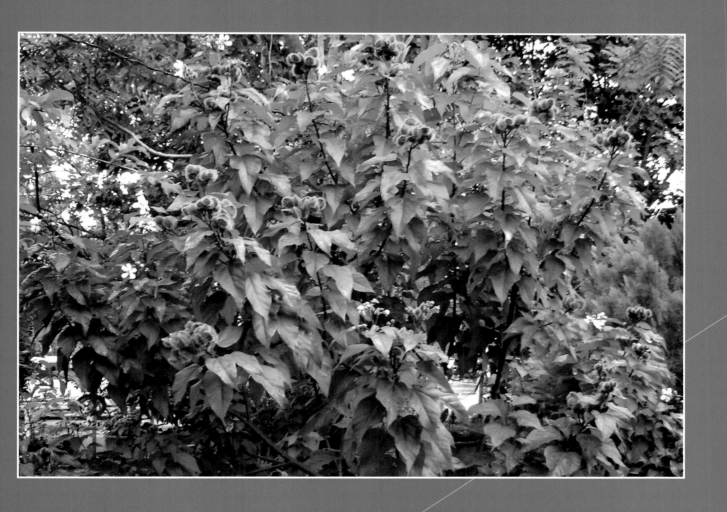

63 红木

Bixa orellana L.

学名	*Bixa orellana* L.
科	红木科
异名	*Bixa acuminate* Bojer, *Bixa americana* Poir, *Bixa odorata* Ruiz & Pavon ex G. Don, *Bixa orellana* var. *leiocarp* Kuntze Standl. & L. O. Williams, *Bixa platicarpa* Ruiz & Pavon ex G. Don., *Bixa tinctoria* Salisb

■ **本地名称**

柬埔寨　ជម្ពូជ្រលក់ Chumpu chrorloukpor.

中国　红木Hóng mù，胭脂木Yān zhī mù。

老挝　ໝາກແຮດຊົມພູ Mark saet somphou, ໝາກແຮດ Mark saet, ໝາກສະຕິແດງ(ລາວ) Mark sati daeng, ຈາມຟູ Jam fu, ແຊມຟຸງ Xiam fung, ດອກຄຳໄຕ້ (ໄຕ) Kham tai (Tai ethnic).

马来西亚　Kesumba keling.

缅甸　ပိုးသီတင်း Poe thidin.

菲律宾　Atsuwete.

泰国　คำเงาะ Kam ngau, คำแสด Kam sad.

越南　Điều nhuộm, Chăm phù, Xiêm phung, Kham tai (Tay) {[dd]i[eef]u nhu[ooj]m, Ch[aw]m ph[uf], Xi[ee]m phung, Kham tai (Tay)}.

■ **通用名称**　Achiote, Anatto tree, Lipstick tree.

■ **药用部位**　全株或根、茎、细枝、叶、花、果实、种子。

■ **植物描述**　常绿灌木或小乔木，高5~10m。枝棕褐色，密被红棕色短腺毛。叶柄长5~10cm，无毛；叶片心状卵形或三角状卵形，先端渐尖，基部圆形或几截形，有时略呈心形，边缘全

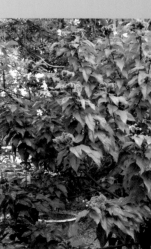

缘，上面深绿色，无毛，下面淡绿色，被树脂状腺点。圆锥花序顶生，序梗粗壮，密被红棕色的鳞片和腺毛；花较大，萼片5，倒卵形，外面密被红褐色鳞片，基部有腺体，花瓣5，倒卵形，粉红色；雄蕊多数，花药长圆形，黄色，2室，顶孔开裂；子房上位，1室，胚珠多数，生于2侧膜胎座上，花柱单一，柱头2浅裂。蒴果近球形或卵形，密生栗褐色长刺，2瓣裂；种子多数，倒卵形，暗红色。花期9~10月，果期12月至翌年2月。

■ **生态**　在亚热带、热带的无霜冻地区生长迅速，宜避风。全日照或部分荫蔽。喜潮湿、排水良好、中等肥沃的土壤。

■ **分布**　中国主要分布于云南、广东、台湾等省区。

东盟地区主要分布于柬埔寨、老挝、缅甸、泰国和越南等国家。

印度、南美洲北部和巴西亦有分布。

■ **化学成分**　种子含有类胡萝卜素，主要包括天然色素、胭脂素、顺式胭脂素、反式胭脂素、非胭脂素；挥发油包括印马烷、朱栾倍半萜、紫穗槐烯。

叶含有花青素和鞣花酸。

植株中含有野黄芩苷A、野黄芩苷Z。

种子中的色素定性为C_{30}、C_{32}裂解物，C_{19}、C_{22}、C_{24}、C_{25}和C_{40}的二聚物，bixaghanene，玉米黄质，隐黄素，番红花，氨基酸，苯丙氨酸，苏氨酸，色氨酸，水杨酸，tomentosic acid，芹菜素-7-硫酸氢盐，大波斯菊苷，木犀草苷，hypolaetin-8-sulphate，香叶基香叶醇，香叶基-香叶基-八聚-葵酸盐，没食子酸和Δ-生育三烯酚。

■ **药理作用**　具有抗氧化、降血压、抗过敏、降血糖、抑制中枢神经系统、抗病毒、抗真菌作用。

■ **应用**

柬埔寨　花煎剂可补血、止痢；种子可清热、止血、抗疟、清热，可作染色剂，治疗淋病；根皮可清热、通便。

中国　全株治疗肾炎、黄疸型肝炎、淋证、蛇咬伤；种子治疗肝热、血尿。

老挝　茎和细枝治疗肝炎、黄疸；叶可清热，提取物可杀虫，敷于头部治疗小儿发热、疝痛；未成熟果实可润肤，治疗麻风；种子可健胃、通便、祛痰，浸渍剂治疗哮喘、流涕、发热性黏膜炎；根可通便、抗疟、清热；根皮与石灰浸渍剂治疗丹毒。

马来西亚	叶入煎剂可用于产褥期相关疾病。
缅甸	根皮可作退热药;种子可作补品。
菲律宾	种子粉末与石灰粉混合外敷治疗丹毒;树皮煎剂可治疗热性白内障;种子粉末有止血和健胃功效。
泰国	根、叶和果实可利尿;茎、根、叶和果实治疗疟疾发热。
越南	干叶口服治疗感冒、疟疾、痢疾和毒蛇咬伤。

■ **使用注意** 无。

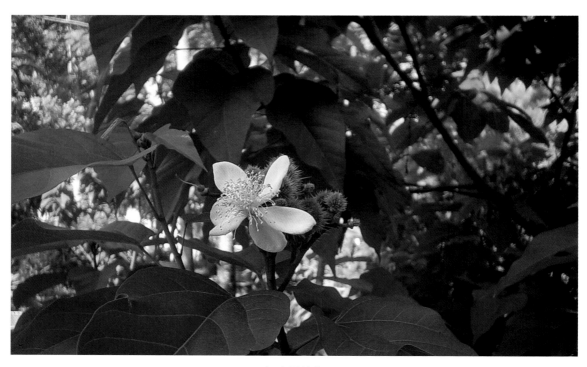

红木原植物

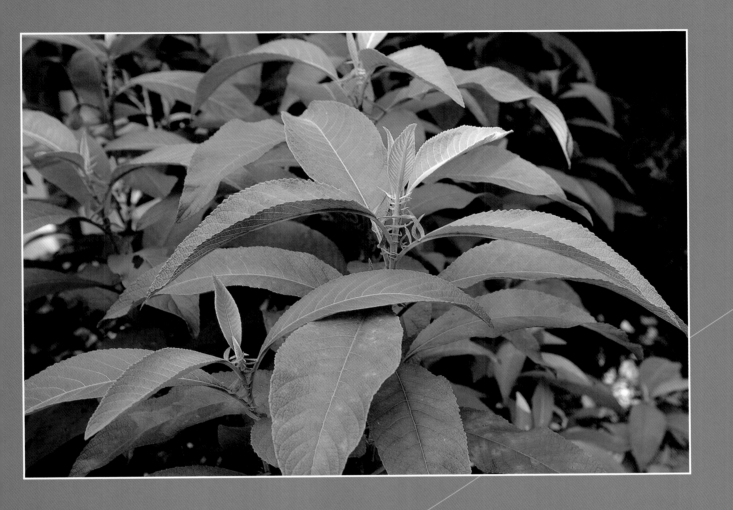

64 艾纳香

Blumea balsamifera (L.) DC.

■ 学名	*Blumea balsamifera* (L.) DC.
■ 科	菊科
■ 异名	*Pluchea balsamifera* (L.) Lessing., *Conyza balsamifera* L., *Pluchea balsamifera* (L.), *Baccraris salvia* Lour., *Blumea balsamifera* (L.) DC.

■ **本地名称**

柬埔寨　ដើមបាយម៉ាត់ Daem baymatt.

中国　艾纳香 Ài nà xiāng，大风艾 Dà fēng ài，牛耳艾 Niú ěr ài，大风叶 Dà fēng yè，紫再枫 Zǐ zài fēng，再风艾 Zài fēng ài，大骨风 Dà gǔ fēng，冰片艾 Bīng piàn ài。

老挝　ຫຍາດຫຼວງ Nat luang, ຫຍາດວ່ງມ Nat liem.

马来西亚　Chapa, Chapor, Daun telinga kerbau, Sembang, Semboh, Sembong.

缅甸　ဘုမ္မဆသိန့ Hpon ma thein.

菲律宾　Sambong, Alibhon, Gabon, Subusub, Lakadbulan.

泰国　หนาดใหญ่ Nat yai.

越南　Đại bi, Từ bi xanh, Bơ nạt, Đại ngải, Băng phiến, Co nát (Thái), Phặc phà (Tày) {[dd][aj]i bi, T[uwf] bi xanh, B[ow] n[aj]t, [dd][aj]i ng[ar]i, B[aw]ng phi[ees]n, Co n[as]t (Thai), Ph[awj]c ph[af] (Tay)}.

■ **通用名称**　Blumea camphor, Blumea camphor plant, Camphor plant, Camphor tree, Ngai camphor, Ngai camphor plant.

■ **药用部位**　全株或根、叶。

■ **植物描述**　亚灌木，高达3 m。茎具伞房状分枝，有纵条棱，被黄褐色密柔毛。叶阔卵形，长

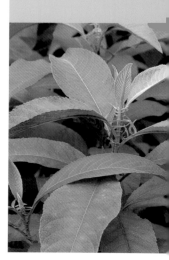

20~25cm，宽8~10cm，上面被柔毛，下面被淡褐色或黄白色密绢状棉毛。头状花序排列成开展具叶的大圆锥花序；花序梗被黄褐色密柔毛；总苞钟形，总苞片3~4层，外层长圆形，背面被密柔毛，中层条形，内层长于外层4倍。花托直径2~3mm，扁平，无毛；边缘小花丝状，长达6mm，2~4裂；中部花黄色，管状，长6~8mm，具无柄腺体和稀疏的多细胞毛。瘦果褐色，圆柱形，被密柔毛。

■ **生态**　生于海拔600~1000m的林缘、林下、河谷或草地上。喜向阳、地势高、易排水的地块；土壤以土层深厚、含砂（砾石）的酸性或中性土壤为佳。

■ **分布**　中国主要分布于福建、广东、广西、贵州、海南、台湾和云南等省区。

东盟地区主要分布于老挝、缅甸、泰国、越南、菲律宾、马来西亚等国家。

不丹、印度、尼泊尔和巴基斯坦亦有分布。

■ **化学成分**　全株含有挥发油（1,8-桉树酚、龙脑、β-石竹烯、樟脑、4-松油醇、α-松油醇、柠檬烯、α-蒎烯、β-蒎烯、柳杉二醇）、内酯类和黄酮类（槲皮素、鼠李黄素、木犀草素、木犀草-7-甲基醚、艾纳香素、丁羟茴醚、5,7,3',5'-四羟基黄烷酮、柽柳黄素、丁羟甲苯、α-生育酚、二氢槲皮素-4'-甲醚、二氢槲皮素-7,4'-二甲基乙醚）。

■ **药理作用**　具有抗癌、抗真菌、抗菌、降血压、扩张血管、抗疟原虫、保肝作用，还有黄嘌呤氧化酶抑制剂活性、抗酪氨酸酶活性、溶解尿路结石作用。

■ **应用**

柬埔寨　全株煎煮可化痰；浸渍剂可发汗。叶汁鲜品滴眼治疗慢性化脓性疾病；煎剂内服治疗蠕虫病、痢疾、慢性尿路系统疾病、高热、头重、肩颈及腰部疼痛；叶入散剂与黄油作鼻烟用，可保肝、消炎、利尿、化痰、止泻、止痉，治疗感冒、外伤、石淋、尿路感染、高血压。

中国　全株治疗风寒感冒、头风头痛、风湿痹痛、寒湿泻痢、寸白虫病、毒蛇咬伤、跌打伤痛、癣疮；根、叶治疗火牙疼痛、肝炎。

老挝　叶治疗妇人产后子宫脱垂、感冒、头目眩晕、晕厥、高热、胸痛、气短。

缅甸　全株治疗消化不良、高血压，也可增强食欲和祛痰。

菲律宾　叶汁液可用作外伤药；叶膏药可敷于额头治疗头痛；叶煎汁可治疗胃痛，用作治疗风湿病的芳香沐浴制剂；叶浸渍剂可用作妇女产后沐浴制剂。菲律宾卫生部批准的10种药用植物之一，可治疗肾结石。

泰国　　　根可祛风、活血、止泻，治疗腹痛、关节痛、水肿、跌打损伤；叶可活血、祛风、止泻、杀虫、清热、平喘、止血、发汗、化痰，治疗水肿、跌打损伤、腹痛、关节痛、鼻息肉。

越南　　　鲜叶入煎剂，或蒸汽鼻吸治疗咳嗽、流行性感冒；研磨外敷治疗痔疮；酒制外用治疗风湿痹痛、皮肤瘙痒。茎可化痰。全株可利尿。

■ **使用注意**　　阴虚血热者慎用。

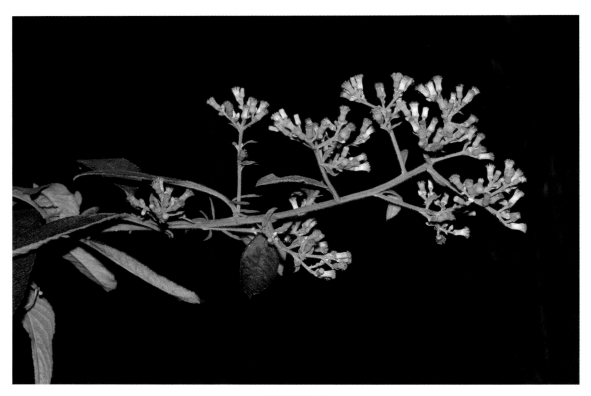

艾纳香原植物

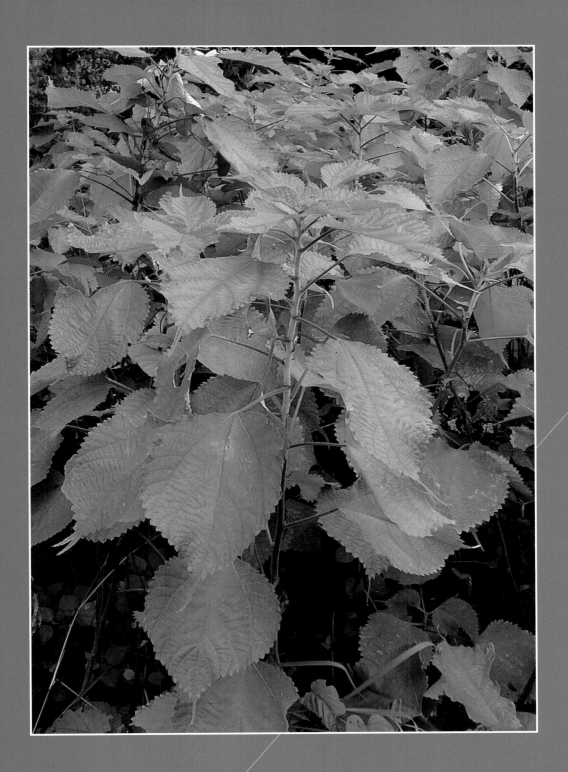

65 苎麻

Boehmeria nivea (L.) Gaudich.

■ 学名	*Boehmeria nivea* (L.) Gaudich.
■ 科	荨麻科
■ 异名	*Urtica nivea* L., *Boehmeria nivea* var. *candicans* Wedd., *Boehmeria nivea* f. *concolor* (Makino) Kitam., *Boehmeria nivea* var. *concolor* Makino, *Boehmeria nivea* subsp. *nipononivea* (Koidz.) Kitam., *Boehmeria nivea* f. *nipononivea* (Koidz.) Kitam.

■ **本地名称**

柬埔寨	ដើមថ្មី Daem thmei.
中国	苎麻Zhù má，野麻Yě má，野苎麻Yě zhù má，家麻Jiā má，苎仔Zhù zǎi，青麻Qīng má，白麻Bái má。
老挝	ຕົ້ນບານ Ton parn.
马来西亚	Rami.
缅甸	ကားလျှာ Kya sha.
菲律宾	Ramie.
泰国	ป่านรามี Paan ra mee.
越南	Gai, Gai tuyết, Gai làm bánh, Trữ ma, Bầu pản (Tay), Co pán (Thai), Chiều dủ (Dao) {Gai, Gai tuy[ees]t, Gai l[af]m b[as]nh, Tr[uwx] ma, B[aaf]u p[ar]n (Tay), Co p[as]n (Thai), Chi[eef]u d[ur] (Dao)}.

■ **通用名称** China grass, Chinese grass cloth plant, Chinese nettle, Chinese silk plant, Ramie grass, Rami fibres rhea.

■ **药用部位** 根、叶。

■ **植物描述** 灌木，高1m左右。茎坚硬，基部木质；嫩枝紫色，被短柔毛。叶互生；叶片边缘有牙齿，下面密被雪白色毡毛。圆锥花序腋生，或植株上部的为雌性，其下的为雄性，或同一植株的全为雌性。瘦果近球形，被毛，基部突缩成细柄。花果期10月至翌年2月。

■ **生态**　生于海拔200~1700m的山谷林边或草坡。喜生于高大树木的荫蔽下。亦见于原始林中。

■ **分布**　中国主要分布于云南、贵州、广西、广东、福建、江西、台湾、浙江、湖北、四川、甘肃、陕西以及河南等省区。

东盟地区主要分布于越南、老挝等国家。

■ **化学成分**　根含有委陵菜酸、2-α-羟基熊果酸、反式-p-羟基熊果酸、2,4,4′-三羟基查耳酮、芸香糖苷、野漆树苷、芹菜素、大黄素、大黄素甲醚-8-β-葡萄糖苷、绿原酸。

■ **药理作用**　可有效降低乙肝病毒复制。还具有降血糖、抗氧化、降血脂作用。其根的提取物有止血、利尿、增加胆汁分泌、抗菌、抗真菌的作用。

■ **应用**

束埔寨　叶入煎剂治疗尿潴留。根可止血，治疗肠疾；入散剂可滋补、利尿、止咳。

中国　根治疗感冒发热、麻疹高热、尿路感染、肾炎水肿、孕妇腹痛、胎动不安、先兆流产、跌打损伤、骨折、疮疡肿痛、出血性疾病；叶为止血剂，治疗创伤出血；根、叶并用治疗急性淋浊、尿道炎出血等。

老挝　根治疗水肿。

马来西亚　根治疗血性乳糜尿、肠溃疡所致痔疮。

缅甸　根可作泻药。

泰国　根用于妇人产后恢复，治疗皮肤病、惊厥。

越南　根可保胎，治疗妊娠疝痛、带下、尿血、脓疱病、疔疮。

■ **使用注意**　胃肠虚弱者忌服。

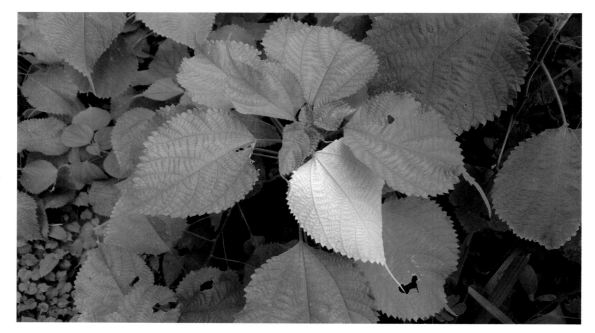

苎麻原植物

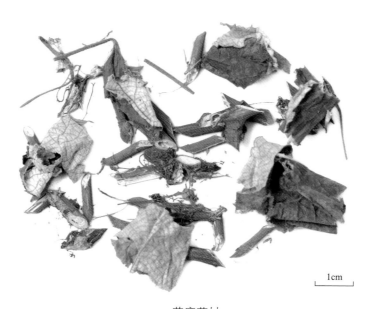

1cm

苎麻药材

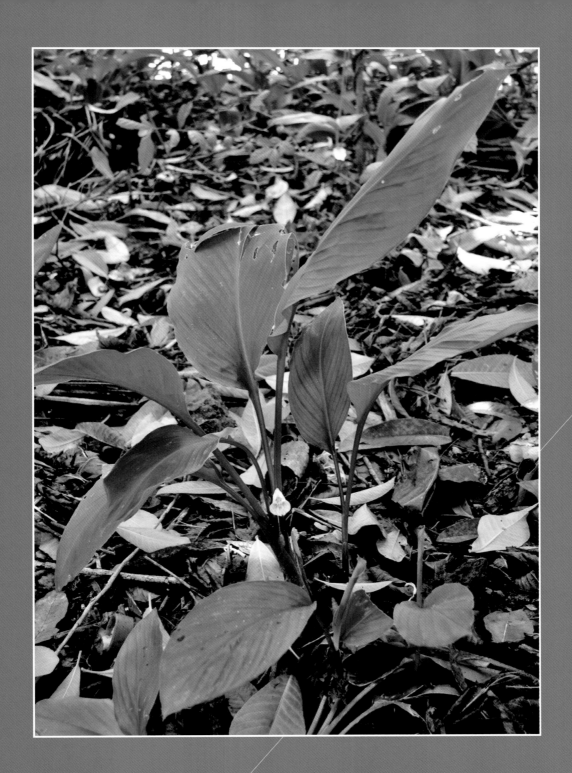

66 凹唇姜

Boesenbergia rotunda (L.) Mansf.

■ 学名	*Boesenbergia rotunda* (L.) Mansf.
■ 科	姜科
■ 异名	*Boesenbergia cochinchinensis* (Gagnep.) Loes., *Boesenbergia pandurata* (Roxb.) Schltr., *Curcuma rotunda* L., *Gastrochilus panduratus* (Roxb.) Ridl., *Gastrochilus rotundus* (L.) Alston, *Kaempferia cochinchinensis* Gagnep.

■ **本地名称**

中国　凹唇姜 Āo chún jiāng，泰国沙姜甲猜Tài guó shā jiāng jiǎ cāi。

老挝　ກະຊາຍ Ka xay.

马来西亚　Kunyit.

缅甸　ဆိပ်ဖူး Seik phoo.

泰国　กระชาย Kasai.

越南　Lưỡi cọp, Bồng nga truật {L[uw][owx]i c[oj]p, B[oof]ng nga tru[aaj]t}.

■ **通用名称**　Chinese keys, Finger root, Lesser galangal, Chinese ginger.

■ **药用部位**　根茎。

■ **植物描述**　灌木状草本，直立，高达50cm。根茎亮黄色，有辛香味，根粗。叶3~4基生；叶鞘红色；叶舌2裂，长约5mm；叶柄长7~16cm，具槽；叶片卵状长圆形或椭圆状披针形，长25~50cm，宽7~12cm，先端具小尖头，基部渐尖至近圆形，除叶背中脉被微疏柔毛外，两面均无毛。穗状花序藏于扩大的顶部叶鞘内，长3~7cm；苞片披针形，长4~5cm，膜质，花芳香；花萼管长约1.5cm；花冠淡粉

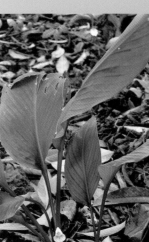

红色，管长4.5~5.5cm，花冠裂片长圆形，长1.5~2cm；侧生退化雄蕊倒卵形，长1.5cm，粉红色；唇瓣宽长圆形，长2.5~3.5cm，内凹呈瓢状，白色或粉红而具紫红色彩纹，顶部平坦，边微皱；花丝短，药隔顶端具向后弯的附属体，长1~3mm，短2裂。花期7~8月。

■ **生态**　生于潮湿森林中、低洼地或山坡阴凉、潮湿处，散生或灌木状。在排水良好、富含有机质的壤土中生长迅速，也可种植于砂土中。

■ **分布**　中国主要分布于云南等省区。

东盟地区主要分布于泰国、马来西亚、缅甸、越南、老挝、柬埔寨等国家。

印度和斯里兰卡亦有分布。

■ **化学成分**　全草含有槲皮素、山柰酚、柚皮苷、橙皮苷、咖啡酸、绿原酸。

■ **药理作用**　具有保肝、抗溃疡生成、抗氧化、抗炎等作用。

■ **应用**

中国　根茎治疗胃肠胀气、腹泻。

老挝　治疗胃痛。

缅甸　根茎治疗消化不良、疝气和便秘。

泰国　根茎治疗臌胀、疝痛、腹痛、泄泻、痢疾、月经不调、皮癣、癃闭、咳嗽、痛证、破伤风、胸闷；叶可调经、清洁口腔。

■ **使用注意**　无。

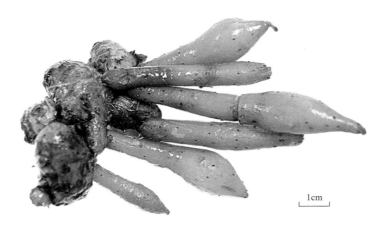

凹唇姜药材

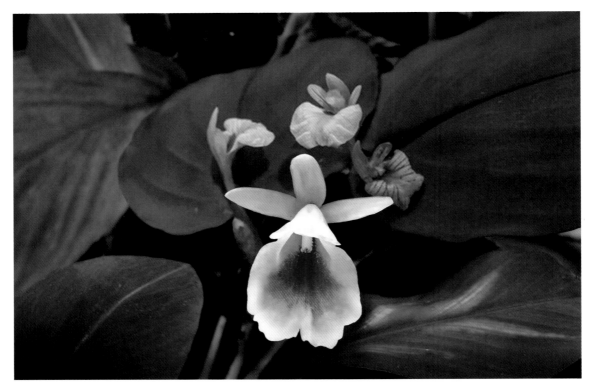

凹唇姜原植物

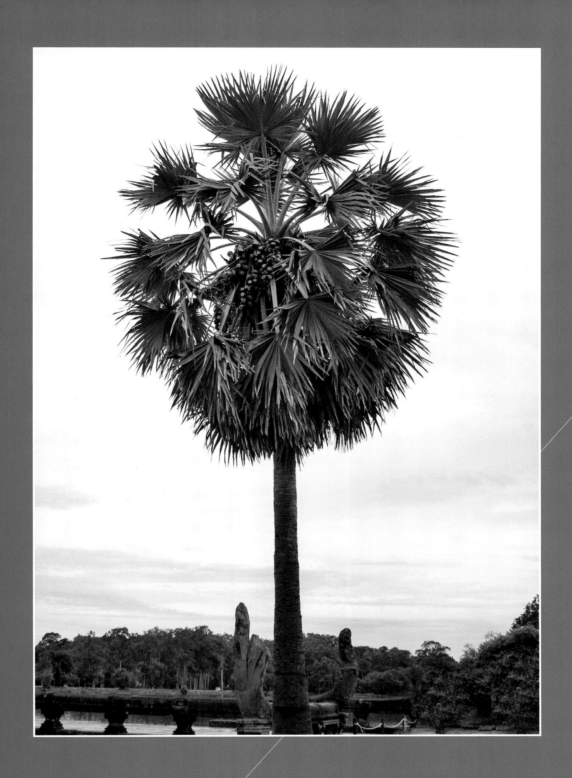

67 糖棕

Borassus flabellifer L.

■ 学名	*Borassus flabellifer* L.
■ 科	棕榈科

■ **本地名称**

柬埔寨	ត្នោត Thnaot.
中国	糖棕Táng zōng，郭丹Guō dān，缅甸糖棕Miǎn diàn táng zōng，扇椰子Shàn yē zi，扇叶树头棕 Shàn yè shù tóu lǘ。
老挝	ກົກຕານ Kok tan.
马来西亚	Lontar, Tai, Tal, Pohon siwalan.
缅甸	ထန်းပင် Htan.
泰国	ตาล Tann.
越南	Thốt lốt, Dừa đường {Th[oos]t l[oos]t, D[uwf]a [dd][uw][owf]ng}.

■ **通用名称**　Palmyra palm, Toddy palm.

■ **药用部位**　根、芽、汁液、叶。

■ **植物描述**　植株粗壮高大。叶大型，掌状分裂，近圆形，裂至中部，线状披针形，渐尖，先端2裂；叶柄粗壮，边缘具齿状刺，叶柄顶端延伸为中肋直至叶片的中部。雄花序具3~5个分枝，每分枝掌状分裂为1~3个小穗轴，小穗轴略呈圆柱状，顶端稍狭，长约25cm；雄花小，多数，黄色，着生于小穗轴上小苞片的凹穴里，萼片3，下部合生，花瓣较短，匙形，雄蕊6，花丝与花冠合生呈梗状，花药大，长圆形；雌花序约有4个分枝，粗壮，雌花较大，球形，每小穗轴有8~16花，螺旋状排列，退化雄蕊6~9。果实大，近球形，压扁，外果皮光滑，黑褐色，中果皮纤

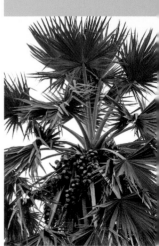

维质，内果皮由（1~）3个硬的分果核组成，包着种子；种子通常3，胚乳角质，均匀，中央有1空腔，胚近顶生。

■ **生态**　生于光照充足、气候温暖的环境，较不耐寒，生长适温为22~30℃，耐旱，在炎热、光照充足及易于排水处生长良好。对土壤要求不严，但以疏松肥沃的壤土为最佳。

■ **分布**　中国主要分布于云南等省区。

东盟地区主要分布于缅甸、马来西亚等国家。

印度和斯里兰卡亦有分布。

■ **化学成分**　全株含1,3-二甲基苯酚、2-环戊烯-1-酮、2-甲氧基乙酸盐、1,5-环辛二烯、1,6-二甲基-2-甲氧基-4-邻甲酚、2,5-环己二烯-1,4-二酮、3-羟基-5-甲基-2-(1-甲基乙基)、2-乙基-3-甲氧基-2-环戊烯酮、2,5-二甲氧基苯甲醇、2,3,4-三羟基-5-甲基乙酰苯。

■ **药理作用**　具有降血糖、避孕、免疫抑制作用。

■ **应用**

柬埔寨　雌、雄花压榨的汁液可作糖、酒制品。

老挝　治疗发热、皮肤过敏。

缅甸　治疗少尿、癃闭、烧烫伤、支气管哮喘、消化不良。

泰国　根可清热、利尿、调经，治疗口疮、口渴；叶治疗泄泻、便血；幼芽可杀虫、止泻、利尿，治疗痔疮；果汁可调经、化痰、健胃；果肉治疗肾结石和胆道结石。

■ **使用注意**　无。

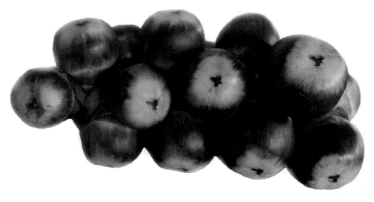

糖棕原植物（果实）

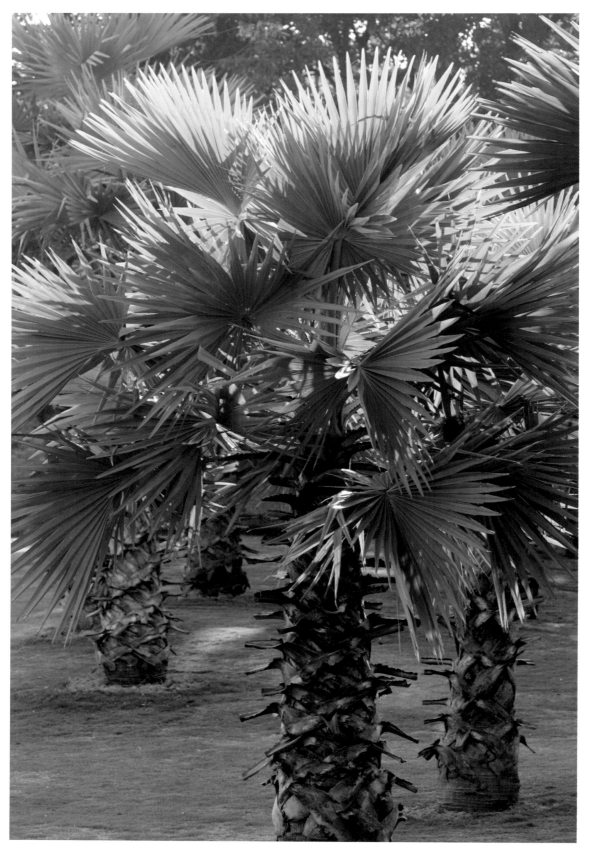

糖棕原植物

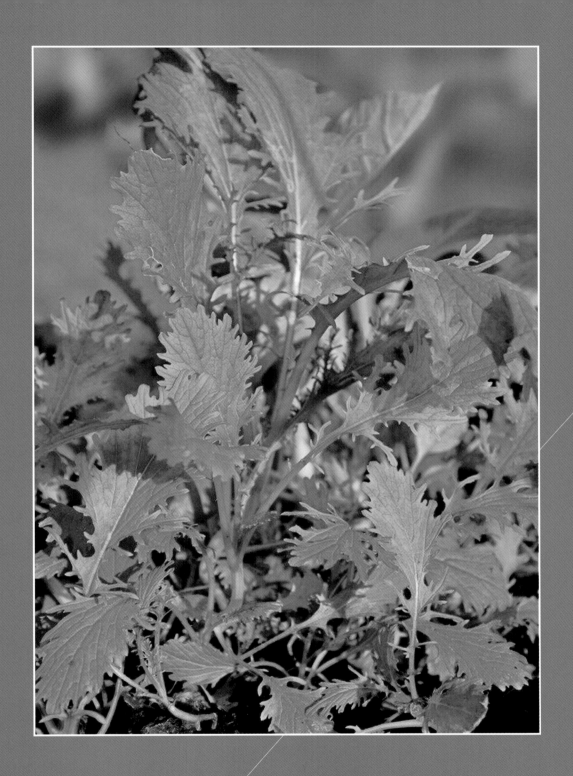

68 芥菜

Brassica juncea (L.) Czern.

■ 学名	*Brassica juncea* (L.) Czern.
■ 科	十字花科
■ 异名	*Brassica juncea* var. *agrestis* Prain, *Brassica juncea* var. *aspera* (Prain) O. E. Schulz, *Brassica juncea* var. *celerifolia* Tsen & S. H. Lee, *Brassica juncea* var. *chinensis* (L.) N. Busch, *Brassica juncea* var. *crassicaulis* Chen & Yang, *Brassica juncea* var. *crispifolia* L. H. Bailey.

■ 本地名称

柬埔寨	ស្ពៃហាងស្ពៃជ្រក់ Spey haang, Spey choerk.
中国	芥菜Jiè cài，雪里蕻Xuě lǐ hóng，雪里红Xuě lǐ hóng，雪菜Xuě cài。
老挝	ຜັກກາດ Phak kat.
马来西亚	Sawi.
缅甸	မုန်ညှင်းရှုနု Mon hnyin.
菲律宾	Mustasa.
泰国	ผักกาดเขียว Phak gard kiew, ผักกาดจ้อน Phak gard jon.
越南	Cải canh, Rau cải, Cải bẹ xanh {C[ar]i canh, Rau c[ar]i, C[ar]i b[ej] xanh}.

■ 通用名称 Mustard greens, Indian mustard, Chinese mustard, Leaf mustard.

■ 药用部位 全草或茎、叶、种子。

■ 植物描述 一年生或二年生草本，高达1m以上。茎直立，有分枝。茎下部叶具柄，绿色，卵形至倒卵形，边缘有缺刻或牙齿，有时具圆钝锯齿；茎上部叶具短柄，长3~6cm，宽2~3.5mm，边缘具不明显疏齿或全缘。总状花序顶生，花后延长；花黄色，直径

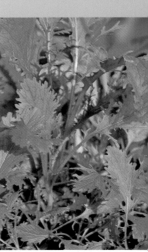

CHINA-ASEAN

7~10mm；花梗长4~9mm；萼片淡黄色，长圆状椭圆形，长4~5mm，直立开展；花瓣倒卵形，长8~10mm，宽4~5mm。长角果条形，长3~5.5cm，宽2~3.5mm，果瓣具一突出中脉；喙长6~12mm；果梗长5~15mm。种子球形，直径约1mm，紫褐色。

■ **生态**　可生于年降雨量500~4200mm、气温6~27℃、pH值4.3~8.3的环境中。抗逆性强，为冷凉蔬菜，在15~18℃的月均温下生长良好。在白天高温、夜晚凉爽的地区生长极好，相当耐旱。对土壤酸度有一定的耐受性，pH值宜为5.5~6.8。

■ **分布**　中国各地均有分布。

东盟地区主要分布于泰国、缅甸等国家。

孟加拉国、中非、印度、日本、尼泊尔、巴基斯坦、俄罗斯亦有分布。

■ **化学成分**　种子含有碳水化合物、还原糖、碳酸氢盐、鞣质、萜类化合物、香豆素、醌类、烯丙基异硫氰酸酯和异硫氰酸酯。

叶含有酚醛树脂混合物、山柰酚3-邻氨基葡萄糖-7-O-葡萄糖苷衍生物、鼠李素3-O-葡萄糖-7-O-糖苷和羟基肉桂酸。

■ **药理作用**　具有抗氧化、抗抑郁、降血压、提高认知能力、镇痛、抗炎、降血糖、保肝、降血脂等作用。未见有毒性报道。

■ **应用**

柬埔寨　味苦，可缓泻、滋补。种子油可兴奋和抑制神经，外用治疗小儿呼吸道感染，常与黑芥共同入药，与樟脑制剂涂抹患处治疗风湿痹痛；种子榨汁治疗咳嗽、咯血；种子入散剂与水混合可用于醒酒、中毒催吐，治疗神经痛、腹疝、顽固性呕吐。

中国　嫩茎和叶治疗寒饮咳嗽、痰滞气逆、胸膈满闷、石淋、牙龈肿烂、乳痈、痔肿、冻疮、漆疮；种子可平肝明目、止血。

缅甸　种子治疗风湿病，种子油治疗耳痛、感冒、疝气、头痛、溃疡和皮肤病。

菲律宾　种子油治疗风湿病。

泰国　种子用于按摩穴位。

■ **使用注意**　凡疮疡、目疾、痔疮、便血及平素热盛之患者忌食。

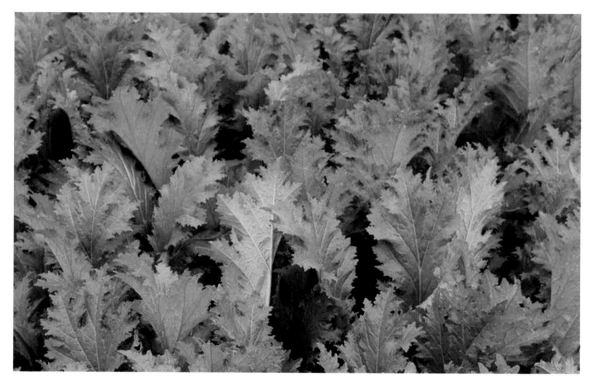

芥菜原植物

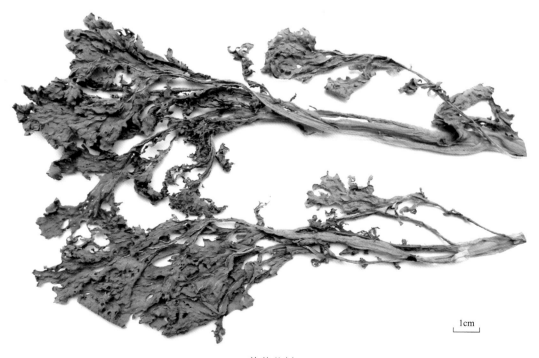

1cm

芥菜药材

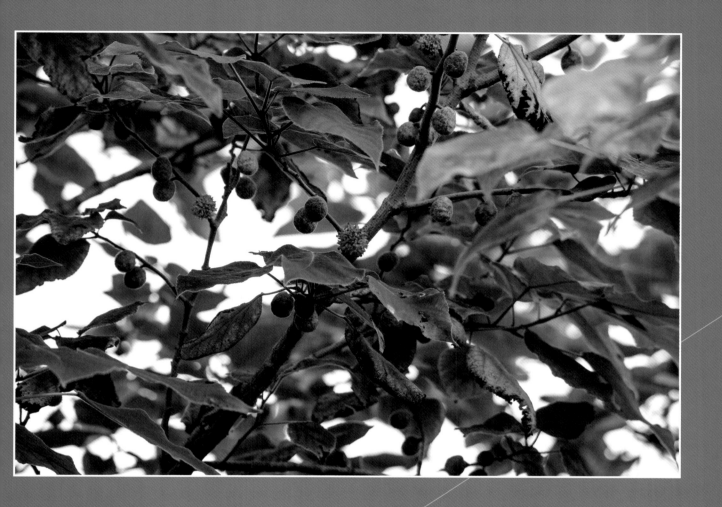

69 构树

Broussonetia papyrifera (L.) L'Hér. ex Vent.

■ 学名	*Broussonetia papyrifera* (L.) L'Hér. ex Vent.
■ 科	桑科
■ 异名	*Broussonetia papyrifera* var. *integrifolia* Miq.

■ **本地名称**

中国　构树Gòu shù，构桃树Gòu táo shù，楮树Chǔ shù，楮实子Chǔ shí zǐ，沙纸树Shā zhǐ shù，谷木Gǔ mù，谷浆树Gǔ jiāng shù，假杨梅Jiǎ yáng méi。

老挝　ປໍສາ Po salae，ສະແລ Sa lae，ມອນສາ(ລາວ) Morn sa chue daothu，ເຈື້ອດາວທຼ Pacsa (Tay ethnic)，ບາກສາ(ໄຕ) Sale (Thai ethnic)，ສະແລ(ໂຫ) ດຽງດຼ (ຍ້າວ) Diengdu (Yao ethnic)。

缅甸　မဲစာ Mae sa.

泰国　ปอสา Pau sa.

越南　Dướng, Rau ráng, Cau thụ, Cây rát, Chù dào thụ, Pắc sa (Tay), Sa lè (Thai), Điềng đủ (Dao) {D[uw][ows]ng, Rau r[as]ng, Cau th[uj], C[aa]y r[as]t, Ch[uf] d[af]o th[uj], P[aws]c sa (Tay), Sa l[ef] (Thai), [dd]i[eef]ng [dd][ur] (Dao)}.

■ **通用名称**　Paper mulberry, Paper mulberry tree.

■ **药用部位**　根、茎、根皮、茎皮、叶、成熟果实、乳胶。

■ **植物描述**　小乔木，高达20m，胸径可达70cm；树皮光滑、暗灰色，具浅裂缝或隆起。叶互生或近对生，纸质，深裂或不裂；叶柄长达5cm。花雌雄异株；雄花序为柔荑花序，粗壮，长3~8cm，苞片披针形，被毛，花被4裂，裂片三角状卵形，被毛，雄蕊4，花药近球形，退化雌蕊小；雌花序球形头状，苞片棍

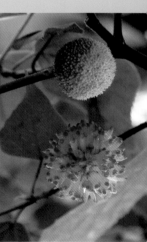

棒状，顶端被毛，花被管状，顶端与花柱紧贴，子房卵圆形，柱头条形，被毛。聚花果成熟时橙红色，肉质；瘦果长约1cm，果梗长，肉质。花果期5~8月。

■ **生态** 可生于平原、丘陵、山地、水边。适应性强，喜光，耐干旱、贫瘠，耐烟尘，抗大气污染能力强。多生于石灰岩山地土壤中，也可生于酸性土及中性土中。

■ **分布** 中国各地均有分布。

东盟地区主要分布于老挝、缅甸、泰国、越南、马来西亚等国家。

日本、朝鲜亦有分布。

■ **化学成分** 果实和叶含有相当高比例的黄酮类物质。花和嫩叶含有蛋白质和矿物质（钙、钾、镁和磷）。果实含有皂苷、p-香脂和脂肪油，果皮含有异戊二烯、构树噢哶A和异戊烷-黄烷A。

■ **药理作用** 具有降血压作用，还具有较强的氧自由基清除剂活性，被用作食物补充剂。

■ **应用**

中国 果实治疗腰膝酸软、肾虚目昏、阳痿、水肿；叶可清热、凉血、利湿、杀虫，治疗鼻衄、肠炎、痢疾；树皮可利尿消肿、祛风湿，治疗水肿、筋骨酸痛，外用治疗神经性皮炎及癣证；乳胶治疗水肿癣疾，蛇、虫、蝎、狗咬伤。

老挝 治疗阳痿、呕血。

泰国 根治疗风证；乳胶治疗动物皮肤溃疡。

越南 叶提取物治疗全身水肿、月经过多。

■ **使用注意** 脾胃虚寒、大便溏泄者慎服。

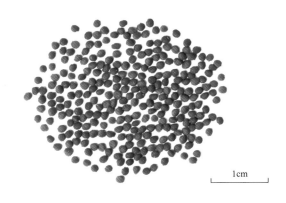

构树药材（成熟果实）

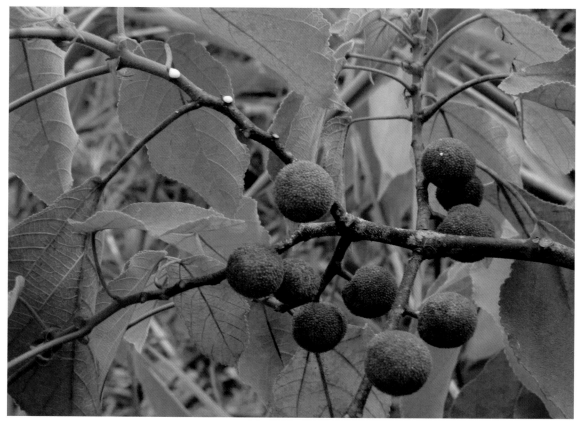

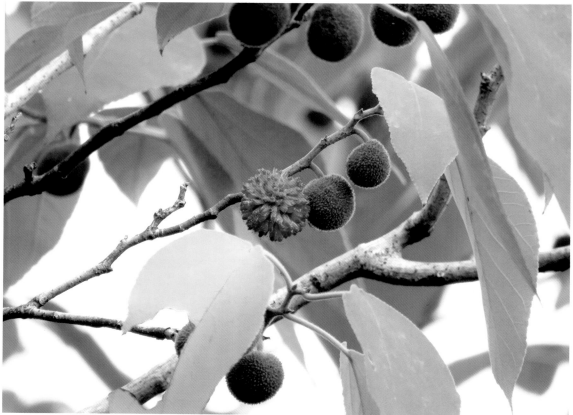

构树原植物

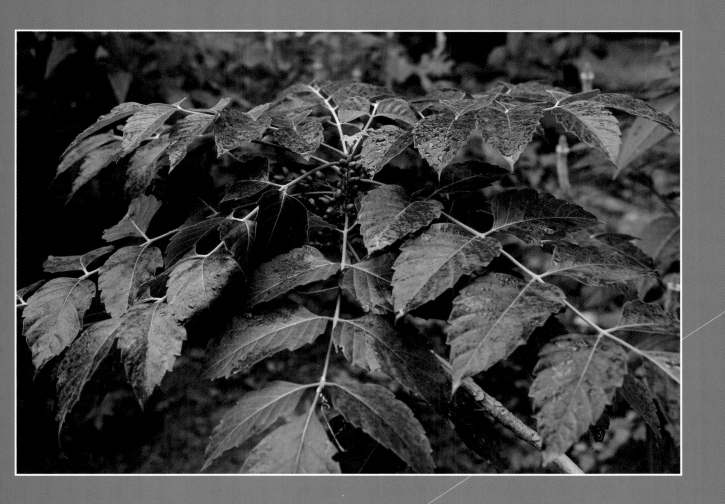

70

鸦胆子

Brucea javanica (L.) Merr.

■ 学名	*Brucea javanica* (L.) Merr.
■ 科	苦木科
■ 异名	*Brucea amarissima* Desv. ex Gomes, *Brucea sumatrana* Roxb, *Brucea abyssinica* Spreng.

■ **本地名称**

柬埔寨　ដើមប្រម៉ាត់មនុស្ស Daem promaath monuh.

中国　鸦胆子Yā dǎn zǐ，鸦蛋子Yā dàn zǐ，苦参子 Kǔ shēn zǐ，老鸦胆Lǎo yā dǎn。

老挝　ຂົມເຜ້ຍຟານ Khomphiafarn，ບີຄົນ Beekhon.

马来西亚　Embalau padang, Kusum, Lada pahit (Peninsular).

缅甸　ရာဒန်ဆေ Yardan se.

菲律宾　Balaniog.

泰国　ราชดัด Rat cha dat.

越南　Xoan rừng, Sầu đâu cứt chuột, Cứt dê, Sầu đâu rừng, Khổ luyện tử, Nha đàm tử, Khổ sâm, Ích bờ bê (Ba Na) {Xoan r[uwf]ng, S[aaf]u [dd][aa] u c[uws]t chu[ooj]t, C[uws]t d[ee], S[aaf]u [dd] [aa]u r[uwf]ng, Kh[oor] luy[eej]n t[uwr], Nha [dd][af]m t[uwr], Kh[oor] s[aa]m, [is]ch b[owf] b[ee] (Ba Na)}.

■ **通用名称**　Java brucea, Kosam.

■ **药用部位**　全株或根、树皮、叶、果实、种子。

■ **植物描述**　灌木或小乔木，高达10m。嫩枝、叶柄和花序均被黄色柔毛。叶螺旋状排列，末端小叶1，长20~50cm，无叶柄；小叶3~15，对生，叶片卵形或卵状披针形，长5~10（~13）cm，宽2.5~5（~6.5)cm，先端渐尖，基部宽楔形至近圆形，通常略偏斜，边缘有粗齿，两面

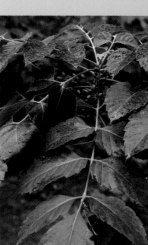

均被柔毛，背面较密。花组成圆锥花序，雄花序长15~25（~40）cm，雌花序长约为雄花序的一半；花细小，暗紫色，直径1.5~2mm；雄花的花梗细弱，长约3mm，萼片被微柔毛，长0.5~1mm，宽0.3~0.5mm；花瓣有稀疏的微柔毛或近于无毛，长1~2mm，宽0.5~1mm；花丝钻状，长0.6mm，花药长0.4mm；雌花的花梗长约2.5mm，萼片与花瓣与雄花同，雄蕊退化或仅有痕迹。核果1~4，分离，长卵形，长6~8mm，直径4~6mm，成熟时灰黑色，干后有不规则多角形网纹，外壳硬骨质而脆，种仁黄白色，卵形，有薄膜，含油丰富，味极苦。花期夏季，果期8~10月。

■ **生态**　生于开阔的次生林、灌丛，林缘，山脊，以及沙丘、石灰岩上光照充足处，海拔900m以下。喜潮湿。

■ **分布**　中国主要分布于福建、台湾、广东、广西、海南和云南等省区。

东盟地区主要分布于缅甸、泰国、马来西亚。

■ **化学成分**　果实含有鸦胆子苦酒（鸦胆苦醇）、鸦胆苦元素A~I（鸦胆子属AI）、鸦胆子苦苷A~C、鸦胆子苦苷E、鸦胆子苷A~P、javanicosides A~F、bruceantinoside A、javanicolides C~D、鸦胆子苦内酯A~D、雅胆子苦内酯S、bruceajavanin A、dihydrobruceajavanin A、bruceajavanin B、bruceacanthinoside、脱氢表雄酮苦鸦胆子元素A~B（dehydrobruceines AB）、鸦胆子苦烯、鸦胆丁、蒲公英赛醇、大戟烷-7,24-二亚乙基三胺-3β-醇、羽扇豆醇、环阿尔廷醇、α,β-香树脂醇、金丝桃苷、木犀草苷等。

■ **药理作用**　具有抗寄生虫、抗肿瘤、抗疟、降血脂、抗菌作用。鸦胆子油具有镇痛、止痒、抗炎作用。其所含的水溶性苦味成分是其毒性成分。中毒表现包括白细胞增多、心动过速、呼吸频率减慢、内脏血瘀、昏迷、抽搐、呼吸衰竭甚至死亡。其毒性最强的成分是芳香族化合物，小鼠腹腔注射LD$_{50}$为0.65mg/kg体重。其种子的毒性要远高于其油和果壳。口服其种子可引起呕吐、腹痛、腹泻、尿潴留。

■ **应用**

柬埔寨　可止痛、清热、止血、抗疟。

中国　种子可治疗疟疾、痢疾、疣、鸡眼；果实治疗阿米巴痢疾、食欲不振、便秘。

老挝　可杀虫、消炎，治疗痢疾、登革热、疖疮。

马来西亚　　根和果实可止痢，治疗发热；果实可止血。

缅甸　　　　种子治疗痢疾、皮肤病、麻风和疥疮。

菲律宾　　　治疗疟疾和痢疾。

泰国　　　　根可止咳、清热、止痢，治疗肌肉疼痛；树皮可解毒、消炎、清热、止
　　　　　　痢，治疗水肿、肌肉疼痛；叶可解毒，治疗脓疮、癣病；果实可止痢、
　　　　　　健胃、祛风、止呕、清热，治疗胃肠胀气、胸闷、呕血、腹痛；种子可
　　　　　　止呕、清热、止痢、止泻、止咳、杀虫，治疗呕血、肌肉疼痛；全株可止
　　　　　　痢、抗疟。

■ **使用注意**　　对消化道、肝、肾有毒性损伤，口服剂量须谨慎，不可久服；外用可致过
　　　　　　敏。孕妇、小儿慎用，消化道出血及肝肾疾病患者禁用。

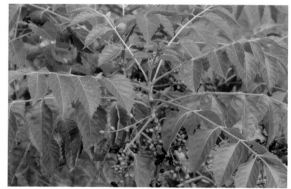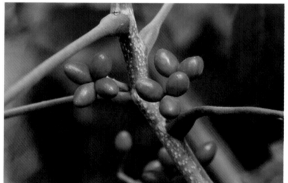

鸦胆子原植物

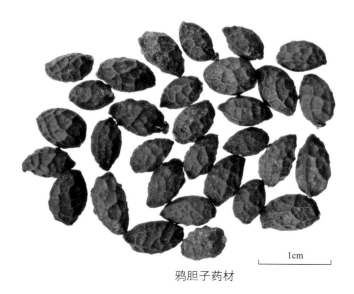

1cm

鸦胆子药材

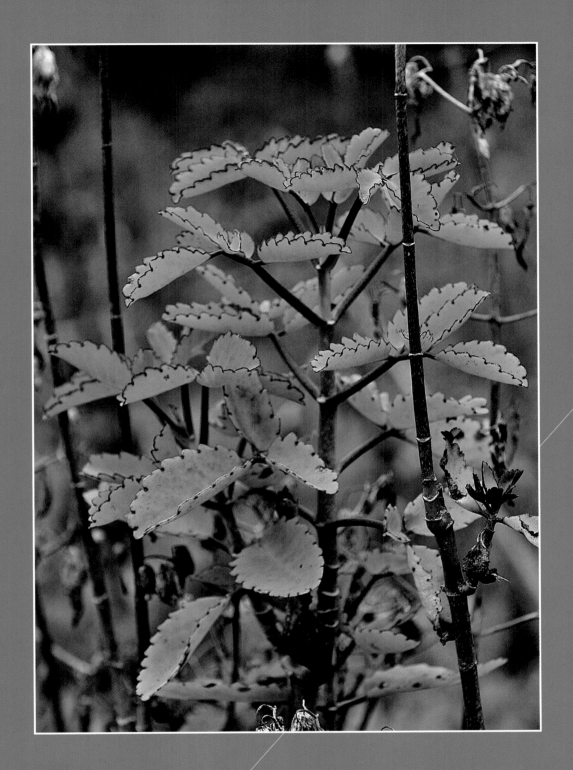

71 落地生根

Bryophyllum pinnatum (Lam.) Oken

■ 学名	*Bryophyllum pinnatum* (Lam.) Oken
■ 科	景天科
■ 异名	*Kalanchoe pinnatum* (Lam.) Pers., *Bryophyllum calycinum* Salisb., *Cotyledon calycina* Roth, *Kalanchoe pinnata* (Lam.) Pers., *Sedum madagascariense* Clus., *Vereia pinnata* (Lam.) Spreng.

■ **本地名称**

柬埔寨　កបិលកាំស្ Kabel lapoahs.

中国　落地生根Luò dì shēng gēn，打不死Dǎ bù sǐ，为炼丹Wéi liàn dān，倒挂金钟Dào guà jīn zhōng，不死鸟Bù sǐ niǎo。

老挝　ສົ້ມເຂົ້າ Som xao.

马来西亚　Sedingin, Seringin, Setawar padang.

缅甸　မီးမလောင်ပန်း Mee-malaung-punn.

菲律宾　Katakataka, Siyemprebiba.

泰国　คว่ำตายหงายเป็น Khwam tai ngai pen.

越南　Thuốc bỏng, Cây sống đời, Diệp sinh căn, Đá bất tử, Trường sinh, Tầu púa sung (Dao) {Thu[oos]c b[or]ng, C[aa]y s[oos]ng [dd][owf]i, Di[eej]p sinh c[aw]n, [dd][as] b[aas]t t[uwr], Tr[uw][owf]ng sinh, T[aaf]u p[us]a sung (Dao)}.

■ **通用名称**　Air plant.

■ **药用部位**　全草或叶。

■ **植物描述**　多年生肉质草本。茎直立，多分枝，无毛。叶对生，单叶或羽状复叶，复叶有小叶3~5；叶柄基部宽扁，半抱茎；叶片肉质，椭圆形或长椭圆形，长5~25cm，宽2~12.5cm，先端圆钝，边缘有圆齿，圆齿底部易生芽，落

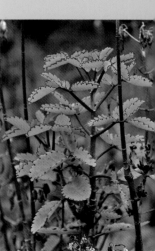

地成一新植株。圆锥花序顶生，花大，两性，下垂；苞片2，叶片状；花萼钟状，膜质，膨大，淡绿色或黄白色；花冠管状，淡红色或紫红色，基部膨大呈球形，中部收缩，先端4裂，裂片伸出萼管之外；雄蕊8，着生于花冠管基部，与花冠管合生，花丝长，花药紫色；心皮4，上部分离，基部连合；花柱细长，基部外侧有1鳞片，呈长方形。蓇葖果，包于花萼及花冠内。种子细小，多数，有条纹。

■ **生态**　广泛分布于亚热带、热带及半干旱地区的牧场、荒地上。喜光照充足、温暖湿润的环境。适宜生长在排水良好的酸性土壤中。

■ **分布**　中国主要分布于云南、广西、广东、福建、台湾等省区。

东盟地区主要分布于缅甸。

非洲亦有分布。

■ **化学成分**　全草含异柠檬酸、柠檬酸、丁香酸、咖啡酸、4-羟基-3-甲氧基-肉桂酸、4-羟基-苯甲酸、对羟基肉桂酸、阿魏酸、原儿茶酸、磷酸烯醇丙酮酸盐、α-香树脂醇、β-香树脂醇乙酸乙酯、落地生根酮、蒲公英赛醇、伪蒲公英赛醇、齐墩果酸、无羁萜、粘霉醇、β-谷甾醇、槲皮素-3-鼠李糖-阿拉伯糖苷、布沙迪苷元-3-乙酸酯、落地生根毒素A、落地生根毒素B。

叶含顺式乌头酸、维生素C、对香豆酸、阿魏酸、丁香酸、咖啡酸、对羟基苯甲酸和其他有机酸、槲皮素、山柰酚、槲皮素-3-二阿拉伯糖苷、山柰酚-3-葡萄糖苷、18α-齐墩果烷、Ψ-蒲公英甾醇、β-香树脂醇乙酸酯、24-乙基-25-羟基胆甾醇、α-香树脂醇、β-香树脂醇、癸烯基菲、十一碳烯基菲、落地生根甾醇、落地生根酮、落地生根烯酮、落地生根醇。

■ **药理作用**　具有抗炎作用，可治疗糖尿病。无明显毒性及不良反应。

■ **应用**

中国　全草外用治疗痈疮肿毒、乳腺炎、丹毒、瘰疬、外伤出血、跌打损伤、骨折、烧烫伤；绞汁滴入耳中治疗中耳炎。

老挝　可润肤，治疗胃痛、烧烫伤。

缅甸　可止血、抗菌，治疗毒虫叮咬。

菲律宾　叶制成膏药可涂于瘀伤和烧伤处。

泰国　叶治疗脓疮、痛证、炎症、水肿、肌肉疼痛。

■ **使用注意**　脾胃虚寒者慎服。

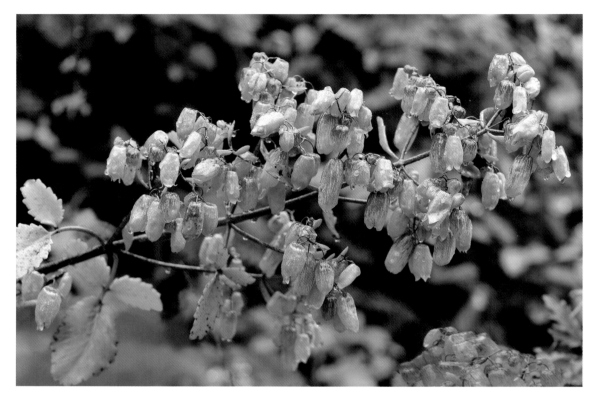

落地生根原植物

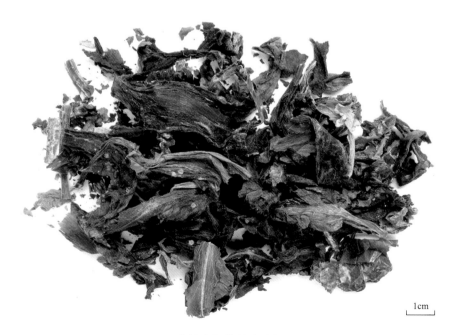

1cm

落地生根药材（叶）

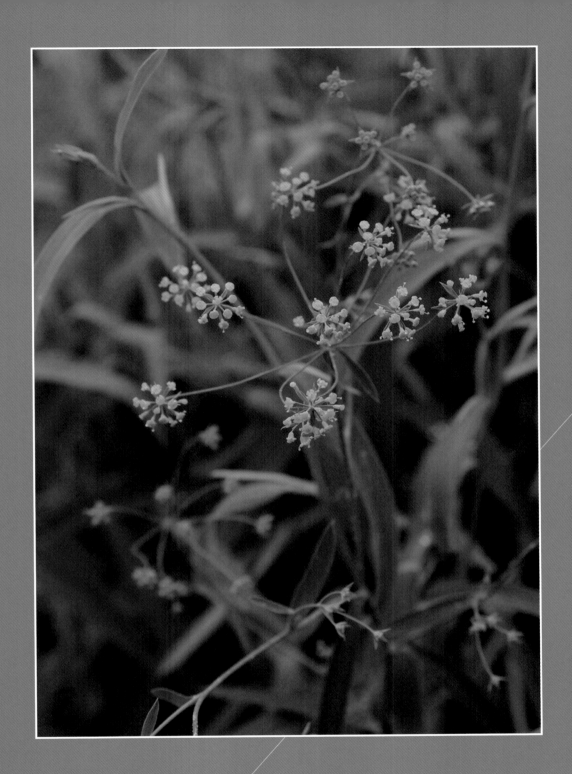

72 柴胡

Bupleurum chinense DC.

■ 学名	*Bupleurum chinense* DC.
■ 科	伞形科
■ 异名	*Bupleurum chinense* f. *chiliosciadium* (H. Wolff) R. H. Shan & Y. Li, *Bupleurum chinense* var. *komarovianum* (Lincz.) Liou & Huang, *Bupleurum chinense* f. *octoradiatum* (Bunge) R. H. Shan & M. L. Sheh, *Bupleurum chinense* f. *pekinense* (Franch. ex Forbes & Hemsl.) R. H. Shan & Y. Li, *Bupleurum chinense* f. *vanheurckii* (Müll. Arg.) R. H. Shan & Y. Li

■ **本地名称**

中国　柴胡Chái hú，北柴胡Běi chái hú，竹叶柴胡 Zhú yè chái hú，硬苗柴胡Yìng miáo chái hú，韭叶柴胡Jiǔ yè chái hú。

越南　Sài hồ bắc {S[af]i h[oof] b[aws]c}.

■ **通用名称**　Chinese thorowax.

■ **药用部位**　根。

■ **植物描述**　多年生草本，高40~85cm。主根粗大，质坚硬。茎单一或数茎，表面有细纵槽纹，实心，上部多回分枝，微作"之"字形曲折。叶互生；基生叶倒披针形或狭椭圆形，长4~7cm，宽6~8mm，先端渐尖，基部收缩成柄；茎中部叶倒披针形或广线状披针形，长4~12cm，宽6~18mm，有时达3cm，先端渐尖或急尖，有短芒尖头，基部收缩成叶鞘抱茎，脉7~9，叶表面鲜绿色，背面淡绿色，常有白霜。复伞形花序顶生或侧生，多分枝，花序

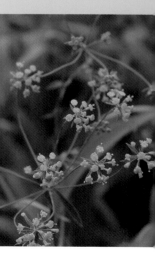

梗细，常水平伸出，形成疏松的圆锥状；总苞片2~3，或无，甚小，狭披针形，长1~5mm，宽0.5~1.2mm，3脉，很少1~5脉；伞辐3~8，纤细，不等长，长1~3cm；小总苞片5~7，披针形，长3~3.5mm，宽0.6~1mm，顶端尖锐，3脉，向叶背突出；小伞有花5~10；花柄长约1.2mm，直径1.2~1.8mm；花瓣鲜黄色，上部向内折，中肋隆起，小舌片矩圆形，顶端2浅裂；花柱基深黄色，宽于子房。果实广椭圆形，棕色，两侧略扁，长约3mm，棱狭翼状，淡棕色，每棱槽油管3，很少4，合生面4。花期7~9月，果期9~11月。

■ **生态**　生于沙质草地、牧场以及山坡向阳的稀疏林地中。

■ **分布**　中国主要分布于湖北和四川等省区。

东盟地区主要分布于泰国、越南等国家。

韩国、日本亦有分布。

■ **化学成分**　地上部分含有槲皮素、异槲皮素、异黄素、芦丁、水仙碱。

茎和叶含山柰酚、山柰苷、山柰酚、3-O-α-L-吡喃阿拉伯糖苷、7-O-α-L-吡喃鼠李糖苷。根含有戊酸、己酸、庚酸、辛酸、丁香酚、麝香草酚、柠檬烯、右旋香荆芥酮、反式香苇醇、长叶薄荷酮、桃金娘烯醇、芳樟醇、柴胡皂苷、核糖醇、α-菠菜甾醇、3-O-乙酰基柴胡皂苷、6-羟基乙酰柴胡皂苷、原皂苷元、赤霉苷Ⅱ、3-O-β-D-吡喃岩藻糖基柴胡皂苷元、异鼠李素3-O-芸香苷、α-菠菜甾基-β-D-葡萄糖苷。

■ **药理作用**　具有抗炎、退热、保肝、降血糖、抗菌、免疫调节、抗惊厥、抗病毒、抗肿瘤作用。其汤剂长时间、大剂量应用有一定肝毒性。

■ **应用**

中国　根可治疗感冒、上呼吸道感染、疟疾、发热、胁痛、肝炎、胆道感染、胆囊炎、月经不调、脱肛。

■ **使用注意**　肝风内动、肝阳上亢、气机上逆者忌用或慎用。

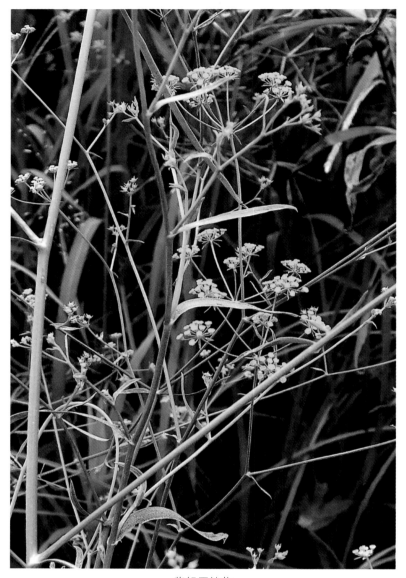

柴胡原植物

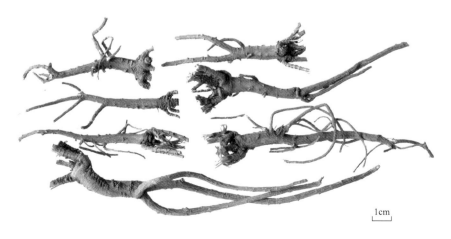

1cm

柴胡药材（根）

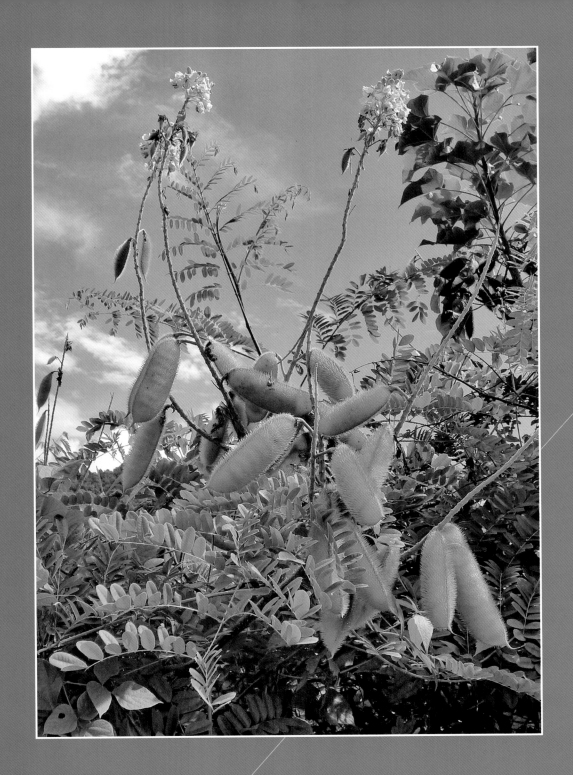

73 刺果苏木

Caesalpinia bonducella Flem.

■ 学名	*Caesalpinia bonducella* Flem.
■ 科	豆科
■ 异名	*Caesalpinia crista* L., *Caesalpinia bonduc* Roxb., *Caesalpinia cucullata* Roxb., *Caesalpinia bonducella* (L.) Fleming, *Caesalpinia bonducella* var. *urophylla* Donn. Sm.

■ **本地名称**

柬埔寨　ដើមកួត Daem kaout.

中国　刺果苏木Cì guǒ sū mù, 大托叶云实Dà tuō yè yún shí, 老虎心Lǎo hǔ xīn, 杧果钉Máng guǒ dīng, 双肾藤Shuāng shèn téng, 鹰叶刺 Yīng yè cì。

老挝　ໝອນກາ Morn ka.

马来西亚　Gorek, Kuku tupai, Rentang.

缅甸　ဆူးဘုက္ကမ်းဖိုပင္ Su kyan poe pin.

菲律宾　Kalumbibit.

泰国　สวาด Sa waas.

越南　Móc mèo núi, Vuốt hùm {M[os]c m[ef]o n[us]i, Vu[oos]t h[uf]m}.

■ **通用名称**　Bonduc nut, Divi-divi, Grey nickers, Nicker bean, Nikkar nuts, Nichol seeds.

■ **药用部位**　根、叶、种子。

■ **植物描述**　小乔木，高约10m。叶互生，全缘或具刺。花密集，萼片与花瓣及雄蕊基部融合形成花冠，花瓣分离，子房单心皮。荚果卵形。花果期6~9月。

■ **生态**　生于疏林灌丛、海边村庄荒地上。亦零散生于次生林中。

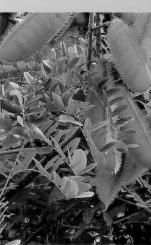

■ **分布**　　中国主要分布于广东、广西和台湾等省区。

　　　　　　东盟地区主要分布于老挝、越南等国家。

　　　　　　斯里兰卡和南美洲亦有分布。

■ **化学成分**　种子富含脂肪，主要为脂肪酸、亚油酸、油酸、棕榈酸和硬脂酸。

　　　　　　根含有4种类型的呋喃二萜、γ-色氨酸、二氢化茚、皂苷、多糖、刺云实酮

　　　　　　和6-O-甲基-刺云实酮。

■ **药理作用**　具有抗氧化、降血糖、降血脂、抗真菌、抗肿瘤等作用。

■ **应用**

　柬埔寨　　种子研磨炒制可抗炎，治疗恶心、胸闷、发热、高血糖。

　中国　　　叶治疗急慢性胃炎、胃溃疡、痈疮疖肿。

　老挝　　　根可安神、健胃，治疗咽喉卡骨、龋齿。

　马来西亚　种子治疗阴囊积水、局部水肿、睾丸肿胀、风湿痹痛、脑出血。

　缅甸　　　根治疗痢疾，叶可作安眠剂。

　菲律宾　　种子可治疗胃病和用作温和泻药。种子粉可滋补和用作解热药。

　泰国　　　叶治疗胃肠胀气、咳嗽。

■ **使用注意**　无。

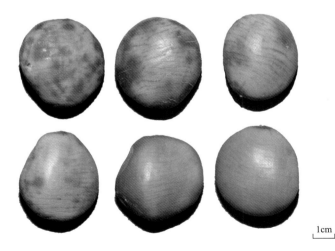

1cm

刺果苏木药材（种子）

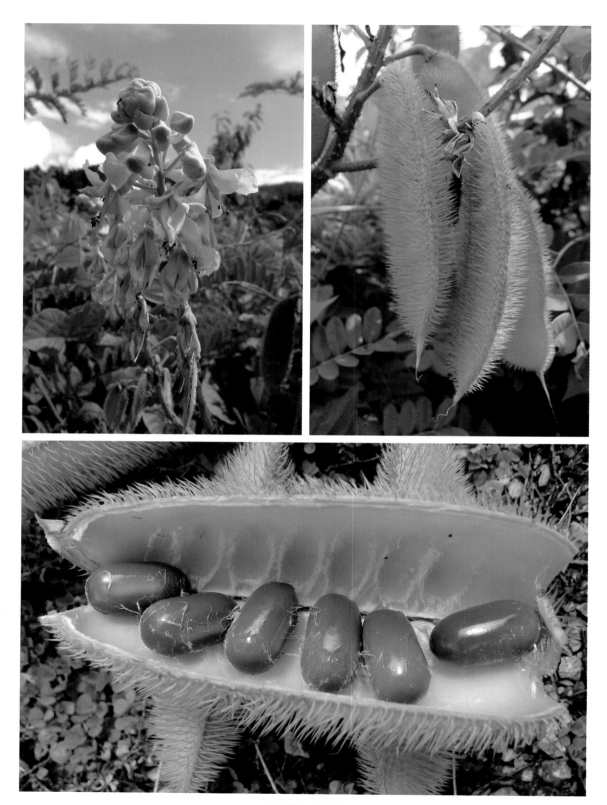

刺果苏木原植物

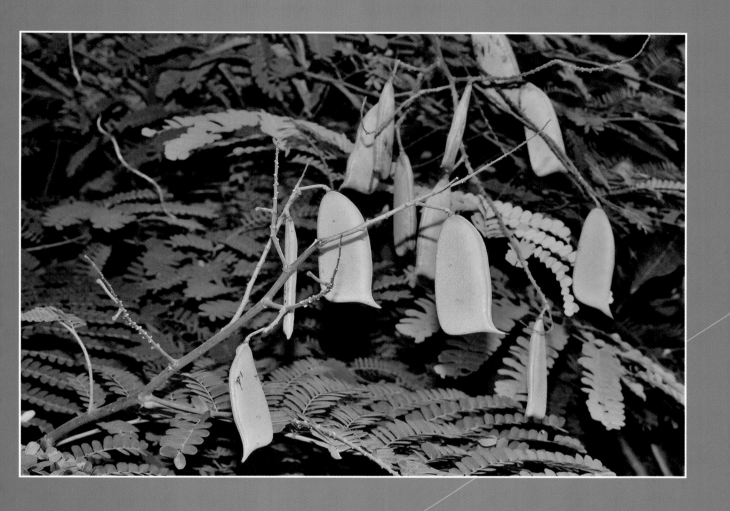

74 苏木

Caesalpinia sappan L.

■ 学名	*Caesalpinia sappan* L.
■ 科	豆科
■ 异名	*Biancaea sappan* (L.) Tod.

■ **本地名称**

柬埔寨	ស្បែង Sbaeng.
中国	苏木Sū mù，苏枋木Sū fāng mù，苏枋Sū fāng，苏方木Sū fāng mù，赤木Chì mù。
老挝	ຜາງແດງ Fang daeng.
马来西亚	Bakapu, Sapang, Sepang, Sipang.
缅甸	တိန်းညက် Tein-nyet.
菲律宾	Sapang, Sibukaw.
泰国	ฝาง Faang.
越南	Vang, Tô mộc, Tô phượng, Co vang (Thái), Mạy vang (Tày) {Vang, T[oo] m[ooj]c, T[oo] ph[uw][owj]ng, Co vang (Thai), M[aj]y vang (Tay)}.

■ **通用名称** Brazil-wood, Bukkum wood, False sandalwood, Indian redwood, Narrow-leaved braziletto, Sappan tree, Sappan wood tree, Sappanwood.

■ **药用部位** 木材。

■ **植物描述** 小乔木，高达6m。枝上皮孔密而显著。二回羽状复叶长30~45cm；羽片7~13对，对生，长8~12cm；小叶10~17对，紧靠，无柄，小叶片纸质，长圆形至长圆状菱形，长1~2cm，宽5~7mm，先端微缺，基部歪斜，以斜角着生于羽轴上；侧脉纤细，在两面明显，至边缘附近连结。圆锥花序顶生或腋生，长约与叶相等；苞片大，披针形，早落；花梗长15mm，被细柔毛；花托浅钟

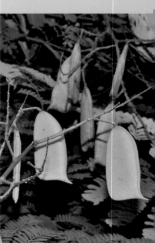

形；萼片5，稍不等，下面一片比其他的大，呈兜状；花瓣黄色，阔倒卵形，长约9mm，最上面一片基部带粉红色，具柄；雄蕊稍伸出，花丝下部密被柔毛；子房被灰色绒毛，具柄，花柱细长，被毛，柱头平截。荚果木质，稍压扁，近长圆形至长圆状倒卵形，长约7cm，宽3.5~4cm，基部稍狭，先端斜向平截，上角有外弯或上翘的硬喙，不开裂，红棕色，有光泽；种子3~4，长圆形，稍扁，浅褐色。花期5~10月，果期7月至翌年3月。

■ **生态**　一般热带和南亚热带地区都可种植。喜向阳，忌阴和积水，耐旱，耐轻霜。对土壤要求不严，宜种植于碎土、黏壤土及冲积土中。

■ **分布**　中国主要分布于福建、广东、广西、贵州、海南、四川、台湾、云南等省区。

东盟地区主要分布于柬埔寨、老挝、缅甸、越南和马来西亚等国家。

■ **化学成分**　心材含有巴西苏木素、苏木查耳酮、云实素J、云实素P、原苏木素A、原苏木素B、高异黄酮、β-谷甾醇、4,4′-二羟基-2′-甲氧基查耳酮、8-甲氧基-牛胆素、槲皮素、鼠李亭、商陆黄素、7-羟基-3-(4-羟基亚苄基)色原-4-酮、3,7-二羟基-3-(4-羟基苄基)色原-4-酮、3,5,7-三羟基-3-(4-甲氧基苄基)-4-色原酮。

本质部含单羟基巴西木素和苄基二氢苯并呋喃衍生物、索帕醇、表索帕醇、巴西木素衍生物（3′-去氧苏木酚、3′-O-甲基苏木酚、3′-O-甲基表苏木酚、3′-O-甲基巴西苏木素、4-O-甲基表苏木酚、苏木酮B、3-去氧苏木酮、3′-去氧苏木酮和二苯并噁辛衍生物、10-O-甲基原苏木素B）、4,4′-二羟基-2′-甲氧基查耳酮、8-甲氧基-牛胆素、槲皮素、鼠李素、胡桃醌、新桑烷酮A、原苏木素A二甲基缩醛、原苏木素E-2。

■ **药理作用**　具有细胞毒、抗癌、抑制细胞分化、抗炎、降血糖、免疫抑制、抗血小板、外周性镇痛、血管舒张等作用，可使离体人精子失活。巴西木素可抑制脂多糖（LPS）诱导NO生成，抑制作用呈剂量依赖性。

■ **应用**

柬埔寨　木材治疗鼻塞和血证，浸渍剂和煎剂可调经、止泻、止痢，入糊剂治疗皮肤病；根入散剂、浸渍剂可缓解肌肉紧张、抗惊厥。

中国　心材治疗妇人血滞经闭、痛经、产后瘀阻心腹痛、产后血晕、痈肿、跌打损伤、破伤风。

老挝	用于妇人产后恢复，治疗外伤流血、泄泻、胃溃疡。
缅甸	木材可治疗腹泻、痢疾和皮肤病。
菲律宾	树皮煎剂可治疗肺结核、痢疾、消化性溃疡和伤口。
泰国	心材可补血、止泻、止咳、清热、化痰、平喘，治疗鼻衄；木材可止泻、止痢、清热、化痰。
越南	心材可作食物色素用，可饮用；植物提取物可抗氧化、抗真菌。

■ **使用注意**　孕妇忌服。

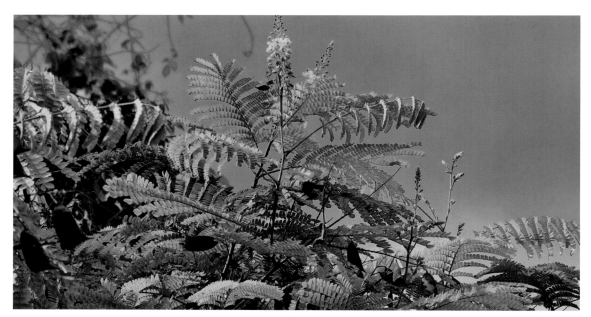

苏木原植物

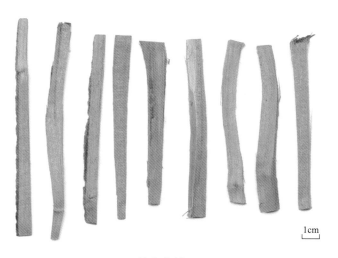

1cm

苏木药材

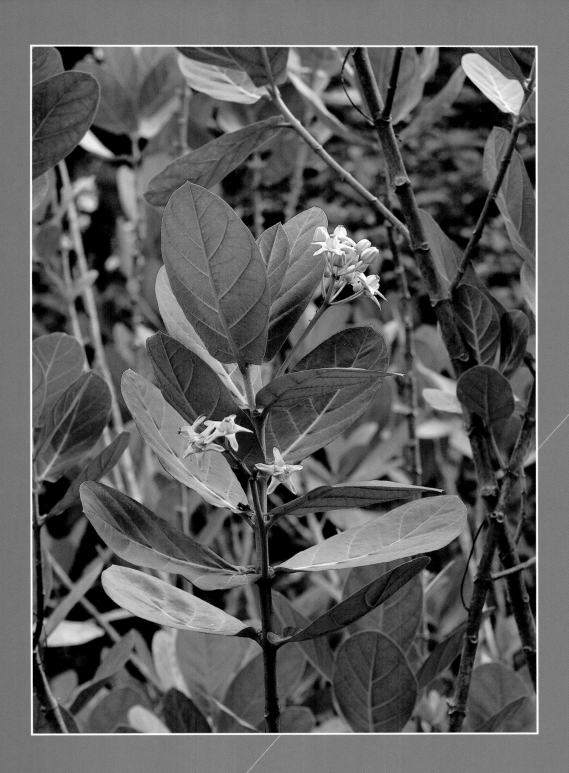

75 牛角瓜

Calotropis gigantea (L.) Dryander ex W. T. Aiton

学名	*Calotropis gigantea* (L.) Dryander ex W. T. Aiton
科	萝藦科
异名	*Calotropis gigantea* (L.) R. Br. ex Schult., *Calotropis gigantea* var. *procera* (Aiton) P. T. Li

本地名称

柬埔寨	ផ្ការាក់ស Phka reaksaor.
中国	牛角瓜Niú jiǎo guā，羊浸树Yáng jìn shù，断肠草Duàn cháng cǎo，五狗卧花心Wǔ gǒu wò huā xīn。
老挝	ດອກຮັກ Dok hack.
马来西亚	Remiga, Rembega, Kemengu.
缅甸	မရိုးဆကြီး Mayo gyi.
菲律宾	Kapalkapal.
泰国	ดอกรัก Dork rug.
越南	Bông bông, Bồng bồng, Bòng bòng, Cây lá hen, Nam tỳ bà, Bàng biển, Cốc may (Tay) {B[oo]ng b[oo]ng, B[oof]ng b[oof]ng, B[of]ng b[of]ng, C[aa]y l[as] hen, Nam t[yf] b[af], B[af]ng bi[eer]n, C[oos]c may (Tay)}.

通用名称 Crown flower, Giant Indian milkweed, Giant milkweed.

药用部位 根、树枝、茎、茎皮、根皮、叶、花、乳胶。

植物描述 灌木。茎木质，高达3m。叶对生；叶柄极短；叶片厚，倒卵形，基部抱茎，裂片下面被白色绒毛。聚伞花序伞形，腋生和顶生；花白色；萼片5，卵形；雄蕊5；子房上位。蓇葖果短，膨胀，向后弯；种子多数，被绢毛。花果期4~10月。

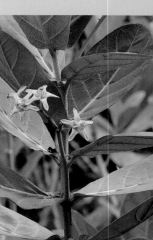

■ **生态**　　　生于低海拔向阳山坡、旷野及海边。

■ **分布**　　　中国主要分布于云南、四川、广西和广东等省区。

东盟地区主要分布于老挝、柬埔寨、缅甸、泰国、越南和马来西亚等国家。

印度、斯里兰卡亦有分布。

■ **化学成分**　根含有萘衍生物、calotronaphthalene、萜烯衍生物、calotropises juiterpinol、calotropises esterterpinol；芳香性成分如calotrobenzofuranonea、三萜皂苷。还含有白色胶乳、橡胶物质和树脂。胶乳由2种醇的戊酸酯和醋酸酯、α-卡洛妥醇和β-卡洛妥醇的戊酸和乙酸酯类组成。还含有甾体糖苷或强心苷，即牛角瓜苷、异牛角瓜苷、乌斯卡定、β-谷甾醇、乌他苷元、α-香树脂醇、β-香树脂醇、蒲公英甾醇、ϕ-蒲公英甾醇、羽扇豆醇及其乙酸酯和3'-甲基丁酸酯、24-亚甲基环木菠萝烷醇。

■ **药理作用**　具有类似于洋地黄、毒毛旋花子提取物的强心作用。本品也有催吐和导泻作用。体外实验发现本品具有抗肿瘤作用，特别是对人鼻咽上皮癌细胞。另外，本品还有退热、镇痛、止泻作用。

■ **应用**

柬埔寨　树枝和茎乳汁治疗牙龈疾病；根皮治疗梅毒、麻风、发热等；树液与芝麻油、姜黄煮制炼油，可止痛、脱毛，治疗蛇蝎毒虫咬伤、湿疹、关节肿痛和头皮癣。

中国　　叶治疗百日咳、支气管炎、哮喘；茎叶的乳汁有毒，含多种强心苷，供药用，治皮肤病、痢疾、风湿病、支气管炎；树皮可治癫痫。

老挝　　叶可平喘；花入散剂治疗咳喘。

马来西亚　根治疗毒蛇咬伤；乳胶治疗牙痛、脓疮、梅毒引起的溃疡；花可滋补、止血、健胃、杀虫。

缅甸　　根皮可催吐，能治痢疾；花治疗咳嗽和感冒；乳汁可作泻药和治疗牙痛；叶可用于退热。

泰国　　叶加热贴敷乳房可催乳；乳胶可抗真菌。

■ **使用注意**　有毒，使用时须遵医嘱。

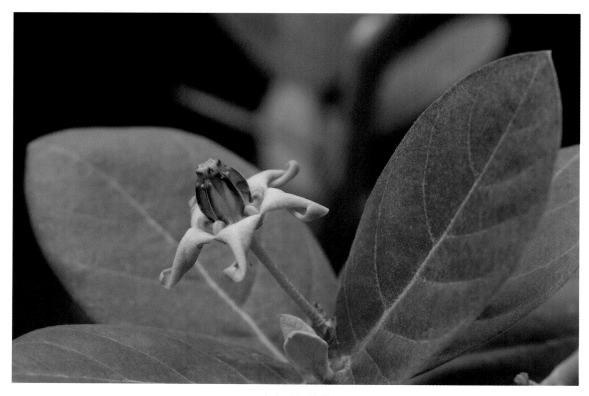

牛角瓜原植物

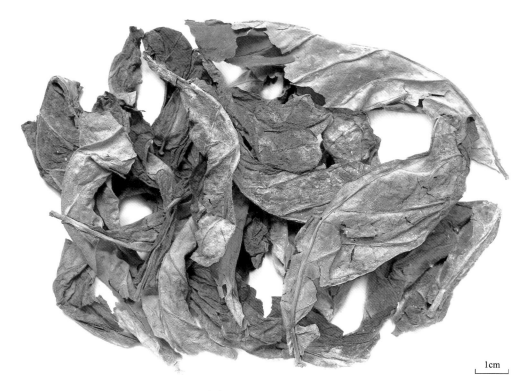

1cm

牛角瓜药材（叶）

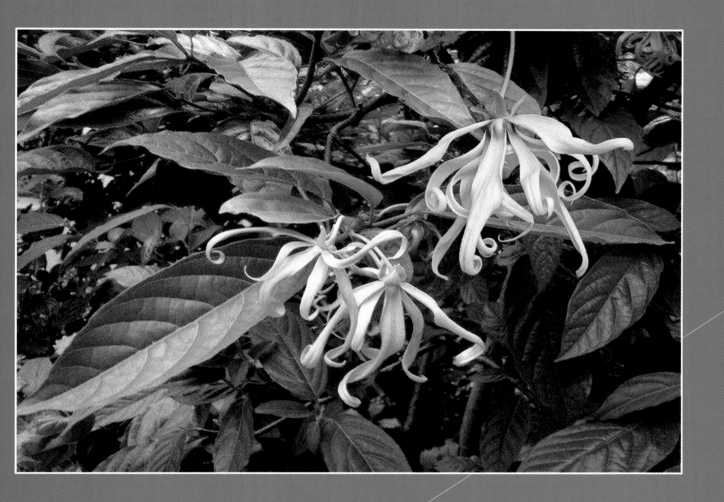

76 宽叶依兰

Cananga latifolia (Hook. f. & Thomson) Finet & Gagnep.

学名	*Cananga latifolia* (Hook. f. & Thomson) Finet & Gagnep.
科	番荔枝科
异名	*Cananga latifolia* (Hook. f. & Thomson) Pierre ex Ridl.

■ **本地名称**

柬埔寨　ផ្កាស្រែង Chhkae sraeng.

中国　宽叶依兰Kuān yè yī lán。

马来西亚　Kenanga, Tho shui tree.

缅甸　စံကားစိမ်း Saga sein.

泰国　กระดังงา Kra dung nga.

越南　Ngọc lan lá rộng {Ng[oj]c lan l[as] r[ooj]ng}.

■ **药用部位**　木材、木屑、树皮。

■ **植物描述**　常绿乔木，高达20m，胸径达60cm；树干笔直，树皮灰色，小枝无毛，具小凹点。叶柄长1~1.5cm；叶片大，膜质至纸质，长圆形或椭圆形，长10~23cm，宽4~14cm，顶端渐尖至急尖，基部圆形，上面无毛，下面仅叶脉疏被柔毛，每侧侧脉9~12，顶端平出，底部斜升。花序腋生，具花2~5；花大，长约8cm，黄绿色，芳香，反折；萼片卵圆形，外面绿色，两面被柔毛；花瓣条形或线状披针形，长5~8cm，宽8~16mm，初期两面被柔毛，后逐渐无毛；雄蕊线状倒披针形，上宽下窄，顶端急尖，被柔毛；子房长圆形，无毛，柱头仅头状。果实熟时近圆形或卵形，长约1.5cm，直径约1cm，黑色。花期4~8月，果期12月至翌年3月。

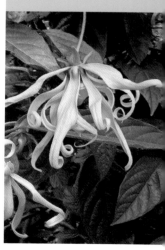

■ **生态**　　　生长在稀疏和半茂密的森林附近。

■ **分布**　　　中国主要分布于台湾、福建、广东、广西、云南和四川等省区。

　　　　　　　东盟地区主要分布于缅甸、菲律宾和马来西亚等国家。

■ **化学成分**　树皮含有(2E,6E,10R)-1-丁氧基-10-羟基-3,7,1-三甲基十二烷基-1,6-二烯酸甲酯、(2E,6E)-3,7,1-三甲基-10-氧代十二烷-1,6-二烯酸甲酯、(2E)-3-甲基-5-[(1S,2R,6R)-1,6-三甲基-3-氧环己基]L-戊-2-烯酸甲酯、(2E,6E,10R)-10-羟基-3,7,1-三甲基十二烷-2,6,11-三烯酸甲酯、(2E,6E,10R)-10,11-二羟基-3,7,1-三甲基十二烷基-1,6-二烯酸、(2E,6S)-3-甲基-6-羟基-6-[(2R,5R)-5(2-羟基丙烷-2-基)-2-甲基四氢呋喃-2-基]-6-2-烯酸甲酯。

　　　　　　　根含有6种保幼激素Ⅲ类似物，分别为CangangalasC~H和天然产物保幼激素Ⅲ、(2E,6E,10R)-10-乙酰氧基-1-羟基-3,7,1-三甲基十二烷基-1,6-二烯酸甲酯。

■ **药理作用**　果实具有抗肝癌作用。

■ **应用**

　　東埔寨　　木材浸渍剂可清热，树皮可止晕，木屑熏制治疗过敏性鼻炎。与印度雾水葛合用治疗肺痨。植物提取物可抗阿米巴菌活性。

■ **使用注意**　无。

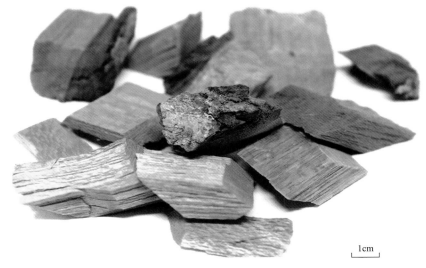

1cm

宽叶依兰饮片

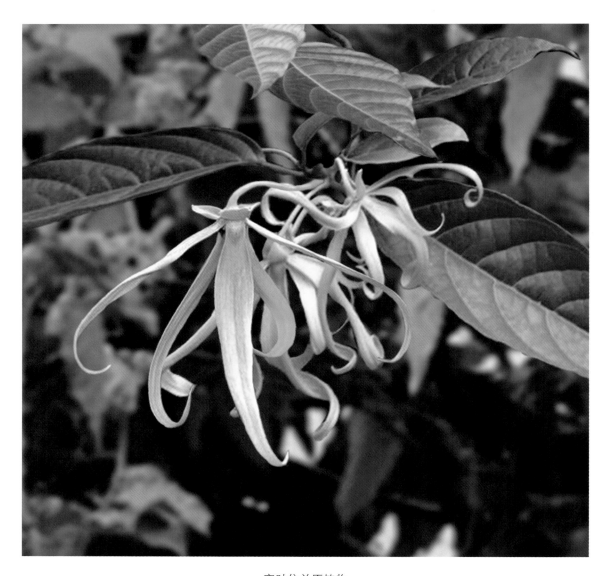

宽叶依兰原植物

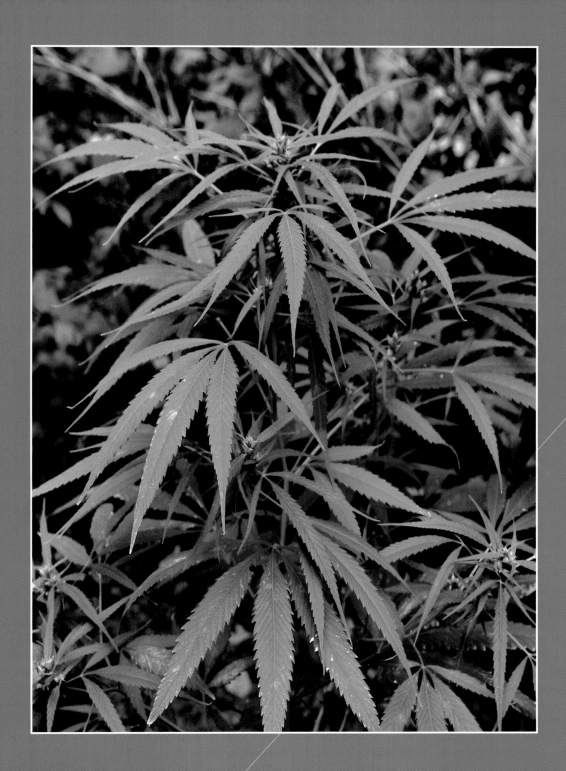

77 大麻

Cannabis sativa L.

学名	*Cannabis sativa* L.
科	桑科
异名	*Cannabis sativa* f. *afghanica* Vavilov, *Cannabis sativa* f. *chinensis* (Delile) A. DC., *Cannabis sativa* var. *gigantea* (Delile ex Vilm.) Alef., *Cannabis sativa* var. *indica* (Lam.) Wehmer, *Cannabis sativa* var. *indica* (*Lam.*) E. Small & Cronquist, *Cannabis sativa* subsp. *intersita* (Soják) Soják

■ 本地名称

柬埔寨	កញ្ឆា Kangchharr.
中国	大麻Dà má，山丝苗Shān sī miáo，线麻Xiàn má，胡麻Hú má，野麻Yě má。
老挝	ປ່ປ່ານ Por pan.
马来西亚	Marijuana.
缅甸	ဆေးရွာက Se-gyauk.
菲律宾	Marijuana.
泰国	กัญชา Kan cha.
越南	Gai mèo, Gai đầu, Đạt ma, Gai xanh, Cần sa, Lanh mèo, Lanh mần {Gai m[ef]o, Gai [dd][aaf]u, [dd][aj]t ma, Gai xanh, C[aaf]n sa, Lanh m[ef]o, Lanh m[aaf]n}.

■ 通用名称　Cannabis.

■ 药用部位　全草或叶、花、果实、种子。

■ 植物描述　一年生直立草本，高1~3m，枝具纵沟槽，密生灰白色贴伏毛。掌状复叶互生，或下部对生，全裂，裂片3~11；裂片披针形或线状披针形，先端渐尖，基部狭楔形，表面深绿，微被糙毛，背面幼时密被灰白色贴状毛后变

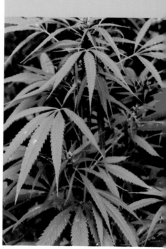

无毛；叶柄长4~15cm，密被灰白色贴伏毛；托叶条形。雄花序为稀疏圆锥花序，顶生或腋生；雌花簇生于叶腋，绿黄色，各有1卵状苞片，花被小，膜质。瘦果卵形，长4~5mm，灰褐色，表面具细网纹，为宿存黄褐色苞片所包。花期5~6月，果期7~8月。

■ **生态** 生长期需大量水分，成熟期以干燥为佳。对土壤要求不严，以砂壤土为最佳。

■ **分布** 中国主要分布于黑龙江、辽宁、吉林、四川、甘肃、云南、江苏及浙江等省区。

东盟地区主要分布于泰国、柬埔寨、老挝、马来西亚、缅甸、菲律宾、越南等国家。

不丹、印度和中亚地区亦有分布。

■ **化学成分** 种子含有葫芦巴碱、异亮氨酸甜菜碱、亚油酸、亚麻酸、油酸、玉米素、(±)-6,7-反式环氧大麻酚酸、(±)-6,7-顺式环氧美白酸、(±)-6,7-顺式环氧大麻酚、(±)-6,7-反式环氧大麻酚、5′-甲基-戊基联苯-2,2′,6-三醇、7-甲氧基大麻螺酮、大麻萜酚酸、5′-甲氧基大麻酚酸、大麻螺酮、β-大麻酚、脱氢大麻酚、大黄素B、大麻酚。

果实含有大麻素A、β-谷甾醇、胡萝卜甾醇、异山梨酸、甘露醇、十六酸、9-四氢大麻酚、大麻酚、四氢大麻素、大麻酚二甲基庚醇。

■ **药理作用** 具有调节胃肠功能、镇痛、抗炎、降血压、调节心功能、改善记忆力、抗衰老等作用。超大剂量可引起毒性反应，表现为恶心、呕吐、腹泻、四肢麻木、精神错乱、肢体多动、脉搏加快、瞳孔放大、嗜睡和昏迷。

■ **应用**

柬埔寨　可止泻，治疗淋病。叶可通鼻醒脑，叶汁可去除头部皮屑和寄生虫，滴耳可止痛、杀虫，入散剂可治疗创口不愈，入糊剂治疗局部炎症、神经痛和痔疮。花治疗失眠、偏头痛、躁郁症、百日咳、哮喘、癃闭、痛证、癌症、艾滋病。

中国　果实治疗中枢神经痛、虚弱、便秘；花治疗恶风、经闭、健忘；果壳和苞片有毒，可破积、散脓、治劳伤，多服令人发狂；叶含有麻醉性树脂，可以配制麻醉剂。

老挝　用于避孕。

缅甸　叶可作滋补品，治疗消化不良、阳痿、月经失调，能增强食欲。

菲律宾　治疗胃痛。

泰国　　　　叶可健胃、镇静、清热、兴奋中枢神经；雌花可养神，治疗神经性疼痛；

　　　　　　种子可健胃；全草可养神、健胃。

■ **使用注意**　　脾肾不足之便溏、阳痿、遗精、带下者慎服。

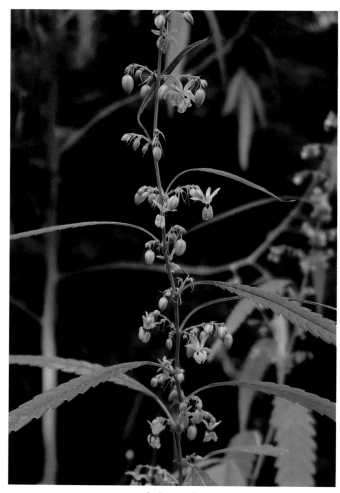

大麻原植物

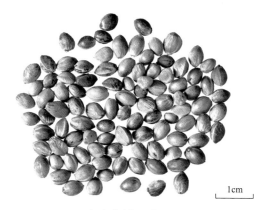

1cm

大麻药材（种子）

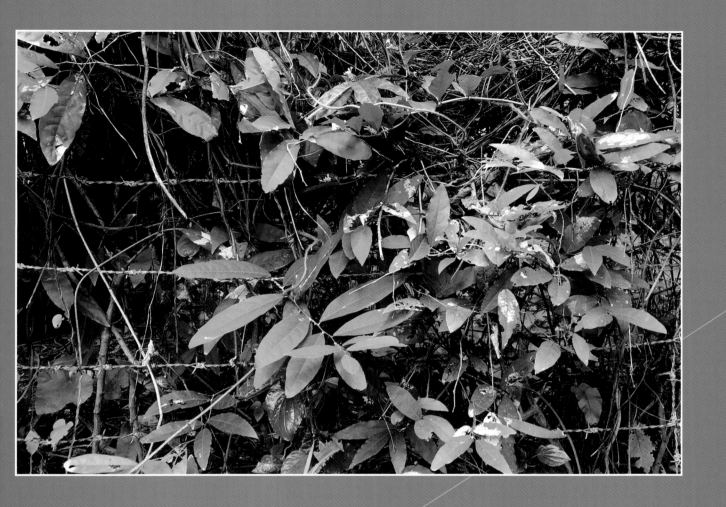

78 小刺山柑

Capparis micracantha DC.

■ 学名	*Capparis micracantha* DC.
■ 科	山柑科
■ 异名	*Capparisbariensis Pierreex* Gagnep., *Capparis billardieri* DC., *Capparis callosa* Blume, *Capparis conspicua* Wall., *Capparis donnaiensis* Pierre ex Gagnep., *Capparis forsteniana* Miq.

■ **本地名称**

柬埔寨　កញ្ជើបាយដាច Kagncheu baaydaach.

中国　小刺山柑Xiǎo cì shān gān，牛眼睛小刺槌果 Niú yǎn jīng xiǎo cì chuí guǒ，藤海南槌果藤 Téng hǎi nán chuí guǒ téng。

老挝　ຊາຍຊູ້ຕົ້ນ Xai xoo ton.

马来西亚　Kaju tuju, Melada.

菲律宾　Salimbagat, Tarabtab, Salimomo.

泰国　ชิงชี่ Ching chi.

越南　Cây mấm, Cáp gai nhỏ, Say son, Bùng chè {C[aa] y m[aas]m, C[as]p gai nh[or], Say son, B[uf]ng ch[ef]}.

■ **药用部位**　根、茎、花、果实、种子。

■ **植物描述**　灌木或小乔木，有时攀缘。幼枝无毛或被稀疏短柔毛；小枝近圆柱形，基部周围有钻形苞片状小鳞片，无刺或有小刺。叶柄长1~2.2cm；叶幼时膜质，长成时革质，长圆状椭圆形或长圆状披针形，有时卵状披针形，长（10~）15~20（~30）cm，宽（4~）6~10cm，先端钝形或圆形，有时急尖或短渐尖，少有微缺，基部楔形、钝形或圆形，有时微心形，干后常呈黄绿色，

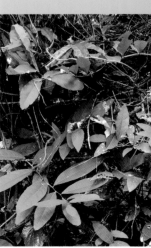

两面无毛，有光泽，中脉表面稍突出而中央又常下凹成一细沟，侧脉7~10对，网状脉两面明显，细密；叶柄长1~2.2cm。花中等大小，2~7朵排成一短纵列，腋上生，最下1花梗最短，长约6mm，与叶柄之间有1~4束钻形小刺，最上1花梗最长，长约2cm；萼片卵形至长圆形，近相等，长6~10mm，宽3~4mm，顶端急尖或钝形，无毛但近顶部边缘常有绒毛；花瓣白色，长圆形或倒披针形，长10~20mm，宽3~7mm，顶端近圆形，基部渐狭，无毛；雄蕊20~40，花丝长25~30mm；雌蕊柄长2~3.5cm，无毛，花期时略纤细，果时木化增粗，直径达4~6mm；子房卵球形至椭圆形，长约3mm，直径约2mm，表面有4纵沟，胎座4，胚珠多数。果实球形至椭圆形，表面有4条略不明显至明显的纵沟槽，长3~7cm，直径3~4cm，干后常呈黄褐色，果皮厚约3mm，橘红色；种子长6~8mm，宽4~5mm，高3~4mm，种皮暗红色。花期3~5月，果期7~8月。

■ **生态** 生于海拔1500m以下的森林或灌丛中。

■ **分布** 中国主要分布于广西、海南、云南等省区。

东盟地区主要分布于缅甸、泰国、柬埔寨、老挝、越南、马来西亚、菲律宾等国家。

印度亦有分布。

■ **化学成分** 果实含有β-谷甾醇、香草醛、对羟基苯甲酸、原儿茶酸、杜仲醇、尿嘧啶、丁二酸、尿苷、3-羟基-(1*H*)-2-氧代-1,2-二氢喹啉-8-羧酸、D-果糖、吡咯烷、3-(乙酰氧基)-1,1-二甲基碘、水苏碱、阿魏酸、蔗糖。

■ **药理作用** 具有镇痛、消炎、抗凝作用，治疗风湿性关节炎。

■ **应用**

柬埔寨 种子炒制后治疗咳嗽，根浸渍剂可利尿。

老挝 治疗肝病。

菲律宾 根煎剂可治疗胃痛、哮喘和用于产后子宫滋补。

泰国 根治疗发热；茎可消炎；花治疗皮肤病；果实治疗咽喉疾病。

■ **使用注意** 无。

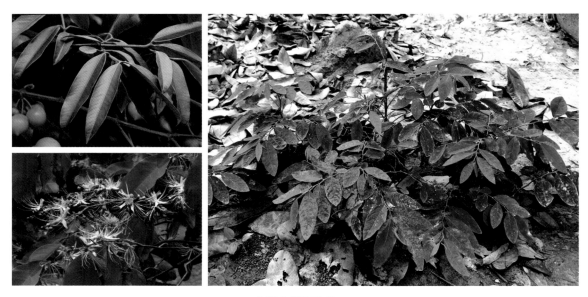

小刺山柑原植物

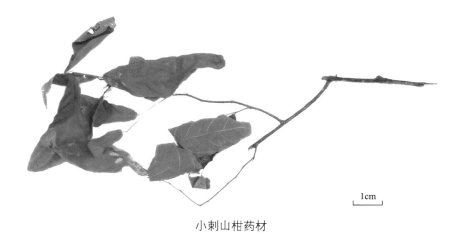

小刺山柑药材

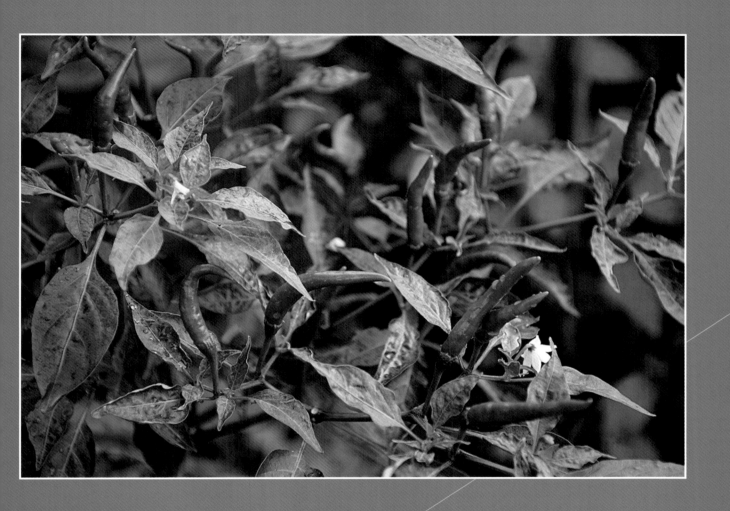

79 辣椒

Capsicum annuum L.

■ 学名	*Capsicum annuum* L.
■ 科	茄科
■ 异名	*Capsicum fastigiatum* Blume, *Capsicum annuum* L. *var*. frutescens (L.) Kuntze

■ **本地名称**

柬埔寨　ម្ទេស Matees, ម្ទេសផ្លោក Matess phlork.

中国　辣椒Là jiāo，小米辣Xiǎo mǐ là，牛角椒Niú jiǎo jiāo，长辣椒Cháng là jiāo。

老挝　ໝາກເຜັດ Mark phet, ໝາກເອືອດ Mark euad.

马来西亚　Chili padi.

缅甸　ငရုတ် Nga yoke.

菲律宾　Silingbilog.

泰国　พริกขี้หนู Prik khee nu.

越南　Ớt, Phiên tiêu {[ows]t, Phi[ee]n ti[ee]u}.

■ **通用名称**　Cayenne pepper, Red pepper, Chili pepper, Lombokriewit, Piment, Pimento, Lombokbesar, Cabebesar, Ladabesar.

■ **药用部位**　叶、果实。

■ **植物描述**　一年生或多年生植物。茎近无毛或微生柔毛，分枝稍呈"之"字形折曲。单叶互生，叶柄上部具狭翅，长0.8~2cm；叶片卵形至阔披针形，长2.5~7cm，宽1.5~3cm，全缘，先端急尖或渐尖，基部渐狭，偏斜。花单生于叶腋，俯垂；花梗长1~2.5cm；花萼杯状，截形，长3~4mm，裂片细小；花冠绿白色或绿黄色，裂片三角形，直径约1.5cm；雄蕊5，生于冠筒基部，花丝长1~2mm，花药浅蓝色，倒卵形；雌蕊1，子房上位，

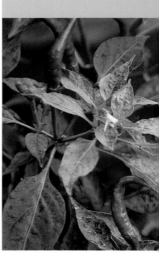

CHINA-ASEAN

2室，花柱1，线状。浆果直立，先端渐尖且常弯曲，未成熟时绿色，成熟后呈红色、橙色或紫红色，味辣；种子多数，扁肾形，淡黄色。

■ **生态** 生于花园、田地、空地、河流冲积平原、荒地、路边及早期次生林中，海拔可达2000m以上。不耐荫蔽。可生于各种质地的土壤中，在湿润、排水良好、疏松的土壤中可快速生长。

■ **分布** 中国各地均有分布。

东盟地区主要分布于泰国、柬埔寨、老挝、马来西亚、缅甸、菲律宾、越南等国家。

美洲北部和南部、太平洋群岛亦有分布。

■ **化学成分** 果实含有反式-*p*-阿魏酰基-*β*-D-吡喃葡萄糖苷、反式-*p*-辛酰基-*β*-D-吡喃葡萄糖苷、槲皮素3-*O*-*α*-L-鼠李糖苷-7-羟基-*β*-D-吡喃葡萄糖苷、木犀草素-6-*β*-D-吡喃葡萄糖苷-8-C-*α*-L-阿拉伯苷、芹菜素6-*β*-D-吡喃葡萄糖苷-8-C-*α*-L-阿拉伯苷和木犀草素7-*O*-[2（*β*-D-阿呋喃糖基）-*β*-D-吡喃葡萄糖苷]。

种子含有辣椒素。

■ **药理作用** 具有抗炎、神经保护、保肝、降血糖作用。持续暴露于辣椒素中可以引起神经递质消耗。喂食大鼠8周，可观察到肝细胞坏死和白细胞聚集现象，在有些死亡动物中有胃出血现象。辣椒素可激活多个生长因子从而导致肿瘤的形成。

■ **应用**

柬埔寨 用作抗疟药。

中国 治疗胃寒、痔疮、寄生虫病。

老挝 治疗胃痛。

缅甸 果实可作利尿剂，治疗消化不良和风湿病。

菲律宾 用作调味品。

泰国 叶治疗瘙痒；果实可祛风、健胃，治疗痛风。

■ **使用注意** 除特殊情况可外用，孕妇与哺乳期妇女、儿童（2周岁以下）、皮肤破损者、手术前后禁用。

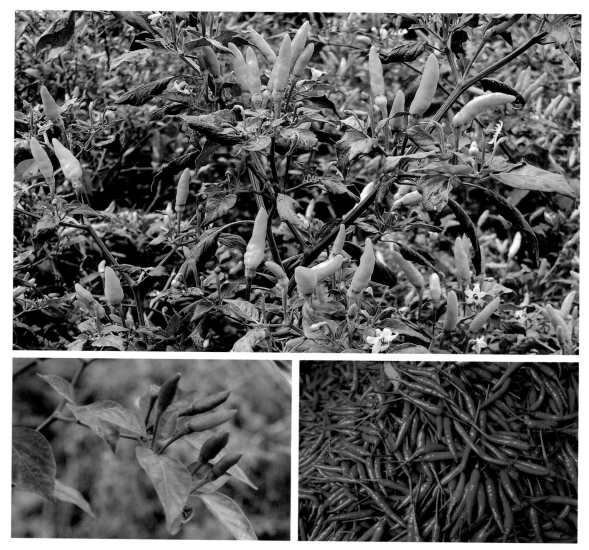

辣椒原植物

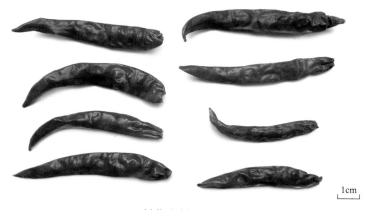

1cm

辣椒药材（果实）

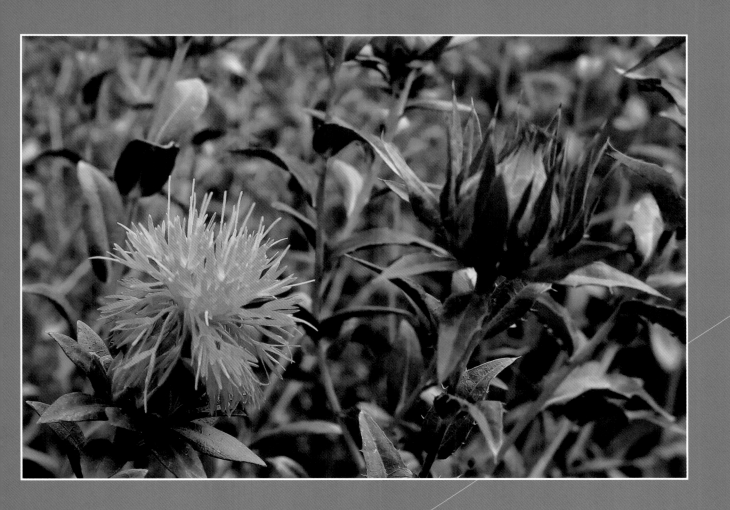

80 红花

Carthamus tinctorius L.

■ 学名	*Carthamus tinctorius* L.
■ 科	菊科
■ 异名	*Carthamus tinctorius* var. *albus* Alef., *Carthamus tinctorius* var. *croceus* Alef., *Carthamus tinctorius* var. *flavus* Alef., *Carthamus tinctorius* var. *spinosus* Kitam., *Carthamus tinctorius* var. *tinctorius*

CHINA-ASEAN

■ **本地名称**

柬埔寨	ស្មៅជំពូ Smav chumpuu.
中国	红花 Hóng huā，红蓝花 Hóng lán huā，刺红花 Cì hóng huā。
老挝	ດອກຄຳຍອງ Dok khamnhong，ດອກຄຳຍອຍ Dok kham foy.
马来西亚	Bunga kesumba.
缅甸	ဆူးပန်း Suban.
菲律宾	Kasubha.
泰国	คำฝอย Kham foi.
越南	Hồng hoa, Rum, Hồng lam hoa, Thảo hồng hoa {H[oof]ng hoa, Rum, H[oof]ng lam hoa, Th[ar]o h[oof]ng hoa}.

■ **通用名称**   Safflower.

■ **药用部位**   全草或根、叶、花、种子。

■ **植物描述**   一年生草本。茎直立，上部多分枝，无毛。叶无柄；叶片长椭圆形或卵状披针形，长4~12cm，宽1~3cm，先端尖，基部抱茎，边缘羽状齿裂，齿有尖刺，两面无毛；上部叶较小，呈苞片状围绕头状花序。头状花序顶生，排成伞房花序，总苞片数层，外层绿色，卵状披针形，边缘具针刺，内层卵状

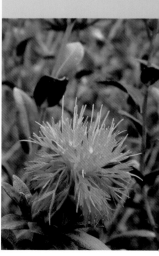

椭圆形，白色，膜质；全为管状花，初开时黄色，后转橙红色。瘦果椭圆形，无冠毛或冠毛鳞片状。

■ **生态**　喜温暖、干燥环境，耐寒、耐旱、耐盐碱，亦耐贫瘠。宜种植于炎热、干燥、向阳的地区。土壤以肥力中等、排水良好的砂壤土为佳。

■ **分布**　中国主要分布于河南、四川、新疆、河北、山东、安徽、江苏、上海、甘肃及云南等省区。

东盟地区主要分布于泰国。

■ **化学成分**　花含有红花色素、茜素黄、红花黄色素A、红花黄色素B、绿原酸、咖啡酸、咖啡因、邻苯二酚、乙酸乙酯、苯、戊-1-烯-3-醇、3-己醇、2-己醇、(E)-2-己烯醛、3-甲基丁酸、2-甲基丁酸、乙苯、对二甲苯、邻二甲苯、苯乙醛、松油烯-4-醇、马鞭草酮、癸醛、苯并噻唑、(E,E)-2,4-癸二烯醛、甲基肉桂酸酯、1,2,3-氯甲基乙氧基-5-甲苯、α-联萘、1-噻吩基癸烯、α-雪松烯、丁香醛、(E)-β-法呢烯、β-紫罗兰酮、β-硒烯、二氢猕猴桃内酯、1,1-十五碳烯、β-癸烯、环己烯、1-十六碳烯、癸-4,6-二炔-1-基-3-甲基丁酸酯、(E,Z)-1,8-癸二烯-4,6-二炔-1-基-3-甲基丁酸酯、鼠李糖、阿拉伯糖、木糖、葡萄糖、甘露糖、二十烷、β-谷甾醇、棕榈酸、肉豆蔻酸、月桂酸、α,γ-双棕榈酸、油酸甘油酯D、亚油酸、β-谷甾醇-3-O-葡萄糖苷，还含有多糖、丙戊氯苄醇-α-L-阿拉伯呋喃糖基(1→4)-β-D-吡喃葡萄糖苷、苄基-O-β-D-吡喃葡萄糖苷、丁香脂素、鹅掌楸树脂酚-A、5-羟甲基糠醛、十六烷酸单甘油酯、反式-3-十三碳烯-5,7,9,11-四亚甲基-1,2-二醇。

■ **药理作用**　具有降血压、抗凝血、降血脂、心肌保护、抗缺氧、免疫调节、抗炎、镇痛、神经调节、抗氧化、抗肿瘤等作用。可减少冠状动脉疾病的发生、降低胆固醇、刺激子宫收缩。其毒性反应（小鼠）包括多动、运动失调、呼吸急促、尾部僵直、惊厥、呼吸抑制引起的死亡。

■ **应用**

柬埔寨　种子可通便、化痰、调经和杀虫；花可治疗多种疾病，干花内服可治疗黄疸；全草与胡麻油合用可治疗皮炎和其他瘙痒病证、风湿痹痛、半身不遂、疑难疮疡。植物冷浸剂可通便、滋补。

中国　花可通经、活血，治疗经闭、痛经、恶露不行、胸痹心痛、瘀滞腹痛、胸胁刺痛、跌仆损伤、疮疡肿痛。

老挝	可通便、兴奋神经、止汗、利胆、调经、滑胎、化痰、补血，治疗肺炎和肿瘤。
缅甸	根可利尿；叶可利尿，可作滋补品；花可解毒，治疗黄疸、肾结石和风湿病；种子可作护发剂。
菲律宾	花煎剂治疗痛经。用作食用色素。
泰国	花可补血、养神、利尿；花粉可补血、养神。
越南	可活血、止痛，治疗痛经和跌打损伤。

■ **使用注意**　孕妇慎用。

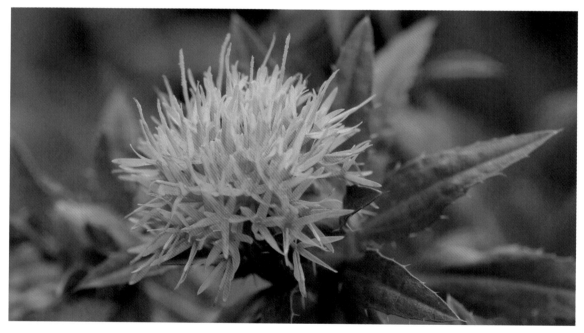

红花原植物

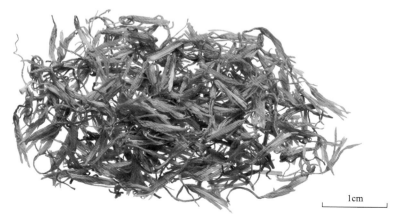

1cm

红花药材（花）

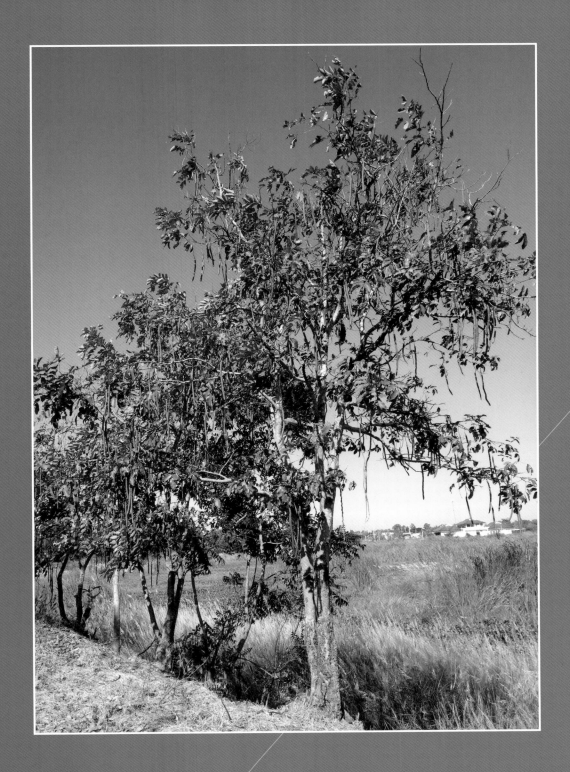

81 腊肠树

Cassia fistula L.

学名	*Cassia fistula* L.
科	豆科
异名	*Carthalocarpus fistula* Pers.

■ **本地名称**

柬埔寨	រាជព្រឹក្ស Reach chhpeus.
中国	腊肠树Là cháng shù，牛角树Niú jiǎo shù，波斯皂荚Bō sī zào jiá。
老挝	ສະເພົາລົມແດງ Sa phaolom deng.
马来西亚	Kayu raja.
缅甸	ç Ngu, ç၇ရေ၃ဝါ Ngu shwe wah.
菲律宾	Kanyapistula, Golden shower.
泰国	คูน Koon, ราชพฤกษ์ Rachapreuk.
越南	Hương nhu tía, É đỏ, É tía {H[uw][ow]ng nhu t[is]a, [es] [dd][or], [es] t[is]a}.

■ **通用名称**　Golden shower tree.

■ **药用部位**　根、木材、树皮、叶、花、果实、种子。

■ **植物描述**　落叶乔木，直立，高达24m。复叶，小叶8~12对，对生。总状花序，花金黄色。荚果圆柱形，多汁；种子浅褐色，质硬，具光泽。

■ **生态**　喜生于亚热带、热带地区的落叶林中，亦见于潮湿的森林、山地中。耐旱、耐盐碱。即使是短暂地暴露于霜冻下亦会受损。以生于全日照、排水良好的土壤中为最佳。

■ **分布**　中国主要分布于南部和西南部各省区。

东盟地区主要分布于缅甸、泰国、马来西亚等国家。

印度、巴基斯坦、澳大利亚、埃及、加纳、

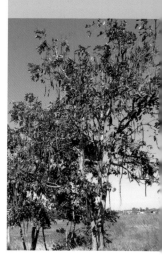

墨西哥、津巴布韦以及斯里兰卡亦有分布。

■ **化学成分**　种子含有甘油酯、亚油酸、油酸、硬脂酸、棕榈酸、辛酸和肉豆蔻酸。

花含有山柰酚、原花青素，及游离氨基酸，如苯丙氨酸、蛋氨酸、谷氨酸和脯氨酸。

果实含有钾、钙、铁和锰等矿物质，以及蛋白质、碳水化合物、5-非特戊酮、2-顺氨基酮、三十烷醇、16-辛烯醇和谷甾醇。

豆荚中含原花青素以及普通黄烷醇类化合物（如儿茶素、表儿茶素、原花青素B_2和表阿福豆素）。

■ **药理作用**　具有止咳、抗氧化、致染色体断裂、抗炎、疗伤、保肝、抗真菌、抗菌、灭蚴及杀卵作用。种子的提取物具有中枢神经系统活性、抗肿瘤活性、避孕活性。果实的提取物具有白三烯抑制活性、抗寄生虫活性、抗利什曼原虫活性。花苞具有退热活性。豆荚具有缓泻活性。茎皮具有降低胆固醇、降血糖、降血脂活性。体外豚鼠回肠灌注实验表明，其豆荚具有微小毒性。体内实验LD_{50}为6600mg/kg体重，各器官无明显病理改变。

■ **应用**

柬埔寨　用作泻药，可治疗痛风。树皮治疗蛇咬伤。

中国　果实治疗耳鼻炎起硬结、食物中毒、小儿便秘，果皮治疗黄疸型肝炎。

老挝　可减脂，治疗高血压、头目眩晕。

缅甸　根可缓解肠胃胀气；叶治疗麻风；果实治疗排尿困难、支气管炎、关节炎、便秘和胃肠胀气。

菲律宾　叶和果肉煎剂可用作通便剂。

泰国　可保肝、消炎、止咳、抗真菌、促进伤口愈合。果肉和种子可通便、化痰；花可通便、清热、止痢；木材可杀虫。

■ **使用注意**　忌长期服用，可致便秘；孕妇使用须遵医嘱。

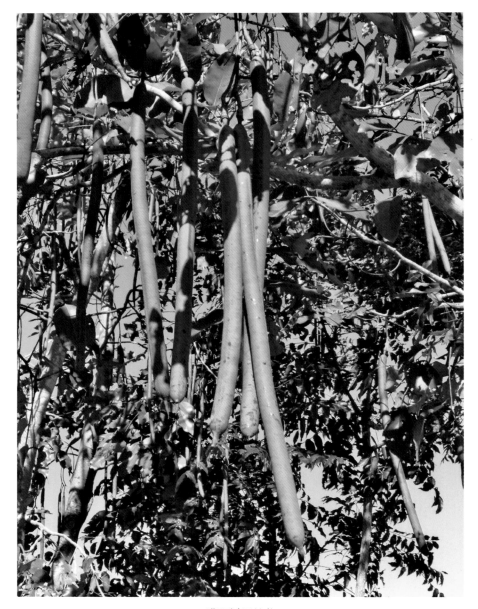

腊肠树原植物

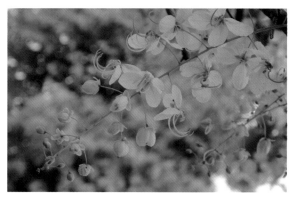

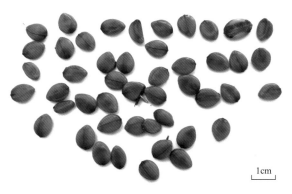

腊肠树原植物   腊肠树药材（种子）

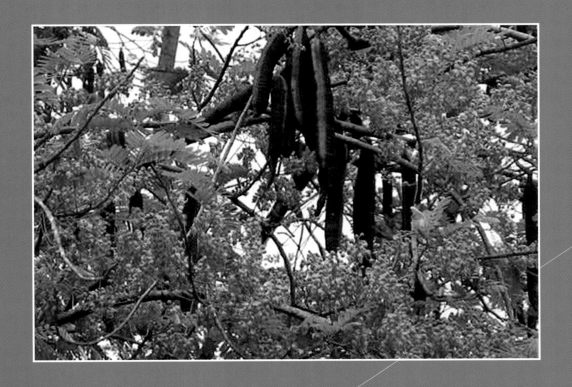

82 红花铁刀木

Cassia grandis L. f.

学名	*Cassia grandis* L. f.
科	豆科
异名	*Bactyrilobium grande* Hornem., *Bactyrilobium molle* Schrad., *Cassia brasiliana* Lam., *Cassia brasiliensis* Buc' hoz, *Cassia mollis* Vahl, *Cassia pachycarpa* de Wit

■ **本地名称**

柬埔寨　អ៊ុយម៉ូយ Oymoy.

中国　红花铁刀木Hóng huā tiě dāo mù，红花铁刀木树Hóng huā tiě dāo mù shù。

老挝　ການະພຶກ Kar-la phreuk.

马来西亚　Kotek, Kotek mamak.

缅甸　ငုဇပ္ပုသကြီး Ngu zat gyi.

泰国　กาฬพฤกษ์ Kala phurg.

越南　Ô môi, Canh ki na việt nam, Cây cốt khí, Mạy khuốm (Tày) {[oo] m[oo]i, Canh ki na vi[eej]t nam, C[aa]y c[oos]t kh[is], M[aj]y khu[oos]m (T[af]y)}.

■ **通用名称**　Pink shower, Carao.

■ **药用部位**　叶、果实。

■ **植物描述**　半落叶乔木，高达20~30m，幼枝和花序被锈色绵状毛。复叶具小叶10~20，叶柄长2~3cm，被绵状毛；小叶近无柄，近革质，椭圆状长圆形，长3~5cm，宽1~2cm，两端圆形。总状花序侧生，长10~20cm，具花20~40；花萼长5~8mm；花瓣初期红色，渐变为粉红色，最后变为橙色，中间花瓣红色且具黄色斑点；雄蕊10，花药被粗毛。荚果

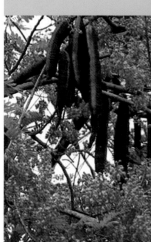

下垂，扁平，长20~40（~60）cm，直径3~5cm，略带黑色，光滑，木质，具皱纹；种子20~40。

■ **生态**　生于海拔600m以下的河边或山坡上的半落叶林中。

■ **分布**　东盟地区主要分布于柬埔寨、越南、马来西亚、印度尼西亚等国家。

巴布亚新几内亚亦有分布。

■ **化学成分**　本品含一种萘糖苷（CasGron D）、芦丁、山柰酚-3-葡萄糖苷、槲皮苷、表儿茶素、(−)-表菲德霉素、异槲皮苷和芦荟大黄素。

地上部分含芦荟大黄素、反式-3-甲氧基-4,5-亚甲二氧基肉桂醛、矢车菊素、儿茶素、肉豆蔻素、2,4-二羟基苯甲醛、3,4,5-三甲氧基苯甲醛、2,4,6-三甲氧基苯甲醛、β-谷甾醇。

果实含芳樟醇。

叶含卡斯格兰酮C。

种子含半乳甘露聚糖。

■ **药理作用**　具有显著的降血糖和抗氧化作用。种子中的半乳甘露聚糖可以加速伤口愈合。无毒性。

■ **应用**

柬埔寨　果实可健胃、消食、通便；叶治疗湿疹。

缅甸　果实可作泻药。

泰国　果肉可清热解毒、通便。

■ **使用注意**　无。

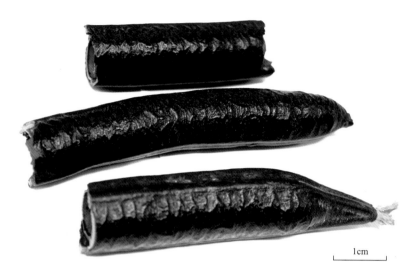

红花铁刀木药材（果实）

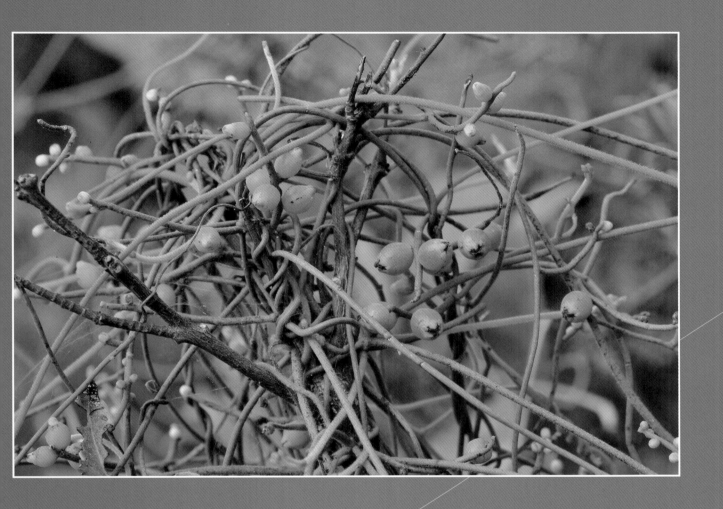

83 无根藤

Cassytha filiformis L.

■ 学名	*Cassytha filiformis* L.
■ 科	樟科
■ 异名	*Calodium cochinchinense* Lour., *Calodium cochinchinensis* Lour., *Cassytha americana* Nees, *Cassytha aphylla* Raeusch., *Cassytha archboldiana* C. K. Allen, *Cassytha brasiliensis* Mart. ex Nees

■ **本地名称**

柬埔寨　ម៉ស Voar mies.

中国　无根藤Wú gēn téng，无头草Wú tóu cǎo，无爷藤Wú yé téng，罗网藤Luó wǎng téng。

老挝　ເຂື່ອງຄຳ Kheuang kham.

马来西亚　Tall puterl, Rambul puterl.

缅甸　ရေးမြွ Shwe new.

菲律宾　Kawadkawaran.

泰国　สังวาลพระอินทร์ Sangwan pra inn.

越南　Tơ hồng xanh, Tơ xanh {T[ow] h[oof]ng xanh, T[ow] xanh}.

■ **药用部位**　全草或茎、叶。

■ **植物描述**　寄生缠绕草本，借盘状吸根攀附于寄主植物上。茎条形，长达8m，多分枝，深绿色、褐色、黄色或橙色，稍木质，幼嫩部分被锈色短柔毛，老时毛被稀疏或变无毛。叶退化为微小的鳞片，螺旋状排列，早落。穗状花序腋生，长1.5~4cm，花序轴粗，花小，白色，无梗；小苞片3，具缘毛；花被裂片6，排成2轮，外轮3小，圆形，有缘毛，内轮3较大，卵形，外面有短柔毛，内面几无毛；

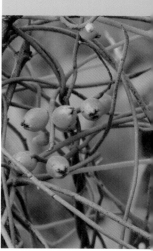

雄蕊4轮，每轮3，能育雄蕊9，第1轮雄蕊花丝近花瓣状，其余的为线状，第1、2轮雄蕊花丝无腺体，花药2室，室内向，第3轮雄蕊花丝基部有1对无柄腺体，花药2室，室外向；退化雄蕊3，位于最内轮，三角形，具柄；子房卵珠形，几无毛，花柱短，略具棱，柱头小，头状。核果小，卵球形，包藏于花后增大的肉质果托内，但彼此分离，顶端有宿存的花被片。花果期5~12月。

■ **生态** 生于海拔980~1600m的山坡灌丛或疏林中。常缠绕在树冠上以竞争阳光，覆盖、捆绑寄主的枝条，影响其光合作用。

■ **分布** 中国主要分布于云南、贵州、广西、广东、湖南、江西、浙江、福建及台湾等省区。

东盟地区主要分布于柬埔寨。

非洲和澳大利亚亦有分布。

■ **化学成分** 全草含有(−)-O-甲基黄嘌呤、(−)-秋叶氨酸、(+/−)-原荷叶碱、1,2-亚甲基二氧基-3,10,11-三甲氧基阿朴吗啡、黄肉楠碱、波尔定碱、延胡索乙素、乙酰头孢菌素、无根藤碱、无根藤次碱、无根藤米里丁、荷苞牡丹碱、异波尔定碱、异丝氨酸、观音莲明碱、N-甲基放线菌素、新木姜子素、小唐松草碱、O-甲基卡西林、前杜鹃碱、异-汉霉素-3-O-β-葡萄糖苷、异-汉霉素-3-O-芸香苷、卫矛醇、4-O-甲基巴兰啡肽和壳聚糖。

■ **药理作用** 其水提物的大鼠长期毒性试验表明，LD_{50}大于500mg/kg体重。常用治疗剂量下，未见严重毒性反应，肝及血液生化指标未见异常。

■ **应用**

柬埔寨 可调经、清热，治疗胆道感染、尿道炎、皮肤病、痔疮、鼻窦炎。茎入煎剂治疗消化不良和难产。

中国 全草治疗肾炎、水肿、皮肤过敏、尿黄、尿急、风湿性关节炎、疮疖、感冒发热等；茎治疗骨折肿痛、肝炎。

缅甸 全草抗痢疾，治疗皮肤病和溃疡，可作滋补品。

菲律宾 鲜品煎剂用于加快分娩和预防咯血。

泰国 全草可利尿，治疗肾病、尿路感染、肝病、黄疸。

■ **使用注意** 孕妇慎服。

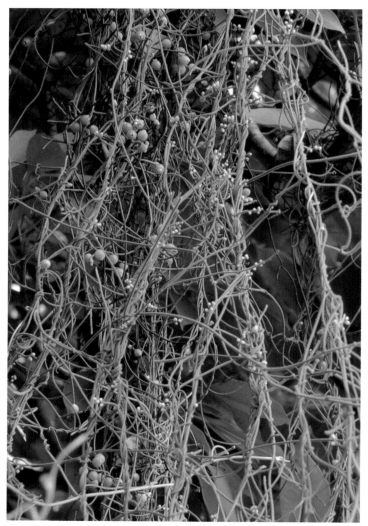

无根藤原植物

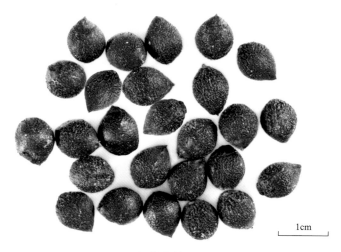

1cm

无根藤药材（果实）

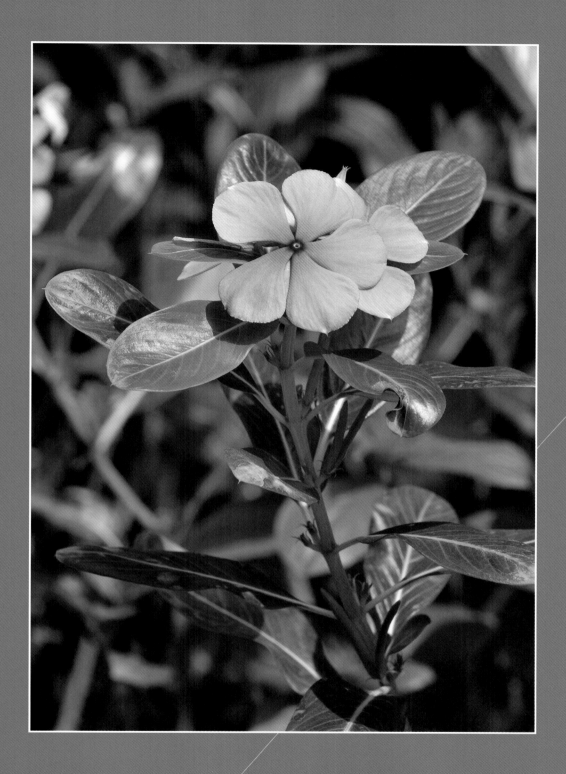

84 长春花

Catharanthus roseus (L.) G. Don

■ 学名	*Catharanthus roseus* (L.) G. Don
■ 科	夹竹桃科
■ 异名	*Ammocallis rosea* (L.) Small, *Lochnera rosea* (L.) Rchb. ex, Spach, *Vinca rosea* L.

■ **本地名称**

柬埔寨　កំពីងពួយគោក Kamping puoy kok.

中国　长春花Cháng chūn huā，雁来红Yàn lái hóng，日日草Rì rì cǎo，日日新Rì rì xīn，三万花Sān wàn huā。

老挝　ກາວບົກ Kao bok，ຜີຄວາຍ Phi khuay.

马来西亚　Kemunting cina, Rumput jalang, Tapak dara, Kembang sari cina, Ros pantai.

缅甸　သင်္ဘောမနွဲ့ Thinbaw-ma-nyo.

菲律宾　Tsitsirika, kumintang.

泰国　แพงพวยฝรั่ง Phaeng phuai fa rang.

越南　Dừa cạn, Bông dừa, Hoa hải đằng, Trường xuân hoa, Phjắc pót dông (Tay) {D[uwf]a c[aj]n, B[oo]ng d[uwf]a, Hoa h[ar]i [dd][awf]ng, Tr[uw][owf]ng xu[aa]n hoa, Phj[aws]c p[os]t d[oo]ng (Tay)}.

■ **通用名称**　Periwinkle, Madagascar old maid.

■ **药用部位**　全株或根、茎。

■ **植物描述**　多年生半灌木或多年生草本。茎近方形，有条纹。叶互生；叶片长圆形，长4cm，宽1.5~2.5cm，先端浑圆，有短尖头，基部广楔形渐狭而成叶柄。聚伞花序腋生或顶生，有花2~3，花5数；花萼萼片披针形或钻状渐尖；花冠红色，高脚碟状；花冠筒圆筒状；喉部紧缩，花冠裂片宽倒卵形；雄蕊着生于

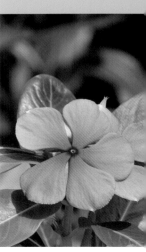

花冠下半部，但花药隐藏于花喉之内，与柱头离生；花盘为2舌状腺体所组成，与心皮互生而较长；子房为2离生心皮组成，花柱丝状，柱头头状。蓇葖果2，直立，平行或略叉开，外果皮厚纸质；种子黑色，长圆筒形，两端截形，具有颗粒状小瘤突起。花期6~9月。

■ **生态** 喜高温高湿，不耐寒，生长最适温度为20~33℃。喜阳。可栽于普通土壤中。

■ **分布** 中国主要分布于广东、广西、云南、海南及贵州等省区。

东盟地区主要分布于马来西亚。

印度、地中海及美洲热带地区亦有分布。

■ **化学成分** 全株含有多种生物碱，可分为单萜吲哚吡啶生物碱、双吲哚生物碱等。单萜吲哚吡啶生物碱主要有文朵灵、导管碱、尼寿品、长春尼定碱等。双吲哚生物碱包括长春碱、左旋松香碱、长春新碱、长春花碱等。其他生物碱包括文可林宁、阿吗碱等。同时含有黄酮类化合物，如3′,4′-甲基槲皮素-O-7-[(4″→13‴)-2‴,6‴,10″,14‴-四甲基十六烷基-13″-开环-14‴-烯]-β-D-吡喃糖等；脂肪酸类化合物，如油酸、亚油酸、棕榈酸和花生酸；其他化合物，如β-谷甾醇、3-表白桦脂酸、n-pentadecanyl octa-dec-19-en-oate等。

■ **药理作用** 具有抗肿瘤、降血压、降血糖、降血脂作用。其甲醇提取物口服0.5g/kg体重及以上剂量可引起实验动物全部死亡，0.1g/kg体重无死亡且肝肾无明显损伤。

■ **应用**

柬埔寨	治疗消渴、高血压、月经不调。
中国	全株治疗高血压、癌症、疮痈肿毒、火烫伤。
老挝	治疗消渴。
马来西亚	花治疗急性白血病、消化道癌、高血压。
缅甸	全株治疗糖尿病和用作解毒剂；叶治疗月经不调。
菲律宾	叶煎剂可治疗糖尿病；根煎剂可用作感冒药，会引起流产。
泰国	根可杀虫、止痢、调经；叶可通便，治疗白血病、消渴；全株治疗癌症、消渴、高血压。
越南	根和叶入煎剂或其提取物可治疗高血压；叶入煎剂可调经，治疗痛经、失眠。

■ **使用注意** 服用可能出现口干、乏力等不良反应。大剂量服用可致感觉异常、手指麻木、刺痛感、肌颤、肌无力、肌肉萎缩。

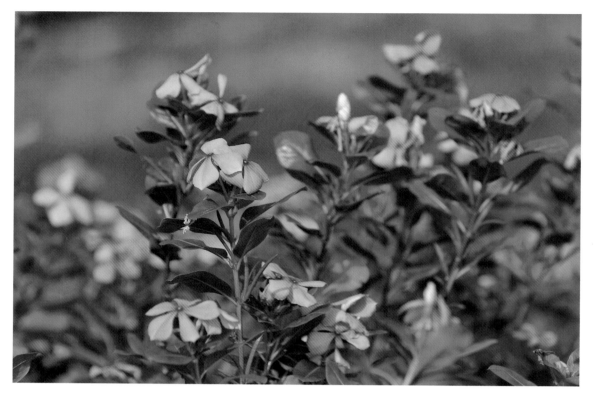

长春花原植物

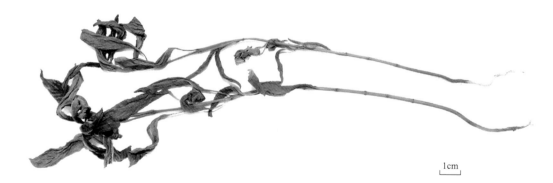

1cm

长春花药材

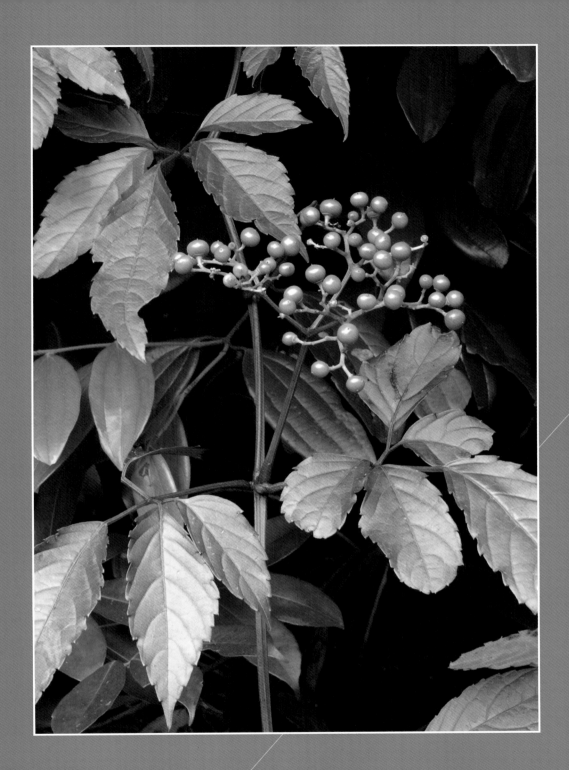

85 三叶乌蔹莓

Cayratia trifolia (L.) Domin.

学名	*Cayratia trifolia* (L.) Domin.
科	葡萄科
异名	*Causonis trifolia* (L.) Raf., *Cayratia carnosa* (Lam.) Gagnep.,*Cayratia mekongensis* C. Y. Wu, *Cayratia timorensis* (DC.) C. L. Li, *Vitis carnosa* (Lam.) Wall., *Vitis carnosa* Wall. ex M. A. Lawson

本地名称

柬埔寨	ត្រដិត Voar tradet.
中国	三叶乌蔹莓Sān yè wū liǎn méi，母猪藤Mǔ zhū téng，过路边Guò lù biān，蜈蚣藤Wú gōng téng，狗脚迹Gǒu jiǎo jì，三爪龙Sān zhuǎ lóng。
老挝	ເຄືອຫຸນ Kheua houn.
马来西亚	Lakum, Daun kapialun, Galing-galing, Leggundi, Legundi.
缅甸	တောစပစ့်ပ္ Taw sa pyit.
菲律宾	Kalitkalit.
泰国	เครือพัดสาม Kuea pad sam, เถาคันขาว Tao kun khao.
越南	Ngũ trảo, ô liêm mẫu {Ng[ux] tr[ar]o, [oo] li[ee] m m[aax]u}.

通用名称 Bush grape, Fox-grape, Three-leaved wild vine, Threeleaf cayratia.

药用部位 全株或根、茎、叶。

植物描述 落叶藤本，长2~20m。小枝圆柱形，有纵棱纹，疏生短柔毛。卷须4~5分枝，末端具吸盘。复叶，3小叶，叶柄长2~4cm；小叶卵圆形，长2~8cm，宽1.5~5cm，边缘具圆钝锯

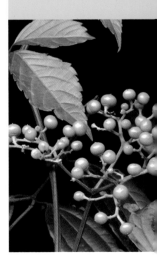

齿；侧生小叶被疏柔毛。花序腋生，复二歧聚伞花序，一级分枝3~4；花序梗长，被疏柔毛；花小，绿白色。浆果扁，近球形，直径约1cm，熟时深紫色或黑色，有种子2~4。花果期6~12月。

■ **生态**　生于海拔500~1000m的地区，多生于溪边林缘、山坡或林中。

■ **分布**　中国主要分布于云南等省区。

东盟地区主要分布于越南、老挝、柬埔寨、泰国、马来西亚、印度尼西亚等国家。

孟加拉国和印度亦有分布。

■ **化学成分**　全株含甲氧基去氢胆甾醇、委陵菜酸、杜鹃素、白桦苷、野蔷薇芍药糖酯、蛇莓苷。

种子油中含亚油酸等脂肪酸，β-谷甾醇等非皂化物质。

■ **药理作用**　无。

■ **应用**

柬埔寨　全株可清热，治疗便秘、食物中毒和蚊虫叮咬；制干后入煎剂可清热，治疗麻疹。根浸渍剂可利尿，治疗梅毒。植物汁液量多，可饮用。

中国　根治疗跌打损伤、骨折、腰肌劳损、湿疹、皮肤溃疡等。

缅甸　果实可食用。

菲律宾　叶煎剂和叶黏液可用于维生素C缺乏症。

泰国　叶与根可清热、止血；茎可化痰，治疗头目眩晕和风证。

■ **使用注意**　无。

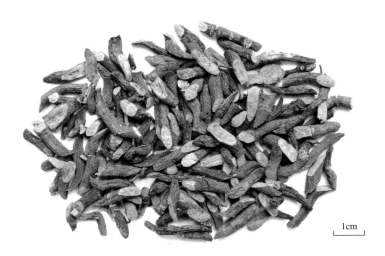

1cm

三叶乌蔹莓饮片

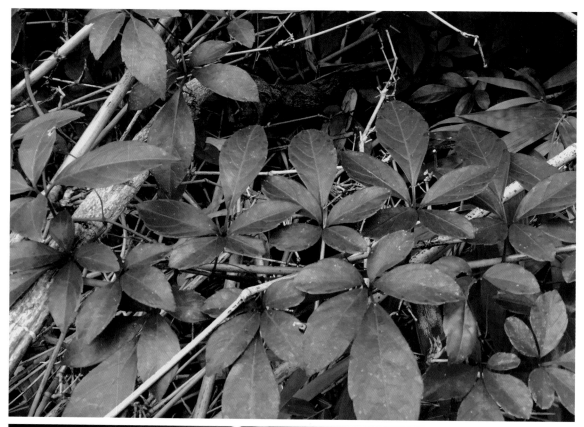

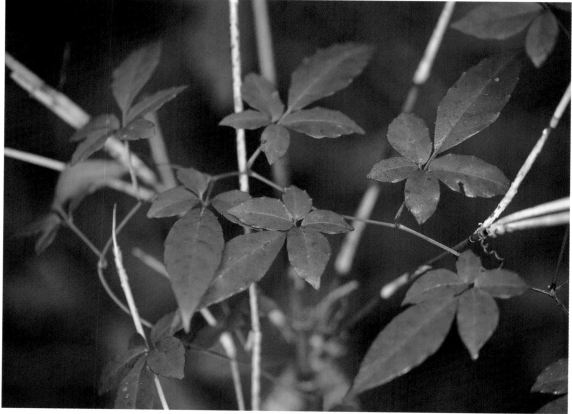

三叶乌蔹莓原植物

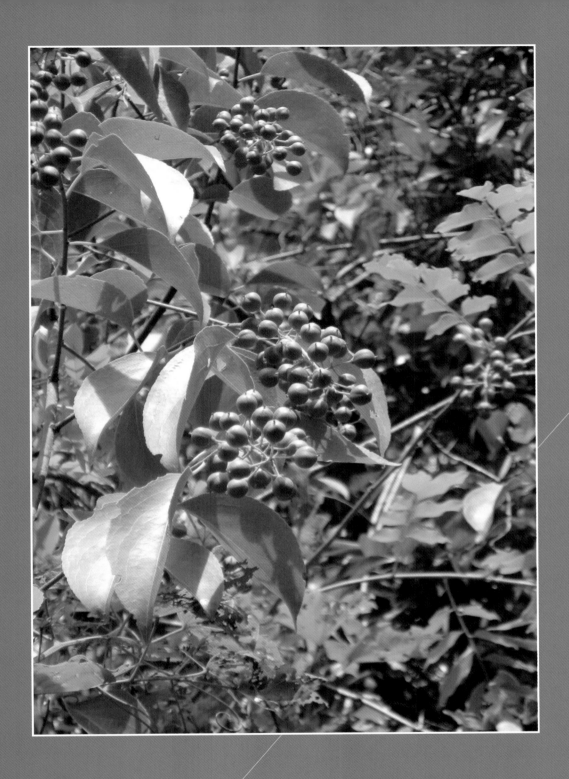

86 灯油藤

Celastrus paniculatus Willd.

■ 学名	*Celastrus paniculatus* Willd.
■ 科	卫矛科
■ 异名	*Celastrus dependens* Wallich, *Celastrus nutans* Roxb., *Celastrus paniculatus* subsp. *multiflorus* (Roxb.) D. Hou, *Celastrus paniculatus* subsp. *serratus* (Blanco) D. Hou

■ **本地名称**

中国　灯油藤Dēng yóu téng，滇南蛇藤Diān nán shé téng，打油果Dǎ yóu guǒ，红果藤Hóng guǒ téng，小黄果Xiǎo huáng guǒ，圆锥南蛇藤 Yuán zhuī nán shé téng。

老挝　ເຄືອໝາກແຕກ(ລາວ) Kheua mark taek, ເຄືອເຂົາລາຍ (ໄທດຳ) Kheua khao lai.

缅甸　ျမင္းဂံုတိုင္ Myin-gon-daing.

菲律宾　Bilogo.

泰国　กระทงลาย Kratong lai, บะแตก Ba tag.

越南　Cây săng máu {C[aa]y s[aw]ng m[as]u}.

■ **通用名称**　Black oil tree, Climbing staff plant, Intellect tree, Oriental bittersweet, Staff tree.

■ **药用部位**　根、茎、叶、种子。

■ **植物描述**　蔓生缠绕灌木，树皮褐色。嫩枝和花枝下垂；小枝具皮孔。叶互生；叶片卵形至长圆状椭圆形，先端渐尖，基部圆形。花序长，雌雄同体，花绿黄色。蒴果球形，熟时红色，3瓣裂；种子3~6，椭圆形或卵圆形，外面包裹橙红色肉质假种皮。花期3~5月，果期8月。

■ **生态**　生于海拔200~2000m的原始林及龙脑香林中。

■ **分布**　中国主要分布于台湾、广东、海南、广西、

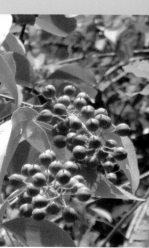

贵州、云南等省区。

东盟地区主要分布于老挝、马来西亚、缅甸、菲律宾、泰国、越南等国家。

印度及北美洲亦有分布。

■ **化学成分**　树皮含扁塑藤素、三十烷醇、苯甲酸、南蛇藤醇、zeylastrol、泽拉木醛等瑞香烷三萜，还含倍半萜多元醇酯化合物1β,6α,8β-三乙酰氧基-9β-苯氧基二氢-β-琼脂呋喃。

种子含异黄酮、生物碱、广藿香碱和南蛇藤素、1β,6α,8β-三乙酰基-9α-(β-呋喃羧基氧基)-β-二氢琼脂呋喃、1β, 6α-二乙酰氧基、9β-苯甲酰氧-8β-肉桂酰氧基-β-二氢琼脂呋喃。

■ **药理作用**　具有明确的抗癫痫作用。叶的提取物有镇痛作用。种子的提取物可抑制精子的生成。种子油可兴奋中枢神经系统。其所含的二氢小檗碱、美登素具有较强的抗肿瘤、抗疟、抗菌和抗真菌活性。

■ **应用**

中国　种子可缓泻、催吐，治疗风湿麻痹等。种子油味苦，可通便，易引起呕吐和中枢神经兴奋。

老挝　与其他药物合用可催乳，治疗关节炎。

马来西亚　叶可解毒、抗麻醉。

菲律宾　粉状种子可用作抗风湿药和治疗瘫痪。叶黏液用作鸦片解毒剂。

泰国　根可利尿，治疗泄泻、胃肠胀气；茎治疗黄疸和小儿食积。

越南　种子油治疗腰痛、跌仆损伤和早生白发。

■ **使用注意**　体弱、高血压者慎服。

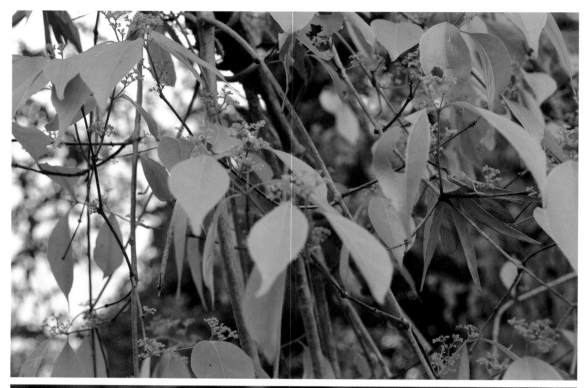

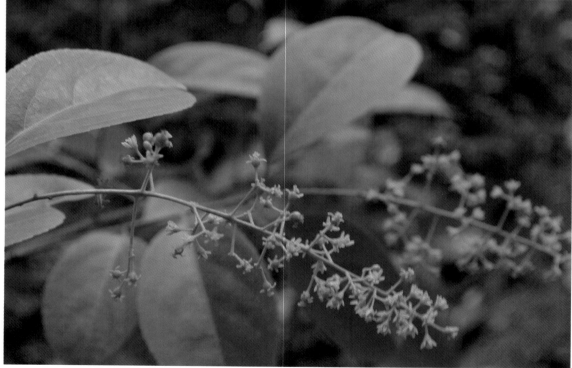

灯油藤原植物

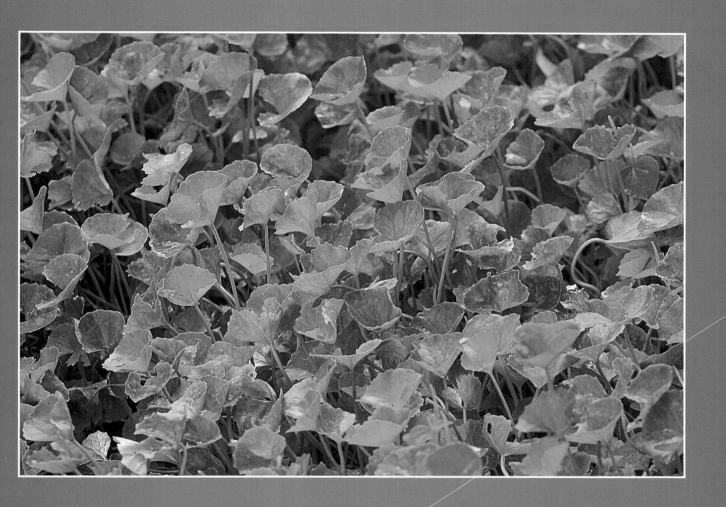

87 积雪草

Centella asiatica (L.) Urb.

■ 学名	*Centella asiatica* (L.) Urb.
■ 科	伞形科
■ 异名	*Hydrocotyle asiatica* L, *Centella asiatica* var. *asiatica*, *Centella asiatica* var. *crista* Makino.

■ **本地名称**

柬埔寨	ត្រចៀកក្រាញ់ស្រុក Traachiek kragn srok.
中国	积雪草Jī xuě cǎo，崩大碗Bēng dà wǎn，马蹄草Mǎ tí cǎo，老鸦碗Lǎo yā wǎn，铜钱草Tóng qián cǎo。
老挝	ຜັກໜອກ Phack nork.
马来西亚	Pegaga.
缅甸	မြင်းခွာပင် Myin-khwar.
菲律宾	Takipkuhol, Yahongyahong, Gotukola.
泰国	บัวบก Bua bok.
越南	Rau má, Liên tiền thảo, Tích tuyết thảo, Phjăc chèn (Tay), Tằng chán mía (Dao) {Rau m[as], Li[ee]n ti[eef]n th[ar]o, T[is]ch tuy[ees]t th[ar]o, Phj[aw]c ch[ef]n (Tay), T[awf]ng ch[as]n m[is]a (Dao)}.

■ **通用名称** Asiatic pennywort.

■ **药用部位** 全草或茎、叶、种子。

■ **植物描述** 多年生草本，茎匍匐，细长，节上生根。单叶互生，绿色；叶柄长1.5~27cm；叶片卵形、肾形或近圆形，直径2~4cm，边缘有钝锯齿，两面无毛或在背面脉上疏生柔毛。伞形花序，花序梗不及2cm，被毛或无毛，有花3~6，紫红色，无梗；苞片2，卵形；萼片5；花瓣5，卵形。果实扁球形，每侧有纵棱

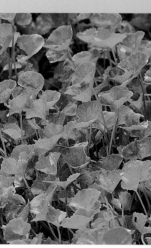

数条，棱间有明显的小横脉，平滑或稍有毛。花果期4~10月。

■ **生态**　生于沟渠边、低洼潮湿处、村庄边及路边。或为人工栽培。

■ **分布**　中国主要分布于山西、安徽、浙江、湖南、福建、广西与云南等省区。

东盟地区主要分布于马来西亚。

斯里兰卡、印度、日本、澳大利亚、南非亦有分布。

■ **化学成分**　全株含马来皂苷婆罗门糖苷、参枯尼苷、异参枯尼苷、葡萄糖啡肽、香草酸、积雪草二糖苷、羟基积雪草酸、羟基积雪草苷、乙酰胆碱酯酶B、阿魏酸二十二烷酯、贝蓉皂苷元、$3\beta,6\beta,23$-三羟基齐墩果酸-12-烯-28-酸、$3\beta,6\beta,23$-羟基-12-烯-28-酸、D-古洛糖酸、α-L-鼠李糖等。还含有聚乙炔烯烃类、石竹烯、金合欢醇、榄香烯、长叶绿烯以及氨基酸、黄酮醇、脂肪酸、生物碱、鞣质、黄酮苷等。

■ **药理作用**　具有抗肿瘤、抗抑郁、抗消化性溃疡、促进外伤愈合、修复神经系统功能、改善记忆、预防乳腺增生等作用。其丙酮提取物小鼠LD_{50}大于4000mg/kg体重，动物体重及血液生化指标无异常，肝重、肌酐浓度有所改变。

■ **应用**

柬埔寨　汁液可清血热，治疗咳嗽、肺痨、外伤溃疡、皮肤病、麻风、炎症、增生性瘢痕、痢疾。

中国　全草可清热利湿、消肿解毒，治疗痧氤腹痛、暑泻、痢疾、黄疸、砂淋、血淋、吐血、咯血、目赤、喉肿、风疹、疥癣、疔痈肿毒、跌打损伤等。

老挝　可清热、利尿、保肝，治疗疟疾、淋病、消渴、哮喘、泄泻、高血压、风湿痹痛、小儿发热。

马来西亚　可改善记忆力，治疗单纯性或带状疱疹、外伤出血、疖疮、小腿溃疡。

缅甸　全草可改善记忆，治疗尿频、少尿和眼部疾病。

菲律宾　叶黏液治疗伤口。煎剂用作利尿剂。

泰国　茎可消瘀、利尿、养神、止泻、止血，治疗肾结石；叶可养神、利尿、止泻、止痢，治疗口疮、跌打损伤；种子可止痢、清热，治疗头痛；全草可利尿、调经、止咳、止泻、止痢、消炎，治疗乏力、咽喉肿痛、跌打损伤、口疮。

■ **使用注意**　虚寒体质慎用。

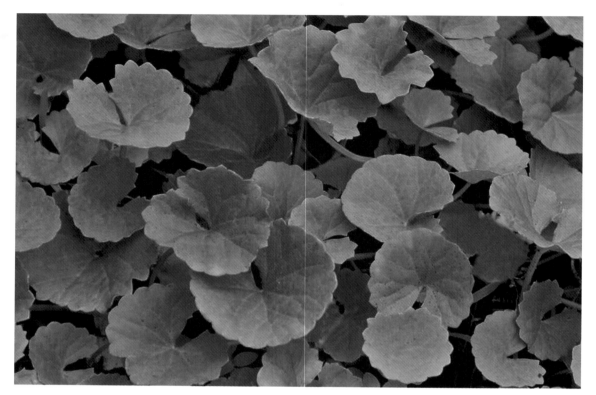

积雪草原植物

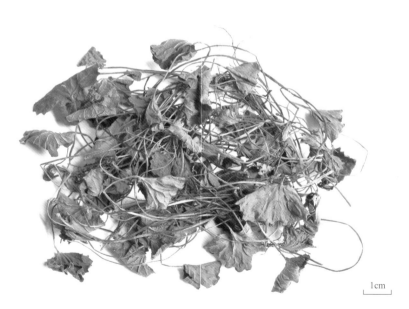

1cm

积雪草药材

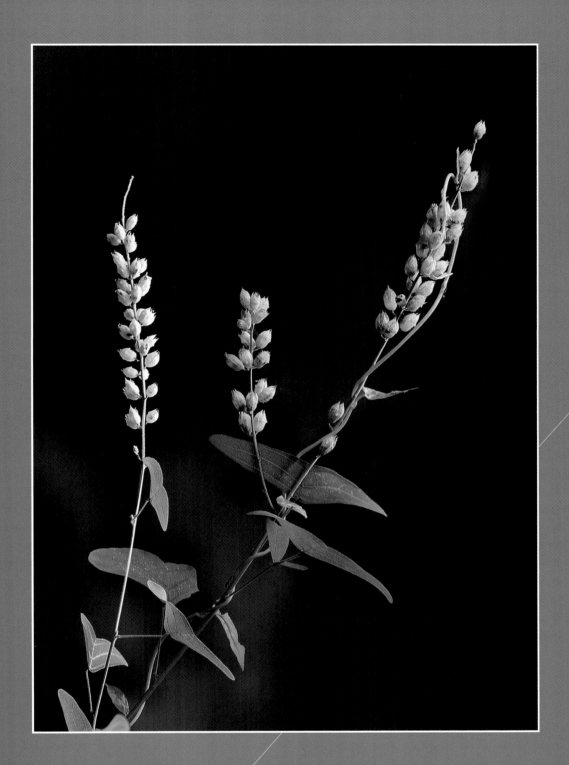

88 蝙蝠草

Christia vespertilionis (L. f.) Bakh. f.

学名	*Christia vespertilionis* (L. f.) Bakh. f.
科	豆科
异名	*Christa vespertilionis* (L. f.) Bakh. f.

本地名称

柬埔寨	ក្ញាតកាង Thmat kang.
中国	蝙蝠草Biān fú cǎo，月见罗藟草Yuè jiàn luó lěi cǎo，雷州蝴蝶草Léi zhōu hú dié cǎo，飞锡草Fēi xī cǎo。
老挝	ສົ້ມແສງກາແຄງ Som seng ka, ລ້ວເຈເຍ(ມົ້ງ) Ntsuas tsev nyeg hmong.
马来西亚	Pokok renek kelawar, Herba kristia.
缅甸	ပလိပ္ပျာ Pae leik pya.
泰国	ปีกผีเสื้อ Peek phee saeu.
越南	Đậu cánh dơi {[dd][aaj]u c[as]nh d[ow]i}.

通用名称　Red butterfly wing, Mariposa.

药用部位　全草或茎、叶、果实。

植物描述　多年生直立草本，高60~120cm。叶通常为单小叶，稀有3小叶；叶柄长2~2.5cm；小叶近革质，灰绿色，顶生小叶菱形、长菱形或元宝形，长0.8~1.5cm，宽5~9cm，先端宽而平截，近中央处稍凹，基部略呈心形，侧生小叶倒心形或倒三角形，两侧常不对称，长8~15mm，宽15~20mm，先端平截，基部楔形或近圆形，上面无毛，下面稍被短柔毛，侧脉每边3~4，平展，网脉在下面不明显；小叶柄长1mm。总状花序顶生或腋生，有时组成圆锥花序，长5~15cm，被短柔毛；花梗长2~4mm，被灰色短柔毛，较萼短；花萼

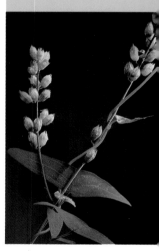

半透明，被柔毛，花后增大，长8~12mm，网脉明显，5裂，裂片三角形，约与萼筒等长，上部2裂片稍合生；花冠黄白色，不伸出萼外。荚果有荚节4~5，椭圆形，荚节长3mm，宽2mm，成熟后黑褐色，有网纹，无毛，完全藏于萼内。花期3~5月，果期10~12月。

■ **生态** 多生于旷野草地、灌丛、路旁及海边地区。

■ **分布** 中国主要分布于广东、广西及海南等省区。

东盟地区主要分布于泰国、柬埔寨、老挝、马来西亚、缅甸、越南等国家。

世界热带地区均有分布。

■ **化学成分** 全草含有蝙蝠草多糖。

■ **药理作用** 蝙蝠草多糖具有清除自由基，提升小鼠巨噬细胞RAW264.7的增殖、吞噬能力等活性。提取物对荷瘤S180和H22小鼠肿瘤增殖有较好的抑制作用。

■ **应用**

柬埔寨 全草治疗痔疮、风湿痹痛；叶可清热。

中国 全草可舒筋活血、调经祛瘀，治疗痛经、跌打损伤、风湿骨痛、毒蛇咬伤、痈疮。壮药用于治疗小儿惊风、崩漏、感冒、风湿病等证。

老挝 治疗肝病、哮喘。

马来西亚 可缓解神经紧张、止痛，治疗骨折。

缅甸 果实可烹饪或作营养补充物。

■ **使用注意** 孕妇忌用。

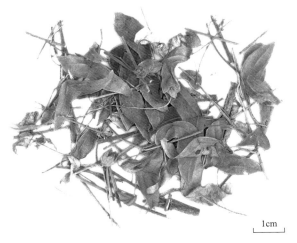

1cm

蝙蝠草药材

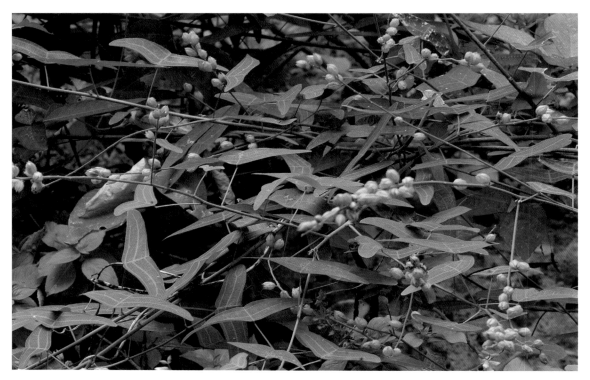

蝙蝠草原植物

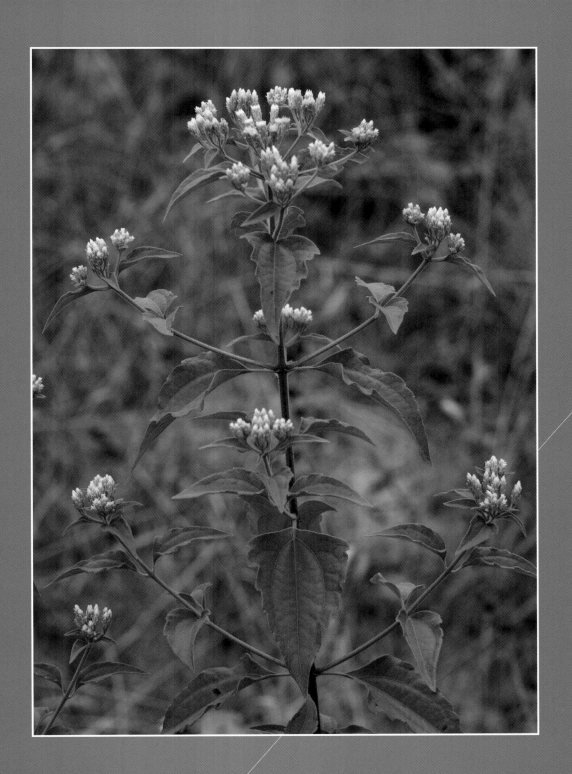

89 飞机草

Chromolaena odorata (L.) R. M. King & H. Rob

学名	*Chromolaena odorata* (L.) R. M. King & H. Rob
科	菊科
异名	*Chromolaena odorata* f. *odorata*

■ **本地名称**

柬埔寨　ក្រទាំងខ្មែត Kontrainkhet.

中国　飞机草Fēi jī cǎo，解放草Jiě fàng cǎo，马鹿草 Mǎ lù cǎo，破坏草Pò huài cǎo，黑头草Hēi tóu cǎo。

老挝　ຫຍ້າຜີ້ງ Nha flǎng, ຫຍ້າດອກຂາວ Nha dok khao, ຫຍ້າເໜີນ Nha pheun, ຫຍ້າຂົມເຫັງ Nha khỗm heng (Lao), ຫຍ້າມຸງມ້າງພາຍ Muong mung phia (Yao).

马来西亚　Pokok jepun or pokok jerman.

缅甸　ဘီဇတ် Bi-zat.

泰国　สาบเสือ Sarb saeu.

越南　Cỏ lào, Cây cộng sản, Bớp bớp, Bù xích, Yên bạch, Chùm hôi, Nhả nhật (Tay), Muồng mung phia (Dao) {C[or] l[af]o, C[aa]y c[ooj]ng s[ar]n, B[ows]p b[ows]p, B[uf] x[is]ch, Y[ee]n b[aj]ch, Ch[uf]m h[oo]i, Nh[ar] nh[aaj]t (Tay), Mu[oof]ng mung phia (Dao)}.

■ **通用名称**　Hemp agrimony.

■ **药用部位**　全草或茎、叶、花。

■ **植物描述**　多年生半灌木状草本，高1~2.5m。茎直立，圆柱形，分枝粗壮，水平射出。单叶对生，叶柄长3.5~6.5cm；叶片卵形、三角形或卵状三角形，长4~9.5cm，宽2.5~6cm，先端急尖，基部楔形，边缘具粗齿，两面粗涩，被长柔毛及红棕色腺点，下面及沿脉的毛和腺

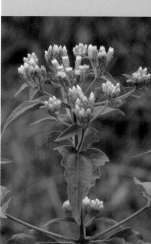

点稠密。头状花序多数或少数在茎顶或枝端排成伞房状或复伞房状花序，有花25~30（有时多达35）；总苞钟状，6~8层，总苞片卵形至线状披针形，长2~9mm，宽约1mm；花冠淡紫色，长4.5~5.5mm，漏斗状，5裂，裂片先端急尖；雄蕊5；子房圆柱形，长2.5~3mm，具4~5棱纹，有冠毛。瘦果椭圆状，黑褐色，长4~5mm，5棱，无腺点，沿棱有稀疏的白色贴紧的顺向短柔毛。花果期4~12月。

■ **生态**　生于牧场、边缘地带、开阔地域、干燥的落叶林及内部的灌木林中，适应能力极强，在干旱、贫瘠的荒坡隙地，甚至石缝和楼顶上亦能生长。

■ **分布**　中国主要分布于云南和海南。

东盟地区主要分布于缅甸。

南美洲亦有分布。

■ **化学成分**　全株含有α-蒎烯、β-蒎烯、青枝烯、二甲基环癸三烯、月桂烯、γ-松油烯、α-古巴烯、α-蛇麻烯、α-杜松烯、β-石竹烯。

■ **药理作用**　具有清除1,1-二苯基-2-三硝基苯肼（DPPH）自由基、NO作用。其提取物被认为有轻微毒性。

■ **应用**

柬埔寨　叶汁可止血，全草可作化肥用。

中国　全草可散瘀消肿、止血、杀虫等，治疗跌打肿痛、外伤出血、旱蚂蝗叮咬出血不止、疮疡肿毒。

老挝　鲜叶外用可止血；根入煎剂治疗慢性胃炎；叶提取物含漱治疗咽喉肿痛及口腔感染。

马来西亚　可止血。

缅甸　治疗皮肤损伤。

泰国　茎治疗腹痛、胃肠胀气；叶可止血、消炎，治疗痔疮；花可清热，治疗口疮、乏力；全草治疗破伤风。

■ **使用注意**　不宜内服。叶有毒。误食嫩叶会引起头晕、恶心、呕吐。用叶擦皮肤可导致红肿、起疱。

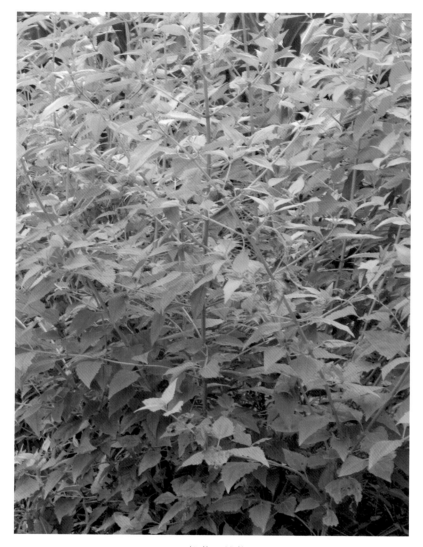

飞机草原植物

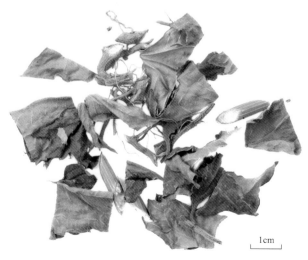

1cm

飞机草饮片

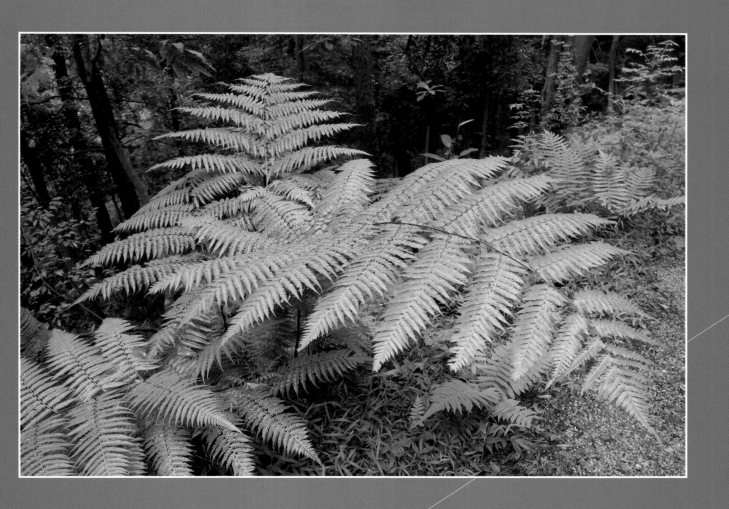

90 金毛狗

Cibotium barometz (L.) J. Sm.

学名	*Cibotium barometz* (L.) J. Sm.
科	蚌壳蕨科
异名	*Aspidium barometz* Willd., *Cibotium glaucum* Hook. et Arn., *Cibotium baromez* Kunze, *Polypodium barometz* L., *Dycksonia barometz* Link

■ **本地名称**

中国 金毛狗Jīn máo gǒu，金毛狗脊Jīn máo gǒu jǐ，黄狗头Huáng gǒu tóu，毛狗儿Máo gǒu er，金丝毛Jīn sī máo，黑狗脊Hēi gǒu jǐ，金狗脊Jīn gǒu jǐ。

老挝 ກຸດຜີຢ່າວາຍ Kout phi nha vai, ກຸດຫວກ Kout nang ny, ກຸດບາງນີ Kout phane.

马来西亚 Bulu pusi.

缅甸 ကျောက်ခက်ပင် Kyauk khet pin.

菲律宾 Borabor.

泰国 ผักกูด Puk koot.

越南 Cẩu tích, Cây lông khỉ, Lông cu li, Củ liền, Củ lần, Kim mao, Cút báng (Tay), Co cút pá (Thai), Nhài cù vằng (Dao), Đang pàm (K'ho) {C[aar]u t[is]ch, C[aa]y l[oo]ng kh[ir], L[oo]ng cu li, C[ur] li[eef]n, C[ur] l[aaf]n, Kim mao, C[us]t b[as]ng (Tay), Co c[us]t p[as] (Thai), Nh[af]i c[uf] vi[awf]ng (Dao), [dd]ang p[af]m (K'ho)}.

■ **通用名称** Golden 'moss', Synthian lamb, Tartarian lamb.

■ **药用部位** 根茎。

■ **植物描述** 蕨类植物。根茎卧生，粗大，棕褐色，基部被有一大丛垫状的金黄色茸毛。叶片大，三回羽状分裂；下部羽片为长圆形；一回小羽

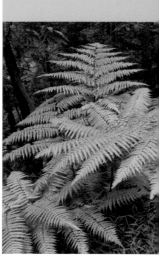

片长，互生，开展，接近，线状披针形，长渐尖，基部圆截形，羽状深裂几达小羽轴；末回裂片条形，略呈镰刀形。叶几为革质或厚纸质，干后上面褐色，有光泽，下面为灰白或灰蓝色，两面光滑，或小羽轴上下两面略有短褐毛疏生；孢子囊群在每一末回能育裂片有1~5对，生于下部的小脉顶端，囊群盖坚硬，棕褐色，横长圆形，两瓣状，内瓣较外瓣小，成熟时张开如蚌壳，露出孢子囊群；孢子为三角状的四面体形，透明。

- **生态**　生于山麓沟边及林下阴处的酸性土上。

- **分布**　中国主要分布于重庆、福建、广东、广西、贵州、海南、湖南、江西、四川、台湾、西藏、云南、浙江等省区。

　　东盟地区主要分布于老挝、缅甸、泰国、马来西亚及印度尼西亚等国家。

　　印度、日本亦有分布。

- **化学成分**　根茎含淀粉、甾体、挥发油类成分。本品毛中含有色素和鞣酸类。本品还含倍半萜类、呋喃衍生物、cibotiumbarosides A、cibotiumbarosides B和甘油脂、cibitriglycerol、酚类和胡萝卜苷。

- **药理作用**　具有利尿和抗炎作用。对人体无害。其根茎干品用于关节疼痛的预防和治疗、更年期骨质疏松、风湿病、抑制关节炎所致的脚部肿大、抗氧化、成骨。

- **应用**

　中国　根茎称为狗脊，可补肝肾、强腰脊、祛风湿，治疗腰脊酸软、下肢无力、风湿痹痛，能利尿；鳞片能止刀伤出血。

　老挝　与其他药物合用治疗带下、关节炎、关节痛、风湿痹痛、腰痛、肾病。

　缅甸　根可作滋补品。

　菲律宾　根茎治疗伤口和皮肤溃疡。

　泰国　可烹食。

- **使用注意**　忌与七星草合用。

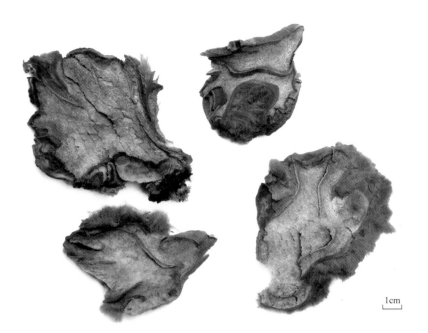

金毛狗药材（根茎）

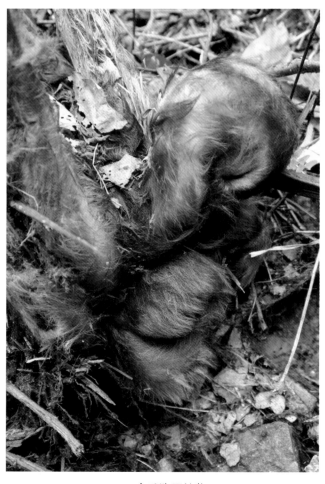

金毛狗原植物

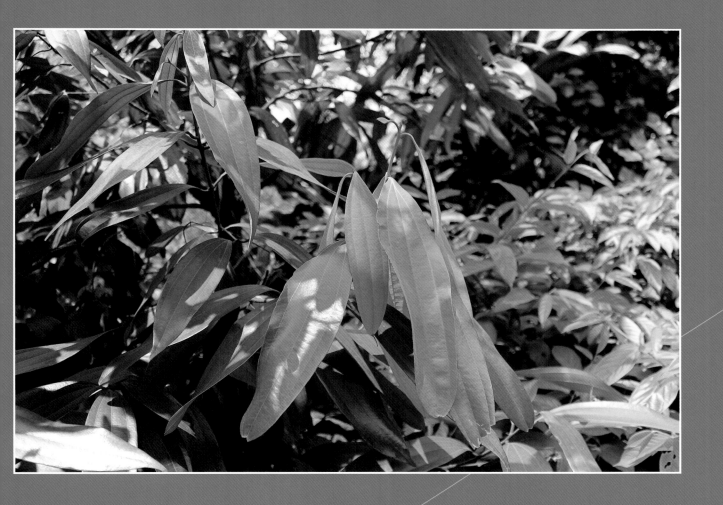

91 柬埔寨肉桂

Cinnamomum cambodianum Lecomte

学名	*Cinnamomum cambodianum* Lecomte
科	樟科

本地名称

柬埔寨 Tep piiruu.

中国 柬埔寨肉桂Jiǎn pǔ zhài ròu guì。

越南 Quế cambốt, Quế campuchia {Qu[ees] camb[oos]t, Qu[ees] campuchia}.

通用名称 Cambodia cinnamom.

药用部位 树皮、叶。

植物描述 乔木，高10~15m。单叶对生，椭圆形，长约9cm，宽4cm。花小，浅黄色。

生态 生于海拔600~700m的湿润稠密的山麓林地中。通常5~10棵簇生在海拔1500m以下的早期次生林中。幼年期需遮阴，在深厚土壤中生长良好。

分布 该植物为柬埔寨特有，在柬埔寨西南部的豆蔻山脉（包括象山山脉在内）上大量分布。在柬埔寨东北部的腊塔纳基里省和磅同省已出现了分离的群落。

化学成分 全株含挥发油，主要成分为肉桂醛和丁香酚。

药理作用 具抗过敏作用。

应用

柬埔寨 可温热、祛风、止痉、抗菌，治疗消化不良、肺痨、月经不调。茎皮可强心，治疗乏力、胃肠胀气；叶提取物蒸汽吸入治疗鼻部疾病。

中国 树皮可作熏香制品。

使用注意 因含香豆素，与其他抗凝剂合用时需谨慎。

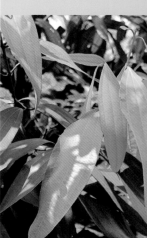

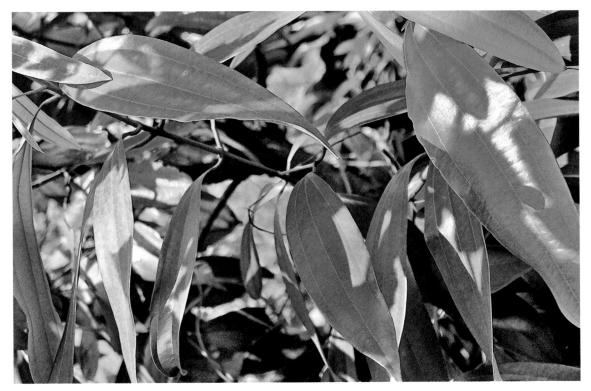

柬埔寨肉桂原植物

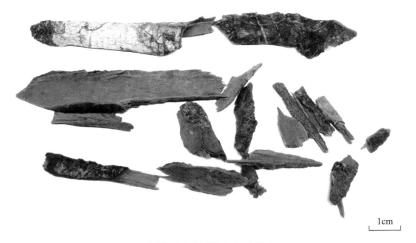

1cm

柬埔寨肉桂药材（树皮）

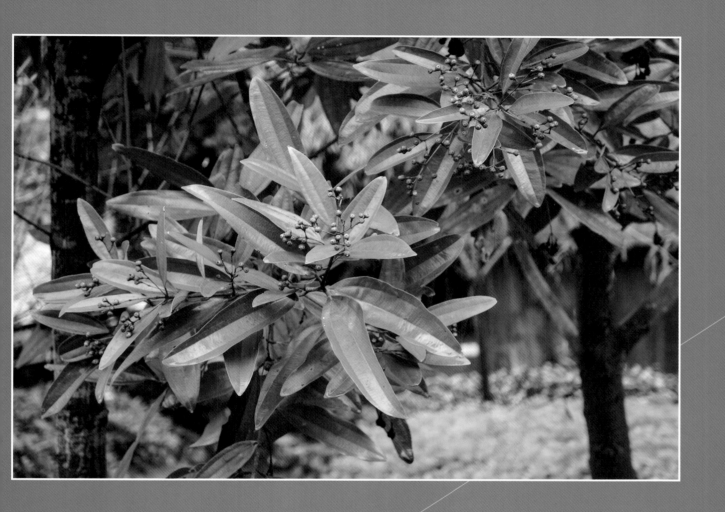

92 肉桂

Cinnamomum cassia (L.) J. Presl

■ 学名	*Cinnamomum cassia* (L.) J. Presl
■ 科	樟科
■ 异名	*Camphorina cassia* (Nees & T. Nees) Farw., *Cinnamomum aromaticum* Nees, *Cinnamomum cassia* (L.) D. Don.

■ **本地名称**

柬埔寨　ឈើសម្បុរស្លៃងឬឈើអែម Choeu sambol lveng, Choeu aem.

中国　肉桂 Ròu guì，桂 Guì，玉桂 Yù guì，桂枝 Guì zhī，桂皮 Guì pí。

老挝　ແຄ່ຫອມ Khe hom, ໄກ Kia.

马来西亚　Kayu manis.

缅甸　သစ်ဂျပ်ကံပိုး Thit gyapoe.

泰国　อบเชยจีน Op choei chin.

越南　Quế, Quế thanh, Quế bì, Quế đơn, Mạy quế (Tày), Kía (Dao) {Qu[ees], Qu[ees] thanh, Qu[ees] b[if], Qu[ees] [dd][ow]n, M[aj]y qu[ees] (Tay), K[is]a (Dao)}.

■ **通用名称**　Bastard cinnamon, Cassia, Cassia bark, Cassia bark tree, Cassia lignea, Chinese cassia, Chinese cinnamon, Cinnamon tree, Cinnamomum cassia.

■ **药用部位**　树枝、树皮、叶、种子。

■ **植物描述**　常绿乔木，高达18m，全株具浓香。树干直径高达70cm；树皮灰褐色，老树皮厚达13mm。一年生枝条圆柱形，黑褐色，有纵向细条纹，略被短柔毛，当年生枝条多少四棱形，黄褐色，具纵向细条纹，密被灰黄色短绒毛。顶芽小，长约3mm，芽鳞宽卵形，

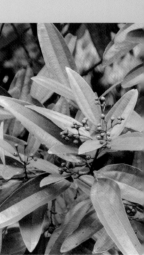

先端渐尖，密被灰黄色短绒毛。叶互生或近对生，长椭圆形至近披针形，长8~20cm，宽4~7.5cm，上面绿色，有光泽，无毛。圆锥花序腋生或近顶生，长7.5~18cm；花白色，长约4.5mm；花被筒倒锥形，长约2mm，花被裂片卵状长圆形，近等大，长约2.5mm，宽1.5mm，先端钝或近锐尖；能育雄蕊9，花丝被柔毛，第1、2轮雄蕊长约2.3mm，花丝扁平，长约1.4mm，上方1/3处变宽大，花药卵圆状长圆形，先端平截，药室4，室均内向，上2室小得多，第3轮雄蕊花丝扁平。果实椭圆形，长1~1.5cm，成熟时黑紫色，无毛；种子卵圆形，长1cm，暗褐色，具淡色条纹。花期6~8月，果期10~12月。

- **生态** 通常为热带林木，适应多种气候条件，见于北纬30°至南纬30°之间，海拔高度可至300m。可忍耐短期的水涝或干旱。作为森林树种，可耐受部分荫蔽，但成熟树木在全日照下生长较好。生于排水良好、肥力低、酸性强（pH值4.0~6.0）的坡地淋溶土中。

- **分布** 中国主要分布于福建、广东、广西、贵州、海南、台湾、云南等省区。

  东盟地区主要分布于老挝、马来西亚、泰国及越南等国家。

  印度亦有分布。

- **化学成分** 全株含有(2R,3R)-5,7,3′,4′-四甲氧基黄烷-3-ol、(2R,3R)-5,7-二甲氧基-3′,4′-二甲氧基黄烷-3-ol、香豆素、肉桂酸、(E)-2-羟基-苯基丙酸肉桂酰酯、3,3′,4,4′-四羟基联苯、甲基斑点酸、epi-boscialin、(1R,2S,3S,4S)-2,3-环氧-1,4-二羟基-5-甲基-5-环己烯、4,5-二羟基-3-甲基-2-环己烯酮、顺式-4-羟基-蜂蜜曲菌素和2-羟基-4-甲氧基肉桂醛。桂皮中含多种化学成分，包括挥发油、黄酮、萜类、木脂类、酚酸、香豆素类、多糖、皂苷、脂类等。还含无机元素。

- **药理作用** 具有抗炎、抗氧化、抗癌、抗真菌、解热、抗肝肿瘤、抗微生物、抗血管生成、杀蚴作用。

- **应用**

  柬埔寨　树皮入煎剂、浸渍剂、散剂或炼油治疗消化不良、胃肠胀气、泄泻、呕吐、月经过多、难产、支气管炎和哮喘。植物提取物可抗肿瘤。忌妊娠期或长期使用。

  中国　树皮可温中补肾、散寒止痛，治疗腰膝冷痛、虚寒胃痛、慢性消化不良、腹痛吐泻、受寒经闭；桂枝可发汗解肌、温通经脉，治疗外感风寒、肩臂肢节酸痛，桂枝煎剂对金黄色葡萄球菌、伤寒杆菌和人型结核杆菌有显著抗菌作用；桂子可治疗虚寒胃痛、胃腹冷痛、虚寒泄泻、肢冷脉微、肾阳不足、腰膝冷痛、肺寒喘咳；嫩枝治疗风寒感冒、肩臂肢节酸痛、咳喘痰饮、妇女经闭腹痛。

老挝　　树皮治疗阑尾炎、腹部瘀血。

缅甸　　树皮治疗消化不良，可作解毒剂和驱风剂。

泰国　　叶可化痰、抗菌、祛风。

越南　　可用于烹煮食物。治疗消化不良、消化性溃疡、缺血性脑损伤、幽门螺杆菌感染、消渴、癌症。

■ **使用注意**　　阴虚火旺者和孕妇慎服。

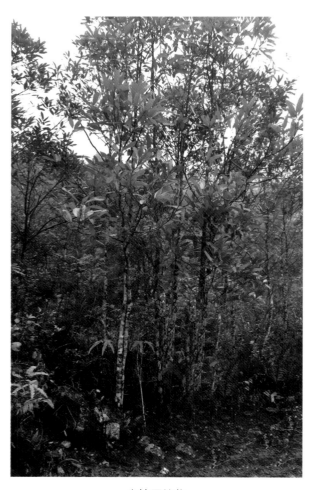

肉桂原植物

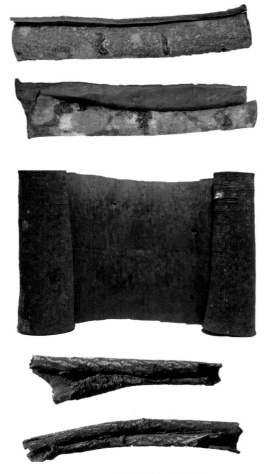

肉桂药材（树皮）

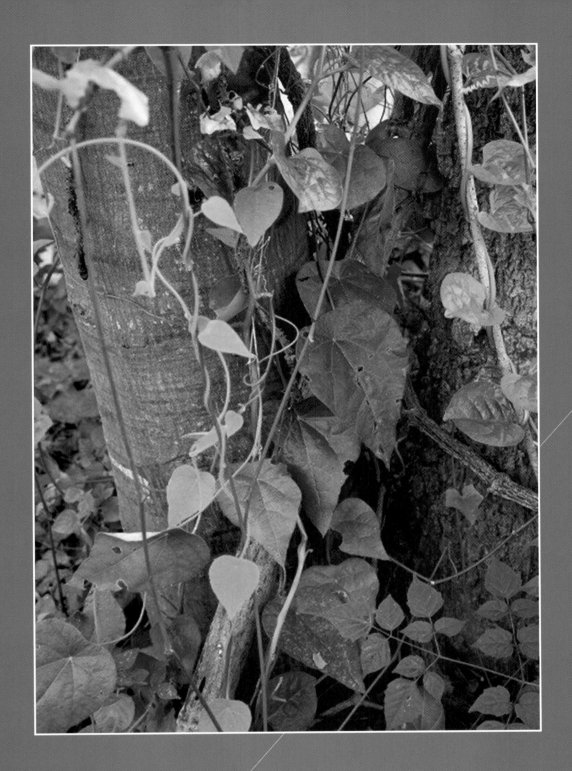

93 锡生藤

Cissampelos pareira L.

■ 学名	*Cissampelos pareira* L.
■ 科	防己科
■ 异名	*Cyclea barbata* Miers, *Cyclea peltata* (Lamk) Hook. f. & Thomson

■ **本地名称**

中国　　锡生藤Xī shēng téng，亚乎奴Yà hū nú，亚呼鲁Yà hū lǔ。

老挝　　ໝົນນ້ອຍ Mor noy.

马来西亚　Cincau.

缅甸　　ဂ္ကကြွနပေါင်း Kywet napaung.

菲律宾　Sansaw.

泰国　　กรุงเขมา Krung khama, เครือ หมาน้อย Khruea-ma-noi.

越南　　Tiết dê, Dây mối trơn, Hổ đang, Khau y tom (Thai) {Ti[ees]t d[ee], D[aa]y m[oos]i tr[ow]n, H[oor] [dd]ang, Khau y tom (Thai)}.

■ **通用名称**　Velvetleaf, Abuta, Abutua.

■ **药用部位**　全株或地上部分，或根、树皮、叶、种子。

■ **植物描述**　草质或木质藤本。根肉质粗壮，外面淡褐色，里面近白色或淡黄色。茎细瘦，有条纹，长达8m，通常密被柔毛，后变无毛。叶柄长达6.5cm，被硬毛；叶片纸质，卵形、三角状卵形或阔卵形，长达17.5cm，顶端常微缺，具凸尖，基部常心形，有时近截平，两面被毛，上面常稀疏，下面很密。雄花序为腋生、伞房状聚伞花序，单生或几个簇生；雄花萼片背面被疏而长的毛，花瓣合生。雌花序为狭长的聚伞圆锥花序，叶状

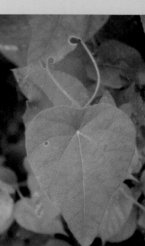

CHINA-ASEAN

苞片近圆形，在花序轴上彼此重叠，密被毛；雌花萼片阔倒卵形；花瓣很小。核果被柔毛，果核阔倒卵圆形；种子1，黑色。

■ **生态**　生于包括柚子林和竹林在内的森林中，及有低矮灌木的草地上，有时见于石灰岩上。

■ **分布**　中国主要分布于广西、贵州、云南等省区。

东盟地区主要分布于泰国、缅甸、印度尼西亚等国家。

印度亦有分布。

■ **化学成分**　叶含有黄酮类、皂苷类、鞣酸类，叶的浸出物中含有果胶、蔗糖、黏蛋白、联苄基异喹啉生物碱类、小檗胺、谷树箭毒素、α-锡生藤酚灵、β-锡生藤酚灵、防己诺林碱、高阿罗莫灵、异箭毒素、异粉防己碱、lemacine、粉防己碱、钙、磷、维生素A、维生素B、聚半乳糖醛酸。

根含有双苄基异喹啉生物碱，分别是(+)-汉防己甲素、(−)-himacine、(+)-白蓬皱褶碱、(+)-hornoarornoline和(−)-盾叶轮环藤碱。

■ **药理作用**　具有加强认知能力、抗炎、抗胃溃疡、抗疟、细胞毒作用。其根的甲醇提取物LD_{50}大于30000mg/kg体重。

■ **应用**

中国　全株可活血止痛、止血生肌，治疗跌打损伤、挤压伤、创伤出血、腰痛、风湿疼痛，现用其提取物锡生藤碱作手术麻醉的肌松剂。

老挝　治疗痔疮。

缅甸　根可利尿，或作泻药，治疗腹泻和肾脏疾病；叶外用可缓解瘙痒。

菲律宾　根煎剂用作利尿剂、退热剂；叶捣碎后治疗蛇咬伤。

泰国　根可清热、祛风、化痰、止泻、利尿、通便，治疗黄疸、鼻衄、水肿；茎可清热；茎皮和心材可补血、清热；木材治疗贫血；叶治疗疥疮和脓疮。

■ **使用注意**　孕妇忌用。重症肌无力患者禁服。

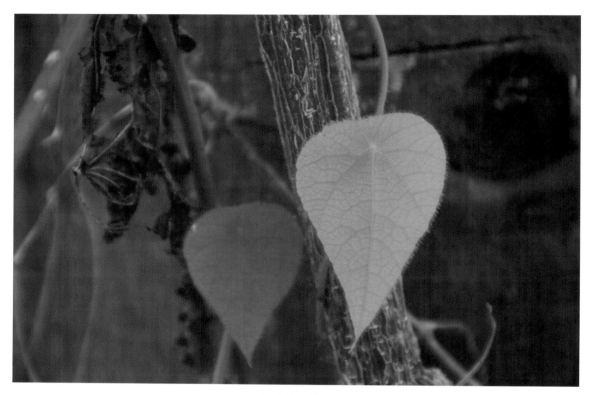

锡生藤原植物

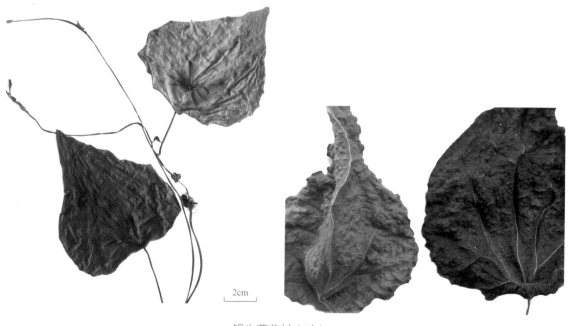

2cm

锡生藤药材（叶）

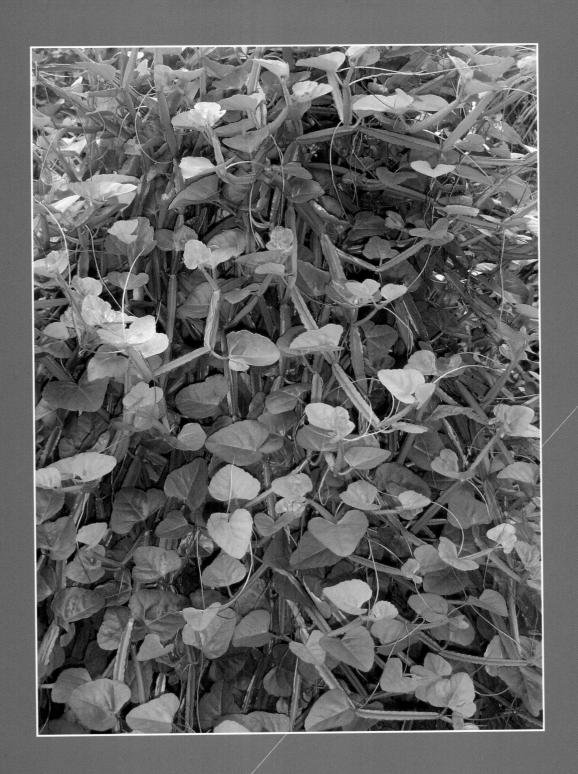

94 方茎青紫葛

Cissus quadrangularis L.

学名	*Cissus quadrangularis* L.
科	葡萄科
异名	*Cissus quadrangulis* L., *Cissus quadrangulus* L., *Cissus succulent* (Galpin) Burtt Davy, *Vitis quadrangularis* (L.) Wallich ex Wight & Arn., *Vitis succulenta* Galpin

■ 本地名称

中国　方茎青紫葛Fāng jīng qīng zǐ gě，仙素莲Xiān sù lián。

老挝　ຈັນທະຄາດ Chan tha khat.

马来西亚　Patah tulang, Climbing cactus.

缅甸　ရှားစောင်းလက်ဆက် Shazaing let set.

菲律宾　Sugponsugpon.

泰国　เพชรสังฆาต Pet sang kard.

越南　Hồ đằng Bốn cánh, Chìa vôi bốn cạnh, Nho tía {H[oof] [dd][awf]ng b[oos]n c[as]nh, Ch[if]a v[oo]i b[oos]n c[aj]nh, Nho t[is]a}.

■ 通用名称
Edible stem vine, Devil's back bone, Veld grape, Veldt grape, Winged treebine.

■ 药用部位
全株或茎、叶。

■ 植物描述
蔓生灌木，小枝弯曲。茎肉质，节部狭缩，边缘隆起或似翼。单叶长3~4cm，阔卵形，基部心形，边缘具锯齿，常年绿色。聚伞花序与叶对生。浆果球形；种子单生，光滑。花期4~7月。

■ 生态
自然生长者较罕见。夏天不休眠，冬天也较耐寒。

■ 分布
东盟地区主要分布于泰国、越南、印度尼西

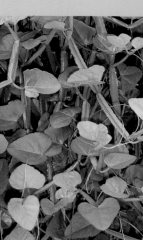

CHINA-ASEAN

亚、菲律宾等国家。

印度、斯里兰卡和非洲热带地区亦有分布。

■ **化学成分** 全株含有维生素C、类胡萝卜素、草酸钙、3-甾酮、甾体类化合物，以及环烯醚萜类、6-*O*-[2,3-二甲氧基]-反式-肉桂酰梓醇、6-*O*-meta-甲氧苯甲酰基、二苯乙烯苷类和黄酮类。茎含有黄酮类、*δ*-戊烯、*d*-香树素和白藜芦醇。叶中的主要成分包括*n*-棕榈酸、1,2-苯二羧酸、2-甲基丙基酯。

■ **药理作用** 具有抗癌、解热、镇痛、抗氧化、抗炎、保护胃黏膜、抗骨质疏松作用。全株被认为具有补血作用，并对骨折和痔疮治疗有特效。

■ **应用**

老挝　　治疗痔疮。

缅甸　　茎可治疗骨折；叶可缓解消化不良。

菲律宾　黏液可治疗耳漏、鼻衄和月经不调。

泰国　　茎可催乳，治疗痔疮。

越南　　植物浸渍剂用于妇人产后恢复。

■ **使用注意** 无。

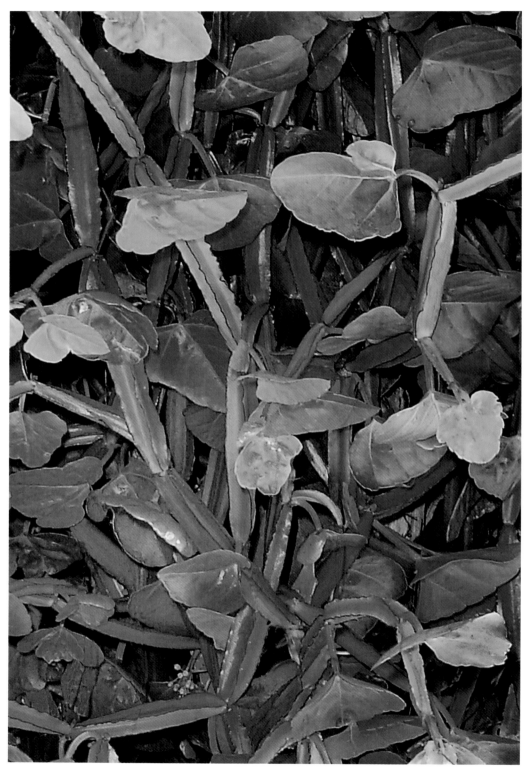

方茎青紫葛原植物

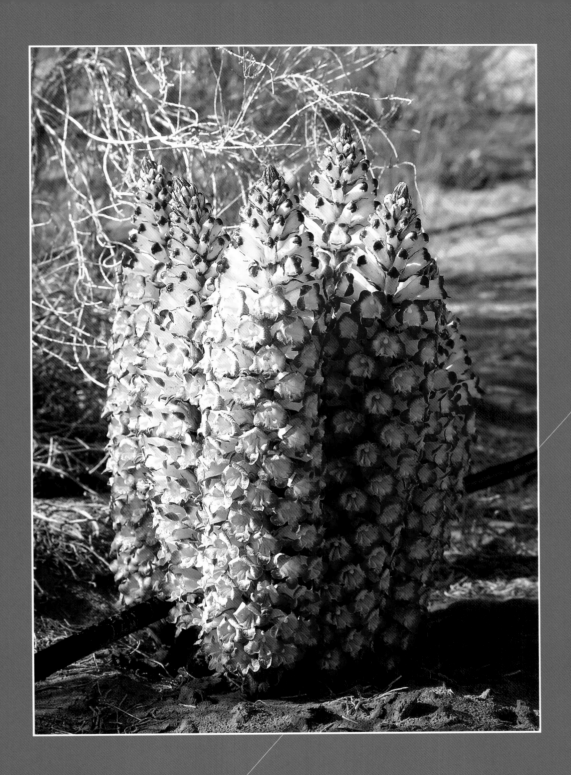

95 肉苁蓉

Cistanche deserticola Y. C. Ma

■ 学名	*Cistanche deserticola* Y. C. Ma
■ 科	列当科

■ **本地名称**

中国　肉苁蓉Ròu cōng róng，苁蓉Cōng róng，大芸Dà yún，寸芸Cùn yún，查干告亚Chá gàn gào yà。

越南　Nhục thung dung {Nh[uj]c thung dung}.

■ **药用部位**　具叶肉质茎。

■ **植物描述**　高大草本，高40~160cm，大部分地下生。茎不分枝或自基部分2~4枝，下部直径可达5~10(~15)cm，向上渐变细，直径2~5cm。叶宽卵形或三角状卵形，长0.5~1.5cm，宽1~2cm，生于茎下部的较密，上部的较稀疏并变狭，披针形或狭披针形，长2~4cm，宽0.5~1cm，两面无毛。花序穗状，长15~50cm，直径4~7cm；花序下半部或全部苞片较长，与花冠等长或稍长，卵状披针形、披针形或线状披针形，连同小苞片和花冠裂片外面及边缘疏被柔毛或近无毛；小苞片2，卵状披针形或披针形，与花萼等长或稍长；花萼钟状，长1~1.5cm，顶端5浅裂，裂片近圆形，长2.5~4mm，宽3~5mm；花冠筒状钟形，长3~4cm，顶端5裂，裂片近半圆形，长4~6mm，宽0.6~1cm，边缘常稍外卷，颜色有变异，淡黄白色或淡紫色，干后常变棕褐色；雄蕊4，花丝着生于距筒基部5~6mm处，长1.5~2.5cm，基部被皱曲长柔毛，花药长卵形，长3.5~4.5mm，密被长柔毛，基部有骤尖头；子房椭圆形，长约

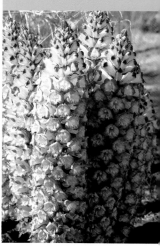

1cm，基部有蜜腺，花柱比雄蕊稍长，无毛，柱头近球形。蒴果卵球形，长1.5~2.7cm，直径1.3~1.4cm，顶端常具宿存的花柱，2瓣开裂。种子椭圆形或近卵形，长0.6~1mm，外面网状，有光泽。花期5~6月，果期6~8月。

■ **生态**　喜轻度盐渍化的松软砂土，通常植于沙地或半混合的沙丘中，及干燥的河床、湖泊盆地或其他低洼的贫瘠生境中。生长以气候干燥、降雨量低、蒸发量高、长日照及昼夜温差大的条件为宜。典型的土壤为灰褐色或褐色的沙漠土。

■ **分布**　中国主要分布于内蒙古、甘肃、新疆和青海等省区。

东盟地区主要分布于泰国、越南等国家。

蒙古亦有分布。

■ **化学成分**　茎含有肉苁蓉苷A、肉苁蓉苷B、肉苁蓉苷C、肉苁蓉苷H、麦角甾苷、乙酰基毛蕊花糖苷、松果菊苷、紫丁香树脂苷、表番木鳖酸、胡萝卜苷、甜菜碱、*β*-谷甾醇、甘露醇、*N*,*N*-二甲基甘氨酸甲酯、苯基丙氨酸、琥珀酸、松果菊苷、麦角甾苷、chrysogenamide A、circumdatin G、苯甲酰胺、2′,3′-dihydrosorbicillin、(9Z,12Z)-2,3-dihydroxypropyl octadeca-9,12-dienoate、丁香酚、安息香醛、苁蓉素、梓醇、syringing、红景天苷（毛柳苷）、D-甘露醇、硬脂酸、多聚糖。

■ **药理作用**　具有免疫调节、补肾、保肝、神经保护、抗衰老、泻下、抗真菌作用。无显著毒性。

■ **应用**

中国　治疗阳痿、遗精、尿频、腰膝冷痛、不孕、肠燥便秘。

■ **使用注意**　相火偏旺、大便滑泄、实热便结者禁服。

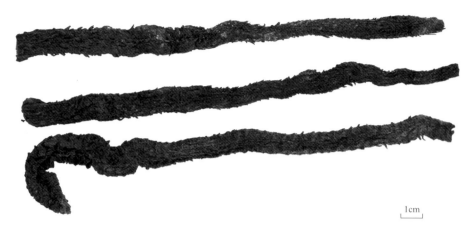

1cm

肉苁蓉药材（肉质茎）

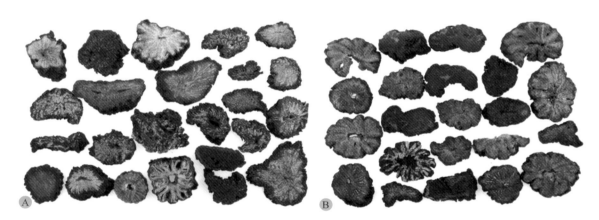

肉苁蓉饮片（A.生品；B.酒炙品）

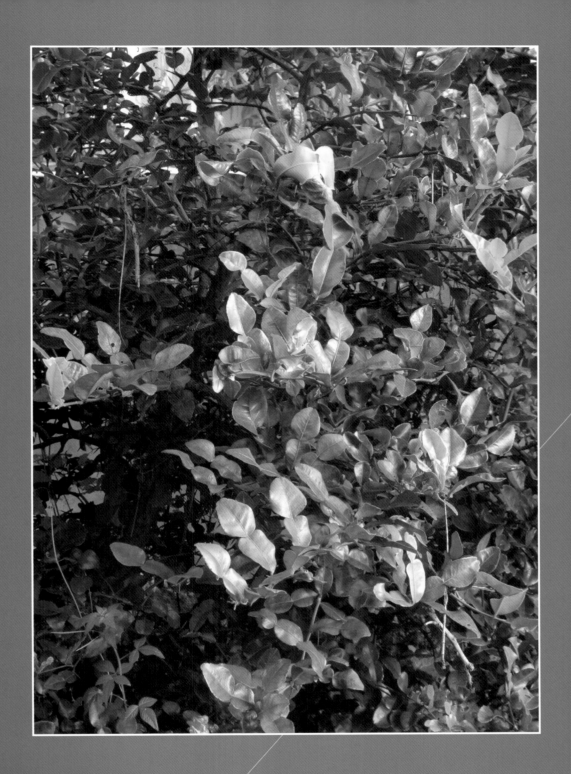

96 箭叶橙

Citrus hystrix DC.

学名	*Citrus hystrix* DC.
科	芸香科
异名	*Citrus hystrix* subsp. *acida* Engl., *Citrus hystrix* var. *annamensis* (Yu.Tanaka) Guillaumin, *Citrus hystrix* var. *balincolong* Yu. Tanaka, *Citrus hystrix* var. *boholensis* Wester, *Citrus hystrix* var. *micrantha* (Wester) Merr., *Citrus hystrix* var. *microcarpa* (Wester) Merr.

■ 本地名称

柬埔寨	ក្រូចសើច Kroch soarch.
中国	箭叶橙Jiàn yè chéng，箭叶金橘Jiàn yè jīn jú。
老挝	ໝາກຂີ້ຮຸດ Mark khee houd.
马来西亚	Jeruk obat, Jeruk purut, Limau purut.
缅甸	ရှောက်ချို Shauk cho.
菲律宾	Kabuyaw, Kabugaw, Kulubot.
泰国	มะกรูด Makrut.
越南	Chanh thái, Trấp, Trúc {Chanh th[as]i, Tr[aas]p, Tr[us]c}.

■ 通用名称 Kaffir lime, Makrut lime.

■ 药用部位 根、棘刺、叶、果实。

■ 植物描述 小乔木，高3~6m。枝具长硬刺，幼枝扁而具棱，老枝近圆柱状。单身复叶，幼时暗红色；叶柄具翅；叶片卵形，长5~8cm，宽2.5~4.5cm，顶部短狭尖或短尖，基部阔楔尖或近于圆形，中脉在叶面稍突起；翼叶顶端中央稍凹或平截，倒卵状菱形，基部狭楔尖，侧脉在叶背颇明显。单花或3数花簇生于叶腋；花序梗长1~5mm；花蕾球形；花

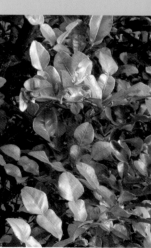

萼4~5裂，裂片阔三角形，长约4mm，宽约6mm；花瓣白色，但外面带粉红色，长7~10mm；雄蕊约30，花丝分离；花柱粗短。果实柠檬黄色，椭圆形至近球形，长5~7cm，宽3~5cm，略粗糙或光滑，油点多数且明显，顶端圆；果皮厚，果肉11~13瓣，极酸、微苦；种子多数，长1.5~1.8cm，宽1~1.2cm，有棱。

- **生态**　生于海拔600~1900m的山谷密林下水溪旁。为栽培种，生于极为炎热、潮湿的国家，耐涝。

- **分布**　中国主要分布于广西、云南等省区。

　　东盟地区主要分布于缅甸、菲律宾、泰国等国家。

　　新几内亚岛亦有分布。

- **化学成分**　根含有hystrixarin、(+)-hopeyhopin、hystroxene-I、hystrolinone、香豆素、吖啶酮生物碱、黄烷酮、柠檬苦素、喹啉酮生物碱和苯衍生物。

　　叶含有1-香茅醛、香茅醇、香茅醇乙酸酯、桧烯、α-蒎烯、β-蒎烯、α-水芹烯、柠檬烯、萜品烯、伞花烃、沉香醇、吲哚生物碱、芸香苷、橙皮苷、地奥斯明、α-生育酚。

　　果皮含有单萜烯烃、柠檬烯、β-蒎烯、萜品烯-4-醇、α-萜品醇、γ-松油烯、α-萜品烯和萜品油烯。

- **药理作用**　具有抗微生物、保肝、抗氧化作用。无毒性相关报道。

- **应用**

柬埔寨	可作杀虫剂、洗发剂用。
中国	叶可消炎止痛、去腐生肌，治疗伤口溃烂、湿疹、疮痈肿痛。
老挝	治疗恶心、头目眩晕。
缅甸	果实营养丰富，可增强免疫系统功能。
菲律宾	叶煎剂用作治疗发热的沐浴制剂，其汁敷于头皮上治疗头皮屑，用作食品调味料和饮料，其挥发油用作香水。
泰国	根可清热、化痰、祛风，治疗口疮、口渴、鼻衄、脓疮；果皮可祛风、止晕，治疗胃肠胀气；棘刺可清热，治疗脓疮；叶可祛风；果实可化痰、止咳、祛风、健胃，治疗腹痛、头痛和维生素C缺乏症。

- **使用注意**　嗅觉免疫缺陷者慎用其挥发油制品。

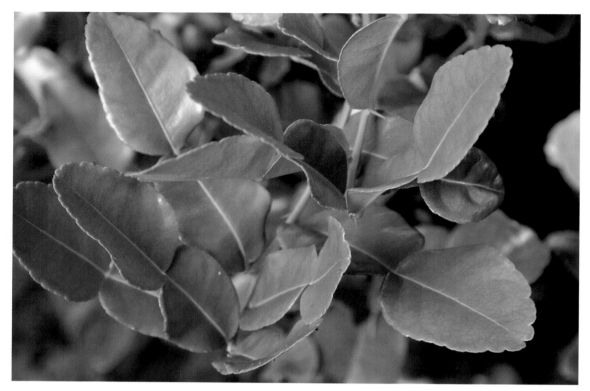

箭叶橙原植物

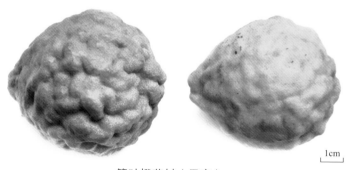

1cm

箭叶橙药材（果实）

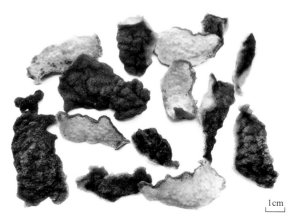

1cm

箭叶橙饮片

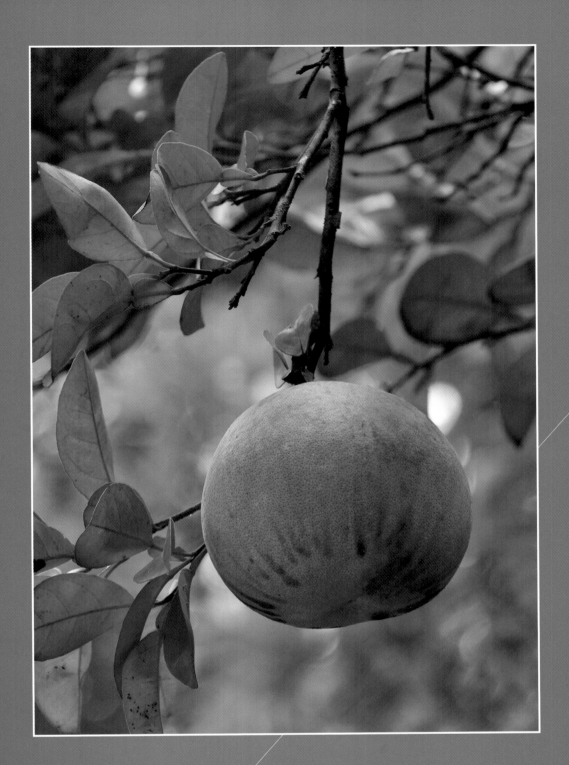

97 柚

Citrus maxima (Burm.) Merr.

学名	*Citrus maxima* (Burm.) Merr.
科	芸香科
异名	*Citrus aurantium* L. var. *grandis* L., *Citrus grandis* (L.) Osbeck, *Citrus decumana* L.

本地名称

柬埔寨	ក្រូចថ្លុង Kroch thlong.
中国	柚Yòu，抛Pāo，文旦Wén dàn。
老挝	ໝາກພູກ Mark phouk, ໝາກກ້ຽງໃຫຍ່ Mark kieng nhai.
马来西亚	Limaugedang.
缅甸	ကျွဲကော Kywe gaw.
菲律宾	Suha, Pomelo, Lukban.
泰国	ส้มโอ Som o.
越南	Bưởi, Chu loan, Mác pục (Tay) {B[uw][owr]i, Chu loan, M[as]c p[uj]c (Tay)}.

通用名称　Pommelo, Pomelo.

药用部位　根、叶、花、果实。

植物描述　乔木，高达15m。嫩枝、叶背、花梗、花萼及子房均被柔毛，嫩枝通常淡紫色，扁且有棱。叶质颇厚，色浓绿，阔卵形或椭圆形，连翼叶长9~16cm，宽4~8cm，或更大，顶端钝或圆，有时短尖，基部圆，翼叶长2~4cm，宽0.5~3cm，个别品种的翼叶甚狭窄。总状花序，有时兼有腋生单花；花蕾淡紫红色，稀乳白色；花萼不规则3~5浅裂；花瓣长1.5~2cm；雄蕊25~35，有时部分雄蕊不育；花柱粗长，柱头略较子房大。果实圆球形、扁圆形、梨形或阔圆锥状，横径通常10cm以上，淡黄色或黄绿色，杂交种有朱红色者，果

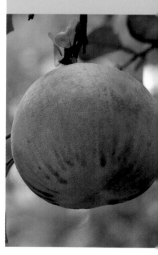

皮甚厚或薄，海绵质，油胞大，突起，果心实但松软，瓤囊10~15或多至19，汁胞白色、粉红色或鲜红色，少有带乳黄色；种子多达200余粒，亦有无子者，形状不规则，通常近似长方形，上部质薄且常平截，下部饱满，多兼有发育不全者，有明显纵肋棱，子叶乳白色，单胚。花期4~5月，果期9~12月。

■ **生态**　在热带低海拔地区生长旺盛，喜生于温暖潮湿的地方。其商业化种植海拔不高于400m。可耐受从粗砂土至重黏土的多种土壤，喜深厚、颗粒中型、不含有害盐分的肥沃土壤。

■ **分布**　中国主要分布于长江以南各省区。

东盟地区主要分布于泰国。

日本、印度、地中海地区和美洲热带地区亦有分布。

■ **化学成分**　全株含有酚类、鞣质、黄酮和皂苷。其中，黄酮类主要是新橙皮苷和柚皮苷。橙皮苷、柚皮苷、咖啡酸、对香豆酸、阿魏酸和香草酸存在于果汁中。

茎皮中含有α-蒎烯、桧烯、β-pinine、甲基庚烯酮、β-月桂烯、己醛、DL-柠檬烯、T-罗勒烯、芳樟醇、1-己烯、甲基邻苯二酚、3,3-二甲基-1-己烯、甲酸香叶酯、Z-柠檬醛、E-柠檬醛、乙酸香叶酯、β-甲基紫罗兰酮。

■ **药理作用**　具有降血糖、保肝、抗癌、细胞毒作用。石油醚及甲醇提取物的口服安全剂量大于2000mg/kg体重。

■ **应用**

柬埔寨　治疗抽搐、舞蹈病、癫痫。

中国　根治疗胃肠胀气、疝痛、风寒咳嗽；果核治疗疝痛、肺寒咳嗽；果皮治疗消化不良、咳喘、疝痛；叶治疗食积腹痛、乳腺脓肿、扁桃体炎、中耳炎，叶同葱白一起捣烂，贴在太阳穴上，可治头风痛；花与麻油一起蒸成香泽的面脂，可长发润燥。

老挝　治疗咽喉肿痛。

缅甸　果实可用作心脏兴奋剂，改善免疫系统、增强食欲；叶治疗癫痫。

菲律宾　叶煎剂可用作芳香沐浴制剂。叶、花和果皮浸渍剂或煎剂可用作镇静剂。

泰国　根可止痛、清热、止咳；叶可止痛、消食；花可祛风、化痰、止痛；果实可化痰、缓泻、健胃、祛风；种子治疗腹痛；果皮可化痰、祛风、止咳，治疗荨麻疹、胸闷。

■ **使用注意**　无。

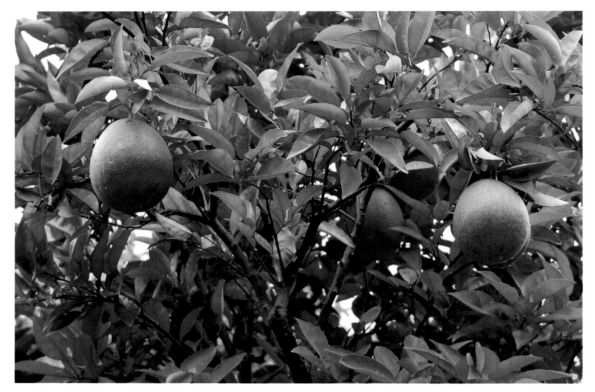

柚原植物

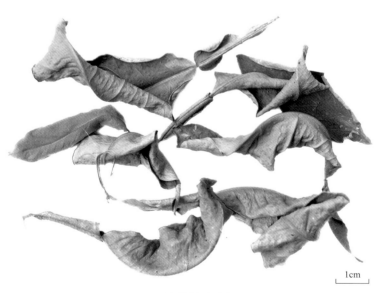

1cm

柚药材（叶）

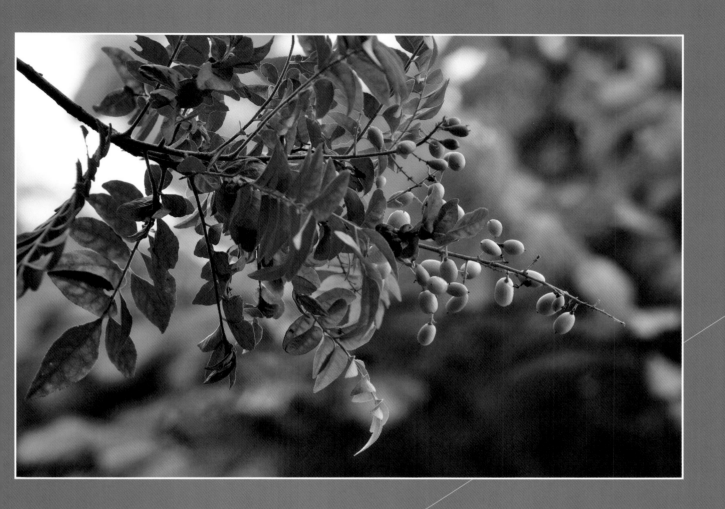

98 假黄皮树

Clausena excavata Burm. f.

CHINA-ASEAN

学名	*Clausena excavata* Burm. f.
科	芸香科
异名	*Clausena excavata* var. *lunulata* (Hayata) Yu. Tanaka, *Clausena excavata* var. *villosa* Hook. f.

■ **本地名称**

中国　假黄皮树Jiǎ huáng pí shù，大果Dà guǒ，山黄皮Shān huáng pí，野黄皮Yě huáng pí，五暑叶Wǔ shǔ yè。

老挝　ກົກຂີ້ແບ້ Kok khee bair.

马来西亚　Secerek, Kemantu hitam, Semeru, Suntang hitam, Cerek hitam, Cemama.

缅甸　ပင်းတော့သိမ့် Pyin taw thein.

菲律宾　Buringit.

泰国　หัสคุณ Husakhun.

■ **通用名称**　Curry leaf tree.

■ **药用部位**　全株或根、茎、树皮、叶、果实。

■ **植物描述**　落叶灌木或小乔木，全株具芳香气味。树皮深褐色或近黑色。奇数羽状复叶，小叶9~12；小叶阔卵形、披针形或斜四边形，长2~4cm，宽1~2cm，先端渐尖、圆钝或急尖，基部通常偏斜，边缘波浪状，两面被毛或仅叶脉有毛，老叶几无毛。花序顶生；花蕾圆球形；苞片对生，细小；花瓣白色或淡黄白色。浆果近球形或椭圆形，初时被毛，成熟时由暗黄色转为淡红至朱红色，毛尽脱落，可食用；有种子1~2，有毒。花期4~5月及7~8月，稀至10月仍开花（海南）。盛果期8~10月。

■ **生态**　生于平地、山坡、灌丛或疏林中，海拔

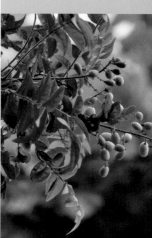

0~1000m。可栽培于大部分类型的土壤中，但在轻质土中生长更好。喜局部日照。在最低温13℃以下的地区，植株的生长受损。喜弱酸性土壤，需排水良好。

■ **分布**　　中国主要分布于台湾、福建、广东、海南、广西、云南等省区。

东盟地区主要分布于柬埔寨、印度尼西亚、老挝、马来西亚、缅甸、菲律宾、泰国、越南等国家。

孟加拉国、不丹、印度、尼泊尔亦有分布。

■ **化学成分**　　全株含有3-蒈烯、烯丙基（甲氧基）二甲基硅烷、β-月桂烯、α-萜品烯、β-萜品烯、顺式水解萜、4-萜品醇、氧化石竹烯、3-苯基丁酰氧基、cubenol、1,4-亚甲基茚-9-醇，十氢-1,5,5′,8a-四甲基、2-甲氧基-3-甲基咔唑、1-甲酰基-3-甲氧基-6-甲基咔唑、6,7-二甲氧基-1-羟基咔唑、euchrestine、bismurrayafoline。

茎含有adicardin、香豆素-7-O-α-L-鼠李糖基-(1→6)-O-β-D-葡萄糖苷、6-甲氧基-香豆素-7-O-α-L-鼠李糖基-(1→6)-O-β-D-葡萄糖苷、alloisoimperatorin、isopentenoyloxypsoralen、nordentatin、xanthyletin、7-羟基香豆素、3-甲酰基咔唑、3-甲酰基-6-甲氧基咔唑、murrayanine。

叶和细枝中含有excavaside A、excavaside B、杨梅酮3-O-β-D-芸香糖苷、杨梅酮3,3′-di-α-L-吡喃鼠李糖苷、杨梅酮3′-α-L-吡喃鼠李糖苷、杨梅苷、杨梅素、槲皮苷、clauslactone B、clauslactone A、murraya coumarin C、clauslactone E、triphasiol、clauslactone P、seseline、5-geranyloxy-7-羟基香豆素。

■ **药理作用**　　具有抗菌、抗微生物、抗癌、免疫调节、保肝、退热、抗氧化作用。

■ **应用**

中国　　全株可接骨、散瘀、祛风湿，治疗胃脘冷痛及关节痛；叶治疗风寒感冒、腹痛、疟疾、扭伤、毒蛇咬伤。

老挝　　治疗发热、皮肤病。

缅甸　　可止血、清热、杀虫、滋补，治疗脓漏、龋齿、牙齿疏松。

泰国　　叶内服治疗消化不良、发热；外用贴敷可祛风，治疗皮疹瘙痒、半身不遂。果实可通便。叶与树皮熏制治疗鼻炎。茎可祛风、止咳、杀虫。根外用可祛痰、化脓、杀虫，治疗痔疮、皮肤病和肠胃不适。

■ **使用注意**　　无。

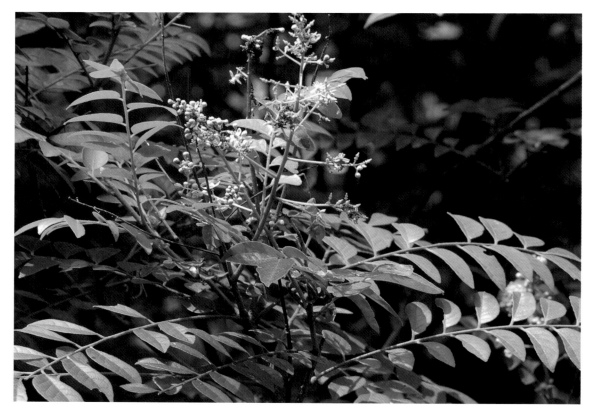

假黄皮树原植物

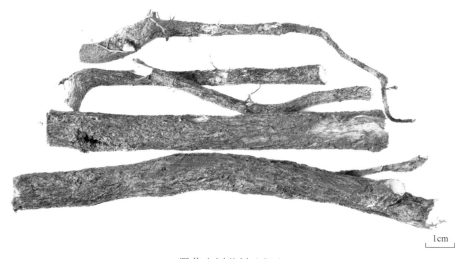

1cm

假黄皮树药材（根）

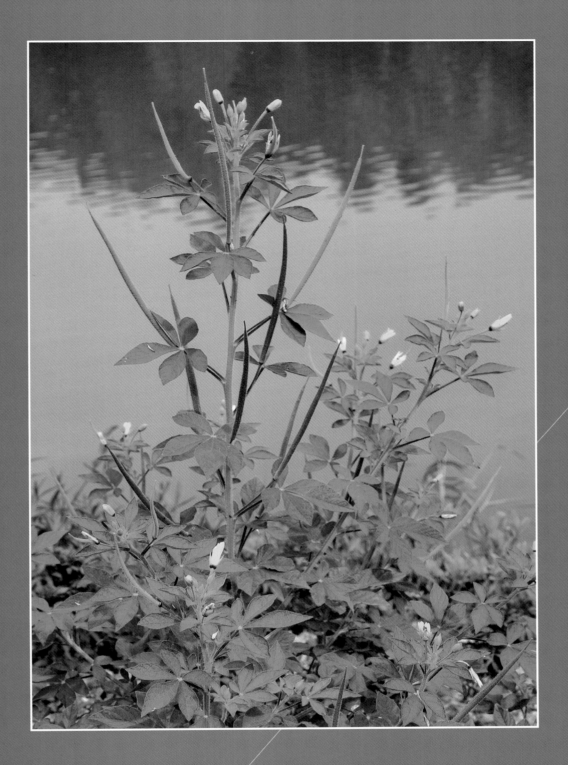

99 黄花草

Cleome viscosa L.

■ 学名	*Cleome viscosa* L.
■ 科	白花菜科
■ 异名	*Cleome icosandra* L., *Arivela viscosa* (L.) Raf., *Cleome acutifolia* Elmer

■ **本地名称**

中国　　黄花草Huáng huā cǎo，黄花菜Huáng huā cài，臭矢菜Chòu shǐ cài，向天黄Xiàng tiān huáng。

老挝　　ຜັກສ້ຽນຜີ Pak sient pee.

马来西亚　Bungalaba-laba.

缅甸　　ဂန့်ဂလာ Gant galar.

菲律宾　Silisian.

泰国　　ผักเสี้ยนผี Pak sient pee.

越南　　Màn màn vàng, Màn màn hoa vàng, Sơn tiên {M[af]n m[af]n v[af]ng, M[af]n m[af]n hoa v[af]ng, S[ow]n ti[ee]n}.

■ **通用名称**　Asian spider flower, Tickweed, Polanisia vicosa, Wild spider flower, Stining cleome, Wild caia tickweed, Wild or dog mustard.

■ **药用部位**　全草或地上部分，或根、茎、茎皮、叶、花、果实、种子。

■ **植物描述**　一年生直立草本，高30~90cm，全草密被黏质腺毛与淡黄色柔毛，有恶臭气味。掌状复叶，叶柄长5cm，小叶3~7；小叶薄草质，近无柄，倒卵形或倒披针状椭圆形，大小变化大，通常长2~4cm，宽1.5~2.5cm。花单生于茎上部逐渐变小与简化的叶腋内，但近顶端则呈总状或伞房状花序；花梗纤

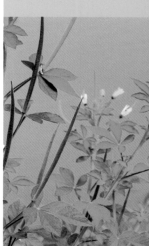

细，长0.6~2cm；萼片分离，狭椭圆形、倒披针状椭圆形，长3~6mm，宽
1~2mm；花瓣淡黄色或橘黄色，无毛，有数条明显的纵行脉，倒卵形或匙
形，长8~16mm，宽2~4mm，基部楔形至多少有爪，顶端圆形；雄蕊10~22
（~30），花丝比花瓣短，花期时不露出花冠外；子房无柄，圆柱形。果
实直立，圆柱形，劲直或稍镰弯，密被腺毛，基部宽阔无柄，顶端渐狭成
喙，长3~7.5cm，表面有多条多少呈同心弯曲纵向平行突起的棱与凹陷的
槽，两条胎座框特别突起，宿存的花柱长约5mm；种子多数，黑褐色，直
径1~1.4mm，表面有约30条横向平行的皱纹。

■ **生态**　为遍布热带地区的野草，生于栽培植物中、荒地、路边、空地及草地上，
海拔可至900m。多见于砂土上，有时也生于石灰质的石质土上。

■ **分布**　中国主要分布于安徽、浙江、江西、福建、台湾、湖南、广东、广西、海
南及云南等省区。

东盟地区主要分布于柬埔寨、印度尼西亚、老挝、马来西亚、泰国、越南
等国家。

不丹、印度、日本、尼泊尔、巴基斯坦、斯里兰卡、非洲热带地区、澳大
利亚热带地区亦有分布。

■ **化学成分**　种子含亚油酸、棕榈酸、硬脂酸、油酸、亚麻酸、水杨酸和黏液菌素（单
甲氧基三羟基黄酮）。

根含二氢苡非醇-3-葡糖苷酸、二十二酸、柚皮素-4-半乳糖苷和二氢苡非
醇-4′-木糖苷、柚皮素-4-[木糖基-β-（1,4）-葡糖苷]。

叶含生物碱、糖苷类、甾体、黄酮和鞣酸类。

■ **药理作用**　具有疗伤、保护胃黏膜、保肝、抗炎、镇痛作用。其皂苷提取物安全剂量
大。其浸膏急性毒性试验显示安全剂量大于2g/kg体重。

■ **应用**

中国　全草治疗急性肝炎、高血压、肠炎、神经衰弱、风湿痹痛、偏瘫、疔毒疮
疡、湿疹等。海南有用鲜叶捣汁加水（或加乳汁）以点眼病。

老挝　治疗皮肤病、皮炎、胃痛、肠炎。

缅甸　全草治疗肾脏疾病、消化不良、心脏病、麻风，可作补品，具有抗菌、催
乳和抗炎的功效，入煎剂治疗疝气。

菲律宾　与糖混合做成粉剂用作驱虫剂；冲剂用于冲洗皮肤溃疡。菲律宾南部一般

食用盐发酵叶。

泰国　　　　根可加快心率，治疗产褥期贫血、肺痨；茎可祛风，治疗脓肿；叶可利

尿、化痰；花可抗菌、杀虫；果实可杀虫；种子可杀虫、加快心率。

■ **使用注意**　　　无。

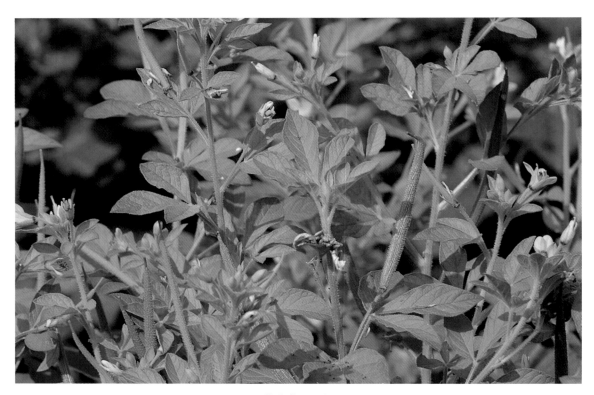

黄花草原植物

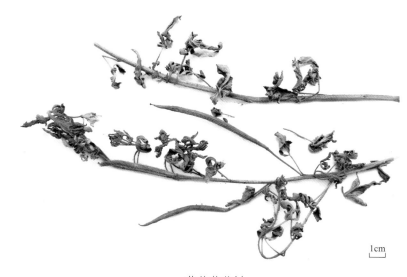

1cm

黄花草药材

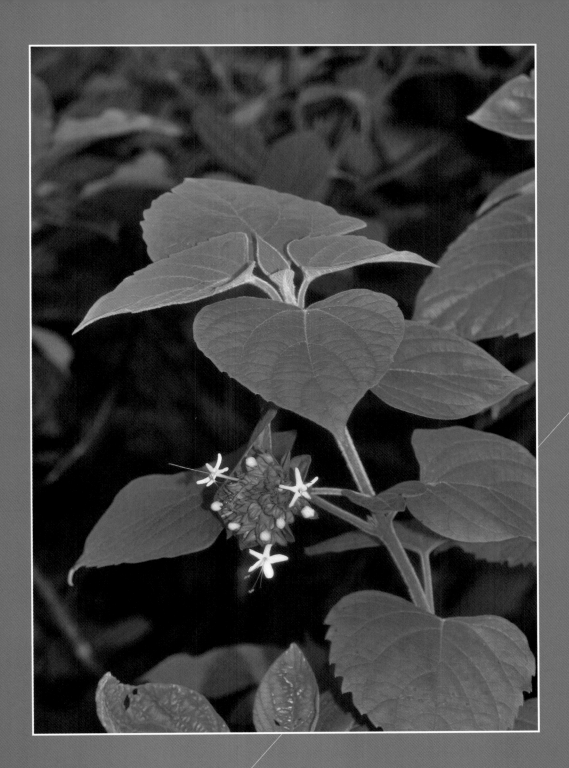

100 粘毛赪桐

Clerodendrum canescens Wall.

学名	*Clerodendrum canescens* Wall.
科	马鞭草科
异名	*Clerodendrum petasites* (Lour.) A. Meeuse

■ **本地名称**

中国　粘毛赪桐Zhān máo chēng tóng，大叶白花灯笼Dà yè bái huā dēng long，九连灯Jiǔ lián dēng，灰毛大青Huī máo dà qīng，灰毛臭茉莉Huī máo chòu mò lì。

老挝　ແບງຊ່ອນ Beng son，ແລງຊ່ອນ Leng son，ພວງຜີຂາວ Phuangpee khao.

缅甸　ခအောင်းဂျီး Kha aung gyi.

泰国　ไม้เท้ายายม่อม Mai tao yaai mom，หญ้าริมจ้อน Ya rim jon.

越南　Bạch đồng nữ, Vày trắng, Bấn trắng, Mò trắng, Lẹo trắng, Poóng phi dón (Thai), Poong pị (Tay) {B[aj]ch [dd][oof]ng n[uwx], V[af]y tr[aws]ng, B[aas]n tr[aws]ng, M[of] tr[aws]ng, L[ej]o tr[aws]ng, Po[os]ng phi d[os]n (Thai), Poong p[ij] (Tay)}.

■ **通用名称**　Chinese glory tree, The nodding clerodendron.

■ **药用部位**　全草或根、茎、枝叶。

■ **植物描述**　草本状小灌木，高0.5~2m。嫩枝具四棱。叶对生，具长柄，被毛；叶片基部心形或平截，全缘或具波状锯齿，两面疏被绒毛。圆锥花序或二歧聚伞花序顶生，花白色。核果球形，亮黑色，花萼宿存，红色。花期4~8月，果期9~11月。

■ **生态**　生于稻田边缘、荒芜园地及草地上。

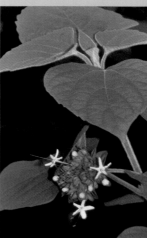

■ **分布**　中国主要分布于浙江、江西、湖南、福建、台湾、广东、广西、四川、贵州、云南等省区。

东盟地区主要分布于老挝、马来西亚、越南等国家。

印度亦有分布。

■ **化学成分**　叶和根含有黄酮苷、丹宁酸、酚醛树脂、香豆素、芳香醛、芳香酸、类固醇和胺衍生物。

■ **药理作用**　具有抗炎、抗菌、抗疟、抗氧化、抗癌、抗真菌、平喘、解热、抗风湿等作用。

■ **应用**

中国　根可养阴清热、宣肺豁痰、凉血止血等，治疗肺结核咯血、感冒高热、红白痢；全草治毒疮、风湿病。

老挝　根治疗慢性发热。

缅甸　根治疗腹泻和瘫痪。

泰国　根治疗胃痛、头痛、石淋，茎治疗痔疮、头痛、食物中毒；全株入药治疗痔疮；根和叶用于治疗发热、皮肤病和哮喘。

越南　治疗带下、宫颈糜烂、月经不调、烧烫伤、炎症、黄疸、骨痛、腰痛、高血压。

■ **使用注意**　无。

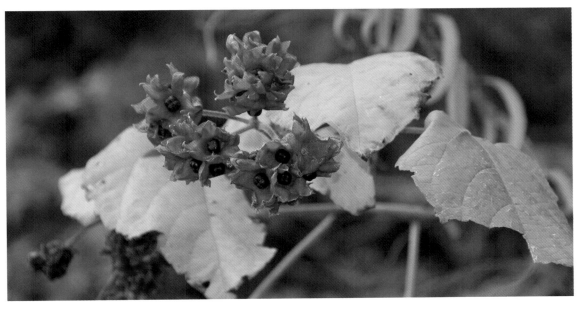

粘毛赪桐原植物

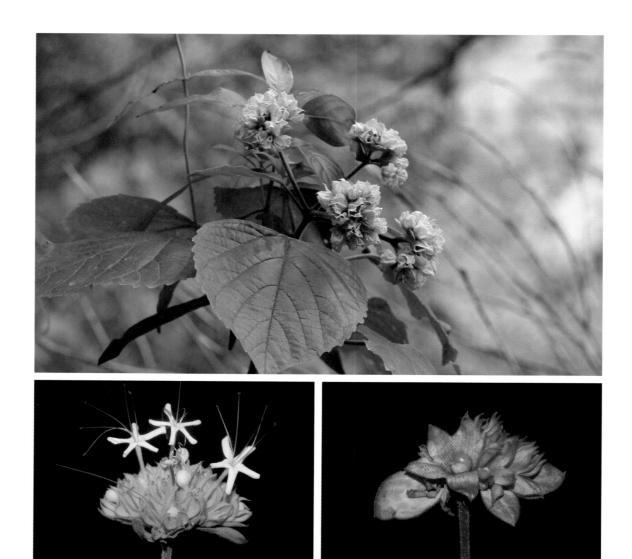

粘毛赪桐原植物

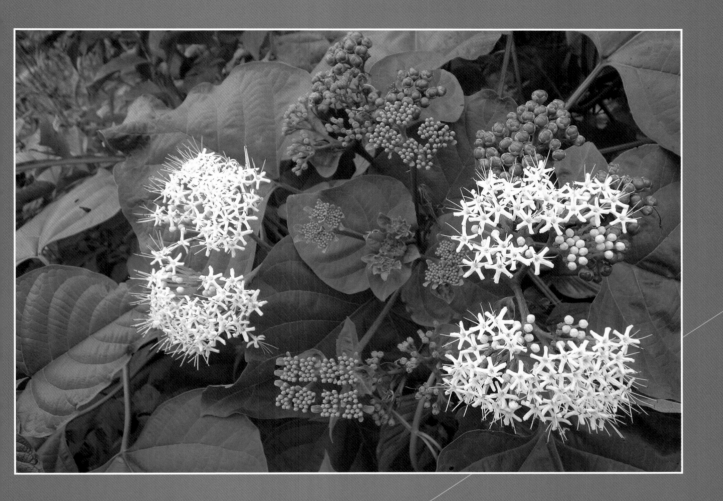

101 重瓣臭茉莉

Clerodendrum chinense (Osbeck) Mabb.

■ 学名	*Clerodendrum chinense* (Osbeck) Mabb.
■ 科	马鞭草科
■ 异名	*Clerodendrum philippinum* Sweet, *Clerodendrum philippinum* Schauer var. *simplex* Wu et Fang, *Clerodendrum fragrans* Vent. Willd, *Volkameria fragrans* Vent.

■ **本地名称**

柬埔寨　ម្លិះស្រុក Mlis srok.

中国　重瓣臭茉莉Chóng bàn chòu mò lì，大髻婆Dà jì pó，臭牡丹Chòu mǔ dān。

老挝　ພູງພິ່ງຂາວ Phoungping khao, ຂຸມພິ່ງຂາວ Khoum-phing khao, ພວງພີ່ຂາວ(ລາວ) Phouang phi khao (Lao), ທອງທິ່ງຂາວ(ລື້) Thong thing khao(Lue).

缅甸　တောဝပန္ူးပင္ Taw sa pan pin.

泰国　นางแย้ม Nang yam.

越南　Nghể răm, Rau nghể, Mã liễu, Răm nước, Thủy tiêu, Phjăc phé (Tay) {Ngh[eer] r[aw]m, Rau ngh[eer], M[ax] li[eex]u, R[aw]m n[uw][ows]c, Th[ur]y ti[ee]u, Phj[aw]c ph[es] (Tay)}.

■ **通用名称**　Chinese glory tree.

■ **药用部位**　根、茎、枝叶。

■ **植物描述**　灌木，高50~120cm；小枝钝四棱形或近圆形，幼枝被柔毛。叶对生，具长柄；叶片宽卵形或近心形，顶端急尖，基部截形或浅心形，边缘疏生粗齿，表面密被刚伏毛，背面密被柔毛。伞房状聚伞花序紧密，顶生，花序梗被绒毛；花萼圆锥状，被短柔毛和少数疣状或盘状腺体；花冠红色、淡红色或白

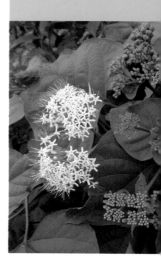

色，有香味，无毛。浆果球形，花萼宿存。花期4~5月，果期6~8月。

■ **生态**　生于海拔130~2200m的稻田边缘、荒芜园地及草地上。

■ **分布**　中国主要分布于广西、贵州、云南等省区。

东盟地区主要分布于老挝、马来西亚、越南等国家。

■ **化学成分**　全株含有生物碱、黄酮苷、皂苷类、酚类、鞣酸、氨基酸和蛋白质。

■ **药理作用**　具有抗菌（绿脓杆菌、链球菌等）、抗真菌、抗炎、利尿、降血压、降血糖等作用。

■ **应用**

柬埔寨　内服治疗痔疮、直肠脱垂、丘疹、疥疮、骨髓炎。外用洗浴治疗小儿疥疮，浸渍剂治疗淋病。叶与黑胡椒合用可止痛，与火山灰同服可兴奋神经、止痛。

中国　根治疗风湿病。

老挝　可滋补，治疗发热寒战。

泰国　叶治疗皮疹、皮肤瘙痒；根治疗关节痛、痔疮、上呼吸道感染；茎可利尿、解毒，治疗骨炎、关节痛、肠炎、肾病。

■ **使用注意**　无。

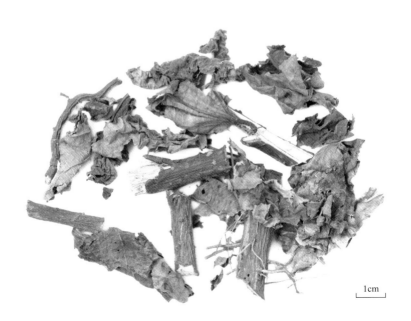

1cm

重瓣臭茉莉药材

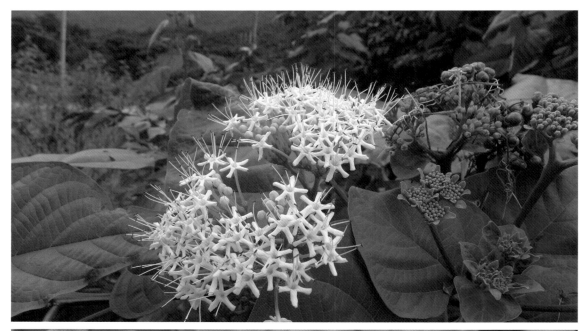

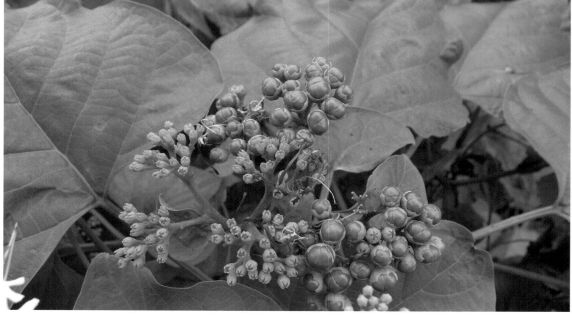

重瓣臭茉莉原植物

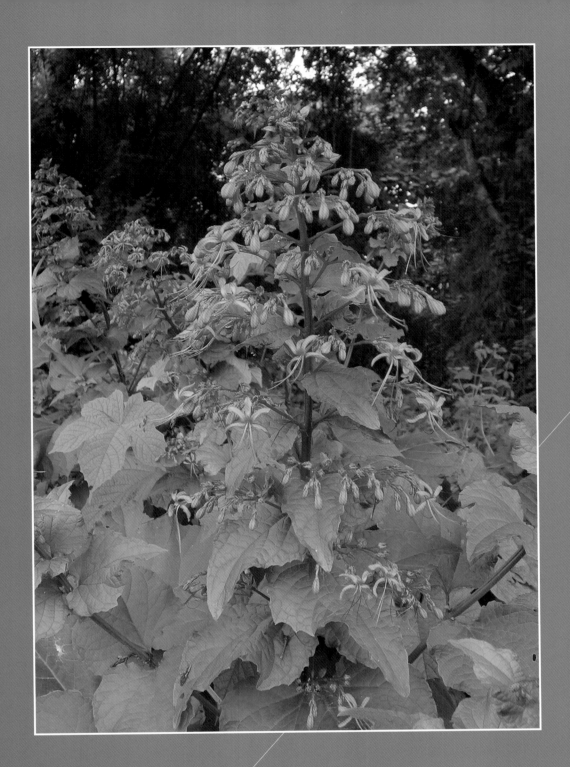

102 赪桐

Clerodendrum japonicum (Thunh.) Sweet.

■ 学名	*Clerodendrum japonicum* (Thunh.) Sweet.
■ 科	马鞭草科
■ 异名	*Clerodendrum squamatum* Vahl., *Volkameria japonica* Thunb.

■ **本地名称**

中国　　赪桐Chēng tóng，百日红Bǎi rì hóng，贞桐花花Zhēn tóng huā，状元红Zhuàng yuán hóng，荷苞花Hé bāo huā，红花倒血莲Hóng huā dào xuè lián。

老挝　　ພວງພີ່ແດງ(ລາວ) Phouang phi deng (Lao)，ທອງທິ່ງຂາວ(ລື້) Thong thing deng (Lue)，ພວງ ພີ່ງແດງ(ໄທ) Phung phing deng (Thai dam, Thai deng ethnics)。

马来西亚　Bunga pagoda.

泰国　　ปิ้งตาไก่ Ping ta kai, ปิ้งแดง Ping daeng.

越南　　Xích đồng nam, Mò hoa đỏ, Lẹo cái {X[is]ch [dd][oof]ng nam, M[of] hoa [dd][or], L[ej]o c[as]i}.

■ **通用名称**　Chinese gloryblower.

■ **药用部位**　全株或根、枝、叶、花。

■ **植物描述**　小灌木，高约1m。茎四棱形，无毛。叶对生，具长柄；叶片全缘或稍具锯齿。聚伞花序顶生，花红色，雄蕊和花柱伸出。浆果球形，熟时黑色。

■ **生态**　通常生于平原、山谷、溪边或疏林中，或栽培于庭园。喜高温、湿润、半荫蔽的环境，喜土层深厚的酸性土壤，耐荫蔽，耐贫瘠，忌干旱，忌涝，畏寒冷，生长适温为

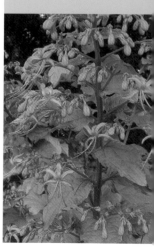

23~30℃。

■ **分布**　中国主要分布于福建、广东、广西、贵州、湖南等省区。

东盟地区主要分布于老挝、马来西亚等国家。

■ **化学成分**　全株含有类黄酮、酚类、萜烯、类固醇和油脂类，以及赪桐苷A、马蒂罗苷衍生物、麦角甾苷、22,23-二氢香芹醇、豆甾醇、25,26-脱氢豆甾醇和熊果酸。

■ **药理作用**　具有抗炎、抗菌、抗疟、抗氧化和抗癌作用。植物中的萜烯化合物有抗真菌活性。

■ **应用**

中国　　　全株入煎剂治疗月经不调、痈疮肿痛、高血压、带下、腰痛、黄疸。鲜叶敷贴治疗外伤、烧烫伤、脓疱病；根、叶作皮肤止痒剂；花用于外伤止血。

老挝　　　治疗带下、淋病、麻疹高热。

马来西亚　根治疗关节痛、骨痛、腰痛；叶治疗淋病。

泰国　　　根溶液浸浴治疗湿疹；叶可清热，外用治疗痔疮引起的炎症、背痛。

■ **使用注意**　孕妇慎用。

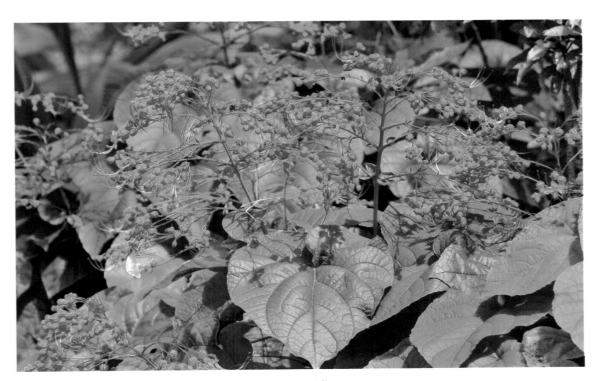

赪桐原植物

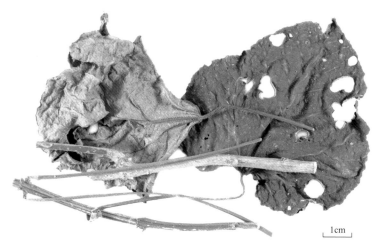

赪桐药材

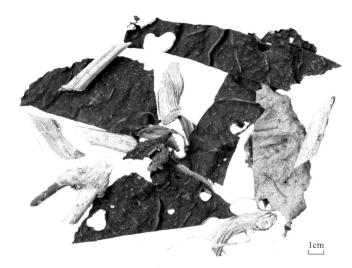

赪桐饮片

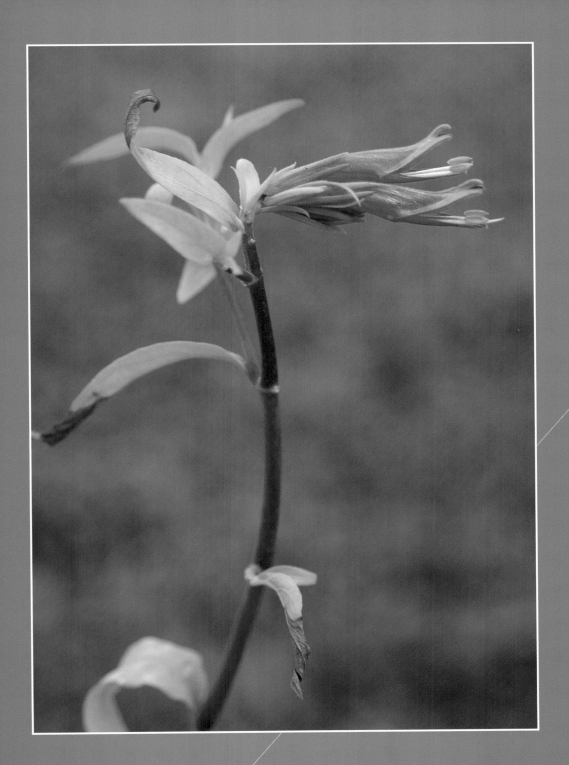

103 青箭

Clinacanthus nutans (Burm. f.) Lindau

■ 学名	*Clinacanthus nutans* (Burm. f.) Lindau
■ 科	爵床科
■ 异名	*Clinacanthus nutans* var. *robinsonii* Benoist

■ **本地名称**

中国　青箭Qīng jiàn，柔刺草Róu cì cǎo，竹节黄Zhú jié huáng，扭序花Niǔ xù huā，鳄嘴花È zuǐ huā。

老挝　ນ້ຳລາຍຈອນພອນແມ່ Nam lai chone phone mae，ສະເລດພ້າງພອນແມ່ Sa let phang phone mae，ເຄືອຍ່ຕົວແມ່ Khuea nho tua mae。

泰国　พญายอ Pha ya yo。

越南　Cây bìm bịp，Xương khỉ，Mảnh cộng {C[aa]y b[if]m b[ij]p, X[uw][ow]ng kh[ir], M[ar]nh c[ooj]ng}。

■ **通用名称**　Acanthaceae。

■ **药用部位**　全草或茎、叶。

■ **植物描述**　高大草本。叶近全缘或有齿。聚伞花序顶生，花序梗短；苞片条形或披针形；萼5裂，裂片条形或披针形，近等大；冠筒窄，基部内弯，喉部逐渐扩大，冠檐覆瓦状，二唇形，上唇直立，狭窄，2浅裂；雄蕊2，生于花冠喉部，与冠檐近等长或稍短，花药1室，狭长圆形，基部圆形，无附属物；花盘环状；花柱丝状，柱头平截或不明显2裂。蒴果棒状，每室种子2。

■ **生态**　生于低海拔的森林及灌丛中。

■ **分布**　中国主要分布于云南、广西、广东、海南等省区。

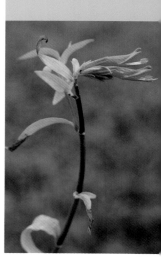

东盟地区主要分布于马来西亚和印度尼西亚。

■　**化学成分**　茎、叶含有甾醇类、三萜类、黄酮类、硫糖苷类、脑苷脂类和叶绿素等。叶含有17种氨基酸，包括7种人体必需氨基酸，还含有羽扇豆醇、异牡荆素、β-胡萝卜苷和皂苷。

■　**药理作用**　具有保肝、抗氧化、抗甲状腺肿大、杀虫、抗病毒作用。

■　**应用**

中国　全草可行经散瘀、消肿止痛，治疗贫血、黄疸、风湿痹痛、月经不调、跌打损伤。

老挝　可强心，叶外用贴敷治疗烧烫伤。

马来西亚　全草可治疗急慢性肝炎、背痛、风湿痹痛、跌打损伤、骨折、肺热咳嗽等。

泰国　茎可止痢；叶治疗烧烫伤。

■　**使用注意**　忌与清热滋阴药物合用，忌与鸡、鸭、黄油、山药、糯米、刺壳蟹、蝠鲼、煎炸食品、榴莲、蛋糕、酊剂等同食。

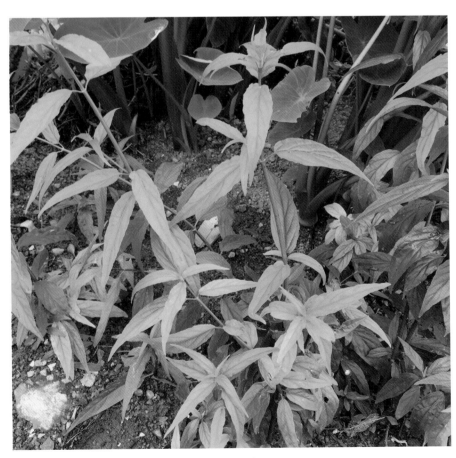

青箭原植物

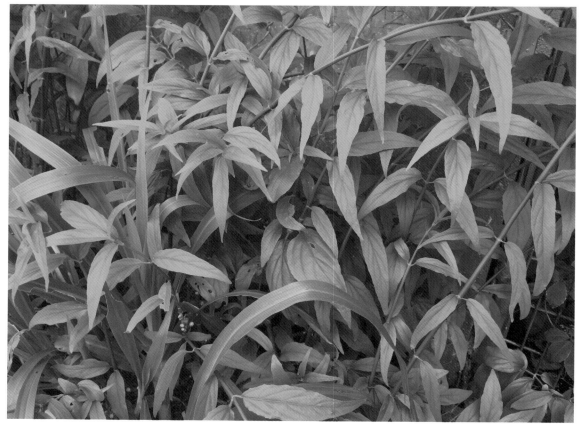

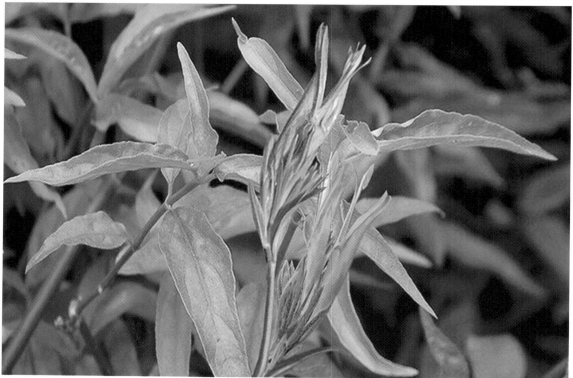

青箭原植物

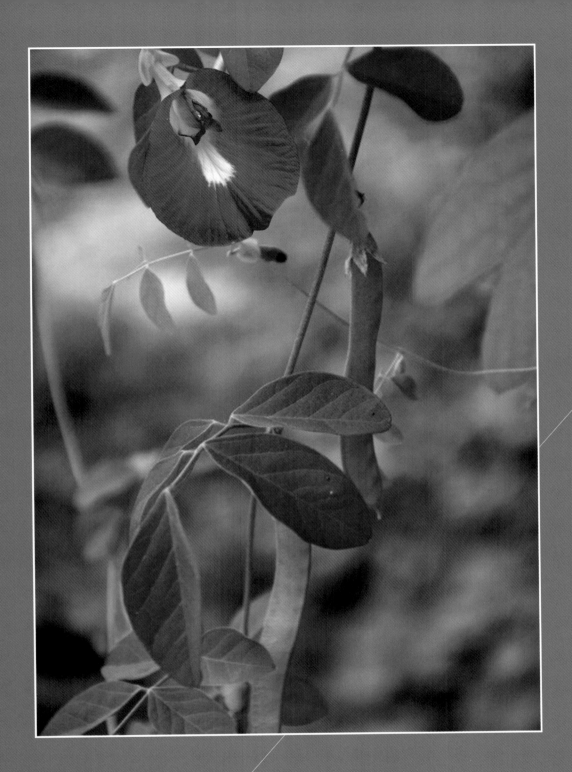

104 蝶豆

Clitoria ternatea L.

学名	*Clitoria ternatea* L.
科	豆科
异名	*Clitoris principissae*

本地名称

柬埔寨　អញ្ចាន់ Ang chornn.

中国　蝶豆Dié dòu，蓝蝴蝶Lán hú dié，蓝花豆Lán huā dòu，蝴蝶花豆Hú dié huā dòu。

老挝　ແດງສັນ Deng san, ເອື້ອງສັນ Uang san, ອັນຊັນ EEn san.

马来西亚　Bungatelang.

缅甸　အောင်မဲညို Aung mae nyo.

菲律宾　Pukinggan, Samsamping.

泰国　อัญชัน An-chan.

越南　Hoa đậu biếc, Bông biếc {Hoa [dd][aaj]u bi[ees]c, B[oo]ng bi[ees]c}.

通用名称　Butterfly pea.

药用部位　全株或根、叶、花、种子。

植物描述　多年生攀缘状草质藤本，地上部分从木质根茎长出，长达3m。茎细弱，圆柱形，被脱落性贴伏短柔毛。复叶互生，托叶披针形，被短柔毛，长约4mm，小叶5~7，叶柄长2~4cm，叶轴长2~7cm；小叶对生，小叶柄纤细，叶片纸质，长1.5~4.5cm，宽1~3.5cm，椭圆形、卵形或长圆形，先端圆钝，有时微凹或短尖，基部钝圆，全缘，两面疏被贴伏的短柔毛或有时无毛，干后带绿色或绿褐色。花大，单朵腋生；苞片2，披针形；花萼钟状，绿色，长1.5~2.2cm，被微

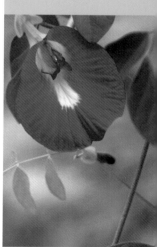

柔毛，裂片披针形至卵形，长不及萼管的1/2；花冠蓝色、粉红色或白色，旗瓣宽倒卵形，直径约3cm，中央有一白色或橙黄色浅晕，基部渐狭。荚果长9~11cm，宽约1cm，椭圆形，扁平，具长喙；种子多数，长圆形，长约6mm，深褐色。花果期7~11月。

- **生态** 作为观赏植物及植被植物栽培，几乎不需照料。耐旱。对短期的水涝有一定抗性，但不耐长期洪水涝害。通常生于全日照下，但亦耐一定程度的荫蔽。宜肥力中等的多种土壤（从砂土到重黏土），尤其是碱性的重黏土。

- **分布** 中国主要分布于广东、海南、广西、云南、台湾、浙江、福建等省区。

  东盟地区主要分布于泰国、菲律宾。

  印度、亚洲其他热带国家、美洲南部及中部、马达加斯加亦有分布。

- **化学成分** 根含有甘氨酸、丙氨酸、缬氨酸、亮氨酸、氨基丁酸、天门冬氨酸、谷氨酸、亚甲基谷氨酸、精氨酸、鸟氨酸、组氨酸、黄酮苷、3,5,4′-三羟基-7-甲氧基黄烷醇-3-O-β-D-木糖吡喃糖基-(1,3)-O-β-D-半乳糖吡喃糖基-(1,6)-O-β-D-葡萄糖吡喃糖苷。

  种子含有对羟基肉桂酸、黄烷醇-3-葡萄糖苷、乙基-D-半乳糖吡喃糖苷、腺苷酸、3,5,7,4-四羟基黄酮、3-鼠李糖苷、多肽、二十六烷醇、谷甾醇、叶黄素、葡萄糖苷、寡糖、飞燕草素-3,5,3′-三葡萄糖苷。

  花含有花青素、山柰酚、山柰酚-3-2G-鼠李糖芸香糖苷、山柰酚-3-新橙皮糖苷、山柰酚-3-芸香糖苷、山柰酚-3-葡萄糖苷、槲皮素、槲皮素-3-2G-鼠李糖芸香糖苷、槲皮素-3-新橙皮糖苷、槲皮素-3-苷、槲皮素-3-葡萄糖苷、杨梅素-3-新橙皮糖苷、杨梅素-3-芸香糖苷、杨梅素-3-葡萄糖苷。

  叶含有β-谷甾醇、山柰酚-3-单葡萄糖苷、山柰酚-3-芸香糖苷、山柰酚-3-新橙皮糖苷、山柰酚-3-O-鼠李糖基-(1,6)-葡萄糖苷、山柰酚-3-O-鼠李糖基-(1,6)-半乳糖苷、阿巴瑞基亭内酯和蝶豆宁。

- **药理作用** 可改善记忆，具有抗焦虑、抗惊厥、抗应激、抗炎、降血糖、抗菌、保肝等作用。乙醇提取物的口服LD_{50}为3.2g/kg体重。

- **应用**

  柬埔寨 可作洗发制品。新叶和种子可烹食；叶可止咳，治疗溃疡；花可壮阳，治疗烧烫伤；种子可利尿、催吐；根可止泻、杀虫、清热。

  中国 根、种子用于缓泻；种子治疗肠燥便秘。

老挝	治疗高血压。
缅甸	全株可促进母乳分泌，治疗肾脏疾病。
菲律宾	叶制成膏药可敷于肿胀关节。
泰国	根可明目、利尿、通便，治疗牙痛；叶可明目；花治疗脱发和跌打损伤；种子可通便。

■ **使用注意**   孕妇忌用。

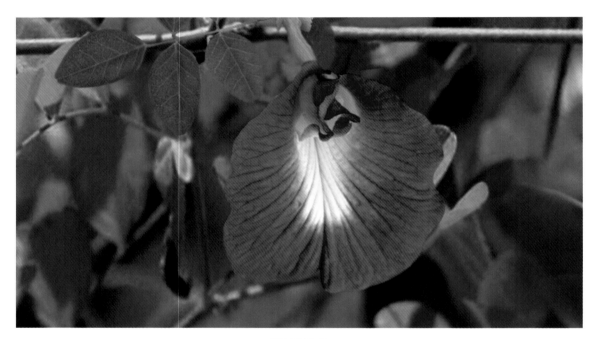

蝶豆原植物

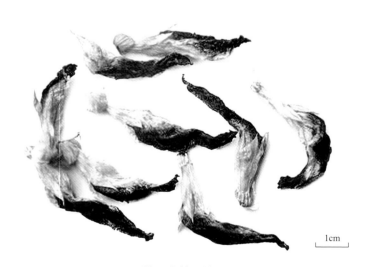

1cm

蝶豆药材（花）

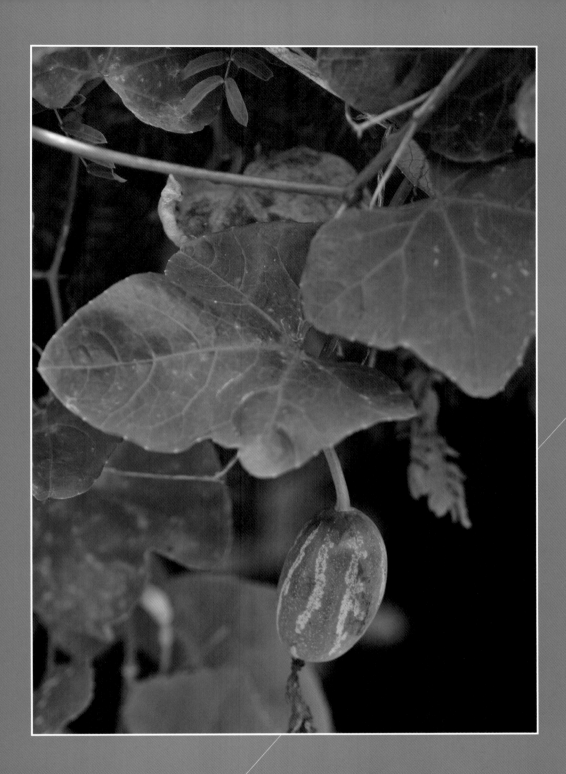

105 红瓜

Coccinia grandis (L.) Voigt

学名	*Coccinia grandis* (L.) Voigt
科	葫芦科
异名	*Coccinia grandis* var. *wightiana* (M. Roem.) Greb.

■ **本地名称**

柬埔寨　 បាស Bass.

中国　红瓜 Hóng guā，金瓜 Jīn guā，老鸦菜 Lǎo yā cài，山黄瓜 Shān huáng guā。

老挝　ຜັກຕໍານົ້ນ Tam nine, ຜັກແກບ Phack khiep.

马来西亚　Pepasan.

缅甸　ကင်မွန်း Kin-mon.

泰国　ผักตำลึง Phak tam lueng.

越南　Dây mảnh bát, Rau mảnh bát, Hoa bát, Dây bình bát, Dưa dai {D[aa]y m[ar]nh b[as]t, Rau m[ar]nh b[as]t, Hoa b[as]t, D[aa]y b[if]nh b[as]t, D[uw]a dai}.

■ **通用名称**　Ivy gourd.

■ **药用部位**　根、茎、茎皮、叶、果实。

■ **植物描述**　多年生攀缘草本，长达数米。叶互生，柄细，有纵条纹；叶片阔心形，长、宽均5~10cm，常有5个角或稀近5中裂，两面布有颗粒状小凸点，先端钝圆，基部有数个腺体，腺体在叶背明显，呈穴状，弯缺近圆形。卷须纤细，无毛，不分歧。雌雄异株；雌花、雄花均单生。雄花花梗细弱，光滑无毛；花萼筒宽钟形，裂片线状披针形；花冠白色或稍带黄色，5中裂，裂片卵形，外面无毛，内面有柔毛；雄蕊3，花丝及花药合

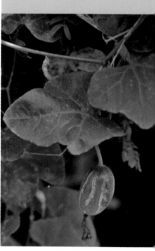

生，花丝长2~3mm，花药近球形，药室折曲。雌花梗纤细；退化雄蕊3，近钻形，基部有短的长柔毛；子房纺锤形，花柱纤细，无毛，柱头3。果实纺锤形，长2.5~6cm，直径1.5~3.5cm，熟时深红色；种子黄色，长6~7mm。

■　**生态**　　常生于海拔100~1100m的山坡灌丛及林中。喜生于季雨林中，适应季节性的干旱气候。

■　**分布**　　中国主要分布于广东、广西和云南等省区。

东盟地区主要分布于缅甸和马来西亚。

非洲热带地区亦有分布。

■　**化学成分**　　果实含有香树脂醇乙酸酯、羽扇豆醇、葫芦素B、蒲公英赛酮、蒲公英萜醇、胡萝卜素、番茄红素、隐黄素、木葡聚糖、类胡萝卜素、谷甾醇、豆甾-7-烯-3-酮。

■　**药理作用**　　具有抗菌、降血糖等作用。在急性毒性试验中，当红瓜叶二乙醚提取物剂量达2000mg/kg体重时，无毒性作用。

■　**应用**

柬埔寨	干燥茎皮可通便；叶和茎可止痉、化痰；鲜叶汁降血糖效果较胰岛素佳，用于糖尿病治疗；与降血糖药物或胰岛素合用可产生协同作用；种子可抗人类免疫缺陷病毒（HIV）。
中国	嫩茎、叶治疗糖尿病。
老挝	植物浸渍剂可清热，治疗皮肤过敏、皮炎；鲜嫩叶可食用。
缅甸	治疗消渴、口疮、消化不良、肝病、痢疾、黄疸、血证、咳嗽、感冒、哮喘、尿路系统疾病、淋病。
泰国	根可明目、清热、消炎，治疗脓疮；茎皮和根可通便；茎可除臭；茎汁治疗消渴；藤可清热，治疗脓疮、结膜炎、支气管炎、消渴；嫩枝治疗哮喘、胃肠胀气；叶可清热，治疗胃肠胀气、脓疮、单纯性疱疹、带状疱疹；果实治疗脓疮。

■　**使用注意**　　无。

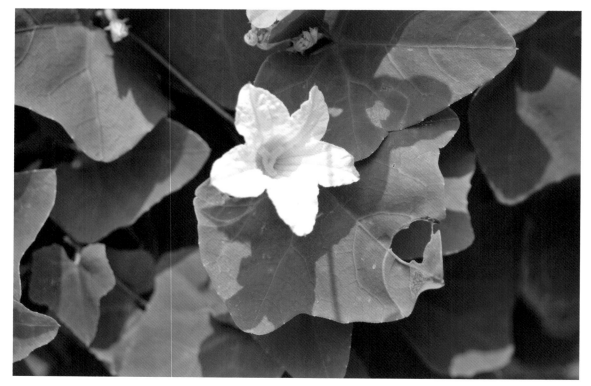

红瓜原植物

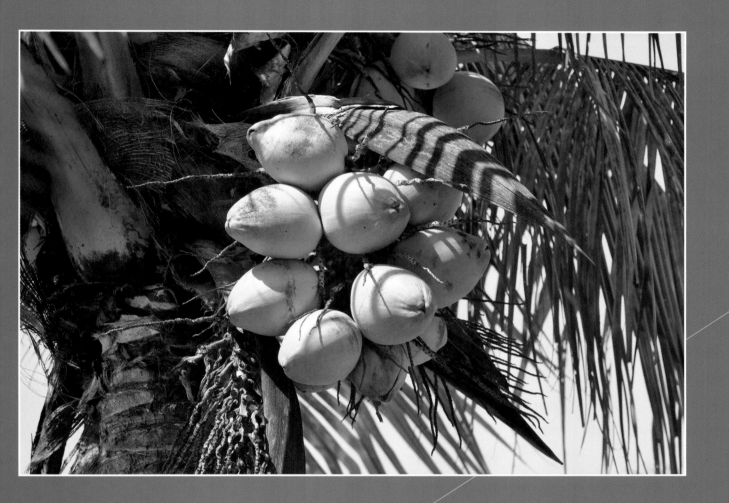

106 椰子

Cocos nucifera L.

■ 学名	*Cocos nucifera* L.
■ 科	棕榈科
■ 异名	*Calappa nucifera* (L.) Kuntze, *Cocos indica* Royle, *Cocos nana* Griff., *Palma cocos* Mill.

■ **本地名称**

柬埔寨	ដូង Doong.
中国	椰子Yē zi，郭保Guō bǎo，可可椰子Kě kě yē zi，椰树Yē shù。
老挝	ໝາກພ້າວ Mark phao.
马来西亚	Kelapa, Nyiur, Kerambil, Keramnir, Kelambir, Nyor, Niyu, Nia.
缅甸	အုန်း Ohn.
菲律宾	Niyog, Lubi, Ngotngot.
泰国	มะพร้าว Ma pau.
越南	Da, Dừa {Da, D[uwf]a}.

■ **通用名称**   Coconut (palm and fruit).

■ **药用部位**   根皮、叶、果肉、果壳、种子。

■ **植物描述**   植株高大，乔木状，高达20m；茎粗壮，直径达30cm以上。羽状复叶，叶轴每侧羽片达100枚。花序生于叶间。果实卵形至不规则球形，长达30cm，宽20cm，熟时浅绿色至红棕色。

■ **生态**   为热带喜光作物，适宜在低海拔地区生长，在高温、多雨、光照充足和海风吹拂的条件下生长发育良好。适宜椰子生长的土壤是海洋冲积土和河岸冲积土，其次是砂壤土，再次是砾土，黏土最差。

■ **分布**   中国主要分布于广东、海南、台湾、云南等

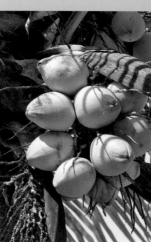

省区。

东盟地区主要分布于泰国、柬埔寨、老挝、马来西亚、缅甸、菲律宾、越南等国家。

其他热带沿海地区亦有分布。

■ **化学成分**　椰汁含有糖类、糖醇类、维生素、脂类、氨基酸及含氮化合物、植物激素、有机酸和酶类。

椰肉含有油脂、蛋白质和微量元素等成分。其中挥发油包含烃类化合物、酯类化合物、2,4-二叔丁基苯酚、豆甾三烯醇和油酸。

椰壳主要含木质素、纤维素、酚类化合物。

根渗出物含棉子糖、乳糖、葡萄糖、果糖、丝氨酸、甘氨酸、谷氨酰胺、苯丙氨酸、丙氨酸、亮氨酸、异亮氨酸、琥珀酸。

■ **药理作用**　叶和茎的煎剂及水提取物对离体豚鼠回肠有兴奋作用，对离体大鼠子宫无明显作用。麻醉狗静脉注射煎剂有降血压作用。茎叶有一定毒性，小鼠腹腔注射煎剂0.1g生药/只、水提取物腹腔注射1g生药/只可致死。

■ **应用**

柬埔寨　治疗发热、高血压、淋病。

中国　果肉久食能令人面部润泽、益气力及耐受饥饿，治小儿绦虫病、姜片虫病；椰汁治疗暑热类渴、津液不足之口渴；椰壳治疗梅毒、筋骨痛，椰壳油治癣；根皮治疗鼻衄、胃痛、吐泻、卒心痛，煮汁饮治疗夹阴风寒邪热。

缅甸　椰汁可用于缓解胃灼热、腹泻、呕吐、脱水和肾结石等。

菲律宾　其油用作搽剂的载体，搽于伤口和烧伤处；椰汁可治疗便秘和消化性溃疡。

泰国　叶和种子可杀虫；种子油可作染料、杀虫。

■ **使用注意**　无。

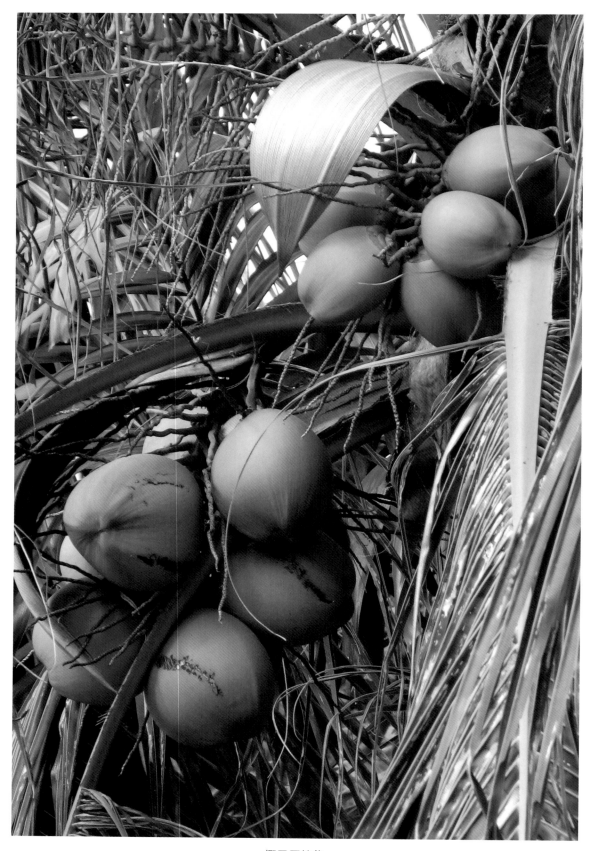

椰子原植物

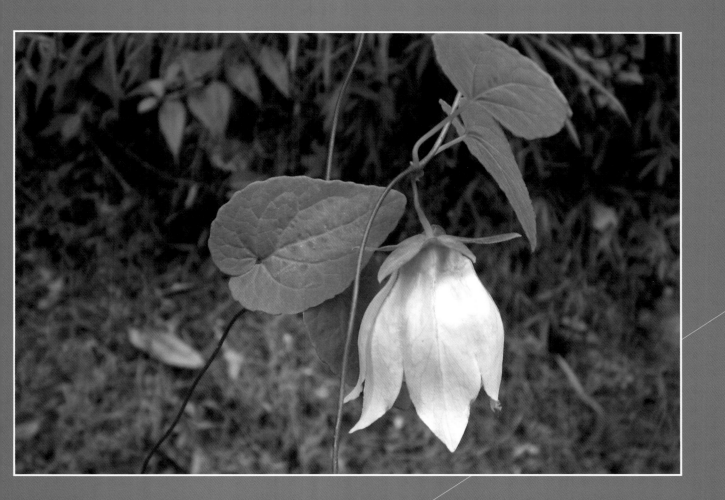

107 党参

Codonopsis pilosula (Franch.) Nannf.

■ 学名	*Codonopsis pilosula* (Franch.) Nannf.
■ 科	桔梗科
■ 异名	*Codonopsis pilosa* (Franch.) Nannf., *Codonpsis javanica* (Blume) Hook. F., *Campanumoea javanica* Blume

■ **本地名称**

中国　党参Dǎng shēn。

老挝　ມັນຂາໄກ່ Man kha kay, ໝາກກົ້ນທ້ວຍ(ລາວ) Mak kon thuay, ກົຍຍ້າໂຊ້ຍ(ໄທ) Co nga zoi (Thai dam/ Thai daeng), ຈາງຫໍ(ມົ້ງ) Cang ho (H'mong).

越南　Đẳng sâm bắc {[dd][awr]ng s[aa]m b[aws]c}.

■ **通用名称**　Bonnet bellflower, Pilose asia-bell, Tangsen.

■ **药用部位**　根、叶。

■ **植物描述**　多年生缠绕草本，茎纤细。块根圆柱形，具乳汁。叶对生，先端渐尖，基部心形，全缘、齿裂或波状。花单生于叶腋；花冠钟状，乳黄色，里面具紫色纹理。浆果球形，熟时紫色；种子多数。花期10~12月，果期12月至翌年3月。

■ **生态**　喜生于山地草场，海拔1000m以上有野生。

■ **分布**　中国主要分布于重庆、甘肃、贵州、河北、黑龙江、河南、湖北、湖南、吉林、辽宁、内蒙古、宁夏、青海、陕西、山东、山西、四川、云南等省区。

东盟地区主要分布于老挝。

韩国、蒙古和俄罗斯亦有分布。

■ **化学成分**　根含有党参炔醇、5-羟甲基-2-糠醛、双-(2-乙基己基)-邻苯二甲酸酯、苍术内酯Ⅲ、党

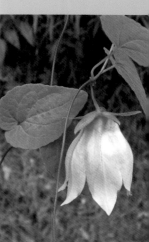

参炔苷、lobetyolinin、蒲公英萜醇、蒲公英萜醇乙酸乙酯、α-波甾醇、β-谷甾醇、β-胡萝卜苷和蔗糖；橙皮苷、n-己基-β-槐糖苷、9,10,13-三羟基-反-11-十八烯酸首次从其中被分离得到；同时还有萜类、酚类、醛类、糖苷类、生物碱、perolyrin、维生素、挥发油等。在其根部也发现了软木三萜酮、脲基甲酸正丁酯和一些矿物质，其中包含钾、钠、钙、镁、铁、铜、钴、锌、锰、铬、钼、锡、铝和锶。

■ **药理作用**　可改善子宫痉挛、产后泌乳，具有补益、抗炎和增强免疫作用。治疗厌食、食欲不振、慢性腹泻、呼吸困难，促进消化、新陈代谢，刺激中枢神经系统，增强心脏功能等。

■ **应用**

中国　可补中益气、和胃生津、祛痰止咳。治疗脾虚食少便溏、四肢无力、心悸、气短、口干、自汗、脱肛、阴挺。

老挝　治疗虚损、乏力、贫血、黄疸、消化不良。

泰国　根可祛风，治疗结膜炎。茎可祛痰、解热、祛风。木材可补血、止血。

■ **使用注意**　实证、热证禁服。

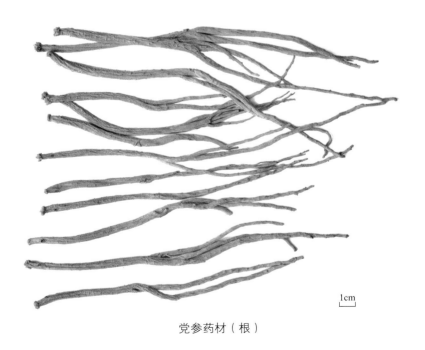

1cm

党参药材（根）

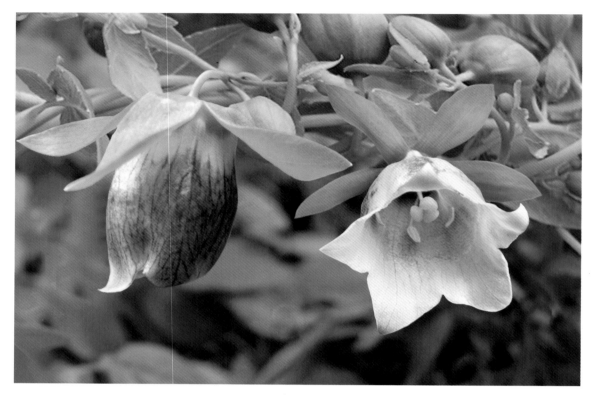

党参原植物

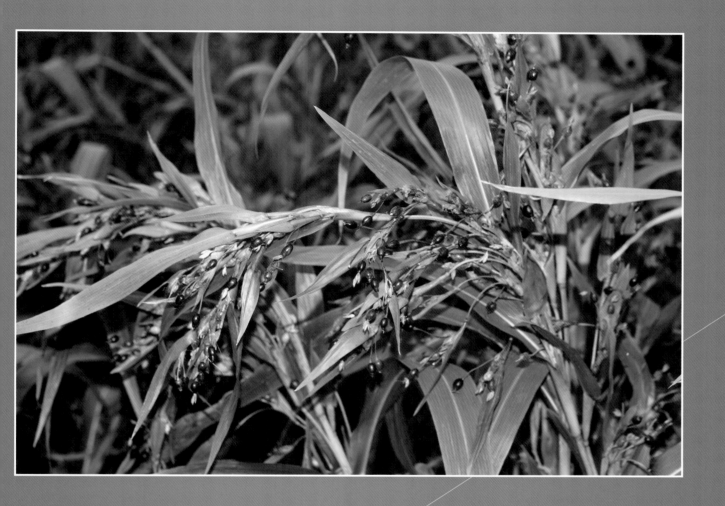

108 薏苡

Coix lacryma-jobi L.

学名	*Coix lacryma-jobi* L.
科	禾本科
异名	*Coix lacryma-jobi* f. *aquatica* (Roxb.) Backer, *Coix lacryma-jobi* var. *frumentacea* Makino, *Coix lacryma-jobi* var. *gigantea* (J. Koenig) Stapf, *Coix lacryma-jobi* var. *lacryma-jobi*, *Coix lacryma-jobi* subsp. *ma-yuen* (Rom. Caill.) T. Koyama, *Coix lacryma-jobi* var. *maxima* Makino

■ **本地名称**

柬埔寨　ស្កុយ Skuoy.

中国　薏苡 Yì yǐ，薏米Yì mǐ，药玉米Yào yù mǐ，水玉米Shuǐ yù mǐ，晚念珠Wǎn niàn zhū，六谷迷Liù gǔ mí。

老挝　ໝາກເດືອຍ Mark deuay.

马来西亚　Jalai batu, Jelai pulut, Jilai batu, Jilai pulut, Malai tikus, Menjelai, Menjilai.

缅甸　ဆင်ကတ္တူပင် Kyeik pin.

菲律宾　Adlay, Tigbi.

泰国　เดือย Dueai.

越南　Ý dĩ, Bo bo, Hạt cườm, Co pắt, Mạy pít, Mác vất (Tày), Co đuôi (Thái), Nọ a châu (Bana) {[ys] d[ix], Bo bo, H[aj]t c[uw][owf]m, Co p[aws]t, M[aj]y p[is]t, M[as]c v[aas]t (Tay), Co [dd]u[oo]i (Thai), N[oj] a ch[aa]u (Bana)}.

■ **通用名称**　Adlay, Children's bead, Corn bead, Gromwell-bead, Job's tears, Pearl barley, Sheep's salt.

■ **药用部位**　根、叶、种子。

■ **植物描述**　多年生粗壮草本，高达3m。茎直立丛生，

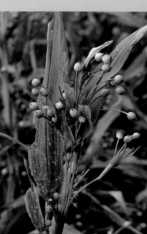

节多分枝。叶鞘短于其节间，无毛或先端被长毛；叶舌短，干膜质；叶片扁平宽大，条形至卵状披针形，长15~100cm，宽1~4cm。总状花序腋生成束，梗长4~6cm。雌小穗位于花序之下部，外面包以骨质念珠状之总苞，总苞卵圆形，珐琅质，坚硬，有光泽；第一颖卵圆形，顶端渐尖呈喙状，具10余脉，包围着第二颖及第一外稃；第二外稃短于颖，具3脉，第二内稃较小；雄蕊常退化；雌蕊具细长柱头，从总苞之顶端伸出；颖果小，含淀粉少，常不饱满。雄小穗2~3对，着生于总状花序上部；无柄雄小穗长6~7mm，第一颖草质，边缘内折成脊，具有不等宽之翼，顶端钝，具多数脉，第二颖舟形；外稃与内稃膜质；第1及第2小花常具雄蕊3，花药橘黄色，长4~5mm；有柄雄小穗与无柄者相似，或较小而呈不同程度的退化。花果期6~12月。

- ■ **生态**　常生于沼泽地，在热带地区，海拔为0~2000m。为定量型短日照植物，生长需高温、多雨、土壤肥力适中的条件，喜白昼短而光照充足。荫蔽下无法生长。适宜生于多种土壤中，如轻质（砂土）、中质（壤土）和重质（黏土）的土壤，以及酸性、中性和碱性的土壤，能在碱性非常强的土壤中生长；喜潮湿土壤。

- ■ **分布**　中国主要分布于福建、江苏、河北和辽宁，以及四川、湖南、湖北、广东、广西、贵州、云南、山西和浙江等省区。

  东盟地区主要分布于泰国、越南、老挝、马来西亚、菲律宾等国家。

  印度以及地中海地区亦有分布。

- ■ **化学成分**　种子含有薏苡素、薏苡仁酯、α-油酸甘油酯、阿魏酰豆甾醇、阿魏酰菜油甾醇、α,β,γ-谷甾醇、α,β,γ-豆甾醇、苯并噻酮、三萜类、生物碱、腺苷、薏苡仁多糖A~C、氨基酸、维生素B_1和挥发油类。

- ■ **药理作用**　具有抗肿瘤、抗炎、抑制孕酮生成、抗病毒、抗弓形虫、预防骨质疏松、滑胎、细胞毒作用。无明显毒性。

- ■ **应用**

  柬埔寨　叶和根浸渍剂可利尿，治疗肺炎。

  中国　种子治疗水肿、脚气、小便不利、脾虚泄泻、湿痹拘挛、肺痈、肠痈、赘疣、癌肿等。根治疗黄疸水肿、湿淋疝气、脱肛便血、子宫脱垂、经闭带浊、虫积腹痛。

老挝   可止泻，治疗宫颈糜烂、石淋。

缅甸   根治疗月经不调；种子可利尿。

菲律宾   根煎剂可治疗淋病，其淀粉有滋补功效。

泰国   根可杀虫，治疗黄疸、水肿、月经不调；果实可利尿、止咳、止泻，治疗支气管炎、肺炎、水肿、肺痨、淋病。

越南   种子性平，可烹食。可散津、祛湿、醒脾、止泻、止痛、消肿、清热、化脓，治疗水肿、发热、脓疮、尿路感染、泄泻、带下、关节痛、肌肉痉挛、腹部肿瘤、食管癌、肺癌、疣、甲沟炎、消渴、痤疮。根治疗月经不调，煎剂可杀虫。

■ **使用注意**   脾虚无湿、大便燥结者及孕妇慎服。

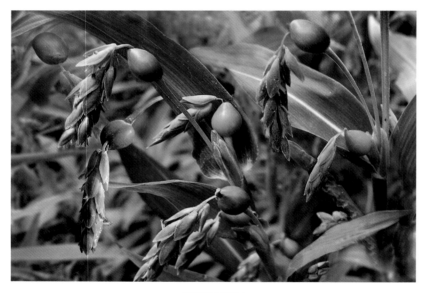

薏苡原植物

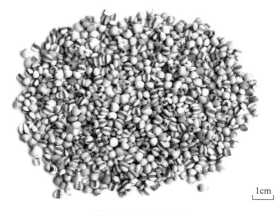

薏苡药材（种子）

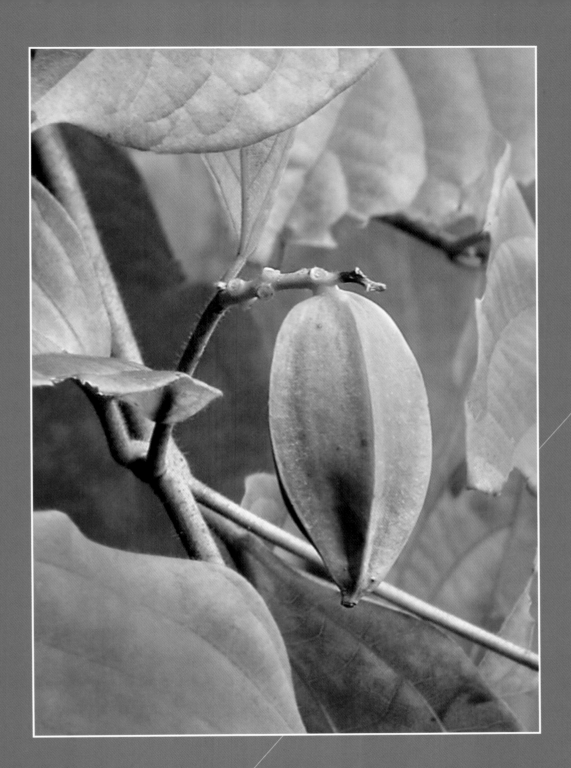

109 使君子

Combretum indicum (L.) DeFilipps

■ 学名	*Combretum indicum* (L.) DeFilipps
■ 科	使君子科
■ 异名	*Kleinia quadricolor* Crantz, *Mekistus sinensis* Lour. ex Gomes Mach., *Quisqualis ebracteata* P. Beauv., *Quisqualis glabra* Burm. f., *Quisqualis grandiflora* Miq., *Quisqualis indica* L.

■ **本地名称**

柬埔寨　ផ្កាសក់សេះ Phka soark she, អណ្ដូងប្រាំង Andong praang.

中国　使君子Shǐ jūn zǐ，舀求子Yǎo qiú zǐ，四蜀使君子Sì shǔ shǐ jūn zǐ，四君子Sì jūn zǐ，水君木叶Shuǐ jūn mù yè，史君子Shǐ jūn zǐ。

老挝　ເຄືອສະມັງ Kheua sa mang.

马来西亚　Daun kepal.

缅甸　ထားဝယ္မွိင္း Da-wei-hmaing.

菲律宾　Niyogniyugan, Tangulo, Pinyones, Tartaraok.

泰国　เล็บมือนาง Lep mue nang.

越南　Quả giun, Dây giun, Quả nắc, Sử quân, Mác giáo, Mạy lăng cường (Tay) {Qu[ar] giun, D[aa]y giun, Qu[ar] n[aas]c, S[uwr] qu[aa]n, M[as]c gi[as]o, M[aj]y l[aw]ng c[uw][owf]ng (Tay)}.

■ **通用名称**　Rangoon creeper.

■ **药用部位**　根、叶、果实、种子。

■ **植物描述**　攀缘状灌木。单叶对生，2列，无托叶，具柄；叶片长圆形至阔椭圆形，顶端急尖至渐尖，基部钝圆至圆形，全缘，上面无毛，下面被微柔毛，网状脉，中脉明显。穗状花序顶生或腋生，苞片钻状；花两性，具小苞片，无梗，5数；花萼合生，5裂，裂片三角

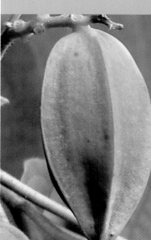

形，顶端急尖，萼筒细长，基部与子房贴生；花瓣5，离生，长圆形或倒卵状长圆形，淡红色；雄蕊10，2轮，外轮与花萼裂片对生，花丝不等长，花药2室，近长圆形，"丁"字着生，纵向开裂；雌蕊1，子房椭圆形，1室，花柱丝状，柱头头状。核果5棱，具皱纹，黑色，无毛，革质；种子1，无胚乳。

■ **生态**　生于次生林及季雨林、低地雨林和高地雨林的干扰区。喜光，耐半荫，但光照充足开花更繁茂；喜高温多湿环境，不耐寒，不耐旱。以在肥沃、富含有机质的砂壤土中生长为最佳。

■ **分布**　中国主要分布于福建、台湾、江西、湖南、广东、广西、四川、云南、贵州等省区。

东盟地区主要分布于老挝、缅甸等国家。

印度亦有分布。

■ **化学成分**　叶含有芸香苷、葫芦巴碱、L-脯氨酸、L-天门冬酰胺、使君子酸。

花含有花葵素-3-葡萄糖苷、芳香樟醇氧化物、2,2,6-三甲基-6-乙烯基-3-四氢吡喃酮、α-法呢烯、(Z)-3-苯甲酸叶醇酯和苯甲酸苄酯。

籽油含有亚麻油酸、油酸、棕榈酸、硬脂酸、花生酸。

果实含有鞣花鞣质类、quisqualin A 和 quisqualin B。

■ **药理作用**　具有抗炎、解热、免疫调节、抗葡萄球菌、杀虫、抗菌作用。使君子水醇提取物剂量达1500mg/kg体重可产生明显毒性。在小鼠和大鼠身上进行种子毒性试验，以获取更多关于杀虫药用安全的信息。

■ **应用**

柬埔寨	种子可杀虫；叶外用治疗烧烫伤和溃疡。
中国	成熟果实治疗蛔虫病、蛲虫病、虫积腹痛、小儿疳积。
老挝	治疗癣病。
马来西亚	根、叶提取物可杀虫；根治疗呃逆、咳嗽，外用贴敷治疗头痛。
缅甸	根、种子和果实入煎剂可杀虫、止泻；果实入煎剂治疗肾炎；叶治疗发热疼痛；根治疗风湿痹痛。
菲律宾	果实可用作驱虫剂；全株治疗咳嗽。
泰国	根可杀虫；叶可消炎，治疗脓疮、伤口不愈、胃肠胀气、头痛；果实可杀虫；种子可杀虫、通便、清热。

越南　　　　　根治疗风湿痹痛、胃痛；果实入煎剂治疗牙痛。

■ **使用注意**　　　服用时可致呃逆、眩晕、呕吐、腹泻等反应。服用时忌饮浓茶。

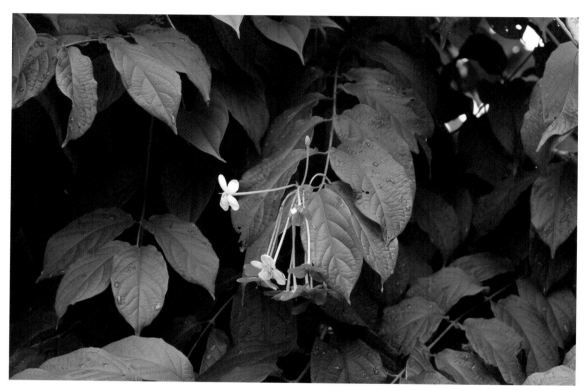

使君子原植物

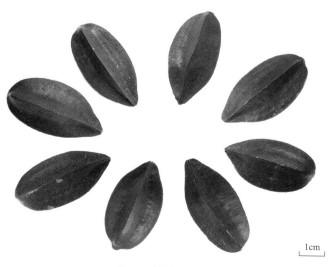

1cm

使君子药材（果实）

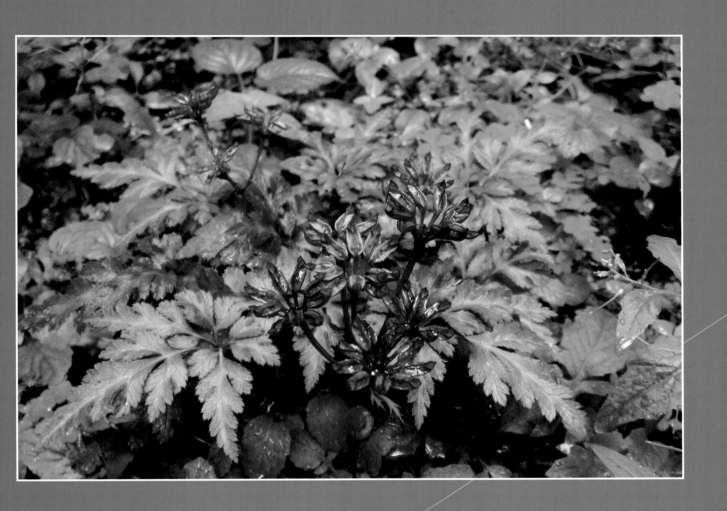

110 黄连

Coptis chinensis Franch.

学名	*Coptis chinensis* Franch.
科	毛茛科
异名	*Coptis chinensis* var. *angustiloba* W. Y. Kong, *Coptis teeta* var. *chinensis* (Franch.) Finet & Gagnep., *Coptis chinensis* var. *chinensis*

■ **本地名称**

中国　黄连 Huáng lián，味连 Wèi lián，川连 Chuān lián，鸡爪连 Jī zhuǎ lián。

越南　Hoàng liên, Phàng lĩnh (Mông) {Ho[af]ng li[ee]n, Ph[af]ng l[ix]nh (M[oo]ng)}.

■ **通用名称**　Chinese gold thread, Mishmi bitter.

■ **药用部位**　根茎。

■ **植物描述**　多年生草本。根茎常分枝。基生叶几片，叶柄无毛，长5~12cm；叶片纸质至稍带革质，卵状三角形，宽达10cm，3全裂，中央全裂片卵状菱形，侧全裂片斜卵形，比中央全裂片短，不等2深裂，两面的叶脉隆起，除表面沿脉被短柔毛外，其余无毛。二歧或多歧聚伞花序有花3~8；苞片披针形，三或五回羽状深裂；萼片5，绿黄色，披针形，长7~12mm，宽2~3mm，无毛；花瓣条形或线状披针形，长5~7mm，顶端渐尖；雄蕊约20，花药长约1mm，花丝长2~5mm；雌蕊8~12。蓇葖果长6~8mm，果柄约与之等长；种子7~8，长椭圆形，长约2mm。2~3月开花，4~6月结果。

■ **生态**　生于海拔500~2000m的森林、山谷的阴凉处。

■ **分布**　中国主要分布于安徽、福建、广东、广西、

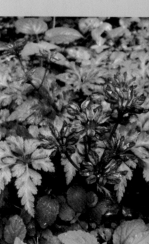

贵州、湖北、湖南、陕西、四川、浙江等省区。

东盟地区主要分布于越南。

■ 化学成分　根茎含有多种生物碱，包括小檗碱、黄连碱、巴马亭、甲基黄连碱、药根碱、木兰碱、表小檗碱、groelandicine、小檗亭、唐松草酚定、氧基白白林、非洲防己碱。此外，还含有黄柏酮、黄柏内酯、3′,4′-二羟基苯乙醇-1-O-$β$-D-葡萄糖苷、龙胆酸-5-O-$β$-D-吡喃葡萄糖苷、4-O-阿魏酰基-D-奎宁酸和阿魏酸。

■ 药理作用　具有抗菌、抗真菌、抗病毒、抗阿米巴病、解热、降血糖、降血脂、抗氧化、抗溃疡、保护心血管、利胆、抗炎等作用，能抗胆碱、抑制NADH（还原型烟酰胺腺嘌呤二核苷酸）氧化酶系统和RNA（核糖核酸）肿瘤病毒逆转录酶活性。口服可能会导致短暂的腹泻、腹胀、腹鸣、多尿、食欲不振、呕吐、恶心和上腹部不适。有因注射或口服黄连素而引起过敏、皮疹等不良反应的案例报道。

■ 应用

柬埔寨　治疗细菌感染、湿疹、高血压、消渴。

中国　根茎治疗湿热痞满、呕吐吞酸、泻痢、黄疸、高热神昏、心烦不寐、血热吐衄、目赤、牙痛、消渴、痈肿疔疮；外治湿疹、湿疮、耳道流脓。酒黄连治疗目赤、口疮；姜黄连治疗寒热互结、湿热中阻、痞满呕吐；萸黄连治疗肝胃不和、呕吐吞酸。

越南　根入散剂或黄连素治疗消化道细菌性感染（如细菌性痢疾、急性肠炎、霍乱、伤寒）、呼吸道感染（白喉、百日咳、肺痨、结核性胸膜炎、支气管炎、肺炎、肺脓肿）、五官感染、妇科炎症及外科局部感染。根入散剂与蓖麻油合用，治湿疹效果优于氧化锌软膏。黄连素口服治疗高血压、急性肾性高血压、子痫前期高血压、急性肾炎、心绞痛、冠状动脉供血不足、支气管炎。与黄芪、金银花合用可降血糖，有效治疗2型糖尿病。

■ 使用注意　黄疸新生儿和孕妇忌用。

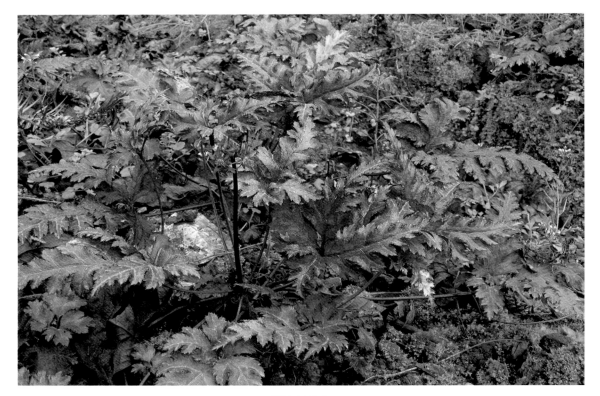

黄连原植物

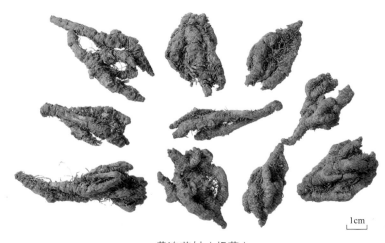

1cm

黄连药材（根茎）

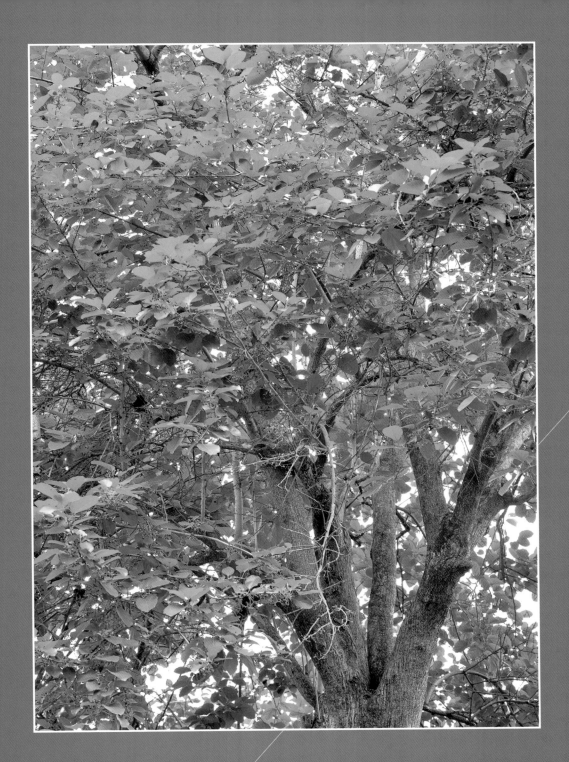

111 破布木

Cordia dichotoma G. Forst.

■ 学名	*Cordia dichotoma* G. Forst.
■ 科	紫草科
■ 异名	*Cordia dichotoma* (Ruiz & Pav.) Gürke

■ **本地名称**

中国　破布木Pò bù mù，破果子Pò guǒ zi，狗屎木 Gǒu shǐ mù，二叉破布木Èr chà pò bù mù，青 桐翠木Qīng tóng cuì mù。

马来西亚　Sekendal.

缅甸　သနပ္ပုဆကီး Thanet-gyi.

菲律宾　Anonang.

泰国　หมันดง Mhun dong.

■ **通用名称**　Largesebasten.

■ **药用部位**　根、叶、果实。

■ **植物描述**　落叶乔木，高达10.5m，树干周长达75.5cm。 叶互生，卵形、宽卵形或椭圆形，长 6~13cm，宽4~9cm，先端钝或具短尖，基 部圆形或宽楔形，边缘通常微波状或具波状 牙齿，稀全缘，两面疏生短柔毛或无毛；叶 柄细弱，长2~5cm。聚伞花序生于具叶的侧 枝顶端，二叉状稀疏分枝，呈伞房状，宽 5~8cm；花二型，无梗；花萼钟状，5裂， 长5~6mm，裂片三角形，不等大；花冠白 色，与花萼略等长，裂片比筒部长；雄花花 丝长约3.5mm；退化雌蕊圆球形；两性花花 丝长1~2mm，花柱合生部分长1~1.5mm，第 1次分枝长约1mm，第2次分枝长2~3mm，柱 头匙形。核果近球形，黄色或带红色，直径 10~15mm，具多胶质的中果皮，被宿存的花

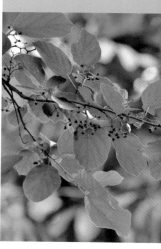

萼承托。花期2~4月，果期6~8月。

■ **生态**　　生于海拔300~1900m的山坡疏林及山谷溪边。在多种土壤中生长旺盛，但更喜深厚、湿润的砂壤土。

■ **分布**　　中国主要分布于西藏、云南、贵州、广西、广东、福建及台湾等省区。

东盟地区主要分布于缅甸。

印度、澳大利亚和新喀里多尼亚亦有分布。

■ **化学成分**　　全株含有 O-n-丁基-2-羟基-3-(4-羟基)-苯基丙酸酯、O-乙基-2-羟基-3-(4-羟基)-苯基丙酸酯、O-甲基-2-羟基-3-(4-羟基)-苯基丙酸酯、2-羟基-3-(4-甲氧基)-苯丙酸。

■ **药理作用**　　具有调节血糖、促进伤口愈合、抗菌、抗真菌、止痛、杀虫、保护胃黏膜、抗溃疡、抗炎作用，有细胞毒性。治疗退行性疾病、糖尿病、溃疡性结肠炎。无明显毒性。

■ **应用**

中国　　可行气止痛、化痰止咳。根治疗心胃气痛、湿热腹泻；果实治疗急慢性支气管炎。

缅甸　　可利尿、杀虫、化痰、镇痛，治疗溃疡性结肠炎。

菲律宾　　树皮治疗头痛、胃痛、疖子。树皮煎剂可退热消食，其粉末治疗口腔溃疡。树皮浸渍剂可用作漱口水。

■ **使用注意**　　无。

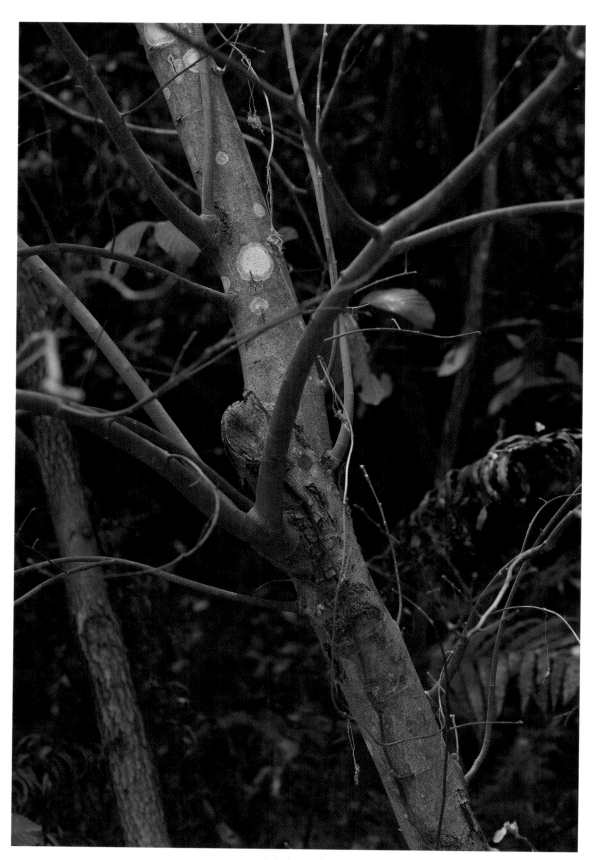

破布木原植物

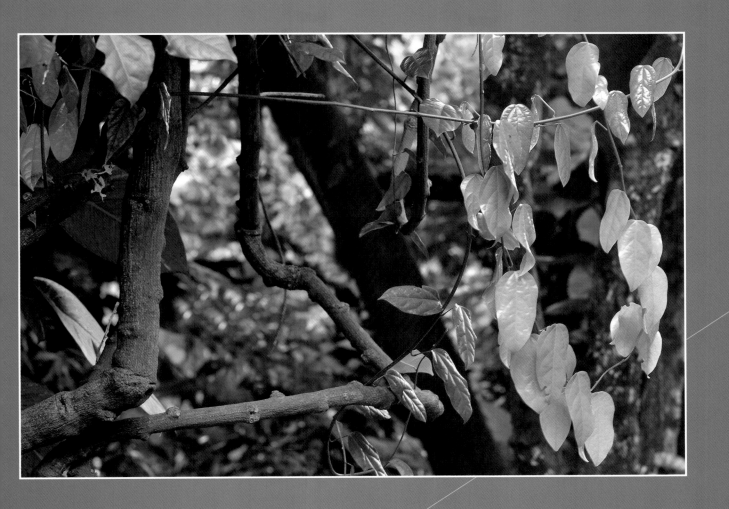

112 筛孔防己

Coscinium fenestratum (Goetgh.) Colebr.

学名	*Coscinium fenestratum* (Goetgh.) Colebr.
科	防己科
异名	*Coscinium maingayi* Pierre, *Menispermum fenestratum* Gaertn., *Coscinium miosepalum* Diels, *Coscinium peltatum* Merr., *Coscinium usitatum* Pierre, *Coscinium wallichianum* Miers

■ **本地名称**

柬埔寨　រ្ញ្ញ៉រមៀតធំ Voar romeat thom.

中国　筛孔防己 Shāi kǒng fáng jǐ。

老挝　ເຄືອແຮນ Kheua haem.

马来西亚　Koopur, Kopah, Tole.

缅甸　သစ်နနွင်း Thit na nwin.

泰国　เครือเห็น Khruea hen, แฮ้ม Haem.

越南　Vàng đắng, Hoàng đằng lá trắng, Vàng giang, Trơn, Loong trơn, Ktrơng (Bana), Rợ mỏ vàng, Dây nại cày {V[af]ng [dd][aws]ng, Ho[af]ng [dd][awf]ng l[as] tr[aws]ng, V[af]ng giang, Tr[ow]n, Loong tr[ow]n, Ktr[ow]ng (Bana), R[owj] m[or] v[af]ng, D[aa]y n[aj]i c[af]y}.

■ **通用名称**　Ceylon calumba root, False calumba, False calumba root, Turmeric tree.

■ **药用部位**　根、茎。

■ **植物描述**　藤本植物，高达10m，具黄色木质部和汁液；树皮淡黄色，幼时密被毛。单叶互生，无托叶，叶柄长3~16cm；薄革质，长10~32cm，宽8~22cm，阔卵形，顶端渐尖，基部圆形、平截或浅心形，上面近无毛，下面被白色短绒毛，主脉5~7。总状花序腋生

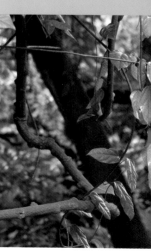

或生于无叶老枝顶端，长达11cm；花黄色。核果1~3，球形或近球形，直径2.6~3cm，褐色、橙色或黄色；种子浅白色，近球形。花果期8~10月。

■ **生态**　生于海拔500~750m的多雨常绿林、潮湿常绿林、半常绿半落叶林中。在平均温度27℃、降雨量大于2000mm的条件下生长良好。宜生于富含腐殖质、排水良好的土壤中。

■ **分布**　东盟地区主要分布于柬埔寨、越南、泰国、印度尼西亚等国家。

斯里兰卡亦有分布。

■ **化学成分**　根、茎含小檗碱、原小檗碱、药根碱、木兰碱、小檗红碱、唐松草酚定、软脂酸、氧化小檗碱、二十六（烷）醇、皂苷、三十一烷、谷甾醇、棕榈酸、油酸、*N,N*-dimethyllindacarpine、氧化软脂酸、(−)-8-8-氧四氢唐松草酚定、(−)-8-氧异紫堇杷明碱、(−)-8-氧泰加碱、(−)-8-酮-3-羟基-2,4,9,10-四甲基氧化小檗碱、8-氧四氢小檗碱、12,13-二氢-8-氧化小檗碱、豆甾醇。

■ **药理作用**　具有降血糖、降血压、抗氧化、抗肝毒素、抗疟原虫、降血脂、抗1型单纯疱疹病毒、抗菌等作用。此外，还具有神经毒性，可引起呕吐、腹泻和痉挛，但其水提取物的急性和亚慢性毒性测试结果呈阴性。

■ **应用**

柬埔寨　可止泻、镇痛、清热，治疗高血压。

老挝　根和茎入煎剂可抗菌、清热，治疗痢疾、疟疾、发热、眼炎；木材浸渍剂可健胃。

马来西亚　用于妇人产后恢复。

缅甸　根可作滋补品，治疗痢疾、枪伤、溃疡和发热。

泰国　茎治疗消渴。

越南　治疗虚损、痔疮流血、月经过多、骨折、消渴，包括关节炎、风湿痹痛、痛风、纤维肌痛等慢性肌肉骨骼疾病，以及霍乱、肠胃炎，可用于推拿。植物浸渍剂、酊剂、浓缩液用于清洗外伤、皮疹。新鲜茎切片入煎剂可清洁血液，治疗破伤风。茎入煎剂内服治疗猴、蛇、蜥蜴咬伤。根皮用于处理伤口，治疗溃疡、皮肤利什曼病、流行性感冒、眼疾，入煎剂洗浴用于缓解身体疼痛。入糊剂和姜黄合用治疗毒蛇咬伤。入散剂与酥油合用治疗溃疡效果显著。茎皮与蜂蜜合用内服治疗黄疸、带下和其他妇科疾病。酒制片剂治疗痢疾。根研磨入煎剂治疗疝痛和胃痛。植物浸渍剂作洗浴、面霜用可抗菌。

■ **使用注意**   无。

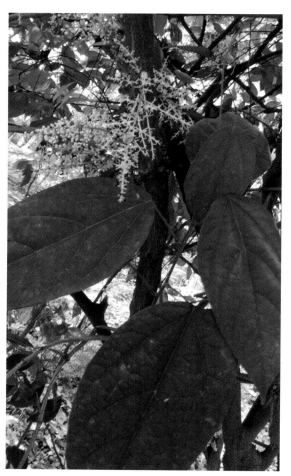

筛孔防己原植物

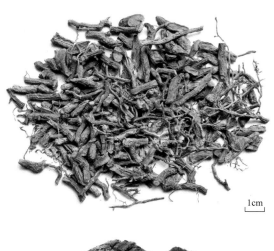

1cm

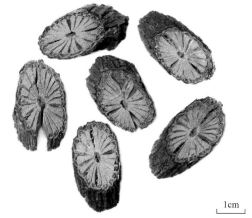

1cm

筛孔防己饮片

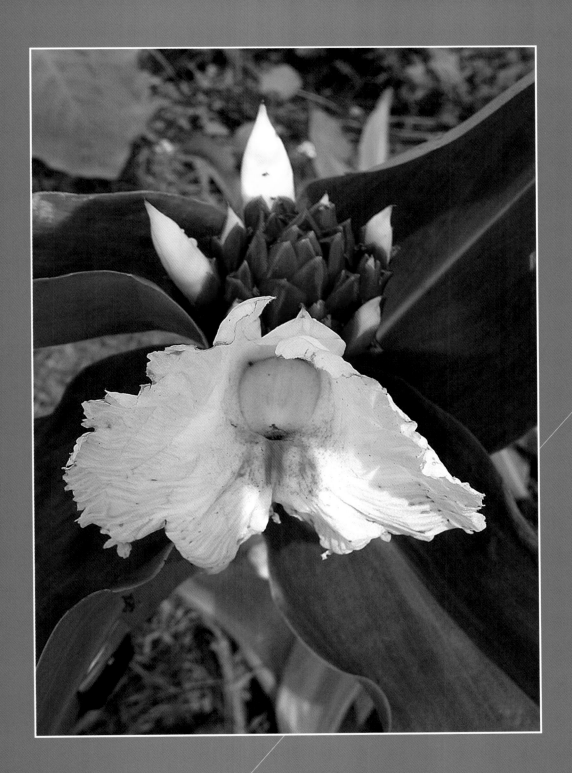

113 闭鞘姜

Costus speciosus (Koenig) Smith

■ **学名** *Costus speciosus* (Koenig) Smith

■ **科** 姜科

■ **异名** *Banksia speciosa* Koen., *Costus speciosus* (Koen. ex Retz.) Sm., *Costus speciosus* var. *nipalensis* (Rosc.) Baker

CHINA-ASEAN

■ **本地名称**

柬埔寨 ដើមត្រថុក Daem trorthok.

中国 闭鞘姜Bì qiào jiāng，观音姜Guān yīn jiāng，山冬笋Shān dōng sǔn，横柯Héng kē，樟柳头Zhāng liǔ tóu。

老挝 ດອກເອື້ອງ Dok uong, ເອື້ອງບົນ Uong bon.

马来西亚 Setawar hutan, Tawar, Setengteng, Tawaga.

缅甸 ဖလံတောင့်မွှေး Pha lan taung hmwe.

泰国 เอื้องหมายนา Auang mai na.

越南 Mía dò, Cát lồi, Dọt đắng, Se vòng, Tậu chó, Cây chót, Nó ường, ỏi phạ (Tay), Co ướng bón (Thai) {M[is]a d[of], C[as]t l[oof]i, D[oj]t [dd][awr]ng, Se v[of]ng, T[aaj]u ch[os], C[aa]y ch[os]t, N[os] [uw][owf]ng, [of]i ph[aj] (Tay), Co [uw][ows]ng b[os]n (Thai)}.

■ **通用名称** Cane-reed, Crape ginger, Elegant costus, Malay ginger, Spiral flag.

■ **药用部位** 全草或根、根茎。

■ **植物描述** 多年生草本，高达2m。根茎肥厚，肉质，横走，长达50cm。茎中空，少分枝。叶互生，具管状叶鞘；叶片长圆状卵形，先端渐尖；幼叶螺旋状排列。圆锥状穗状花序顶生；苞片密被毛；花大，白色，芬芳。蒴果球形或

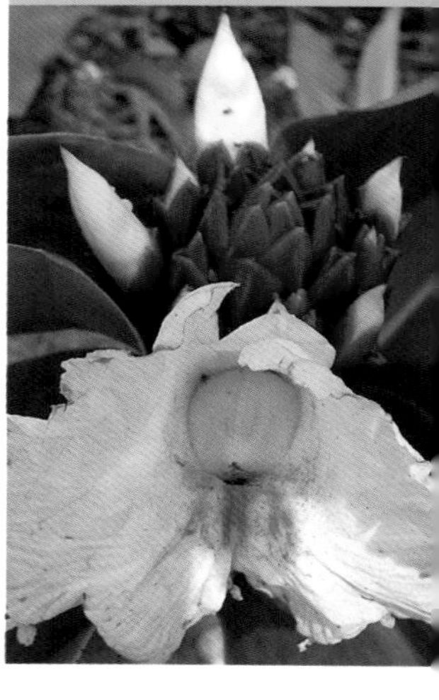

卵形；种子倒卵形或近球形，黑色，被肉质假种皮。花果期6~10月。

- ■ **生态**　生于海拔45~1700m的疏林下、山谷荫湿地、路边草丛、荒坡、水沟边等地。

- ■ **分布**　中国主要分布于台湾、广东、广西、云南等省区。

　　东盟地区主要分布于柬埔寨、印度尼西亚、老挝、马来西亚、缅甸、菲律宾、泰国、越南等国家。

　　不丹、印度、尼泊尔、斯里兰卡、澳大利亚亦有分布。

- ■ **化学成分**　根茎含有薯蓣皂苷元、薯蓣皂苷的芦荟皂苷元B、薯黄皂苷元、genines薯蓣皂苷元和剑麻皂苷元等甾体皂苷，另外还含有β-谷甾醇糖苷、姜黄素、环戊酮衍生物、二十八烷酸、蛋白质、铁、抗氧化成分、维生素C，以及生物碱类、黄酮类、强心苷、酚类物质、鞣质和蒽类、苷类成分。

- ■ **药理作用**　具有抗氧化、降血糖、降血脂作用。其根茎中的皂苷成分具有抗炎、延长麻醉时间、抑制雌激素、减少炎症渗出、解痉、利胆作用。

- ■ **应用**

　柬埔寨　根味苦，可止血、兴奋神经、健胃、杀虫、清热、壮阳，治疗咳嗽、消化不良、癣病、毒蛇咬伤；块茎可烹食。

　中国　根茎可利水消肿、解毒止痒。内服治疗百日咳、肾炎水肿、尿路感染、肝硬化腹水、小便不利，外用治疗荨麻疹、疮疖肿毒、中耳炎。

　老挝　与其他药物合用治疗肾结石和膀胱结石，鲜茎汁液滴耳治疗耳炎。

　缅甸　根可治疗咳嗽、发热、急腹痛和皮肤疾病；茎可治疗耳痛，与肉一起烹饪可利尿护肾；全草可治疗背痛。

　泰国　根茎治疗黄疸、肌肉疼痛、月经过多、荨麻疹、癃闭、泄泻、牙痛、鼻衄、炎症；茎可抗过敏，用于妇人产后恢复，治疗毒蛇咬伤、耳疾。

- ■ **使用注意**　孕妇及脾胃虚弱者禁服。不宜过量及服用鲜品。

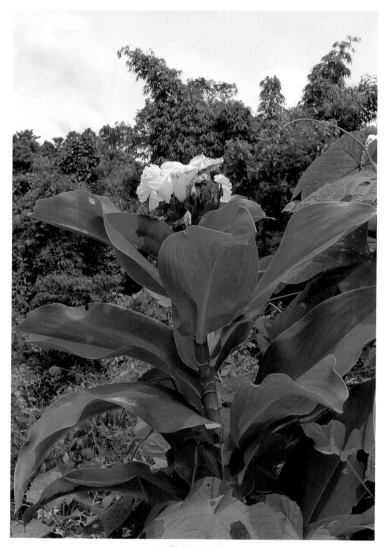

闭鞘姜原植物

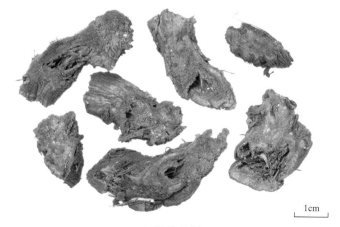

1cm

闭鞘姜药材

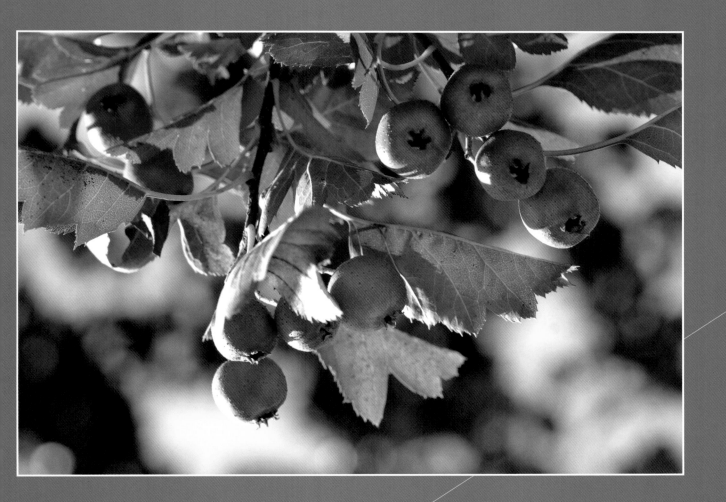

114 山里红

Crataegus pinnatifida var. *major* N. E. Br.

■ 学名	*Crataegus pinnatifida* var. *major* N. E. Br.
■ 科	蔷薇科
■ 异名	*Crataegus korolkowii* Regel ex C. K. Schneid., *Crataegus pinnatifida* var. *korolkowii* (Regel ex C. K. Schneid.) Y. Yabe, *Crataegus tartarica* Hort., *Mespilus korolkowii* (Regel ex C. K. Schneid.) Asch. & Graebn.

■ **本地名称**

中国　　山里红Shān lǐ hóng，北山楂Běi shān zhā，红果Hóng guǒ，棠棣Táng dì，大山楂Dà shān zhā，长毛山楂Cháng máo shān zhā。

马来西亚　Buah hawthorn.

越南　　Sơn tra {S[ow]n tra}.

■ **通用名称**　Hawthorn.

■ **药用部位**　根、叶、果实。

■ **植物描述**　落叶乔木，高达8m，树皮粗糙，暗灰色或灰褐色，具刺，有时无刺。叶互生；叶片宽卵形或三角状卵形，稀菱状卵形，先端短渐尖，基部截形至宽楔形，通常两侧各有3~5羽状深裂片，裂片卵状披针形或带形，先端短渐尖，边缘有尖锐稀疏不规则重锯齿，上面暗绿色有光泽，下面沿叶脉有疏生短柔毛或在脉腋有髯毛。伞房花序具花10~12，花白色或淡红色。梨果近球形，直径约2cm，熟时深红色，带浅褐色斑点。花期5月，果期8~10月。

■ **生态**　生于海拔100~1500m的树林边缘或灌木林中。可栽培于山区、平原、山坡或荒地的酸

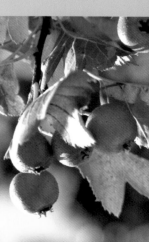

性或碱性土壤中，在砂土中生长良好，不宜种于重质土中。

- ■ **分布**　中国主要分布于黑龙江、吉林、辽宁、内蒙古、河北、河南、山东、山西、陕西以及江苏等省区。

  东盟地区主要分布于马来西亚、越南等国家。

  朝鲜和西伯利亚地区亦有分布。

- ■ **化学成分**　叶含有槲皮素、金丝桃苷、2-(4-羟苯基)苹果酸、盐酸二乙胺、山梨醇、槲皮素-3-O-β-D-葡萄糖苷、芦丁、槲皮素-3-O-α-L-吡喃鼠李糖基-(1→4)-α-L-吡喃鼠李糖基-(1→6)-β-吡喃葡萄糖苷、牡荆素、6″-O-乙酰牡荆素、牡荆素-2″-O-鼠李糖苷、牡荆素-4″-O-葡萄糖苷、绿原酸、齐墩果酸、β-谷甾醇、β-胡萝卜苷、正三十烷醇、山楂素 I 、7-O-α-L-鼠李糖基-3-O-β-D-吡喃葡萄糖基山柰酚、pinnatifida C、pinnatifida D、pinnatifinoside A、pinnatifinoside B、pinnatifinoside C、pinnatifinoside D。

  果实含有表儿茶精、槲皮素、金丝桃苷、绿原酸、枸橼酸、枸橼酸单甲酯、枸橼酸二甲酯、枸橼酸三甲酯、蔗糖、齐墩果酸、琥珀酸、苹果酸、亚油酸、棕榈酸、硬脂酸、油酸、亚麻酸、牡荆素葡萄糖苷。

- ■ **药理作用**　具有促进消化、调节心脏功能、抗脑缺血、降血脂、降血压、抗癌、抗炎、镇痛、抗菌作用。无明显毒性。

- ■ **应用**

  中国　果实治疗肉食积滞、消化不良、小儿疳积、细菌性痢疾、肠炎、产后腹痛、高血压、绦虫病、冻疮、高脂血症、产后宫缩、肾盂肾炎；叶煎水当茶饮，可降血压；根治疗风湿痹痛、泄泻、水肿。

- ■ **使用注意**　脾胃虚弱者及孕妇慎服。

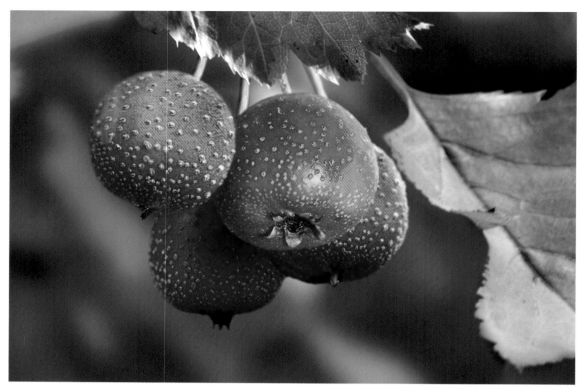

山里红原植物

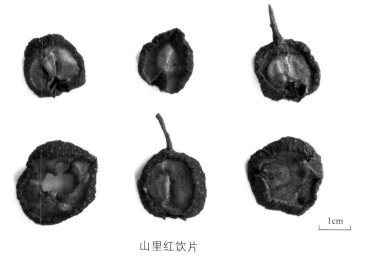

1cm

山里红饮片

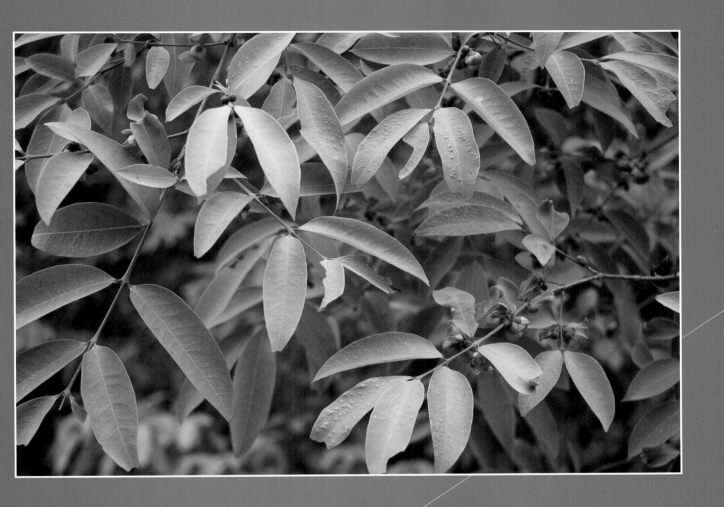

115 黄牛木

Cratoxylum cochinchinense (Lour.) Blume

■ 学名	*Cratoxylum cochinchinense* (Lour.) Blume
■ 科	金丝桃科
■ 异名	*Cratoxylum biflorum* (Lam.) Turcz, *Cratoxylum chinense* (Hance) Merr, *Cratoxylum hypoleuca* Elmer, *Cratoxylum lanceolatum* Miq.

■ **本地名称**

中国　黄牛木Huáng niú mù，黄牛茶Huáng niú chá，雀笼木Què lóng mù，黄芽木Huáng yá mù，狗（九）芽木Gǒu（jiǔ）yá mù。

老挝　ຕິ້ວເຫຼືອງ Ttiu leuang.

缅甸　မိတရော Metayaw.

泰国　ติ้วเกลี้ยง Tiew kliang, ขี้ติ้ว Khee tiew.

越南　Thành ngạch hôi, Lành ngạch hôi {Th[af]nh ng[aj]ch h[oo]i, L[af]nh ng[aj]ch h[oo]i}.

■ **通用名称**　Yellow cow wood, smooth barked mempat.

■ **药用部位**　根、茎、树皮、嫩叶、红色乳胶。

■ **植物描述**　落叶灌木或乔木，高1.5~10m，树皮灰黄色或灰褐色，平滑或有细条纹。叶互生，叶柄长2~3mm；叶片纸质，椭圆形至长圆形，长5~8cm，宽2~3cm，先端骤然锐尖或渐尖，基部钝形至楔形，两面无毛，上面绿色，下面粉绿色，有透明腺点及黑点。聚伞花序腋生或腋外生及顶生，有花1~3；总梗长3~10mm或以上；花直径1~1.5cm，花梗长2~3mm。萼片椭圆形，长5~7mm，宽2~5mm，先端圆形，全面有黑色纵腺条，果时增大；花瓣粉红色、深红色至红黄色，倒卵形，长5~10mm，宽2.5~5mm，先端圆

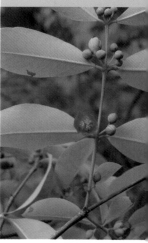

形，基部楔形，脉间有黑腺纹，无鳞片；雄蕊束3，长4~8mm，柄宽扁至细长；下位肉质腺体长圆形至倒卵形，盔状，长达3mm，宽1~1.5mm，顶端增厚反曲。子房圆锥形，长3mm，无毛，3室；花柱3，条形，自基部叉开，长2mm；蒴果椭圆形，长8~12mm，宽4~5mm，棕色，无毛，被宿存的花萼包被达2/3以上。种子每室(5~)6~8，倒卵形，长6~8mm，宽2~3mm，基部具爪，不对称，一侧具翅。花期4~5月，果期6月以后。

- ■ **生态** 生于光照充足的森林中，喜生于山坡、山区林地及灌丛中。喜湿，喜酸性土。
- ■ **分布** 中国主要分布于广东、广西、云南等省区。
  东盟地区主要分布于越南、泰国、缅甸等国家。
  斯里兰卡亦有分布。
- ■ **化学成分** 树皮含呫吨酮类、三萜类、生育酚类化合物。已分离得到：水龙骨萜四烯醇、无羁萜、δ-生育三烯酚及其双聚体、5-(γ-生育三烯基)-γ-生育三烯酸、倒捻子素、山竹子酮D、托沃费林A、2-牻牛儿基-1,3,6-三羟基-4(3,3-二甲基烯丙基)呫吨酮、黄牛木酮、11-羟基-1-异倒捻子素、1,3,5,6-四羟基呫吨酮、5′-去甲氧基卡登星G、黄牛木呫吨酮。
- ■ **药理作用** 具有抗氧化、抗菌、抗癌等作用，有细胞毒性。
- ■ **应用**
  - 中国 治疗感冒、泄泻、肌无力。
  - 老挝 树脂治疗牙齿疾病。
  - 缅甸 树皮治疗疝气。
  - 泰国 树皮治疗消化不良，红色乳胶治疗疥疮，新叶和芽可烹食，茎和根可通便。
- ■ **使用注意** 脾胃虚寒者慎用。

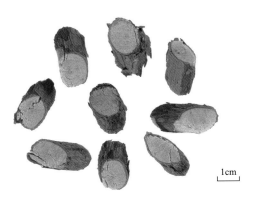

1cm

黄牛木饮片

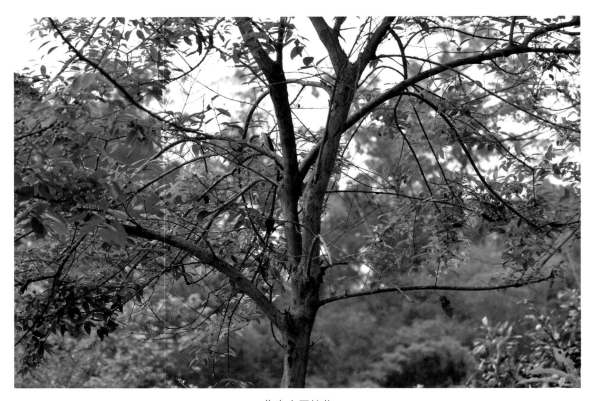

黄牛木原植物

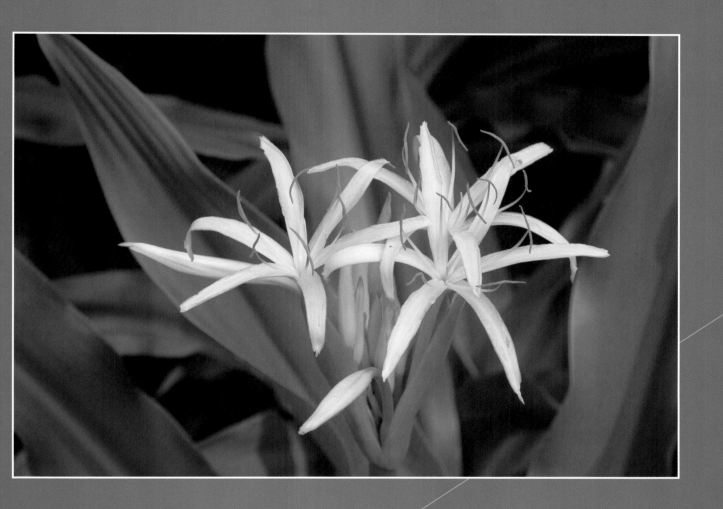

116 文殊兰

Crinum asiaticum L.

■ 学名	*Crinum asiaticum* L.
■ 科	石蒜科
■ 异名	*Crinum asiaticum* var. *angustifolium* (Herb.) Benth., *Crinum asiaticum* var. *asiaticum*, *Crinum asiaticum* var. *declinatum* Herb., *Crinum asiaticum* var. *procerum* (Herb. & Carey) Baker

■ **本地名称**

柬埔寨	កំភ្លឹង Kam ploeung.
中国	文殊兰Wén shū lán，文珠兰Wén zhū lán，罗裙带Luó qún dài，文兰树Wén lán shù，水蕉Shuǐ jiāo。
老挝	ຫວ້ານຊົນ Varn xon.
马来西亚	Pokok bakung.
缅甸	ကိုရုံသကြီး Koyan-gyi.
菲律宾	Bakong.
泰国	พลับพลึง Phlap phlueng.
越南	Náng hoa trắng, Tỏi voi, Chuối nước, Cây lá náng, Vân châu lan, Luột lài, Cáp gun (Tay), Cọ lạc quận (Thai) {N[as]ng hoa tr[aws]ng, T[or]i voi, Chu[oos]i n[uw][ows]c, C[aa]y l[as] n[as]ng, V[aa]n ch[aa]u lan, Lu[ooj]t l[af]i, C[as]p gun (Tay), C[oj] l[aj]c qu[aaj]n (Thai)}.

■ **通用名称** Poison bulb.

■ **药用部位** 全草或鳞茎、叶。

■ **植物描述** 多年生草本。鳞茎长柱形。不定根肉质，白色。地上茎短，直立，粗壮。基生叶，无托叶，叶柄具鞘；叶片带状披针形，顶端渐尖，具一急尖的尖头，边缘波状，暗绿色，

CHINA-ASEAN

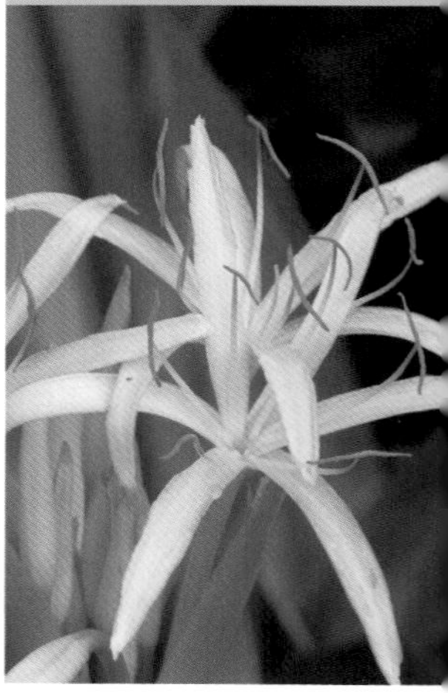

无毛，平行脉7~14。伞形花序，花茎直立，每伞有花15~30；花被合生，管状，裂片6，2轮，条形，与管近等长，内弯或外卷，白色，管圆柱形，细长，绿白色；雄蕊6，2轮，从花被管伸出，淡红色，花丝丝状，短于花被裂片，花药纵向开裂；雌蕊1，子房近长圆形，心皮3。蒴果3瓣裂，近球形，胚乳丰富，肉质。

■ **生态** 生于沙滩或低海拔阴凉潮湿处。喜温暖、湿润、光照充足的环境，不耐寒，耐盐碱土，但在幼苗期忌强直射光照，生长适宜温度为15~20℃。适宜生于肥沃的砂壤土中。

■ **分布** 中国主要分布于福建、广东、广西、台湾等省区。

东盟地区主要分布于缅甸。

■ **化学成分** 全草含有生物碱类化合物，如(−)-4′-羟基-7-甲氧黄烷、(−)-7,4-二羟基二氢黄酮 [(−)-甘草素]、5-羟基-7,4-二甲氧基-6,8-二甲基黄酮（桉树素）、2′,4,4′-三羟基查耳酮（异甘草素）、β-谷甾醇、花生酸、二十二烷酸、亚油酸、油酸、棕榈酸、戊癸二烯酸，还含有正十五烷醇、正二十八烷醇、正十九烷醇、正十九烷醇丁基羟基甲苯、丁子香酚、异丁子香酚、1,2-苯二羧酸二丁酯。

■ **药理作用** 具有镇痛、抗菌、抗炎、抗病毒、抗肿瘤等作用。

■ **应用**

柬埔寨 鳞茎有毒，治疗皮疹和风湿痹痛；叶可抗菌，外用治疗脱臼和水肿。

中国 叶和鳞茎可消肿止痛、活血散瘀，治疗跌打损伤、风热头痛、热毒疮肿等；全草治疗咽喉炎、跌打损伤、痈疖肿痛、蛇咬伤。

老挝 鲜叶研磨烤制热敷外用，治疗风湿痹痛、蜂窝织炎、闭合性骨折、扭伤、泄泻；干叶入煎剂作洗剂，治疗痔疮；鲜叶汁液可滴耳治疗耳炎和治疗良性前列腺增生。

缅甸 治疗关节炎、跌打损伤、皮炎、疱疹。

菲律宾 鳞茎制成膏药可治疗皮肤病。叶可用作润肤剂。鳞茎可用作催吐剂。

泰国 叶可止吐，治疗跌打损伤。

■ **使用注意** 全草有毒，以鳞茎毒性最大，内服宜慎。故药用时必须严格遵照医嘱，且严防小儿误食。

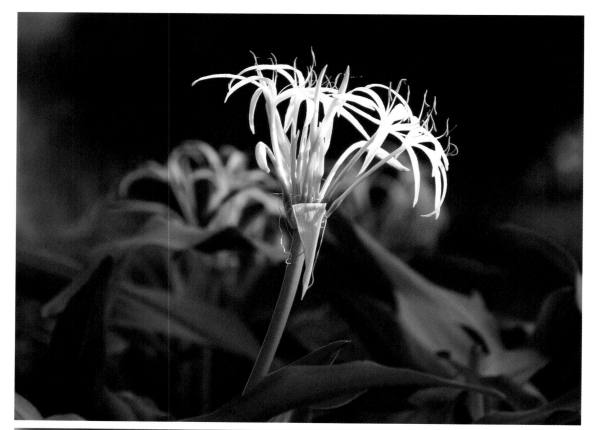

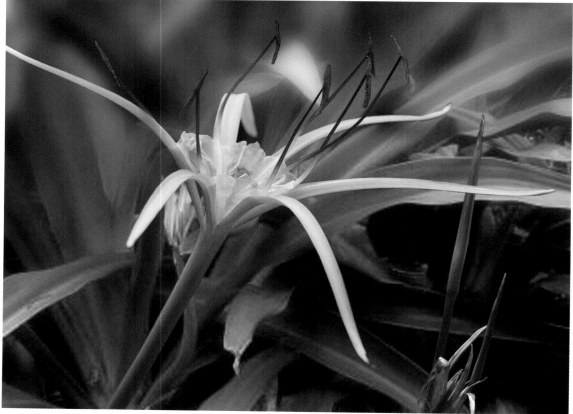

文殊兰原植物

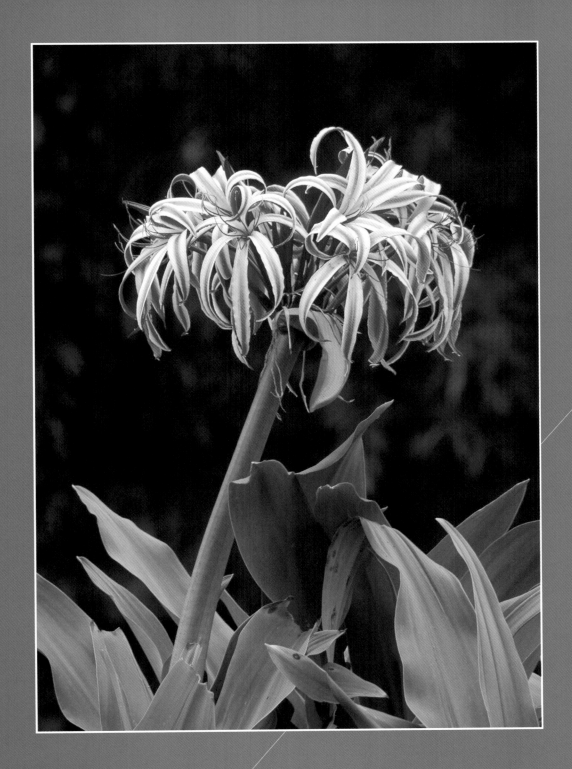

117 西南文殊兰

Crinum latifolium L.

■ 学名	*Crinum latifolium* L.
■ 科	石蒜科
■ 异名	*Crinum esquirolii* H. Léveillé, *Crinum ornatum* Herbert var. *latifolium* (L.) Herbert

■ **本地名称**

柬埔寨	កំភ្លឹង Kampleung.
中国	西南文殊兰 Xī nán wén shū lán。
老挝	ຫວ້ານຊົນ Varn xon.
缅甸	ဂမုန်းကြွေထိုး Gamon-kwin-htoe.
菲律宾	Lirio.
泰国	ว่านคอแดง Wan kho daeng, ว่านแร้งคอคำ Wan raeng khok ham.
越南	Trinh nữ hoàng cung, Náng lá rộng, Tỏi lơi lá rộng {Trinh n[uwx] ho[af]ng cung, N[as]ng l[as] r[ooj]ng, T[or]i l[ow]i l[as] r[ooj]ng}.

■ **通用名称**　Wine Lily, Pink-striped trumpet lily, Wide-leaved pink-striped trumpet lily, Wide-leaved crinum lily, Crinum lily.

■ **药用部位**　根、鳞茎、叶。

■ **植物描述**　多年生粗壮草本。叶带形，长70cm或更长，宽2~7cm或更宽。伞形花序有花数朵，下有佛焰苞状总苞片2，披针形，长约9cm，小苞片多数，条形；花梗很短；花被近漏斗状高脚碟形；花被管长约9cm，常稍弯曲；花被裂片披针形或长圆状披针形，长约7.5cm，宽约1.5cm，顶端短渐尖；雄蕊6，花丝短于花被，花药条形，长1.2~1.8cm。花期6~8月。

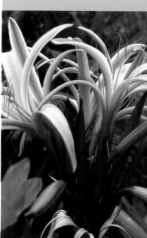

■ **生态**　　　常生于海拔400~1800m的河床、沙地中。

■ **分布**　　　中国主要分布于福建、广东、广西、湖南、四川等省区。

东盟地区主要分布于老挝、缅甸、泰国、越南等国家。

印度、斯里兰卡和孟加拉国亦有分布。

■ **化学成分**　本品含有生物碱类、糖类、黄酮类。生物碱类包含小星蒜碱、草原文殊兰宁碱、安贝灵和石蒜碱。在鳞茎中含有吡咯菲啶基生物碱、草原文殊兰宁碱、草原文殊兰星碱。另外，在鳞茎中还含有3-O-乙酰基扁担叶碱、文殊兰胺、鲍威文殊兰碱、文殊兰碱、1-O-乙酰基石蒜碱、扁担叶碱和车瑞灵，两种水溶性的葡聚糖A、葡聚糖B。葡聚糖A由12个葡萄糖单元组成，而葡聚糖B则有110个葡萄糖残基，同时葡聚糖A有一条由六糖组成的边链。

■ **药理作用**　具有抗氧化、抗炎、抗增殖、抗肿瘤和抗菌作用。无明显毒性。

■ **应用**

柬埔寨　　可抗菌、促进伤口愈合，治疗咳嗽、咽喉肿痛、牙痛。叶治疗四肢肿胀，根治疗毒蛇咬伤，叶和根功效较吐根树优。叶与油合用治疗脚趾和手指炎症。鳞茎治疗风湿痹痛，叶放置于牛棚可杀虫，叶烟熏可灭蚊。

中国　　　鳞茎和叶入药，治疗跌打损伤、骨折、关节痛、牙痛、恶疮肿毒、痔疮、带状疱疹、牛皮癣。

老挝　　　鲜叶研磨炒制热敷外用治疗风湿痹痛、蜂窝织炎、开放性骨折、扭伤，可通便。叶入煎剂外洗治疗痔疮，鲜叶汁滴耳治疗耳炎。

缅甸　　　茎治疗腹泻、发热、关节炎、呕吐、耳痛及其他耳部疾病。

越南　　　可抗病毒、抗肿瘤，治疗前列腺肿瘤、良性前列腺增生、子宫平滑肌瘤、缺氧、炎症。另外，可促进组织再生、激素平衡，增强细胞免疫。可作T淋巴细胞活化剂。

■ **使用注意**　内服宜慎。

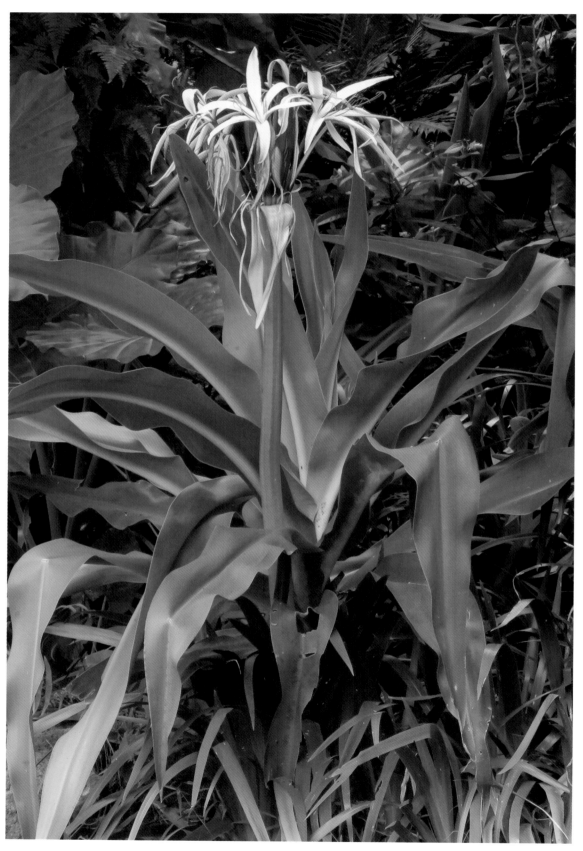

西南文殊兰原植物

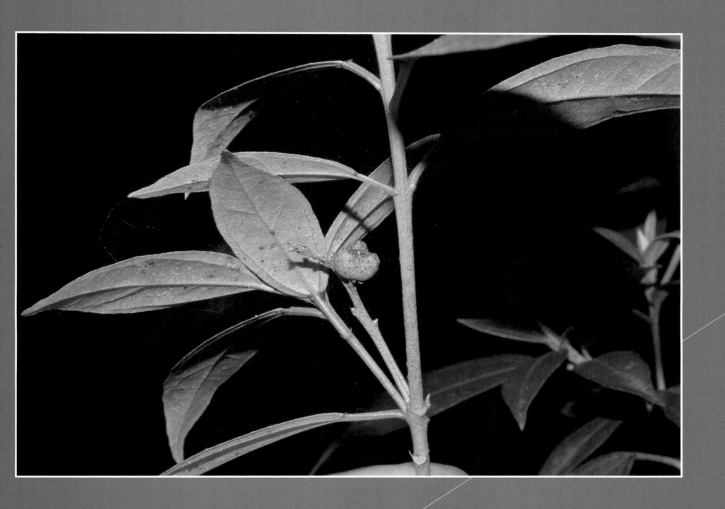

118 越南巴豆

Croton kongensis Gagn.

学名	*Croton kongensis* Gagn.
科	大戟科
异名	*Croton tonkinensis* Gagn.

■ **本地名称**

中国　越南巴豆Yuè nán bā dòu。

老挝　ຂ້າຫຼວດ Xa lot.

泰国　เปล้าเงิน Plao ngoen.

越南　Khổ sâm {Kh[oor] s[aa]m}.

■ **药用部位**　根、叶。

■ **植物描述**　灌木，高约5m。叶柄长1~5cm，顶端有2杯状腺体；叶片纸质，卵形至椭圆状披针形，长5~15cm，宽3~8cm，顶端渐尖，稀短尖，基部圆形至阔楔形，全缘，干后上面常呈暗褐色，鳞腺稀少，下面苍灰色至灰褐色；基出脉3，侧脉3~5对，远离边缘弯拱连结。总状花序顶生，长5~15cm，苞片卵状披针形，长2~3mm；雄花萼片卵形，长约1.5mm，被鳞腺；花瓣长椭圆形至条形，长约2mm，边缘被绵毛；雄蕊12，花丝下部被绵毛；雌花萼片披针形，长约3mm，被鳞腺；子房近球形，被鳞腺，花柱2裂。蒴果近球形，长4~5mm；种子卵状，长约3.5mm，暗红色。花期几全年。

■ **生态**　生于空旷林地，海拔可至2000m。

■ **分布**　中国主要分布于海南、云南等省区。

东盟地区主要分布于老挝、缅甸、泰国和越南等国家。

■ **化学成分**　叶含有生物碱、黄酮、鞣酸、多酚和二萜

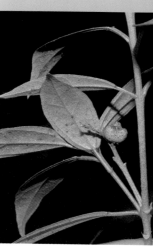

类。生物碱含8,9-开环贝壳杉烷型二萜化合物：①消旋-8,9-断-7α,11β-二乙酸基贝壳杉-8,16-二烯-9,15-二酮；②消旋-8,9-断-8,14-环氧-7α-羟基-11β-乙酸基-16-贝壳杉烯-9,15-二酮；③消旋-8,9-断-7α-羟基-11β-乙酸基贝壳杉-8,16-二烯-9,15-二酮；④消旋-7β-羟基-15-氧代贝壳杉-16-烯-18-基乙酯。

■ **药理作用**　具有抗菌、抗疟、抗氧化、抗炎、抗癌作用。无明显毒性。

■ **应用**

中国　根治疗急性胃肠炎、呕吐；叶治疗皮疹、口角疮；全草治疗急性胃肠炎、头皮疹。

老挝　治疗发热、消渴。

泰国　内服治疗各类胃病，外用治疗痈疮肿痛、脓疱病。

越南　治疗痛经、滴虫性阴道炎、胃溃疡、泄泻、痢疾。

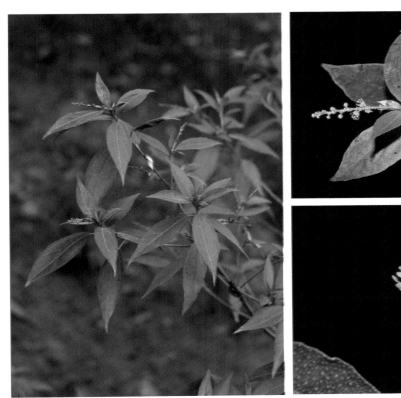
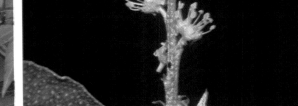

越南巴豆原植物

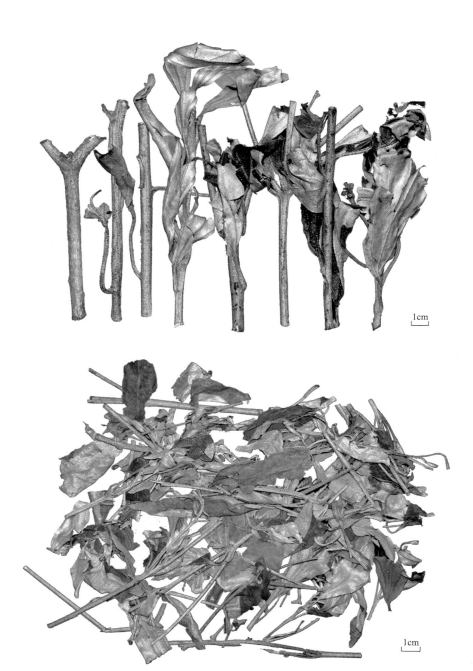

越南巴豆药材

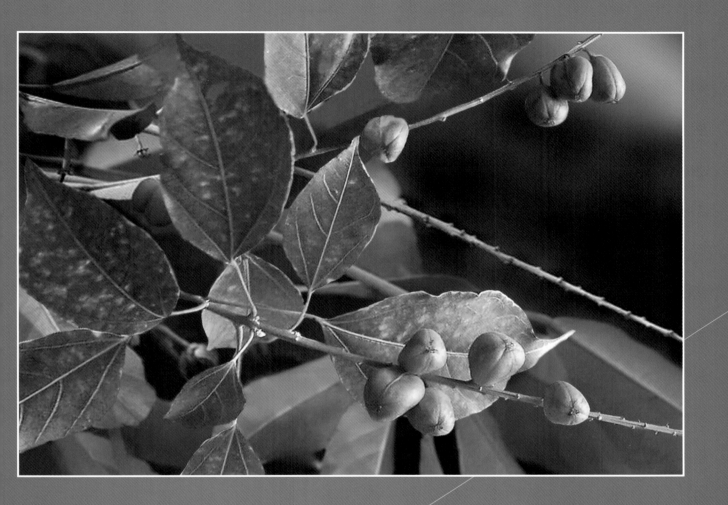

119 光叶巴豆

Croton persimilis Müll. Arg.

■ 学名	*Croton persimilis* Müll. Arg.
■ 科	大戟科
■ 异名	*Croton persimilis* var. *glabratus* Müll. Arg.

■ **本地名称**

柬埔寨	តាពូង Tapoung.
中国	光叶巴豆Guāng yè bā dòu。
老挝	ເປົ້າໃหຍ่ Pao nhai.
缅甸	သက္ရင္းဆက္ဳ: Thet-yin-gyi.
泰国	เปล้าใหญ่ Plao yai.
越南	Cù đèn {C[uf] [dd][ef]n}.

■ **通用名称** Croton.

■ **药用部位** 根、边材、心材、根皮、树皮、叶、花、果实。

■ **植物描述** 落叶乔木，树皮褐色。单叶互生，密集；托叶脱落；叶片椭圆状长圆形或长圆状披针形，顶端急尖至渐尖，基部急尖或钝圆，边缘具锯齿，近无毛，上面暗绿色，中脉明显，网状脉。圆锥花序生于茎枝上部；苞片披针形至卵形；花单性，5数。雄花花萼合生；花瓣5，离生，卵形，浅黄绿色；雄蕊12，花丝细长，花蕾时内折，基部多毛，花药2室，近长圆形，贴生，内曲，纵向开裂；无退化雌蕊。雌花花萼合生，5裂，裂片阔椭圆形；花冠退化；雌蕊1，卵状近长圆形，无毛，心皮3，合生，3室，花柱3，柱头2裂。蒴果2瓣裂；种子3，近长圆形，浅绿色，光滑，胚乳丰富，肉质。

■ **生态** 生于落叶林、常绿林、干燥的落叶混交林、常

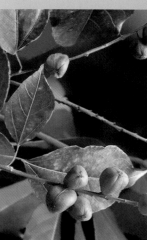

绿落叶阔叶混交林、路边、陈年裂缝、石坡、溪边、石灰岩、砂岩、玄武岩及花岗岩上。

- **分布**　中国主要分布于海南和云南等省区。

  东盟地区主要分布于缅甸、泰国、柬埔寨、老挝、越南等国家。

  印度、斯里兰卡、孟加拉国亦有分布。

- **化学成分**　茎皮含有(2*E*,7*E*,11*E*)-1-异丙基-1,4-二羟基-4,8-二甲基环十四烷基-2,7,11-三烯-12-羧酸、甲基-15,16-环氧-12-酮-3,13,14-烷基三烯-20,19-内酯-17-甲酯、二萜类化合物、巴豆瑞士松酸、新巴豆瑞士松酸、(−)-海松-9,15-二烯-19-醇、(−)-海松-9,15-二烯-19-酸。

- **药理作用**　具有镇痛、抗炎作用。有中度毒性，对海拉细胞有细胞毒性，可抗癌。

- **应用**

  柬埔寨　可止痛、通便，治疗毒蛇咬伤。树皮治疗慢性肝大及弛张热；叶入煎剂治疗疥疮；种子有毒，外用治疗跌仆损伤和风湿痹痛。

  老挝　治疗胃溃疡。

  缅甸　治疗痛证、炎症肿痛、水肿、痛经、闭经、便秘。

  泰国　根可调经、祛风、止渴、化痰，治疗免疫系统疾病、雅司病、癌症、癣病、皮肤瘙痒；树皮可消食、清热、化痰、祛风；边材可消食、清热、化痰；心材可调经、杀虫、祛风；叶可止痒、杀虫、祛风、止渴、化痰；花可杀虫、抗菌；果实可调经。

- **使用注意**　无。

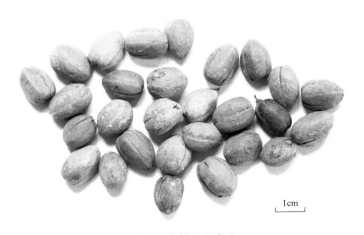

光叶巴豆药材（果实）

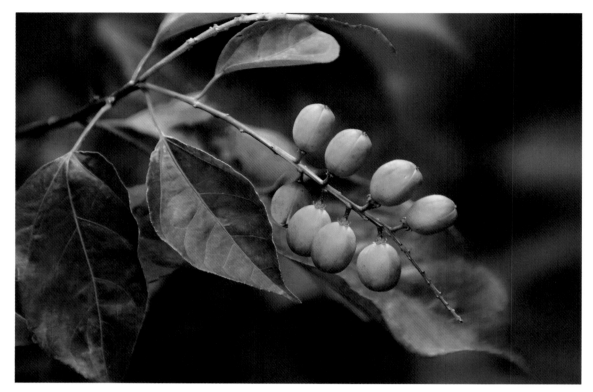

光叶巴豆原植物

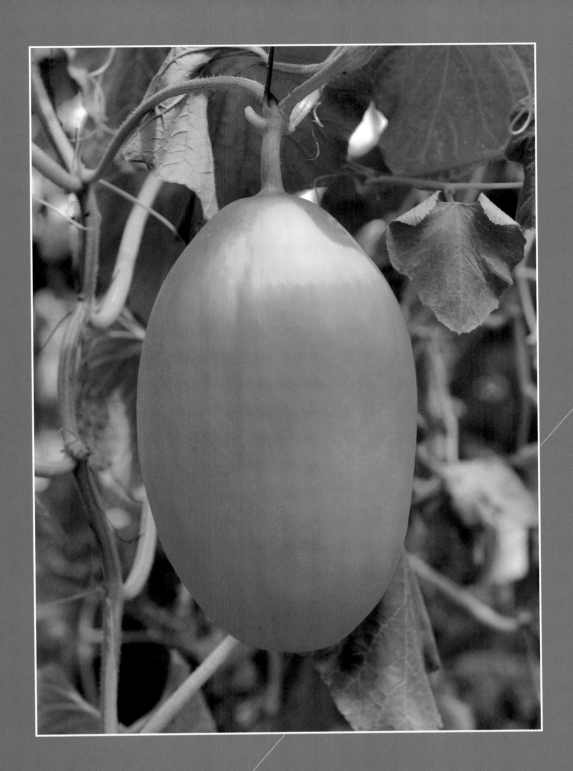

120 甜瓜

Cucumis melo L.

学名	*Cucumis melo* L.
科	葫芦科
异名	*Cucumis dudaim* L.

■ **本地名称**

柬埔寨　ត្រសក់ស្រូវ Trasak sroovv.

中国　甜瓜Tián guā，白兰瓜Bái lán guā，哈密瓜Hā mì guā，华莱士瓜Huá lái shì guā，香瓜Xiāng guā。

老挝　ໝາກແຕງລາຍ Mark taeng lai.

马来西亚　Bluwak.

缅甸　သခွါးမွှေး Thakwa hmwe.

菲律宾　Melon.

泰国　แตง Taeng.

越南　Dưa bở, Dưa nứt, Dưa hồng {D[uw]a b[owr], D[uw]a n[uws]t, D[uw]a h[oof]ng}.

■ **通用名称**　Melon，Muskmelon，Sweet melon.

■ **药用部位**　全草或叶、果实、种子。

■ **植物描述**　一年生匍匐或攀缘草本；茎、枝有棱，有黄褐色或白色的糙硬毛和疣状突起。卷须纤细，单一，被微柔毛。叶柄长7~12cm，具槽沟及短刚毛；叶片厚纸质，近圆形或肾形，长、宽均6~15cm，上面粗糙，被白色糙硬毛，背面沿脉密被糙硬毛，边缘不分裂或3~7浅裂，裂片先端圆钝，有锯齿，基部截形或具半圆形的弯缺，具掌状脉。花单性，雌雄同株。雄花数朵簇生于叶腋；花梗纤细，长0.5~4cm，被柔毛；花萼筒狭钟形，密被白色长柔毛，长3~8mm，裂片近钻形或

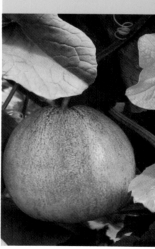

条形；花冠黄色，管长约2mm，裂片卵状长圆形至阔卵形或倒卵形；雄蕊3，花丝极短，药室折曲。雌花单生；子房长椭圆形或纺锤形，密被长柔毛和长糙硬毛，花柱长1~2mm，柱头3，长约3mm。果实的形状、大小、颜色和味道因品种而异；种子多数，黄白色，卵形或长圆形，先端急尖，顶端微凹，基部钝，表面光滑。花果期5~9月。

■ **生态** 喜温暖环境，耐热，不耐寒，喜光，耐旱。宜选排水良好、土层深厚的冲积砂壤土栽培。

■ **分布** 中国各地广泛栽培。

东盟地区主要分布于泰国、柬埔寨、老挝、马来西亚、菲律宾、缅甸、越南等国家。

世界其他温带至热带地区亦有分布。

■ **化学成分** 果梗含有粘霉烯醇、葫芦素B、葫芦素B-2-O-β-D-葡萄糖苷、葫芦素D、(6S,9S)-6-羟基-3-酮-α-紫罗兰醇-9-O-β-D-葡萄糖苷、尿嘧啶核苷和β-D-葡萄糖乙苷。

种子含油、蛋白质、糖类、维生素E。种子蛋白质中氨基酸种类齐全，种子油富含不饱和脂肪酸。

茎主要含有α-菠菜甾醇、7-豆甾烯-3β-醇。

果实含球蛋白、柠檬酸等有机酸、胡萝卜素。其香气成分大约有2000种，主要包括酯类、醛类、醇类、内酯类、萜类、酚类、醚类和一些含硫化合物。

■ **药理作用** 对某些真菌有抑制作用，无抑菌作用。

■ **应用**

柬埔寨　果实和根可治疗呕吐。乳液治疗急慢性湿疹、雀斑、消化不良。种子油治疗鼻区充血。

中国　全草可消炎败毒、催吐、除湿等。果梗阴干或晒干适量，研末吹鼻可退黄。果实治疗暑热烦渴、小便不利、暑热下痢腹痛。

缅甸　果实治疗泌尿系统疾病、烧伤、溃疡和炎症。

菲律宾　种子煎剂可用作利尿剂。

泰国　叶治疗发热；花可延缓衰老，干花治疗呕吐、黄疸、鼻孔内壁破损；果肉可利尿、滋补、发汗、消食、止咳。

■ **使用注意** 脾胃虚寒、腹胀便溏者忌服。

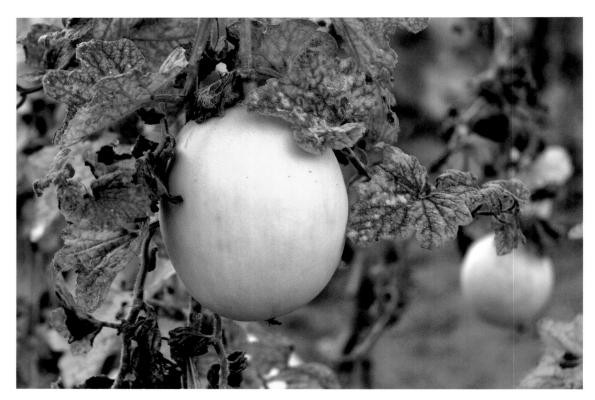

甜瓜原植物

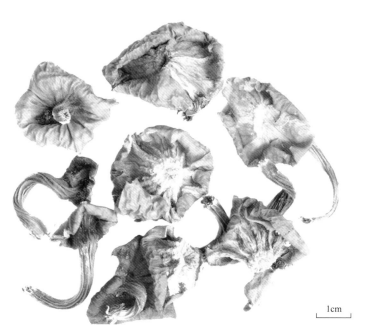

1cm

甜瓜药材（果梗）

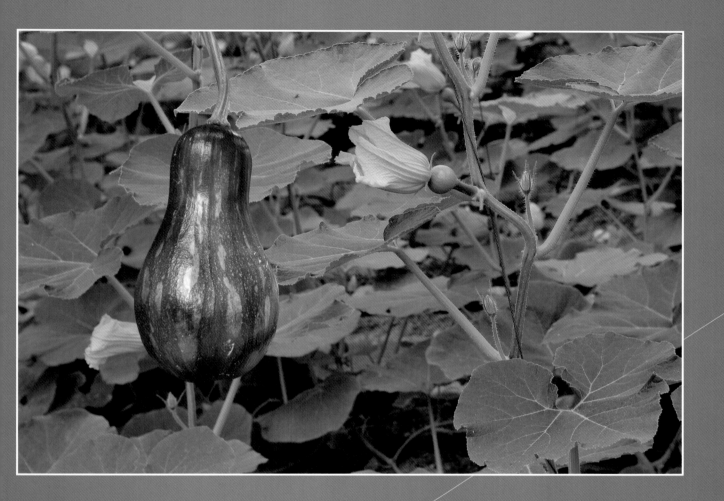

121 南瓜

Cucurbita moschata Duchesne

■ 学名	*Cucurbita moschata* Duchesne
■ 科	葫芦科
■ 异名	*Cucurbita colombiana* (Zhit.) Bukasov, *Cucurbita hippopera* Ser., *Cucurbita macrocarpa* Gasp.

■ **本地名称**

柬埔寨　ល្ពៅស្រុក Lpeuv srok.

中国　　南瓜Nán guā，倭瓜Wō guā，番瓜Fān guā，饭瓜Fàn guā，番南瓜Fān nán guā，北瓜Běi guā。

老挝　　ໝາກອຶ Mak eu, ໝາກຟັກຄໍ Mark fackham.

马来西亚　Labu kuning.

缅甸　　ဖရုံ Hpa yone.

泰国　　ฟักทอง Fak thong.

越南　　Bí ngô, Bí đỏ, Bí rợ, Nam qua, Má ứ (Thai), Phặc đeng (Tay), Plăc ropual (K'ho), Nhắm (Dao) {B[is] ng[oo], B[is] [dd][or], B[is] r[owj], Nam qua, M[as] [uws] (Thai), Ph[awj]c [dd]eng (Tay), Pl[aw]c ropual (K'ho), Nh[aws]m (Dao)}.

■ **通用名称**　Pumpkin, Field pumkin, Field pumpkin, Cushaw, Butternut squash, Winter squash, Squash.

■ **药用部位**　花、果实、种子。

■ **植物描述**　一年生蔓生草本，长5~10m。茎有分枝，被短柔毛或硬毛。卷须分枝4，被软毛，短于叶柄。叶互生，叶柄长11~39cm，具条纹，被柔毛；叶片长、宽均15~25cm，阔卵形，浅裂，裂片圆钝，基部心形或戟状，边缘具细锯齿。花单生，花梗粗，有棱；花萼钟状，黄绿色，长3.5~4cm，被粗毛，裂片条

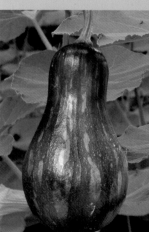

形至长圆形，长2.5~3cm；花冠亮黄色，钟状，裂片圆钝，外卷。瓠果形状多样，扁球形至球形，绿色，熟时淡黄色，长25~30cm。全年开花结果。

■ **生态** 为短日照植物，喜温暖，耐旱性强。对土壤要求不严，但以肥沃、中性或微酸性的砂壤土为佳。

■ **分布** 中国各地均有分布。

东盟地区主要分布于泰国。

美国、加拿大、墨西哥、印度等地亦有分布。

■ **化学成分** 果实含有α-胡萝卜素、β-胡萝卜素、β-隐黄素、叶黄素、玉米黄素、多糖、植物甾醇、不饱和脂肪酸、甾醇、蛋白质、多肽、对氨基苯甲酸和类胡萝卜素。

叶含有多糖、酚苷、13-羟基-9Z,11E-十八碳三烯酸、鞣酸、生物碱、皂苷和黄酮。

种子含有γ-生育酚、α-生育酚、甾醇、碳水化合物、蛋白质、氨基酸、酚类、鞣酸、黄酮和皂苷。

■ **药理作用** 具有杀虫、减肥、降血糖、抗疲劳、治疗膀胱结石、抗氧化、抗癌、降血压、抗炎的作用。急性毒性试验表明，南瓜种子LD_{50}为（4.48±0.13）g／（kg·d）。同时服用300mg/kg剂量的种子提取物和环磷酰胺，可改善环磷酰胺导致的附睾上皮细胞损伤。

■ **应用**

柬埔寨 可解毒，治疗咳嗽、小儿妇女寄生虫病。种子可润肤，治疗头痛；果肉可通便，作蜜饯制品原料用；果汁治疗瘰疬；种子可利尿，与利尿药物合用治疗前列腺增生。

中国 治疗小儿疳积、痢疾、刀伤。果实治疗咽喉肿痛、消化不良、溃疡、寄生虫病、慢性骨髓炎；种子治疗绦虫病、血吸虫病、烫伤。

老挝 治疗月经不调、宫颈糜烂。种子治疗绦虫病；叶和花治疗胃溃疡和黄疸；果肉烹煮可缓泻；果实提取物可解毒，治疗蚊虫叮咬。

缅甸 根可作驱风剂；果实治疗眼部疾病；种子可改善神经功能。

泰国 可解毒、化脓、化痰、祛风、杀虫，治疗痔疮。种子可杀虫、利尿、消炎、化脓；种子油可养神；果实可杀虫，治疗烧烫伤。

■ **使用注意** 气滞湿阻者禁服。

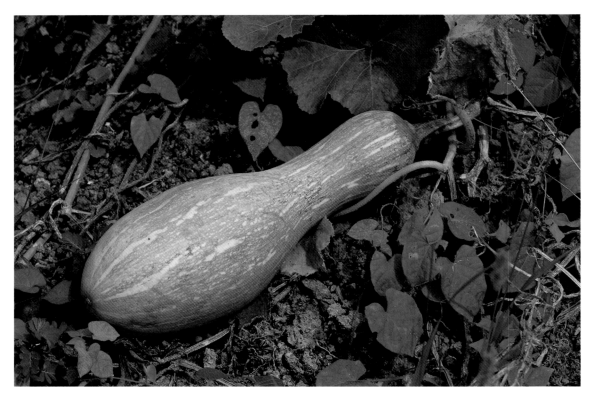

南瓜原植物

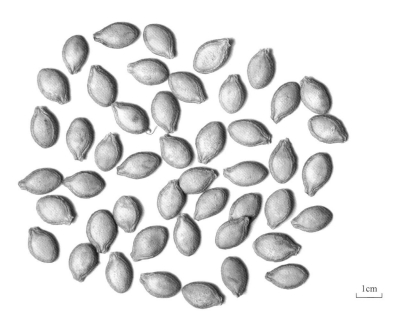

1cm

南瓜药材（种子）

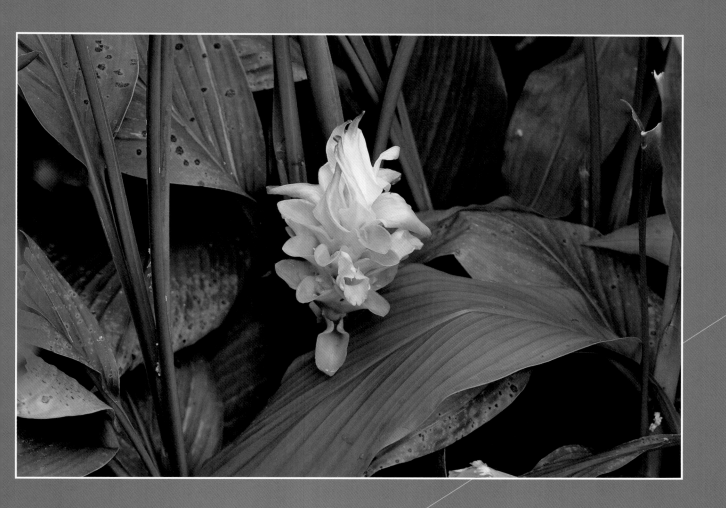

122 温郁金

Curcuma aromatica Salisb.

学名	*Curcuma aromatica* Salisb.
科	姜科
异名	*Curcuma wenyujin* Y. H. Chen et C. Ling

■ **本地名称**

中国　温郁金Wēn yù jīn，温莪术Wēn é zhú。

老挝　ຫວ້ານຫຼວງ Van luang.

缅甸　မာလာ Mar-lar.

泰国　ว่านนางคำ Wan nang kham.

■ **通用名称**　Wildturmeric.

■ **药用部位**　块根、根茎。

■ **植物描述**　多年生草本。主根茎陀螺状，侧根茎指状，内面柠檬色。须根细长，末端常膨大成纺锤形块根，内面白色。叶片4~7，2列，叶柄短，长不及叶片的一半；叶片宽椭圆形，长35~75cm，宽14~22cm，先端渐尖或短尾状渐尖，基部楔形，下延至叶柄，下面无毛。穗状花序圆柱状，先叶于根茎处抽出，上部无花的苞片长椭圆形，蔷薇红色，中下部有花的苞片宽卵形，绿白色；花萼筒白色，先端具不等的3齿；花冠管漏斗状，白色，裂片3，膜质，长椭圆形，后方1片较大，先端略呈兜状，近先端处有粗糙毛；侧生退化雄蕊花瓣状，黄色，唇瓣倒卵形，外折，黄色，先端微凹；能育雄蕊1，花药基部有距；子房被长柔毛，花柱细长。

■ **生态**　生于山地或草地上。

■ **分布**　中国主要分布于福建、广东、广西、贵州、海南、四川、西藏、云南、浙江等省区。

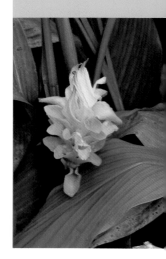

东盟地区主要分布于缅甸。

不丹、印度、尼泊尔、斯里兰卡亦有分布。

- ■ **化学成分** 根茎含有姜黄素、双去甲氧基姜黄素、去甲氧基姜黄素、二氢姜黄素、姜黄新酮、姜黄酮醇A、姜黄酮醇B、大牻牛儿酮-13-醛、4-羟基甜没药-2,10-二烯-9-酮、4-甲氧基-5-羟基甜没药-2,10-二烯-9-酮、2,5-二羟基-甜没药-3,10-二烯、原莪术二醇、莪术双环烯酮、去氢莪术二酮、(4S,5S)-大牻牛儿酮-4,5-环氧化物、α-姜黄酮、甜没药姜黄醇、莪术烯醇、异原莪术烯醇、莪术奥酮二醇、原莪术烯醇、表原莪术烯醇、4,5-二羟基-甜没药-2,10-二烯、姜黄多糖A、姜黄多糖B、姜黄多糖C、姜黄多糖D、姜黄酮、芳姜黄酮、姜黄烯、大牻牛儿酮、芳姜黄烯、桉叶素、松油烯、莪术醇、莪术呋喃烯酮、莪术二酮、α-蒎烯、β-蒎烯、柠檬烯、芳樟醇、石竹烯、龙脑、菜油甾醇、豆甾醇、β-谷甾醇、胆甾醇、温郁金内酯A、neolitamone、zedoarondiol、isozedoarondiol、aerugidiol、(1R,10R)-epoxy-(−)-1,10-dihydrocurdine、zedoahctone A、zedoalactone B、zedoalactone C、zedoarolide B、curcuminol F、curcuminol G、wenyujinoside、橙皮酰胺。

- ■ **药理作用** 具有免疫调节、保肝、终止妊娠、调节环腺苷酸、抗癌、抗血栓和改善血液循环作用。无明显毒性。

- ■ **应用**

  中国 块根治疗胸胁胀痛、脘腹胀痛、黄疸、呕血、血淋、月经不调、癫痫。

  缅甸 治疗腹泻，另可作驱风剂和滋补品。

  泰国 根可化痰、止泻、止血、止淋；根茎可祛风，治疗皮疹、跌打损伤、腹痛、扭伤、淋病、脓疮。

- ■ **使用注意** 孕妇慎用。不宜与丁香同用。

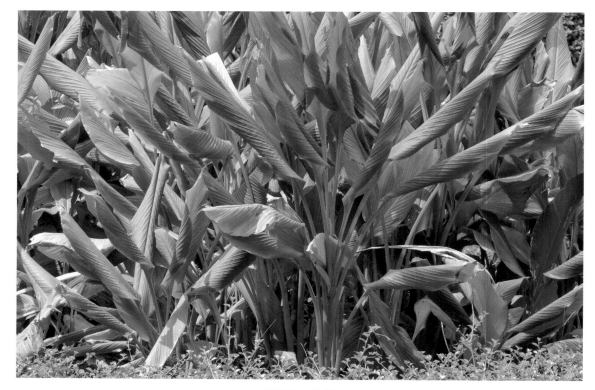

温郁金原植物

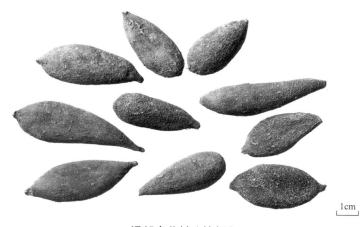

1cm

温郁金药材（块根）

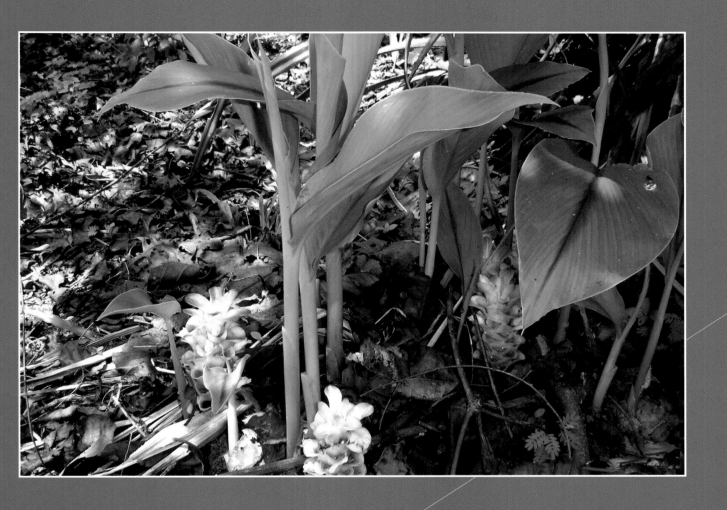

123 印尼莪术

Curcuma xanthorrhiza Roxb.

学名	*Curcuma xanthorrhiza* Roxb.
科	姜科
异名	*Curcuma javanica, Curcuma zedoaria, Javanese turmeric*

■ **本地名称**

柬埔寨	ប្រទាលព្រះអង្គោល Proteal preah angkaol.
中国	印尼莪术Yìn ní é zhú。
老挝	ຫວ້ານຫົວດຽວ Van hoa dieo, ຫວ້ານນາງ Van nang.
马来西亚	Temu lawas, Temu kuning, Kuncur, Temu raya.
缅甸	နနွင်းရိုင်း Sa nwin yaing.
菲律宾	Luyangdilaw, Dilaw, Dulaw, Kalawag.
泰国	ว่านชักมดลูก Wan chak mot luk.
越南	Nghệ vàng, Nghệ rễ vàng {Ngh[eej] v[af]ng, Ngh[eej] r[eex] v[af]ng}.

■ **通用名称**　Java turmeric, Giant curcuma, False turmeric.

■ **药用部位**　根茎。

■ **植物描述**　多年生植物，高1.75m，多叶。主根茎粗壮，卵圆形，拳头大小，侧生根茎纤细，具无数根。根末端部分膨大，卵圆形。叶从根茎抽出，具叶鞘；叶片阔披针形或长圆形，中脉具紫斑。花序大，紫色或深红色；花冠边缘红色。

■ **生态**　生于海拔750m的灌丛和柚木林中。喜略遮阴。土壤需湿润、肥沃、富含有机质。

■ **分布**　中国主要分布于云南。

东盟地区主要分布于老挝、印度尼西亚、马来西亚、泰国及菲律宾。

■ **化学成分**　根茎由挥发油组成，主要成分为姜黄素类

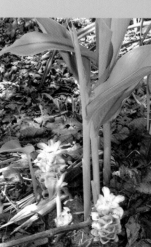

化合物和没药烷型倍半萜烯。另外，还含有芳姜黄烯（α-姜黄烯、β-姜黄烯）、xanthorizol、吉玛烯、呋喃二烯、呋喃二烯酮、非酚二芳基庚烷、淀粉等。

■ **药理作用**　可用于化疗，治疗前列腺癌、周围及中枢性神经痛。具有抗炎、抗氧化、抗艾滋病、抗乙肝病毒和丙肝病毒、降低血液和肝脏中胆固醇含量、抑制金黄色葡萄球菌和链球菌、激活巨噬细胞免疫功能、镇痛、利尿作用。

■ **应用**

柬埔寨	治疗消化不良、哮喘、腹泻、炎症等。
中国	根茎治疗风湿痹痛。
老挝	根茎治疗白带、子宫炎、甲型肝炎、子宫痛、疝气、肝病、胆结石和胃肠功能紊乱。也被广泛用于改善食欲及抗衰老、抗皱和产后补养。
马来西亚	治疗风湿性神经衰弱、胸痛、发热、腹泻和炎症。
缅甸	治疗糖尿病和高血压。
菲律宾	根茎与椰油混合使用可健胃，亦可作疗创药。
泰国	根茎治疗胃肠胀气、子宫脱垂、消化不良、痔疮、痛证。

■ **使用注意**　长期或过量服用可致肠胃不适。胆道梗阻者慎用。

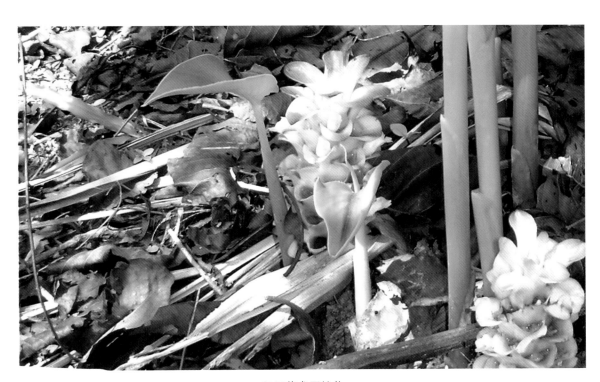

印尼莪术原植物

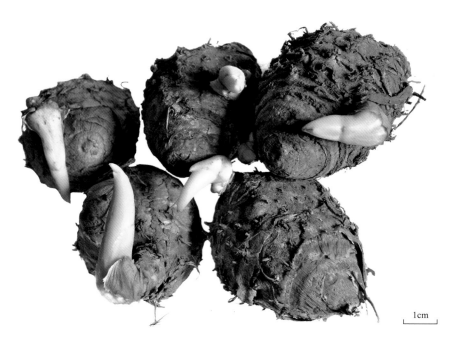

印尼莪术药材（根茎）

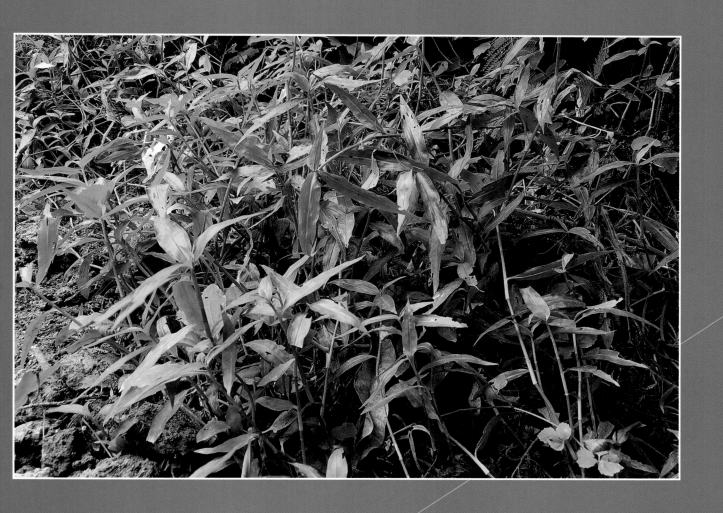

124 鞘苞花

Cyanotis axillaris (L.) D. Don ex Sweet

学名	*Cyanotis axillaris* (L.) D. Don ex Sweet
科	鸭跖草科
异名	*Amischophacelus axillaris* (L.), *Commelina axillaris* L., *Cyanotis axillaris* (L.) Roem. et Schult., *Zygomenes axillaris* (L.)

■ **本地名称**

柬埔寨　ស្មៅស្លាបទា Smav slarp tier.

中国　鞘苞花 Qiào bāo huā。

缅甸　မြစ်ချို Myit cho.

菲律宾　Sabilaw, Alikbangon.

泰国　ผักปลาบนา Phug plab na.

越南　Bích trai nách, Cỏ đầu rìu hoa nách {B[is]ch trai n[as]ch, C[or] [dd][aaf]u r[if]u hoa n[as]ch}.

■ **通用名称**　Creeping cradle plant.

■ **药用部位**　全草。

■ **植物描述**　茎直立或匍匐，高30~40cm，多分枝。茎生叶条形，无毛或疏生柔毛，长2~8cm，宽5~8mm，边缘无毛或疏生睫毛。花3~6簇生于叶鞘中，无梗；苞片条形或披针形，长约10mm；萼片分离，条状匙形，长6~9mm，外面被毛；花瓣蓝色，长约1.2cm。蒴果长圆状三棱形，长4~5mm，顶端有6个带刚毛的裂片状附属物。种子柱状，灰黑色或灰褐色。花期春、秋季。

■ **生态**　生于低海拔的湿润沙地上。

■ **分布**　中国主要分布于海南和香港。

东盟地区主要分布于柬埔寨、印度尼西亚、老挝、马来西亚、缅甸、菲律宾、泰国、越

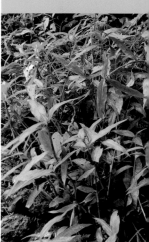

南等国家。

印度、斯里兰卡亦有分布。

■ **药理作用**　具有抗真菌、抗炎、抗寄生虫和解热作用。无明显毒性。

■ **应用**

東埔寨　　可滋补，治疗疖疮、发热。

缅甸　　　全草治疗中耳炎、腹水。

泰国　　　全草可健胃、止痛，治疗性病、皮疹瘙痒。

■ **使用注意**　无。

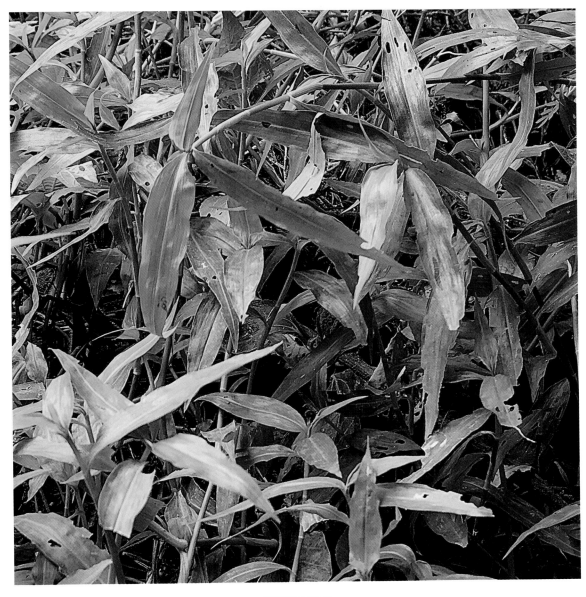

鞘苞花原植物

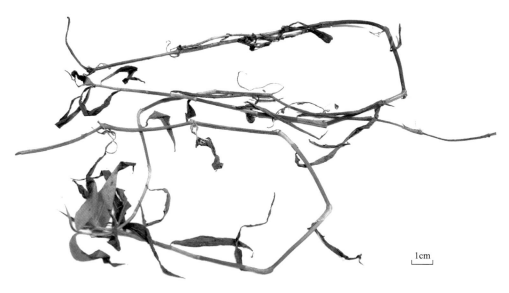

1cm

鞘苞花药材

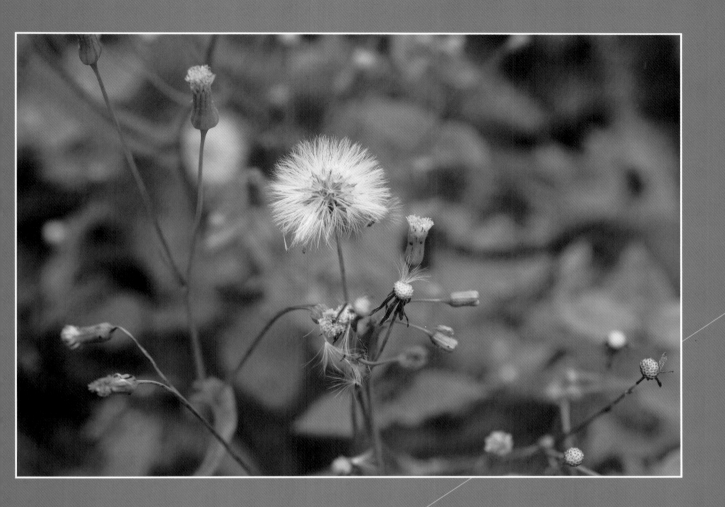

125 夜香牛

Cyanthillium cinereum (L.) H. Rob.

■ 学名	*Cyanthillium cinereum* (L.) H. Rob.
■ 科	菊科
■ 异名	*Vernonia cinerea* (L.) Less., *Cyanthillium cinereum* var. *cinereum*, *Cyanthillium cinereum* var. *ovatum* Isawumi, *Cyanthillium cinereum* var. *ugandense* (C. Jeffrey) Isawumi, *Cyanthillium cinereum* var. *viale* (DC.) Isawumi

■ **本地名称**

柬埔寨　ស្មៅរុយ Smao ruy.

中国　夜香牛Yè xiāng niú，寄色草Jì sè cǎo，假咸虾花Jiǎ xián xiā huā，消山虎Xiāo shān hǔ，伤寒草Shāng hán cǎo。

老挝　ຫຍ້າດອກຮີດ Nha dock id, ຫຍ້າແກ້ພິດ Nha khair phid.

缅甸　ကၟူးပ် Ka du pyan.

泰国　หญ้าละออง Ya la-ong, หมอน้อย Mo noi.

越南　Bạch đầu ông {B[aj]ch [dd][aaf]u [oo]ng}.

■ **通用名称**　Little ironweed，Poovamkurunnila.

■ **药用部位**　全草或根、叶。

■ **植物描述**　一年生植物，高20~80cm。茎直立，上部分枝，被灰色短茸毛。叶互生，具柄；叶片披针形至卵形，长3.5~6.5cm，宽1.5~3.5cm，边缘波状具疏锯齿，两面疏被茸毛，叶脉明显，侧脉3~4对。头状花序长约0.7cm，宽0.3cm，排列成伞房状圆锥花序，总苞较花短，总苞片尖锐；花两性，管状，紫红色。瘦果圆柱形，米黄色，长约0.2cm，侧面被白色冠毛。花期全年。

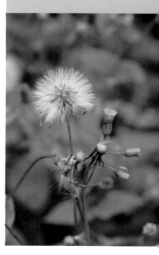

■ **生态**　生于山坡旷野、荒地、田边、路旁。

■ **分布**　中国主要分布于浙江、江西、福建、台湾、云南、四川等省区。

东盟地区主要分布于越南、老挝、柬埔寨、缅甸、泰国等国家。

印度与非洲亦有分布。

■ **化学成分**　全草含有丰富的矿物质、维生素和其他多种营养素，包括至少17种氨基酸，其中7种为人体必需氨基酸。总糖、谷氨酸、维生素B_2和维生素K含量较高。

■ **药理作用**　具有抗菌、解热、镇痛、抗炎作用，可调节消化系统功能。种子可杀虫，叶有弱抗菌作用，但对疟原虫无效。无明显毒性。

■ **应用**

柬埔寨　叶和根入煎剂可清热、发汗，治疗吞气症；种子和叶可发汗；全草煎煮可发汗，治疗膀胱痉挛、淋病，与奎宁合用治疗疟疾发热；根治疗水肿；植物汁液促进伤口愈合。

中国　全草治疗感冒发热、失眠、泄泻、跌打损伤、毒蛇咬伤、痈疮肿痛。根治疗风湿病。

缅甸　全草治疗发热；叶和茎可缓解痛经。

泰国　根可杀虫、利尿，治疗水肿；茎可消炎，治疗腹痛、胃肠胀气；叶可消炎、平喘、止痢、杀虫，治疗结膜炎、胃肠胀气、支气管炎；花可清热；种子可杀虫、止咳，治疗腹痛、胃肠胀气、皮肤病；全草可清热、止泻、消炎，治疗肝炎。

■ **使用注意**　脾胃虚寒者慎服。

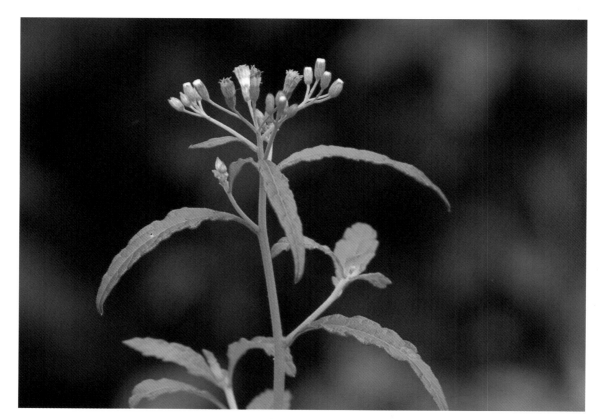

夜香牛原植物

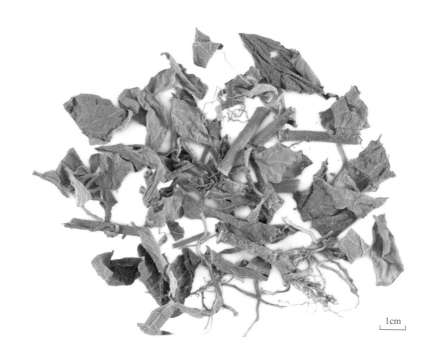

1cm

夜香牛药材

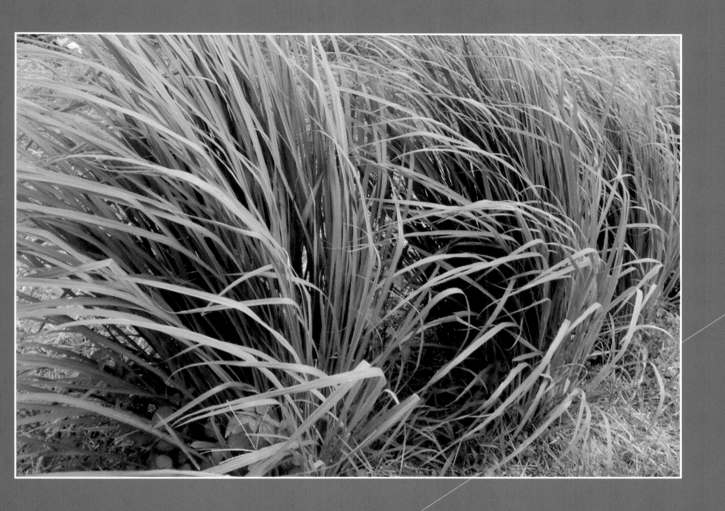

126 柠檬草

Cymbopogon citratus (DC.) Stapf

学名	*Cymbopogon citratus* (DC.) Stapf
科	禾本科
异名	*Andropogon citratus* DC., *Andropogon cerifer* Hack., *Andropogon ceriferus* Hack., *Andropogon citratus* DC., *Andropogon fragrans* C. Cordem., *Andropogon roxburghii* Nees ex Steud.

■ **本地名称**

柬埔寨　ស្លឹកគ្រៃសាប៊ូ Sleuk khrey saboo.

中国　柠檬草Níng méng cǎo，香茅Xiāng máo。

老挝　ອີໃຄເຄື່ອງ Si khai khuoang.

马来西亚　Sabalin, Sapaling, Serai, Serai dapur, Serai makan.

缅甸　စပါးလင် Sabalin.

菲律宾　Tanglad, Salay, Sale, Lemon grass.

泰国　ตะไคร้ Ta-khrai.

越南　Sả chanh {S[ar] chanh}.

■ **通用名称**　Lemongrass.

■ **药用部位**　全草或叶。

■ **植物描述**　多年生密丛型具香味草本。茎高达3m，粗壮，下部根茎短。叶直立，无毛，长超过1m，宽5~15mm，顶端长渐尖，平滑或边缘粗糙。总状花序穗状，常成对生于枝顶，长30~60cm。无柄小穗线状披针形，长4.5~5mm，宽约1mm，有缘毛。颖片等长或近等长；第一颖片披针形，背部扁平或下凹成槽，无脉，上部具窄翼，边缘有短纤毛；第二颖片披针形，长4.3~4.5mm，通常具1脉。不育外稃披针形，长3.5mm，2脉，有缘毛；能育外稃条形，长2.5mm，2裂，1脉，

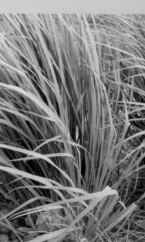

有缘毛。花果期夏季。

■ **生态**　在热带地区光照充足、温暖潮湿的条件下生长旺盛。较耐旱。常生于酸性较强的土壤中。

■ **分布**　中国主要分布于广东、海南、台湾等省区。

东盟地区主要分布于泰国。

亚洲其他热带地区，非洲、欧洲、大洋洲及美洲的热带地区亦有分布。

■ **化学成分**　叶含有糖类、蛋白质、皂苷、类固醇、黄酮、酚类化合物、鞣酸、倍半萜烯、三萜类、酮类、醛类（柠檬醛、香茅醛）、醇类（香茅醇、香叶醇）和酯类、月桂烯。

■ **药理作用**　具有抗氧化、镇痛、抗肿瘤、保护心脏、抗菌、抗肝毒性、止泻、护肾作用。1.5g/L浓度的柠檬草油可致绿豆象死亡，降低其产卵量及羽化量。

■ **应用**

柬埔寨　叶可驱蚊、清热，作推拿油、香水、洗发剂用，也可治疗风湿痹痛。

中国　治疗风湿痹痛、泄泻、跌打损伤。花可止呕。

老挝　治疗感冒。柠檬草油可杀虫。

缅甸　全草治疗腹泻、疟疾、月经不调、发热、咳嗽、感冒和呕吐；柠檬草油治疗瘫痪和风湿病。

菲律宾　根煎剂可用作芳香沐浴制剂，治疗发热和利尿。

泰国　叶作茶饮或浸渍剂可发汗，治疗流行性感冒、发热、肺炎、胃病。

■ **使用注意**　胃寒疼痛者忌用。

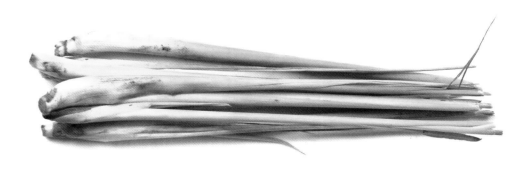

1cm

柠檬草药材

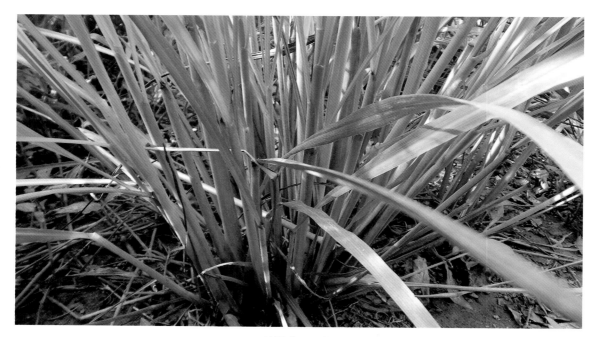

柠檬草原植物

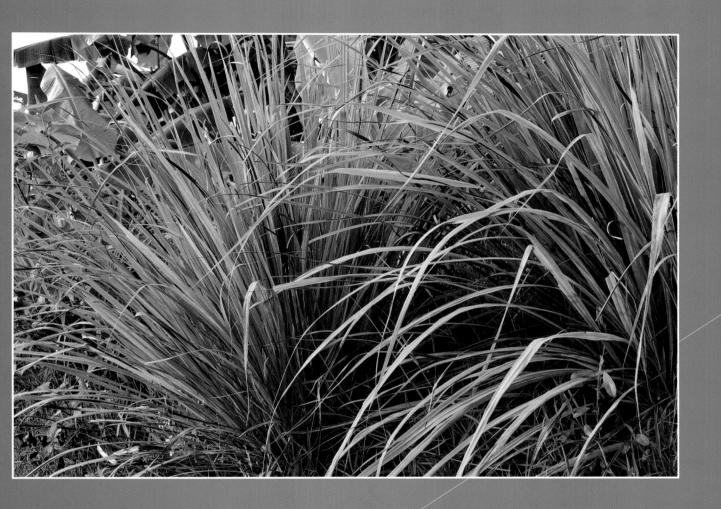

127 亚香茅

Cymbopogon nardus (L.) Rendle

学名	*Cymbopogon nardus* (L.) Rendle
科	禾本科
异名	*Andropogon citrosus* Steud. [*Invalid*], *Andropogon confertiflorus* Steud., *Andropogon grandis* Nees ex Steud., *Andropogon hamulatus* Nees ex Steud., *Andropogon khasianus* (Hack.) Munro ex Duthie, *Andropogon nardus* L.

■ **本地名称**

柬埔寨	ស្លឹកគ្រៃស្រុក Slekkrey srok.
中国	亚香茅 Yà xiāng máo。
老挝	ນີໄຄ See khai.
马来西亚	Serai wangi.
缅甸	စပါးလင်မွှေး Sabalin hmwe.
菲律宾	Citronella.
泰国	ตะไคร้หอม Ta krai hom.
越南	Sả thân xòe, Sả chanh {S[ar] th[aa]n x[of]e, S[ar] chanh}.

■ **通用名称**　Citronella grass.

■ **药用部位**　根茎、叶。

■ **植物描述**　多年生丛生大型草本。茎高达2.5m。叶片粗糙，长达1m，基部狭窄，两侧三角区具茸毛，下面微粗糙。伪圆锥花序大型，线状，多次复合，紧密而有间隔，长60cm；佛焰苞前叶脊上生纤毛，总梗无毛；总状花序长1~1.5cm；总状花序轴及小穗柄边缘有柔毛，背部无毛或生微毛。无柄小穗长圆形至椭圆形，长3.5~4.5mm，第一颖卵状披针形，背部扁平，红褐色或上部带紫色，具窄

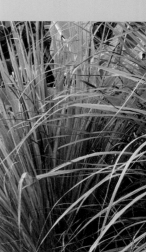

翼，无脉或脉不明显；第二外稃顶端全缘或2裂，裂口处有小尖头或短芒。

■ **生态**　植株生长以全日照为最佳。要达到最大生长量，生长期需达到200~250mm的月均降水量。可种植于砂土、矿质土至有机土的大部分种类土壤中；在有机质含量高的砂质黏壤土中生长较好；最佳土壤pH值为6.0。

■ **分布**　中国主要分布于福建、广东、海南、台湾、云南等省区。

东盟地区主要分布于柬埔寨。

印度以及斯里兰卡亦有分布。

■ **化学成分**　全草含有香茅酸、龙脑、香叶醇、橙花醇、柠檬醛、香茅醛、莰烯、二戊烯、柠檬烯、松油醇、香茅醇、甲基庚烯酮、金合欢醇、波旁烯、樟脑、l-香芹艾菊酮、γ-3-蒈烯、丁酸香茅酯、D-柠檬醛、乙酸香茅酯、D-香茅醇-N-丁酸酯、对伞花烃、榄香醇、乙醇、糠醇、乙酸香叶酯、丁酸香叶酯、牻牛儿醇甲酸酯、己醇、芳樟醇、乙酸芳樟酯、甲基丁香酚、甲基异丁香酚、甲基庚烯酮、薄荷醇、月桂烯、橙花叔醇、顺式-罗勒烯、紫苏醛、水芹醛、α-水芹烯、α-蒎烯、β-蒎烯、桧烯、α-松油醇、松油烯-4-醇、异松油烯、thujyalcohol、反式-罗勒烯、三环烯。

■ **药理作用**　具有抗菌作用，有细胞毒性。

■ **应用**

柬埔寨　可祛风、止痉、健胃，可作抗菌皂和清洁剂原料。其挥发油可杀虫。

老挝　治疗头目眩晕、神经系统疾病。

缅甸　叶治疗胃痛和作驱风剂；其挥发油用作驱风剂。

菲律宾　可用作杀虫剂。

泰国　茎可催产、调经、利尿，治疗带下；叶鞘和根茎治疗蚊虫叮咬。

■ **使用注意**　无。

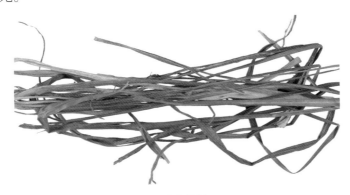

亚香茅药材

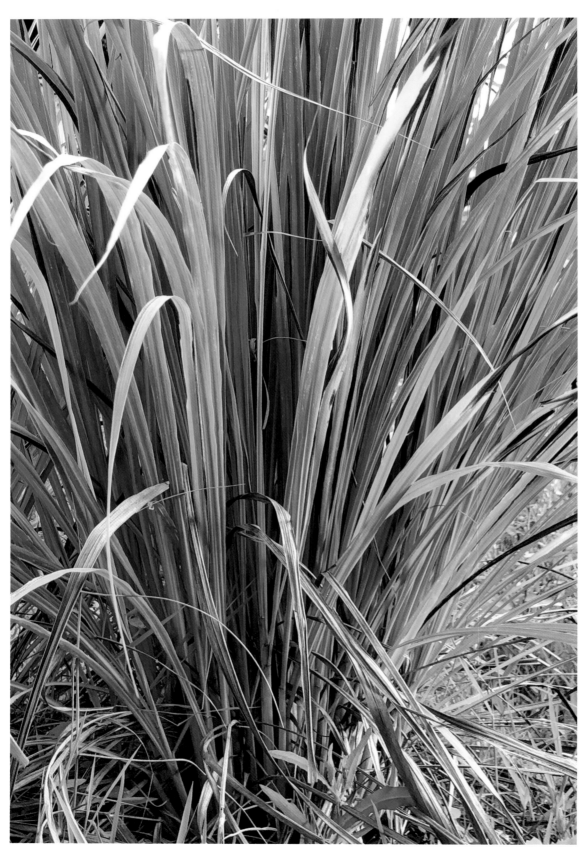

亚香茅原植物

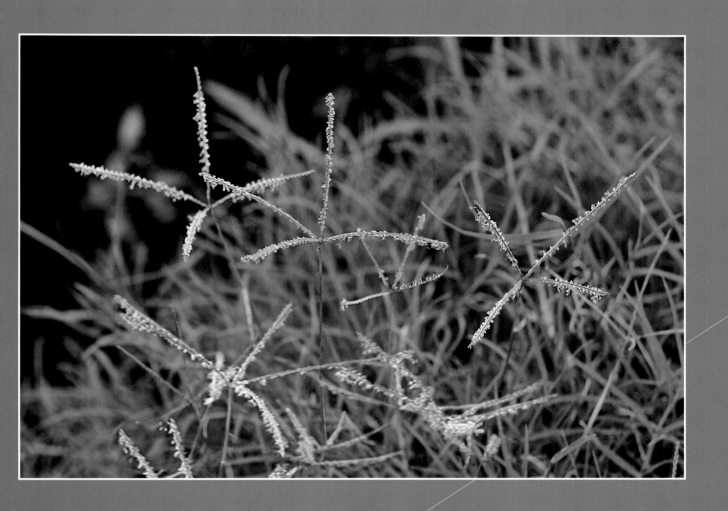

128 狗牙根

Cynodon dactylon (L.) Pers.

学名	*Cynodon dactylon* (L.) Pers.
科	禾本科
异名	*Panicum dactylon* L.

■ **本地名称**

柬埔寨　ស្មៅចិញ្ចៀន Smav chegnchienn.

中国　狗牙根 Gǒu yá gēn，绊根草 Bàn gēn cǎo，爬根草 Pá gēn cǎo，咸沙草 Xián shā cǎo，铁线草 Tiě xiàn cǎo。

老挝　ຫຍ້າແຜດ Nyar phaet.

马来西亚　Rumput dawai ferum.

缅甸　နေဇာမြက် Nayzar myet, မြေဇာမြက် Myayzar myet.

菲律宾　Kawadkawaran, Galudgalud, Bermuda grass.

泰国　หญ้าแพรก Ya prage.

越南　Cỏ gà, Cỏ ống, Cỏ chỉ, Hành ngu chi {C[or] g[af], C[or] [oos]ng, C[or] ch[ir], H[af]nh ngu chi}.

■ **通用名称**　Bermuda grass, Dog's tooth grass, Bahama grass, Devil's grass, Couch grass.

■ **药用部位**　全草。

■ **植物描述**　多年生低矮草本，具根茎。根长达2m。茎细而坚韧，下部匍匐地面蔓延甚长，节上常生不定根，直立部分高10~30cm。叶片条形，长2~15cm，通常两面无毛。穗状花序2~6，长2~5cm；小穗灰绿色或带紫色，长2~2.5mm，仅含1小花；第一颖长1.5~2mm，第二颖稍长，均具1脉，背部成脊而边缘膜质；外稃舟形，具3脉，背部明显成脊，脊上被柔毛；内稃与外稃近等长，具2脉。颖果长圆柱形。花果期5~10月。

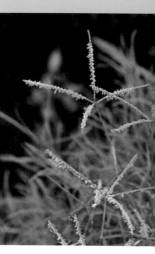

■ **生态** 适宜生于温暖潮湿和温暖半干旱地区，寿命长，多生于村庄附近、路旁、河岸、荒地、山坡。极耐热和抗旱，但不抗寒，也不耐荫。

■ **分布** 中国主要分布于福建、甘肃、广东、海南、湖北、江苏、陕西、山西、四川、台湾、云南和浙江等省区。

东盟地区主要分布于泰国、柬埔寨、老挝、马来西亚、缅甸、菲律宾、越南等国家。

世界其他热带及暖温带地区亦有分布。

■ **化学成分** 全草含有香草醛、牛蒡子苷元、麦芽酚、(+)-去氢催吐萝芙木醇、(3*R*,6*R*,7*E*)-3-hydroxy-4,7-megastigmadien-9-one、地芰普内酯、浙贝素、3-吲哚甲醛、阿魏酸、罗汉松脂素、松脂素、咖啡酸乙酯、紫花络石苷元、impecylenolide、7-oxoarctigenin、香草乙酮、邻羟基苯甲酸、3-羟基-4-甲氧基-苯基甲酮、丁香脂素、(5*S*,6*S*)-5,6-二氢-3,8,10-三羟基-5-(4-羟基-3-甲氧基苯基)-6-羟甲基-2,4-二甲氧基-7*H*-苯并[c]氧杂蒽-7-酮、木犀草素，以及leachianol G、leachianol F、parthenostilbenin B、parthenostilbenin A、restrytisol B、caraphenol C、pallidol、laetevirenol A、quadrangularin B、quadrangularin C、quadrangularin A、parthenocissine A等芪类二聚体类化合物。

■ **药理作用** 全草提取液具有抗菌、利尿作用。牲畜食之，有时可发生中毒。

■ **应用**

柬埔寨 植物新鲜汁液治疗尿血、呕吐、卡他性结膜炎、鼻衄、水肿、久泻、痢疾，外用贴敷可止血；根入煎剂治疗膀胱结石和二期梅毒；植物浸渍剂治疗痔疮出血。

中国 全草治疗风湿痿痹拘挛、半身不遂、劳伤吐血、跌打损伤、刀伤、鼻衄、便血、臁疮。

老挝 可强心，治疗胃炎。

马来西亚 可祛风、止血、兴奋神经，治疗消渴、跌仆损伤、痈疮肿痛、痢疾。

缅甸 全草治疗癫痫、腹泻、痢疾、痔疮，可利尿；外用可治疗割伤和促进伤口愈合。

菲律宾 全草煎剂可作利尿剂。

泰国 全草治疗发热，外用可消炎、解毒；根可利尿，治疗性病、痔疮出血。

■ **使用注意** 无。

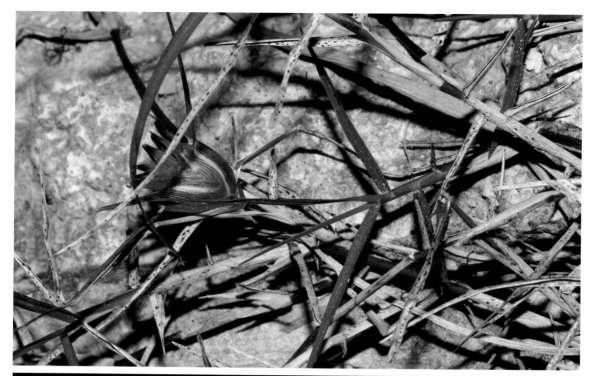

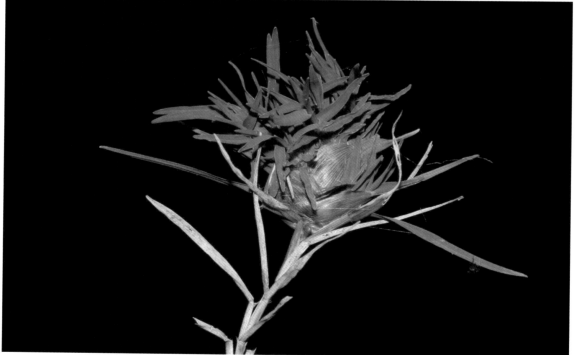

狗牙根原植物

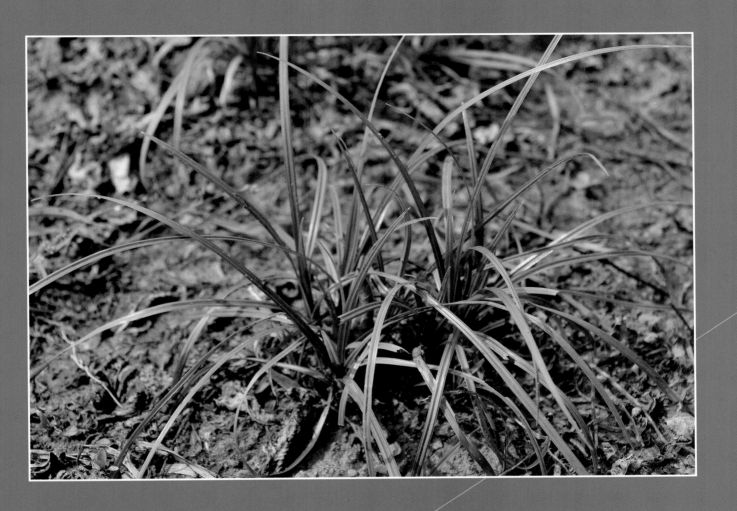

129 香附子

Cyperus rotundus L.

■ 学名	*Cyperus rotundus* L.
■ 科	莎草科
■ 异名	*Chilorocyperus rotundus* (L.) Palla, *Cyperus maritimus* Bojer, *Pycreus rotundus* (L.) Hanyek

■ **本地名称**

柬埔寨　ស្មៅក្រវាញ្ញជ្រូក Smav kravagn chruuk.

中国　香附子Xiāng fù zǐ，莎草Suō cǎo，胡子草Hú zǐ cǎo，香头草Xiāng tóu cǎo，梭梭草Suō suō cǎo，回头青Huí tōu qīng。

老挝　ຫ້າແຫ້ວໝູ Nyar haew moo.

马来西亚　Rumput halia hitam.

缅甸　မြက်မုံညင်းအနက် Myet mon nyin anet.

菲律宾　Mutha, Botobotones.

泰国　หญ้าแห้วหมู Ya haew moo.

越南　Củ gấu, Hương phụ, Cỏ cú, Sa thảo, Cỏ gắm, Nhả chông mu (Tày) {C[ur] g[aas]u, H[uw][ow]ng ph[uj], C[or] c[us], Sa th[ar]o, C[or] g[aws]m, Nh[ar] ch[oo]ng mu (T[af]y)}.

■ **通用名称**　Purple nutsedge, Java grass, Nut grass, Purple nut sedge, Purple nutsedge, Red nut sedge, Khmer kravanh chruk.

■ **药用部位**　块茎、根茎。

■ **植物描述**　多年生草本。茎稍细弱，高达60cm，锐三棱形，平滑，基部呈块茎状。叶较多，短于茎，宽7mm，平张；鞘棕色，常裂成纤维状。伞形花序顶生，叶状苞片数枚；长侧枝花序具2~10个辐射枝；穗状花序轮廓为陀螺形，稍疏松，具3~8个小穗；小穗斜展开，

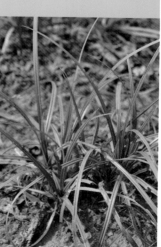

条形，长1~2cm，宽约2mm，花多达30；小穗轴具较宽的、白色透明的翅；鳞片稍密地覆瓦状排列，膜质，卵形或长圆状卵形，顶端急尖或钝，无短尖，中间绿色，两侧紫红色或红棕色；雄蕊3，花药长，条形，暗血红色，药隔突出于花药顶端；花柱长，柱头3，细长，伸出鳞片外。小坚果长圆状倒卵形、三棱形，具细点。花果期5~11月。

■ **生态**   生于山坡荒地草丛中或水边潮湿处。

■ **分布**   中国主要分布于安徽、重庆、福建、甘肃、广东、广西、贵州、海南、河北、河南、湖北、湖南、江苏、江西、辽宁、陕西、山东、山西、四川、台湾、云南、浙江等省区（市）。

东盟地区主要分布于柬埔寨、印度尼西亚、马来西亚、缅甸、菲律宾、泰国、越南等国家。

阿富汗、不丹、印度、日本、哈萨克斯坦、韩国、吉尔吉斯斯坦、尼泊尔、巴基斯坦、巴布亚新几内亚、斯里兰卡、塔吉克斯坦、乌兹别克斯坦亦有分布。

■ **化学成分**   本品主要成分为挥发油类，包括多种单萜、倍半萜及其氧化物等，还含有黄酮类、生物碱类、糖类以及三萜类。单萜类化合物有α-蒎烯、β-蒎烯、桉叶素、柠檬烯、γ-聚伞花素和α-紫罗兰酮等。倍半萜类化合物种类繁多，其中桉烷型倍半萜类化合物有α-香附酮、β-香附酮、α-莎草醇和β-莎草醇等。广藿香烷型倍半萜类化合物有广藿香烯酮、异广藿香烯酮和香附子烯等。倍半萜类化合物还包括杜松烷型、愈创木烷型、胡椒烷型和单环型等。香附挥发油还含有马兜铃酸和白菖烯等化合物。黄酮类化合物有鼠李素-3-O-鼠李糖基-吡喃鼠李糖苷、西黄松黄酮、金松双黄酮、山奈酚、木犀草素、槲皮素、槲皮素-3-β-D-芸香糖苷、穗花杉双黄酮、去甲基银杏双黄酮和银杏双黄酮等。生物碱类化合物有罗通定A、罗通定B、罗通定C。

块茎中含羽扇豆烷型三萜化合物lup-12,20(29)-dien-3β-ol-3-α-L-arabinofuranosyl-2′-octadec-9″-eonate。香附中还含β-谷甾醇、豆甾醇、齐墩果酸、5α,8α-表二氧-(20S,22E,24R)-麦角甾-6,22-二烯-3β-醇等甾醇和三萜类化合物。

香附还含二萜类化合物玫瑰酮内酯。此外，香附中还含有丰富的矿质元素，如铁、镁、钙、锶、铊、锡和钠等。

■ **药理作用**　具有抗菌、消炎、抗肿瘤、抗疟、抗氧化、降血糖、抗抑郁、中枢抑制、催眠等作用。香附醇提物能有效抑制血小板凝聚；水提醇沉物具有强心和减慢心率的作用，还能降低血压；汤剂有治疗胃溃疡作用；醋香附可增强镇痛作用；四制香附对大鼠离体子宫平滑肌收缩具有一定的抑制作用。

■ **应用**

柬埔寨　蛋状块茎嚼服治疗便秘和子宫病变；植物入煎剂治疗难产；根茎可利尿，治疗肝病黄疸、头目眩晕、头痛；根茎、块茎和根可清热、止痛、消炎；根治疗胃病；与其他药物合用治疗肝炎。

中国　治疗发热、消化系统紊乱、肝气郁滞所引起的胸胁胀闷疼痛、疝气腹痛、月经不调、经行腹痛以及经前乳房胀痛等。

老挝　可滋补，治疗胃炎。

马来西亚　治疗痛经、炎症、腹痛、乳房胀痛、骨折、咳痰。

缅甸　根茎治疗口腔疾病，可作利尿剂和驱虫药。

菲律宾　治疗痢疾。

泰国　可强心、发汗、利尿。

■ **使用注意**　无。

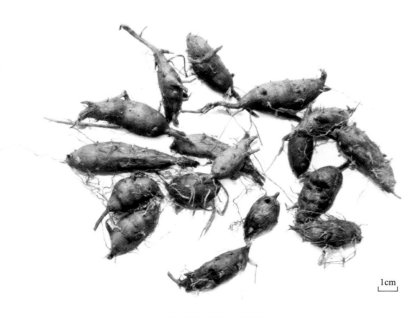

1cm

香附子药材（根茎）

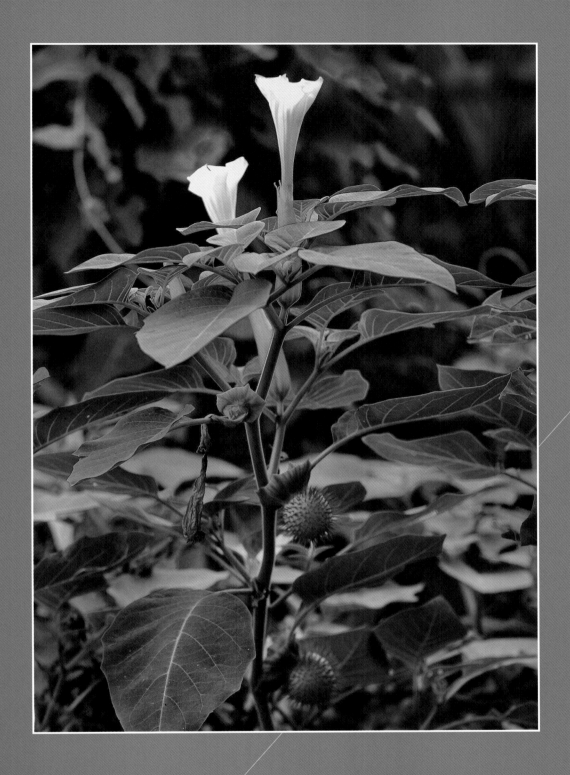

130 洋金花

Datura metel L.

学名	*Datura metel* L.
科	茄科
异名	*Brugmansia waymanii* Paxton, *Datura aegyptiaca* Vis., *Datura alba* Rumph. ex Nees, *Datura alba* F. Muell., *Datura bojeri* Delile, *Datura chlorantha* Hook.

■ 本地名称

柬埔寨　ស្លាក់ Slak.

中国　洋金花Yáng jīn huā，闹洋花Nào yáng huā，凤茄花Fèng qié huā，风茄花Fēng qié huā，曼陀罗花Màn tuó luó huā。

老挝　ໝາກເຂືອບ້າ Mark kheua bar, ກະຊັກ Ka sak.

马来西亚　Kecubong, Terung pungak.

缅甸　ပဒိုင်းခတ္တာ Padaing khatta.

菲律宾　Talumpunay, Katsubong.

泰国　ลำโพงขาว Lum pong kao.

越南　Cà độc dược, Cà diên, Cà lục lược (Tày), Sùa tùa (H Mông), Mạn đà la (Hán), Plờn khiu (K ho), Hìa kía piếu (Dao) {C[af] [dd][ooj]c d[uw][owj]c, C[af] di[ee]n, C[af] l[uj]c l[uw][owj]c (T[af]y), S[uf]a t[uf]a (H M[oo]ng), M[aj]n [dd][af] la (H[as]n), Pl[owf]n khiu (K ho), H[if]a k[is]a pi[ees]u (Dao)}.

■ 通用名称　Devil's trumpet, Metel.

■ 药用部位　叶、花。

■ 植物描述　一年生或多年生直立草木而呈半灌木状，高达1m，全体被微毛。茎深紫色。叶卵形或广卵形，顶端渐尖，基部不对称圆形、截形或

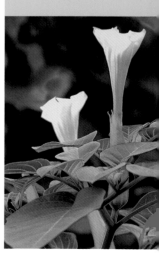

楔形。花单生于枝杈间或叶腋；花萼筒状，裂片狭三角形或披针形；花冠长漏斗状，白色、黄色或浅紫色。蒴果近球状或扁球状，疏生粗短刺，不规则4瓣裂。种子淡褐色。花果期3~12月。

■ **生态** 生于荒地及河砂中，尤其是热带、亚热带地区光照充足处。

■ **分布** 中国主要分布于西南部省区。

东盟地区主要分布于泰国、柬埔寨、老挝、马来西亚、缅甸、菲律宾、越南等国家。

地中海地区、东亚其他国家及印度亦有分布。

■ **化学成分** 全株含有莨菪碱、东莨菪碱和阿托品。

地上部分含有阿托品、白曼陀罗太灵H、白曼陀罗太灵I、白曼陀罗太灵J。

叶含有总生物碱，主要为阿托品、1-oxo-21,24S-epoxy-(20S,22S)-witha-2,5,25-trienolide、茄曼陀灵C、茄曼陀灵D、茄曼陀灵E、胆固醇、5α-孕烷-3β,20β-二醇、C^{28}甾醇-3β,24ξ-二羟基-麦角甾-5,25-二烯内酯、醉茄内酯12-deoxywithastramonolide、2′-(3,4-二甲基-2,5-二氢-1H-吡咯-2-基)-1′-甲基乙基戊酸酯。

花含有baimantuoluoline A、baimantuoluoline B、baimantuoluoline C、醉茄内酯、withafastuosin E、茄曼陀灵C、茄曼陀灵I、茄曼陀灵J、茄曼陀灵K、茄曼陀灵L、茄曼陀灵M、茄曼陀灵N、茄曼陀灵O、茄曼陀灵P、12β-hydroxy-1,10-seco-withametelin B 和 1,10-seco-withametelin B。

种子含有0.426%生物碱，主要为莨菪碱（含量0.35%）。

根含有0.35%莨菪碱。

根比其他部位的阿托品含量高。

■ **药理作用** 具有治疗哮喘、慢性咳嗽、疼痛、慢性支气管炎、脑功能障碍、癔症、精神错乱、心脏病、发热咳痰、腹泻和皮肤病作用。有细胞毒性。

■ **应用**

柬埔寨 叶可镇痛，治疗咳喘；花可抗组胺、止咳、化痰、安眠、镇静，治疗帕金森病等神经系统疾病；全株可止痛、麻醉、扩张气管、通便、化痰、安眠、镇静，治疗惊厥、头痛、半身不遂、肌肉病变、痔疮、痉挛、痤疮。

中国 叶和种子可止痉、止咳、止痛、安眠、引起幻觉，治疗呼吸系统疾病及眼疾。

老挝 可强心，治疗癫痫。

缅甸	根、叶和种子治疗发热、皮肤病，可抗菌。
菲律宾	其膏药可治疗疖子。干花或叶治疗哮喘。
泰国	叶可止痉，外用消炎；花可扩张气管；种子外用可抗真菌、止痒。

■ **使用注意** 叶臭，不可食用；种子可致中毒。

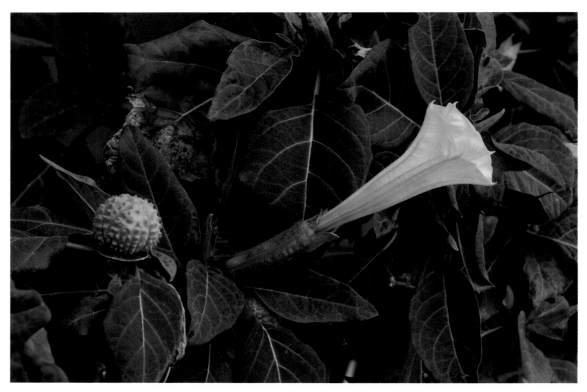

洋金花原植物

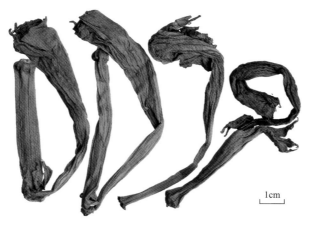

1cm

洋金花药材（花）

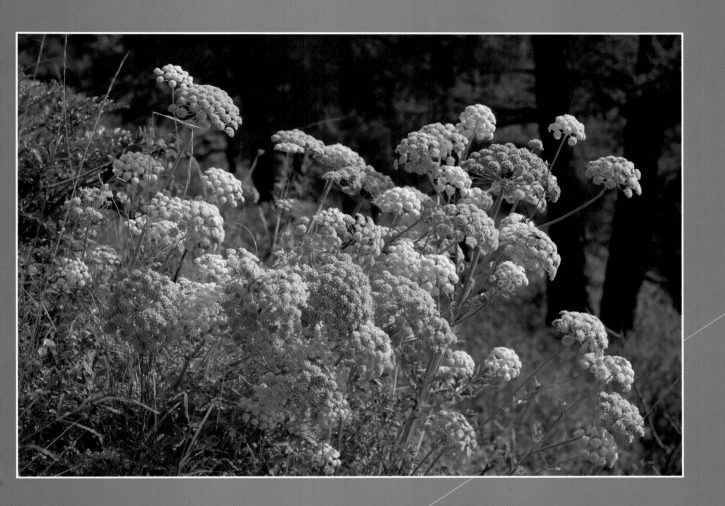

131 野胡萝卜

Daucus carota L.

■ 学名	*Daucus carota* L.
■ 科	伞形科
■ 异名	*Daucus carota* L. var. *sativa*, *Carota sylvestris* (Mill.) Rupr., *Caucalis carnosa* Roth, *Caucalis carota* (L.) Crantz, *Caucalis daucus* Crantz, *Daucus alatus* Poir.

■ **本地名称**

柬埔寨	ការ៉ុត Karrot.
中国	野胡萝卜 Yě hú luó bo，鹤虱草 Hè shī cǎo。
老挝	ຫົວກະລົດ Hua kar lot.
马来西亚	Lobak.
缅甸	ဥဝါရိင်း U wah yaing.
菲律宾	Carrot.
泰国	ผักกาดหัวเหลือง Phuk gard hao laeng, แครอท Carrot.
越南	Cà rốt {C[af] r[oos]t}.

■ **通用名称** Wild carrot, Bird's nest, Bishop's lace, Queen Anne's lace.

■ **药用部位** 根、果实。

■ **植物描述** 一年生或二年生草本，高达1.5m。主根笔直，肉质，圆锥状至圆柱形，长5~50cm，顶部直径2~5cm，常橙色。基生叶8~12，薄膜质，长圆形，二至三回羽状全裂，末回裂片条形或披针形；茎生叶近无柄，有叶鞘，末回裂片小或细长。复伞形花序；总苞有多数苞片，羽状分裂，少有不裂的，裂片条形，长3~30mm；伞辐多数，结果时外缘的伞辐向内弯曲；小总苞片5~7，条形，不分裂或2~3裂，边缘膜质，具纤毛。花通常白色，

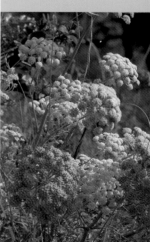

有时带淡红色；花柄不等长，长3~10mm。果实圆卵形，长2~4mm，棱上有白色刺毛，熟时裂为2分果。花期5~7月。

- **生态**　宜全光照，但亦能生于适当的荫蔽条件下。以生于疏松肥沃、排水良好、无岩石块、不含会扭曲根系的重黏土块的土壤中为最佳。应避免生长在未经改良的黏土中。

- **分布**　中国主要分布于安徽、贵州、湖北、江苏、江西、四川、浙江等省区。

  东盟地区主要分布于泰国、柬埔寨、老挝、马来西亚、缅甸等国家。

  非洲、西南亚、欧洲等地区亦有分布。

- **化学成分**　果实和种子含桧烯、α-蒎烯、松油烯-4-醇、γ-松油烯、柠檬烯。

  种子含胡萝卜次醇、α-蒎烯、β-蒎烯、4,8-癸二烯、β-石竹烯、(E)-癸-8-烯-4β-醇、桧烯、乙酸香叶酯、β-红没药烯、石竹烯氧化物、(E)-β-金合欢烯、香叶醇、(E)-α-香柑油烯、胡萝卜醇、($-$)-柠檬烯、β-月桂烯、(Z)-α-香柑油烯、β-芹子烯。

- **药理作用**　具有抗菌、抗真菌作用。

- **应用**

柬埔寨	可抗菌，治疗肾病水肿、石淋。种子可壮阳、养神；果实治疗久泻。
老挝	护眼。
缅甸	根茎治疗肾病，可使精神振奋。
菲律宾	果汁可治疗消化不良。
泰国	可滋补、护眼。

- **使用注意**　无。

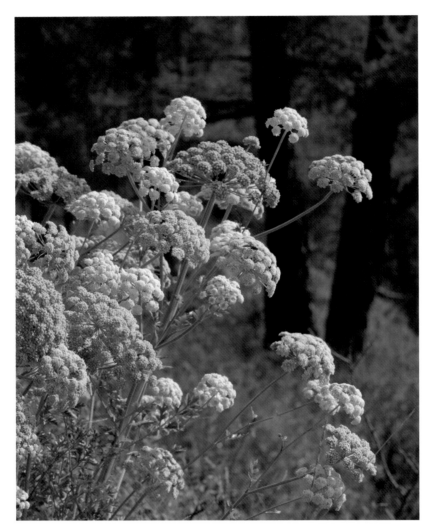

野胡萝卜原植物

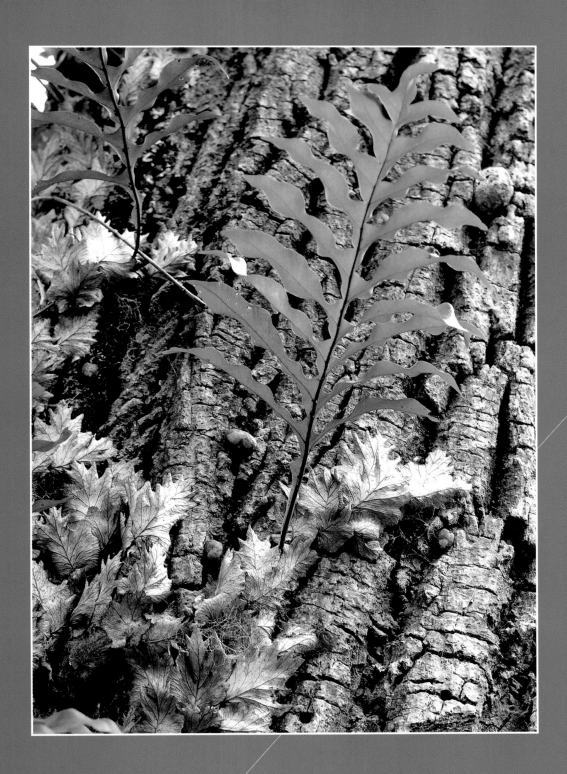

132 骨碎补

Davallia mariesii T. Moore ex Baker

学名	*Davallia mariesii* T. Moore ex Baker
科	骨碎补科
异名	*Davallia stenolepis* Hayata

■ 本地名称

柬埔寨	ប៉ុប្រុក Por prork.
中国	骨碎补Gǔ suì bǔ，海州骨碎补Hǎi zhōu gǔ suì bǔ。
老挝	ກັບແກ້ຫິນ Kub kair hine, ກະແຕໄຕໄມ້ Ka tai tai ma.
马来西亚	Shih-pan chiang.
缅甸	ကျောက်ခက်ငက်ခွက်မွေးပင် Kyauk khet nget hmwe pin.
越南	Cốt toái bổ, Hộc quyết, Cây thu mùn, Co tặng tó, Co ín tó (Thai), Sáng viàng (Dao) {C[oos]t to[as] i b[oor], H[ooj]c quy[ees]t, C[aa]y thu m[uf]n, Co t[awj]ng t[os], Co [is]n t[os] (Thai), S[as]ng vi[af]ng (Dao)}.

■ 通用名称　Drynaria fortune.

■ 药用部位　根茎。

■ 植物描述　附生植物。营养叶圆形，红褐色，浅裂，相互重叠，无孢子囊群。能育叶较大，深裂，孢子囊群1~3，沿中脉分布。

■ 生态　生于山地林中树干上或岩石上。

■ 分布　中国主要分布于辽宁、山东、江苏及台湾等省区。

东盟地区主要分布于缅甸、泰国和马来西亚。

朝鲜南部及日本亦有分布。

■ 化学成分　根茎含黄酮类成分，如柚皮苷、(−)-表儿茶

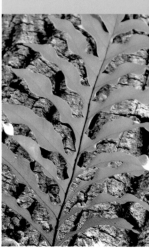

精-3-*O*-*β*-*D*-吡喃阿洛糖苷、补骨药黄烷酮糖苷；三萜类成分，如9(11)-羊齿烯、里白烯、环鸦片甾烯醇、环木菠萝甾醇乙酸酯、环水龙骨甾醇乙酸酯、环鸦片固烯甾醇乙酸酯、9,10-环羊毛甾-25-烯-3*β*-基-乙酸酯、7-羊齿烯、3-绵马酮、22(29)-藿烯、21-藿烯、里白醇、环水龙骨甾烯醇、24-烯-环木菠萝烯醇、环鸦片甾烯酮、24-烯-环阿尔廷酮、25-烯-环阿尔廷酮、甲基丁香酚、圣草苷、原儿茶酸、琥珀酸、挥发油（主要成分为*n*-十七烷、*n*-十八烷、*n*-十九烷、*n*-二十烷、六氢化金合欢烯、六氢化金合欢丙基酮）。

■ **药理作用**　具有促进骨骼生长、抗骨质疏松、护肾、抗炎、镇痛、降血脂、治疗急性肾衰竭、镇静作用。无明显毒性。

■ **应用**

柬埔寨　全株治疗骨折、扭伤、尿潴留、牙龈炎、咳嗽、泄泻、耳鸣、牙痛；酊剂局部外用治疗疣和鸡眼。

中国　治疗筋肉撕裂和骨折、肾虚腰痛、肢体痿废、耳鸣耳聋、牙齿脱落、脱发、白癜风。

老挝　治疗风湿痹痛、支气管炎、骨痛、身痛、肾炎。

马来西亚　治疗眼睑下垂、骨折、跌打损伤、痛证、腰膝酸软、耳鸣耳聋、牙齿脱落、牙痛、久泻，外用治疗脱发、白癜风。临床用于骨质疏松、退行性关节病变时可取鲜品6~15g。

■ **使用注意**　阴虚、血瘀者慎用。

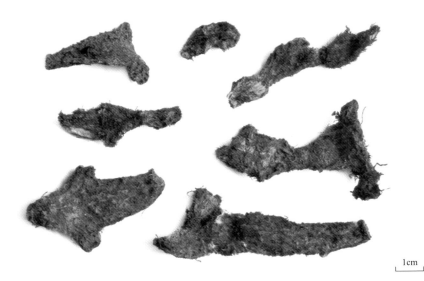

骨碎补药材（根茎）

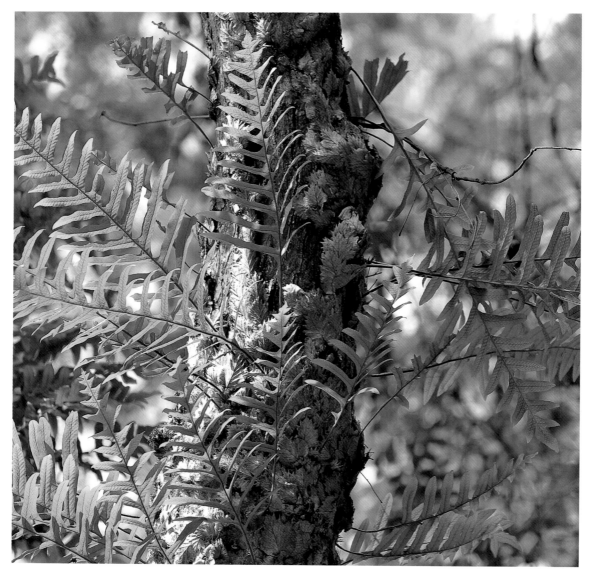

骨碎补原植物

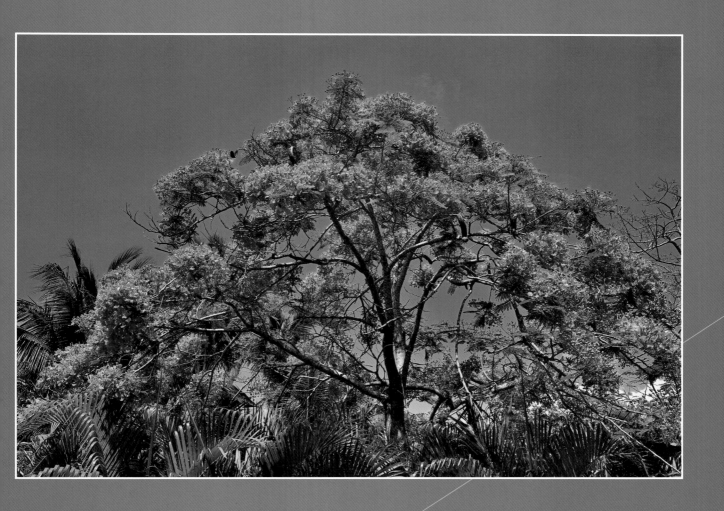

133 凤凰木

Delonix regia (Hook.) Raf.

■ 学名	*Delonix regia* (Hook.) Raf.
■ 科	豆科
■ 异名	*Poinciana regia* Boj. ex Hook.

■ **本地名称**

柬埔寨	ក្រចបារាំង Kagnok barang.
中国	凤凰木Fèng huáng mù，红花楹Hóng huā yíng，火树Huǒ shù。
马来西亚	Pokok semarak api.
菲律宾	Hagonoy, Lagitik.
越南	Phượng, Phượng vĩ, Xoan tây, Điệp tây {Ph[uw][owj]ng, Ph[uw][owj]ng v[ix], Xoan t[aa]y, [dd]i[eej]p t[aa]y}.

■ **通用名称**　Flame tree peacock flower.

■ **药用部位**　根、树皮、叶。

■ **植物描述**　高大落叶乔木，无刺，高达20余米；树皮粗糙，灰褐色；树冠扁圆形，分枝多而开展；小枝常被短柔毛并有明显的皮孔。叶为二回偶数羽状复叶，长20~60cm，具托叶；下部的托叶明显地羽状分裂，上部的呈刚毛状；叶柄长7~12cm，光滑至被短柔毛，上面具槽，基部膨大呈垫状；羽片对生，15~20对，长达5~10cm；小叶25对，密集对生，长圆形，长4~8mm，宽3~4mm，两面被绢毛，先端钝，基部偏斜，边全缘；中脉明显；小叶柄短。伞房状总状花序顶生或腋生；花大而美丽，直径7~10cm，鲜红至橙红色，具4~10cm长的花梗；花托盘状或短陀螺状；萼片5，里面红色，边缘绿黄色；花瓣5，匙

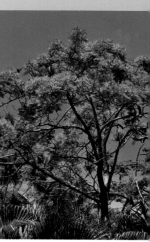

形，红色，具黄及白色花斑，长5~7cm，宽3.7~4cm，开花后向花萼反卷，瓣柄细长，长约2cm；雄蕊10；红色，长短不等，长3~6cm，向上弯，花丝粗，下半部被绵毛，花药红色，长约5mm；子房长约1.3cm，黄色，被柔毛，无柄或具短柄，花柱长3~4cm，柱头小，截形。荚果带形，扁平，长30~60cm，宽3.5~5cm，稍弯曲，暗红褐色，成熟时黑褐色，顶端有宿存花柱；种子20~40，横长圆形，平滑，坚硬，黄色染有褐斑，长约15mm，宽约7mm。花期6~7月，果期8~10月。

■ **生态**　为热带树种，喜高温多湿和光照充足的环境，生长适温为20~30℃，不耐寒。以深厚肥沃、富含有机质的砂壤土为宜；怕积水，排水须良好，较耐干旱，耐贫瘠。

■ **分布**　中国主要分布于云南、广西、广东、福建、台湾等省区。

东盟地区主要分布于柬埔寨和新加坡。

马达加斯加和其他热带地区亦有分布。

■ **化学成分**　茎含羽扇豆醇、表羽扇豆醇、β-谷甾醇、豆甾醇和对甲氧基苯甲醛。茎皮含赤藓醇、白矢车菊苷元。

花含类胡萝卜素。

种子含溶血卵磷脂等磷脂类化合物。

叶含植醇、角鲨烯、(E)-3,7,11-三甲基-1,6,10-十二碳三烯-3-醇、异植醇、二十碳烷等。

■ **药理作用**　茎皮的水提取物对猫和猴有催吐和中枢神经抑制的作用。花的醇、水提取物有灭蛔虫作用。叶有消炎、抗真菌作用。花和种子有毒，中毒后有头晕、流涎及腹胀、腹痛、腹泻等消化道症状。

■ **应用**

柬埔寨　叶可治疗风湿痹痛。

中国　树皮治疗眩晕、心烦不宁，根治疗风湿痛。

菲律宾　广泛用于外伤和止血。

■ **使用注意**　花和种子有毒，忌食。

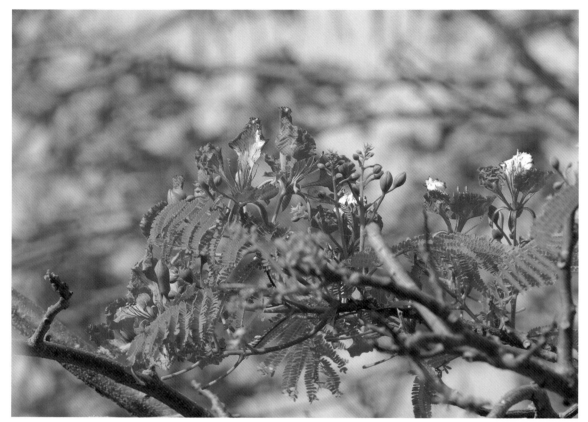

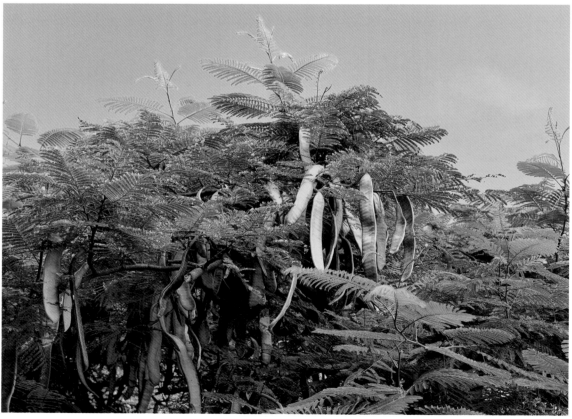

凤凰木原植物

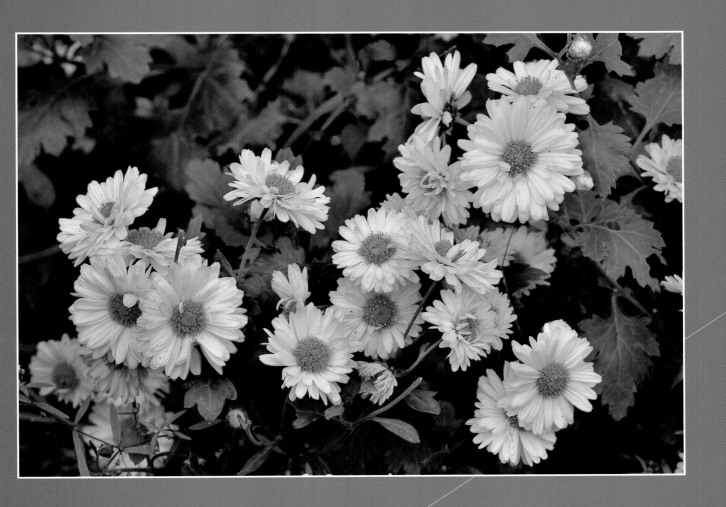

134 菊花

Dendranthema morifolium (Ramat.) Tzvel.

学名	*Dendranthema morifolium* (Ramat.) Tzvel.
科	菊科
异名	*Dendranthema sinense* (Sabine) Des Moul., *Tanacetum morifolium* (Ramat.) Kitam.

■ 本地名称

中国　　菊花Jú huā，鞠Jū，秋菊Qiū jú，甘菊花Gān
　　　　jú huā，黄甘菊Huáng gān jú。

马来西亚　Bunga kek hwa.

缅甸　　ဒေလိယာ Dae liyar.

泰国　　เก็กฮวย Kek huai.

越南　　Cúc tàu {C[us]c t[af]u}.

■ 通用名称　Chrysanthemum.

■ 药用部位　花。

■ 植物描述　多年生草本。茎直立，分枝或无分枝，被
短柔毛。叶互生，具短柄；叶片卵形至披
针形，长5~15cm，基部近心形或阔楔形，
边缘通常羽状深裂，两面密被白绒毛。头
状花序顶生或腋生，直径2.5~20cm；总苞
半球形，苞片数层，外层苞片绿色，条状，
边缘膜质，外面被柔毛；舌状花白色、黄
色、淡红色或淡紫色。瘦果发育不良，矩圆
形，具4棱，顶端平截。花期9~11月，果期
10~11月。

■ 生态　喜温暖湿润、光照充足的环境，避免遮阴，
耐寒，略耐旱，避免水涝。以生于肥力高的
土壤中为佳。

■ 分布　中国主要分布于浙江、安徽、河南及四川等
省区。

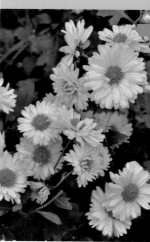

东盟地区主要分布于泰国。

■ **化学成分** 花含龙脑、樟脑、菊花烯酮、木犀草素-7-葡萄糖苷、大波斯菊苷、金合欢素-7-O-鼠李糖苷、芹菜素、芹菜素-7-O-鼠李糖苷、金合欢素-7-O-葡萄糖苷、异鼠李素-3-O-半乳糖苷、木犀草素-7-O-半乳糖苷、木犀草素-7-O-鼠李糖苷、木犀草素、β-榄香烯、百里香酚、二十一烷、二十三烷、二十六烷、棕榈酸-16β,22α-二羟基假蒲公英甾醇、棕榈酸-16β,28-二羟基-3β-O-羽扇豆醇、n-戊基-β-D-呋喃果糖苷、绿原酸、桉树脑、β-松油醇、乙酸龙脑酯、石竹烯、石竹烯氧化物、β-蒎烯、β-杜松烯、姜黄烯、β-金和欢烯、1,3,3-三甲基环己-1-烯-4-甲醛、α-红没药醇、苯甲酸苄酯、β-二甲基苯丙酸甲酯、2,4-癸二烯醛、香叶木素、芹菜素、山奈酚、槲皮素、金圣草黄素-7-O-β-D-吡喃葡萄糖苷、金合欢素-7-O-β-D-吡喃葡萄糖苷、金合欢素-7-O-β-D-葡萄糖吡喃糖基(6→1)-α-L-鼠李糖吡喃糖苷、金合欢素-7-O-(6″-O-乙酰基)-β-D-葡萄糖吡喃糖苷、金合欢素、异泽兰黄素、大黄素、大黄酚、大黄素甲醚。

■ **药理作用** 具有抗菌、抗病毒、调节心功能、调节胆固醇代谢、抗衰老、抗肿瘤、抗氧化、抗炎、镇痛作用。对兔心脏、肝脏和肾脏无毒性。

■ **应用**

中国 花有散风清热、清肝明目和解毒消炎等作用，对口干、火旺、目涩，或由风、寒、湿引起的肢体疼痛、麻木等疾病均有一定的疗效。治疗风热感冒、头痛等，对眩晕、头痛、耳鸣有防治作用。

泰国 花可清热，治疗口疮、口渴、乏力。

■ **使用注意** 泄泻者慎用。

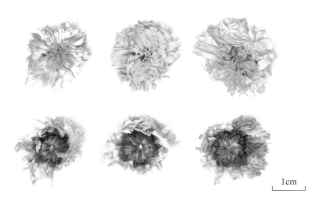

菊花药材（花）

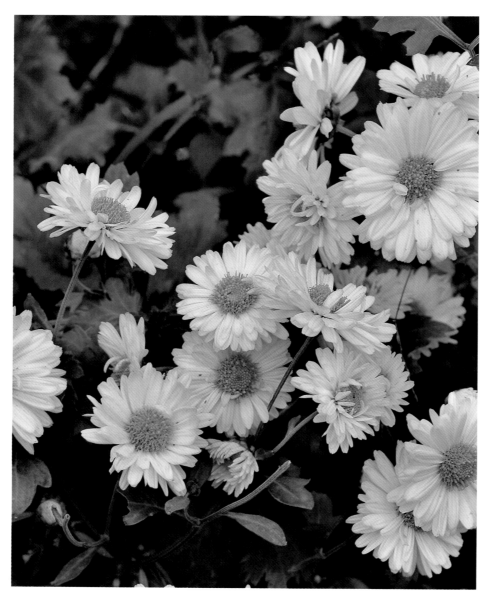

菊花原植物

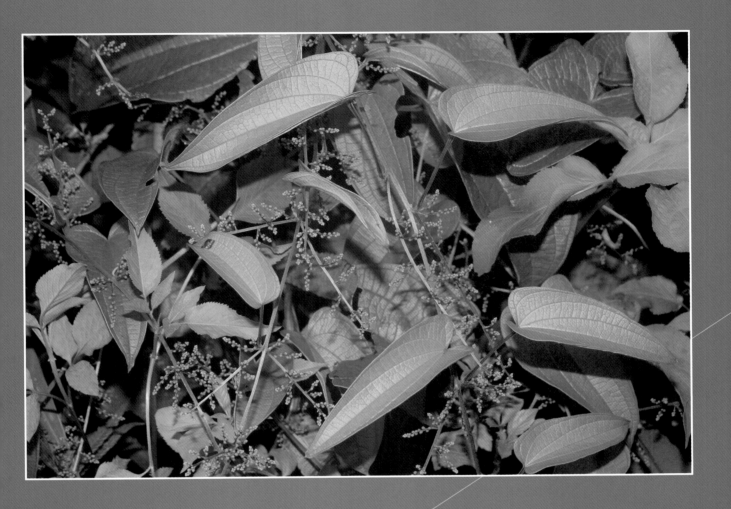

135 褐苞薯蓣

Dioscorea hamiltonii Hook. f.

学名	*Dioscorea hamiltonii* Hook. f.
科	薯蓣科
异名	*Dioscorea persimilis* Prain & Burk.

本地名称

中国　褐苞薯蓣 Hè bāo shǔ yù，假山药薯 Jiǎ shān yào shǔ，药薯 Yào shǔ，毛褐苞薯蓣 Máo hè bāo shǔ yù。

缅甸　 တောရှမြောက်ဉ Taw myauk u.

越南　Củ mài, Sơn dược, Mằm chén (Tày), Khoai mài, Mán địn, Co mằn kép (Thái), Glờn (Kdong), Mằn ôn (Nùng), Hìa đòi (Dao) {C[ur] m[af]i, S[ow]n d[uw][owj]c, M[awf]m ch[es]n (Tay), Khoai m[af]i, M[as]n [dd][ij]n, Co m[awf]n k[es]p (Thai), Gl[owf]n (Kdong), M[awf]n [oo]n (N[uf]ng), H[if]a [dd][of]i (Dao)}.

通用名称　Jat torul.

药用部位　块茎。

植物描述　缠绕草质藤本。块茎长圆柱形，垂直生长，长 30~70cm，外皮棕黄色，断面新鲜时白色。茎右旋，无毛，干时带红褐色，常有棱 4~8。单叶，在茎下部的互生，中部以上的对生；叶柄长 1.5~3.5cm；叶片纸质，干时带红褐色，卵形、三角形至长椭圆状卵形，或近圆形，长 8~10cm，宽 6~8cm，顶端渐尖、尾尖或凸尖，基部宽心形、深心形、箭形或戟形，全缘，基出脉 5~9，常带红褐色。叶腋内有珠芽。雌雄异株。雄花序为穗状花序；雄花的外轮花被片为宽卵形，有时卵

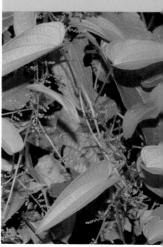

形，背部凸出，有褐色斑纹，内轮倒卵形，两者均较厚；雄蕊6。雌花序为穗状花序，1~2着生于叶腋，结果时长可达数十厘米；雌花的外轮花被片为卵形，较内轮大；退化雄蕊小。蒴果不反折，三棱状扁圆形。种子四周有膜质翅，灰褐色。花期7月至翌年1月，果期9月至翌年1月。

- **■ 生态** 生于海拔100~1950m的山坡、路旁、山谷杂木林中或灌丛中。喜湿，耐荫蔽。夏季生长旺盛，冬季或旱季枯萎，春季重新萌发。

- **■ 分布** 中国主要分布于湖南、广东、广西、贵州、云南等省区。

  东盟地区主要分布于泰国、越南、缅甸等国家。

  尼泊尔、印度亦有分布。

- **■ 化学成分** 块茎含淀粉、尿囊素、酸性阿明精氨酸、胆碱、麦芽糖酶、维生素C、D-脓毒菌素、多巴胺等。

- **■ 药理作用** 具有降血糖、类似雄激素的内分泌作用。

- **■ 应用**

  中国　块茎治疗久泻、久咳、咳声无力、干咳无痰、胃痛、呕吐、神经衰弱等。

  缅甸　块茎用作补品。

  越南　块茎可烹食，治疗消化不良、久泻、消渴。

- **■ 使用注意** 无。

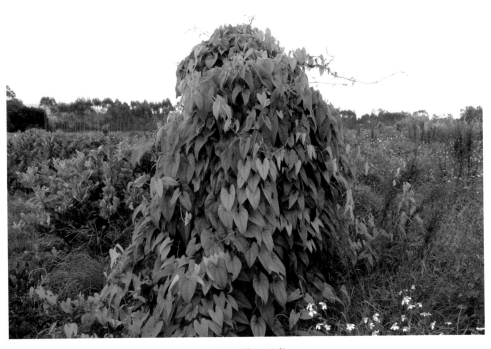

褐苞薯蓣原植物

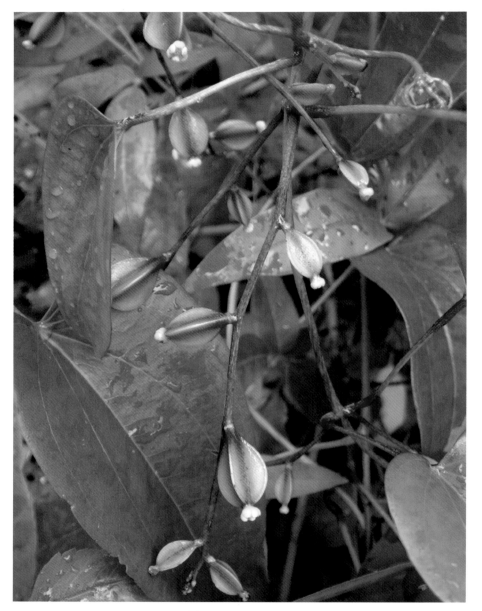

褐苞薯蓣原植物

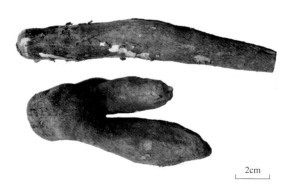

褐苞薯蓣药材

2cm

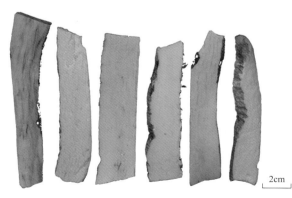

褐苞薯蓣饮片

2cm

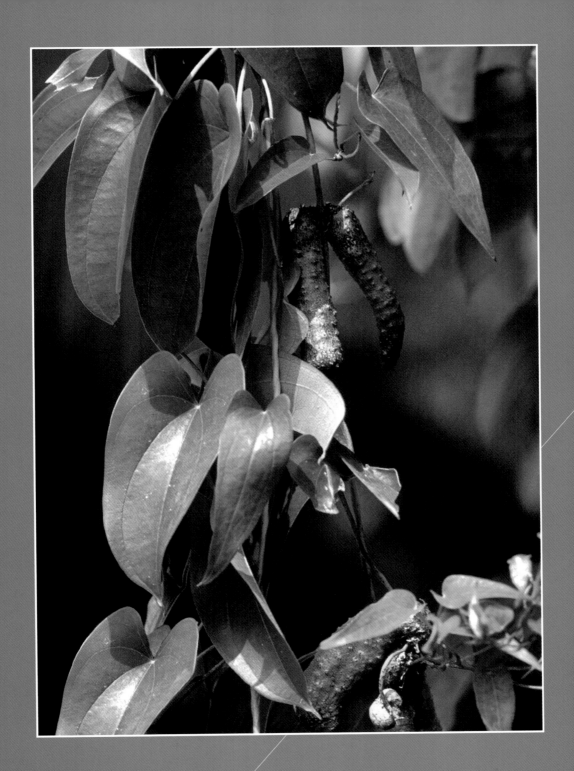

136 薯蓣

Dioscorea oppositifolia L.

■ 学名	*Dioscorea oppositifolia* L.
■ 科	薯蓣科
■ 异名	*Dioscorea opposita* Thunb

■ **本地名称**

中国　薯蓣Shǔ yù，野山豆Yě shān dòu，野脚板薯 Yě jiǎo bǎn shǔ，面山药Miàn shān yào，淮山 Huái shān。

老挝　ມັນແຄງບ Man kiep.

缅甸　 တောမြောက်ဥအရှင်း Taw-myauk-u ayaing.

越南　Dâm dương hoắc, Tiên linh tỳ {D[aa]m d[uw] [ow]ng ho[aws]c, Ti[ee]n linh t[yf]}.

■ **通用名称**　Yam.

■ **药用部位**　根茎。

■ **植物描述**　缠绕草质藤本。块茎长圆柱形，垂直生长，长可达1~2m，断面干时白色。茎通常带紫红色，右旋，无毛。单叶，在茎下部的互生，中部以上的对生，很少3叶轮生；叶片变异大，卵状三角形至宽卵形或戟形，长3~9 (~16) cm，宽2~7 (~14) cm，顶端渐尖，基部深心形、宽心形或近截形，边缘常3浅裂至3深裂，中裂片卵状椭圆形至披针形，侧裂片耳状，圆形、近方形至长圆形；幼苗时一般叶片为宽卵形或卵圆形，基部深心形。叶腋内常有珠芽。雌雄异株。雄花序为穗状花序，长2~8cm，近直立，2~8着生于叶腋，偶尔呈圆锥状排列；花序轴明显地呈"之"字状弯曲；苞片和花被片有紫褐色斑点；雄花的外轮花被片为宽卵形，内轮卵形，较小；

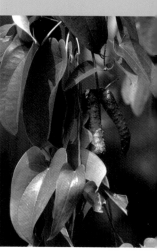

雄蕊6。雌花序为穗状花序，1~3着生于叶腋。蒴果不反折，三棱状扁圆形或三棱状圆形，长1.2~2cm，宽1.5~3cm，外面有白粉。种子着生于每室中轴中部，四周有膜质翅。花期6~9月，果期7~11月。

■ **生态**　生于海拔100~2500m处。喜光照充足环境，耐旱，耐寒。喜排水良好、疏松、肥沃的土壤。

■ **分布**　中国主要分布于浙江、福建、湖南、湖北、广东、贵州、四川及云南等省区。

东盟地区主要分布于老挝、缅甸、越南等国家。

朝鲜与日本亦有分布。

■ **化学成分**　块茎含薯蓣皂苷元、多巴胺、盐酸山药碱、多酚氧化酶、尿囊素、脱落素Ⅱ、糖蛋白、多糖、α-葡萄糖苷酶、β-谷甾醇乙酸酯、5-羟甲基糠醛、壬烯二酸、β-胡萝卜苷、环(酪氨酸-苯丙氨酸)二肽、环(酪氨酸-酪氨酸)二肽、6-甲基柠檬酸酯、1,5-二甲基柠檬酸酯、柠檬酸三甲酯、棕榈酸、亚油酸、亚麻酸、油酸。

根茎含多巴胺、儿茶酚胺、胆固醇、麦角甾醇、菜油甾醇、豆甾醇、β-谷甾醇、植酸、山药素Ⅰ、山药素Ⅱ、山药素Ⅲ、山药素Ⅳ、山药素Ⅴ、胆甾烷醇、(24R)-α-甲基胆甾烷醇、(24R)-α-乙基胆甾烷醇、24-亚甲基胆固醇、岩藻甾醇、赤桐甾醇、24-亚甲基-25-甲基胆固醇。

■ **药理作用**　具有抗氧化、杀虫、护胃、抗肿瘤、降血糖、免疫调节等作用。无明显毒性。

■ **应用**

中国　块茎治疗脾虚久泻、慢性肠炎、慢性肾炎、遗精、遗尿、带下。

老挝　治疗胃痛、消渴、哮喘、带下。

缅甸　块茎用作补品。

■ **使用注意**　湿盛中满或有实邪、积滞者禁服。

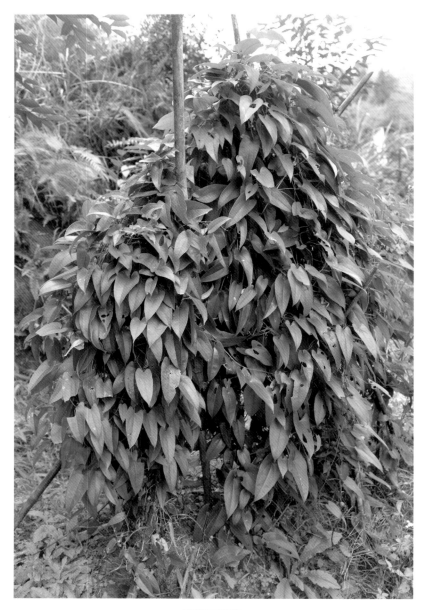

薯蓣原植物

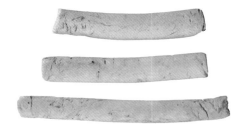

2cm

薯蓣药材（根茎）

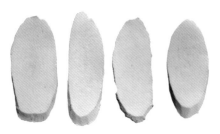

2cm

薯蓣饮片

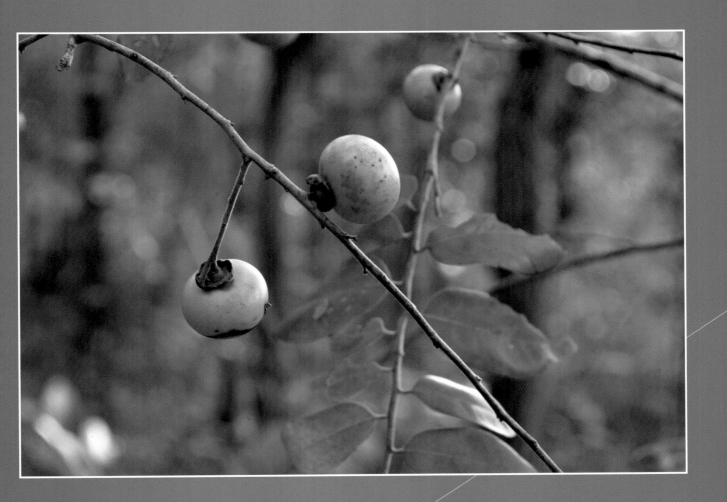

137 软毛柿木

Diospyros mollis Griff.

学名	*Diospyros mollis* Griff.
科	柿科
异名	*Diospyros atropurpurea* Guerke, *Diospyros evila* Pierre.

■ **本地名称**

柬埔寨　ម៉ាក់ឃ្លៀ Mak khleou.

中国　软毛柿木Ruǎn máo shì mù，青黑檀Qīng hēi tán。

老挝　ໝາກເກືອ Mark keua.

马来西亚　Kayu arang.

泰国　มะเกลือ Ma guae.

越南　Mặc nưa, Mắc nưa, Mạc nưa {M[awj]c n[uw]a, M[aws]c n[uw]a, M[aj]c n[uw]a}.

■ **通用名称**　Ebony tree.

■ **药用部位**　新鲜果实。

■ **植物描述**　常绿乔木，高达20m以上，小枝无刺；全体干时变黑色。单叶纸质，2列，卵形至卵状长圆形，长5~8cm，宽1.5~4cm，顶端急尖，基部急尖、钝圆或圆形，全缘，两面被短柔毛，后近无毛，叶脉明显。花单性，腋生。雄花排成聚伞花序，花梗短，被柔毛；花萼钟状，裂至中部，外侧被柔毛，内侧无毛；花冠坛状，花瓣4；雄蕊多数。雌花单生，花梗短，被柔毛；子房卵形，被柔毛。果实球形，反折，脉络不明显，具梗；胚乳光滑。

■ **生态**　生于高海拔的干燥落叶混交林中。

■ **分布**　东盟地区主要分布于老挝和泰国。

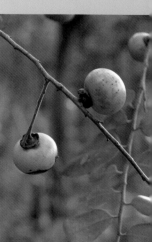

■ **化学成分**　根和茎皮含黄酮类、羽扇豆醇、羽扇烯酮、萘醌衍生物、4,5,8-三甲氧基萘甲醛。

叶含柿酚-8,8′-二氧-6-β-D-呋喃芹菜糖基-β-D-葡萄糖苷。

果实含β-香树脂、白桦脂酸、二氢-二羟基苊鼠李糖苷、柿酚、1,8-二羟基萘、8-羟基-2-乙酰基-3-甲基萘、柿酚-8,8′-二-O-β-D-葡萄糖苷、正三十一烷、正二十九烷、脂肪酸。

■ **药理作用**　可杀蛔虫、蛲虫、牛肉绦虫、猪肉绦虫。其提取物具有抗菌、抗真菌、抗原虫、抗炎作用。有细胞毒性。

■ **应用**

柬埔寨　种子用于杀蠕虫及其他寄生虫，可避孕。

老挝　　果实治疗绦虫病。

泰国　　茎和根可通便；未成熟果实可杀虫。

■ **使用注意**　无。

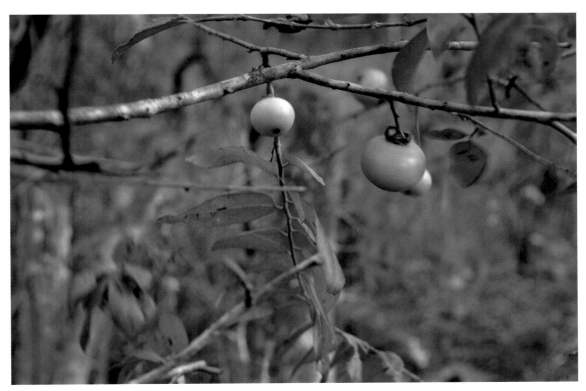

软毛柿木原植物

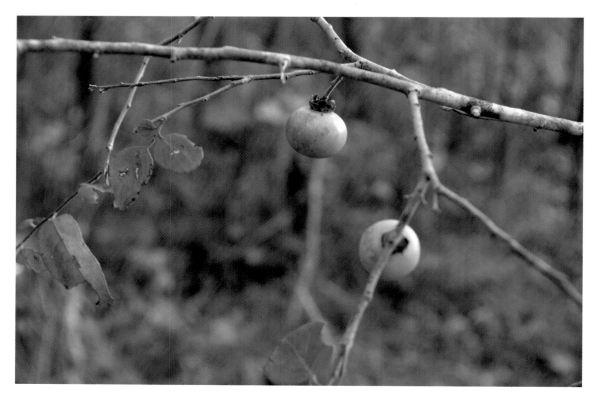

软毛柿木原植物

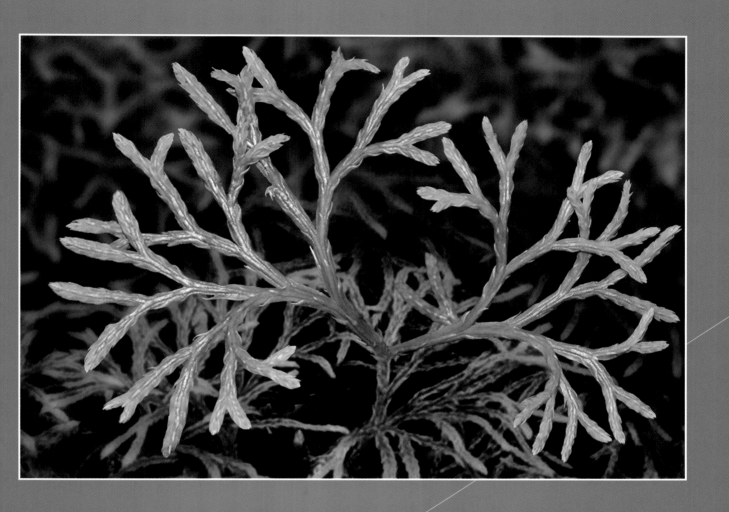

138 扁枝石松

Diphasiastrum complanatum (L.) Holub.

■ 学名	*Diphasiastrum complanatum* (L.) Holub.
■ 科	石松科
■ 异名	*Diphasiastrum complanatum* var. *glaucum* Ching

■ **本地名称**

中国 扁枝石松Biǎn zhī shí sōng，地刷子石松Dì shuā zi shí sōng，地刷子Dì shuā zi，地蜈蚣Dì wú gōng，舒筋草Shū jīn cǎo。

越南 Thạch tùng dẹp {Th[aj]ch t[uf]ng d[ej]p}.

■ **通用名称** Groundcedar, Creeping jenny, Northern running-pine.

■ **药用部位** 全草。

■ **植物描述** 多年生草本。侧枝近直立，绿色，多回二叉分枝，小枝扁压状。叶4行排列，稀疏，三角形，长1~3mm，宽约0.7mm，基部贴生于枝上，先端尖锐略内弯，无长芒，全缘，革质。孢子枝长10~20cm，孢子囊穗圆柱形，3~6生于分枝的孢子枝顶端，长约2cm，宽约0.3cm；孢子叶宽卵形，长2~2.5mm，宽1.5mm，先端呈尾状，边缘皱曲有钝齿，膜质；孢子囊生于孢子叶腋，圆肾形，黄色；孢子四面体球形。

■ **生态** 生于海拔700~2900m的森林、灌丛、山坡草地中。

■ **分布** 中国主要分布于辽宁、吉林、黑龙江、四川、云南、贵州、广东、广西等省区。

东盟地区主要分布于越南、马来西亚等国家。

加拿大、美国亦有分布。

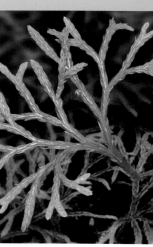

■ **化学成分** 全草含有石松碱、N-甲基石松嵩碱、石松灵碱、光泽石松灵碱、α-玉柏碱、lycoposerramine-L、lycoposerramine-M、11α-O-乙酰基-石松碱、去-N-甲基-α-玉柏碱、棒石松宁碱、6β-羟基石松碱、6α-羟基石松碱、4α-羟基石松碱、石松文碱、15α-methyl-lcopodane-5β,6α-diol、千层塔-14-烯-3β,21α-二醇、千层塔-14-烯-3β,21β-二醇、3β-羟基-21α-乙酰氧基-14-千层塔烯、3β,21β-dihydroxy-14-serraten-2、inundoside E、α-芒柄花醇、千层塔烯二醇、21-表千层塔烯三醇、石松醇、21-表千层塔烯二醇、21-表石松稳四醇、石松四醇酮、石松五醇、二表千层塔烯二醇、千层塔三醇、16-氧代千层塔烯三醇、16-氧代石松三醇、β-谷甾醇、豆甾醇、麦角固醇、二氢菜子甾醇、3-乙酰基齐墩果酸、阿魏酸。

■ **药理作用** 具有抗乙酰胆碱酯酶、抗丁酰胆碱酯酶、抗炎、抗肿瘤、细胞毒作用，可用于化疗及抑制白色念珠菌活性。

■ **应用**

中国 全草可祛风湿、舒筋络、散瘀止痛、利尿，治疗风湿寒性关节痛、筋骨损伤等。

■ **使用注意** 无。

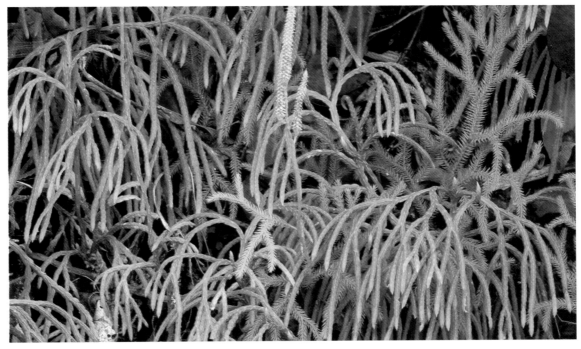

扁枝石松原植物

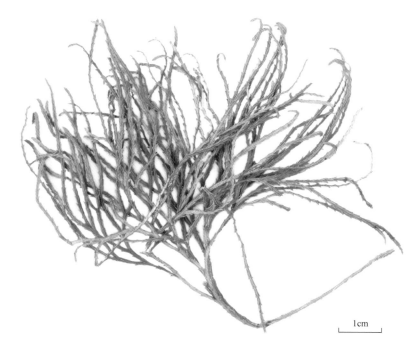

1cm

扁枝石松药材

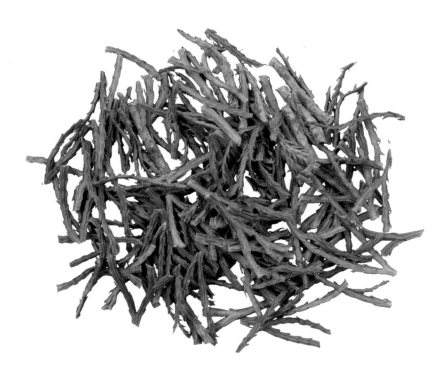

扁枝石松饮片

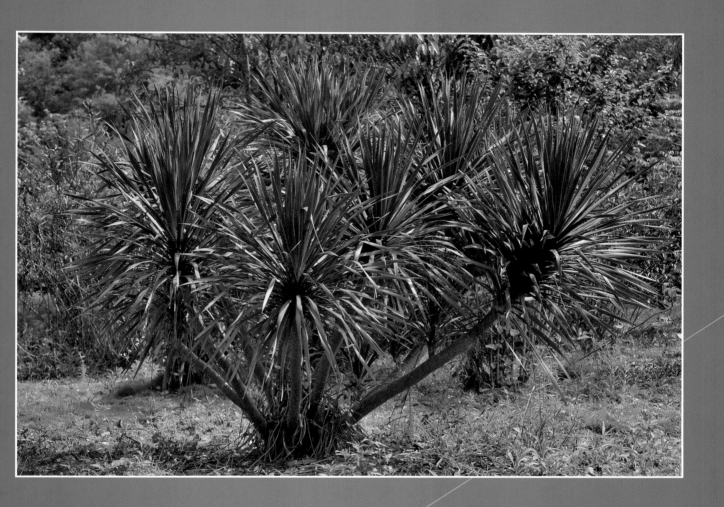

139 海南龙血树

Dracaena cambodiana Pierre ex Gagnep.

学名	*Dracaena cambodiana* Pierre ex Gagnep.
科	百合科
异名	*Pleomele cambodiana* (Pierre ex Gagnep.) Merr. & Chun

本地名称

柬埔寨	អ្រ្កែងដែក Angree daek.
中国	海南龙血树 Hǎi nán lóng xuě shù。
老挝	ຈັນໄດແດງ Chanh dai deng, ຈັນໄດ Chanh dai.
马来西亚	Pokok suji.
泰国	จันผา Jun pha.
越南	Huyết giác, Cau rừng, Dứa dại, Cây xó nhà, Giáng ông, Giác máu, ỏi Càng (Tày), Co ỏi khang (Thái) {Huy[ees]t gi[as]c, Cau r[uwf]ng, D[uws]a d[aj]i, C[aa]y x[os] nh[af], Gi[as]ng [oo]ng, Gi[as]c m[as]u, [or]i c[af]ng (T[af]y), Co [or]i khang (Th[as]i)}.

通用名称 Daxue, Guo jinpao, Cambodia dragon blood trees, Jianye dragon blood trees, Dragon blood trees, Mountain kelp, Xiaohua dragon blood trees, Dragon's blood, Blood exhausted flowers, Rock brown.

药用部位 心材、花梗、树脂。

植物描述 乔木状，高3~4m。茎不分枝或分枝，树皮带灰褐色，幼枝有密环状叶痕。叶聚生于茎、枝顶端，几乎互相套迭，剑形，薄革质，长达70cm，宽1.5~3cm，向基部略变窄而后扩大，抱茎，无柄。圆锥花序长在30cm以上；花序轴无毛或近无毛；花每3~7朵簇生，绿

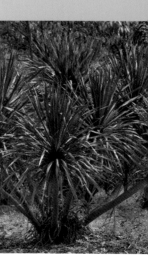

白色或淡黄色；花梗长5~7mm，关节位于上部1/3处；花被片长6~7mm，下部约1/5~1/4合生成短筒；花丝扁平，宽约0.5mm，无红棕色疣点；花药长约1.2mm；花柱稍短于子房。浆果直径约1cm。花期7月。

■ **生态**　生于热带与亚热带低海拔地区的花岗岩裂缝或间隙处，以及滨海地区及南部岛屿上。为阳生植物，生长缓慢，耐干旱。

■ **分布**　中国主要分布于海南。

东盟地区主要分布于柬埔寨、老挝、泰国、越南。

■ **化学成分**　全株含有酯化树脂和树脂甾醇、resinosaurine、难溶性树脂；树脂中含cambodianin A、cambodianin B、4,4′-二羟基-2,3′-二甲氧基二氢查耳酮、5,7-二羟基-4′-甲氧基-8-甲基黄烷、(2S)-7,3′-二羟基-4′-甲氧基黄烷、(2R)-7,4′-二羟基-8-甲基黄烷、7,4′-二羟基-8-甲氧基高异黄烷、4,2′,4′-三羟基查耳酮、4,4′-二羟基-2′-甲氧基查耳酮、3,2′,3′,4′-四羟基-4-甲氧基查耳酮、3,2′,4′-三羟基-4-甲氧基查耳酮、4,4′-二羟基-2-甲氧基二氢查耳酮、4,4′-二羟基-2,6-二甲氧基二氢查耳酮、7,4′-二羟基二氢黄酮、7,4′-二羟基二氢高异黄酮、丁香脂、松脂醇、2-(4-羟苯基)-6-(3-甲氧基-4-羟苯基)-3,7-二氧双环[3.3.0]-辛烷、表松脂醇、蛇菰宁、1-羟基-6,8-二甲氧基-3-甲基蒽醌、芥子醛、(25R)-螺甾-5-烯-3β-醇(23)和(25R)-螺甾-5-烯-3β,17α-二醇。

■ **药理作用**　具有抗真菌、抗菌、抗氧化等作用。有细胞毒性。

■ **应用**

柬埔寨　与其他药物浸渍合用治疗天花。

中国　树脂可活血、止痛、止血、生肌、行气等，治疗跌打损伤、筋骨疼痛。

老挝　用于清洁血液。

泰国　心材可强心，治疗咳嗽、胆道疾病引起的发热。

■ **使用注意**　过敏体质慎用。

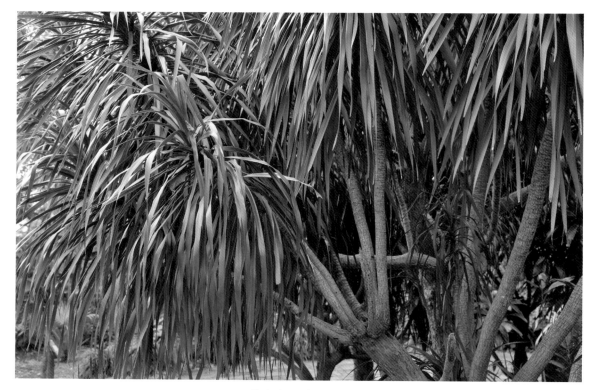

海南龙血树原植物

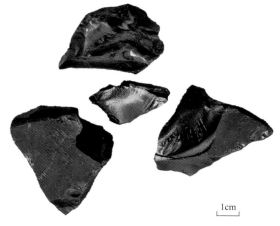

1cm

海南龙血树药材

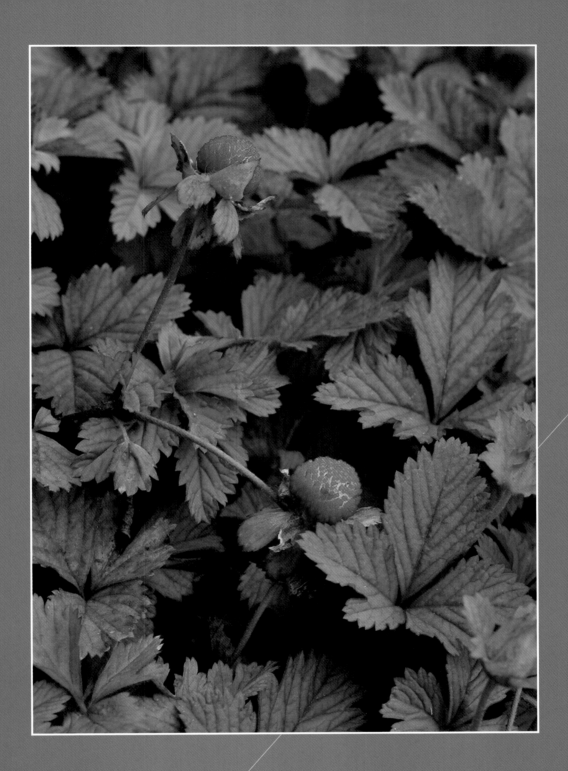

140 蛇莓

Duchesnea indica (Jacks.) Focke

■ 学名	*Duchesnea indica* (Jacks.) Focke
■ 科	蔷薇科
■ 异名	*Duchesnea indica* auct., *Duchesnea indica* var. *indica*, *Duchesnea indica* var. *japonica* Kitam., *Duchesnea indica* f. *japonica* (Kitam.) M. Mizush.

■ **本地名称**

中国　蛇莓Shé méi，蛇泡草Shé pào cǎo，龙吐珠Lóng tǔ zhū，三爪风Sān zhǎo fēng。

老挝　ໝາກສະຕໍເບີຣີ Mak stor bey ry.

马来西亚　Strawberry palsu.

缅甸　တောစတော့ဘယ်ရီ Taw-strawberry.

泰国　สตรอเบอร์รี่ป่า Sa tro boe ri pa.

越南　Dâu núi, Dâu đất, Dâu tây dại, Xà mẫu, Xà bào thảo {D[aa]u n[us]i, D[aa]u [dd][aas]t, D[aa]u t[aa]y d[aj]i, X[af] m[aax]u, X[af] b[af]o th[ar]o}.

■ **通用名称**　Indian mock strawberry.

■ **药用部位**　全草。

■ **植物描述**　多年生草本。根茎短，粗壮；匍匐茎多数，长30~100cm，有柔毛。小叶片倒卵形至菱状长圆形，长2~3.5（~5）cm，宽1~3cm，先端圆钝，边缘有钝锯齿，两面皆有柔毛，或上面无毛，具小叶柄；叶柄长1~5cm，有柔毛；托叶窄卵形至宽披针形，长5~8mm。花单生于叶腋；直径1.5~2.5cm；花梗长3~6cm，有柔毛；萼片卵形，长4~6mm，先端锐尖，外面有散生柔毛；副萼片倒卵形，长5~8mm，比萼片长，先端常具3~5锯齿；花瓣倒卵形，长5~10mm，黄色，先端圆

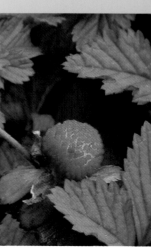

钝；雄蕊20~30；心皮多数，离生；花托在果期膨大，海绵质，鲜红色，有光泽，直径10~20mm，外面有长柔毛。瘦果卵形，长约1.5mm，光滑或具不明显突起，鲜时有光泽。花期6~8月，果期8~10月。

■ **生态**　生于海拔3100m以下的山坡、牧场、河岸、湿地、山涧及田地边缘。

■ **分布**　中国主要分布于辽宁、河北、河南、江苏、浙江、安徽、江西、福建、湖北、广西、广东、贵州等省区。

东盟地区主要分布于马来西亚、泰国、老挝、缅甸等国家。

阿富汗、印度、日本、韩国、尼泊尔亦有分布。

■ **化学成分**　全草含有鞣花酸、蛇莓苷A、蛇莓苷B、短叶苏木酚酸、没食子酸、咖啡酸甲酯、花梗鞣素、原儿茶酸、短叶苏木酚酸甲酯、短叶苏木酚、熊果酸、委陵菜酸、野蔷薇苷、Kaii-ichigeside F1、蔷薇酸、坡模醇酸、山奈苷、金合欢素-7-O-α-L-鼠李糖吡喃糖基-(1→6)-β-D-葡萄糖吡喃糖苷、山奈酚-3-O-β-D-半乳糖吡喃糖苷、芸香苷、芹菜素-6-C-β-D-葡萄糖吡喃糖苷、异槲皮苷、金丝桃苷、山奈酚-3-O-α-L-鼠李糖吡喃糖基-(1→3)-α-L-鼠李糖吡喃糖基-(1→6)-β-D-半乳糖吡喃糖苷、山奈酚-3-O-[α-L-鼠李糖吡喃糖基]-(1→6)-β-D-半乳糖吡喃糖苷、β-谷甾醇、(24R)-6β-羟基-24-乙基-胆甾-4-烯-3-酮。

■ **药理作用**　具有抗肿瘤、抗菌、增强免疫、促进雄激素和组胺分泌、兴奋子宫、抗凝血等作用。全草无毒，果实有小毒。

■ **应用**

中国　治疗热病、癫痫、咳嗽、呕血、咽喉肿痛、泄泻、痈疮肿痛、毒蛇咬伤、烧烫伤、感冒、黄疸、口疮、流行性腮腺炎、血崩、月经不调、肿痛。

老挝　可烹食。

马来西亚　可清热解毒，治疗癌症、黄疸、肝炎。

泰国　茎和叶可清热、止咳、止痢，治疗癫痫、呕血、咽喉肿痛、肝炎、烧烫伤、结膜炎；花可助血行。

■ **使用注意**　果实有小毒，忌大剂量服用。

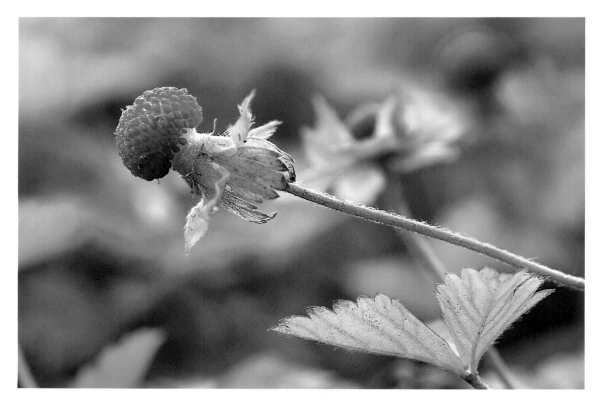

蛇莓原植物

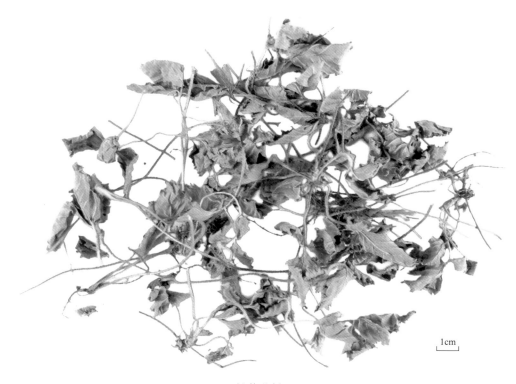

1cm

蛇莓药材

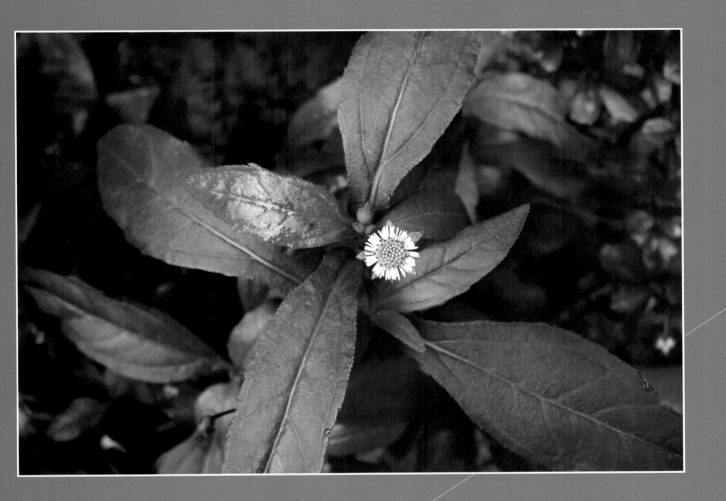

141 鳢肠

Eclipta prostrata (L.) L.

■ 学名	*Eclipta prostrata* (L.) L.
■ 科	菊科
■ 异名	*Eclipta alba* (L.) Hassk

■ **本地名称**

中国　鳢肠Lǐ cháng，旱莲草Hàn lián cǎo，乌田草 Wū tián cǎo，墨旱莲Mò hàn lián，墨水草Mò shuǐ cǎo。

老挝　ຫຍ້າຫ້ອມແກ້ວ Nha hom keo.

马来西亚　Urang-uring.

缅甸　ဆိက်တ္မွန် Kyeik-hman.

菲律宾　Tintatintahan.

泰国　กะเม็ง Ka meng.

越南　Nhọ nồi, Cỏ mực, Ban liên thảo, Lê trường, Phong trường {Nh[oj] n[oof]i, C[or] m[uwj]c, Ban li[ee]n th[ar]o, L[ee] tr[uw][owf]ng, Phong tr[uw][owf]ng}.

■ **通用名称**　Trailingeclipta.

■ **药用部位**　全草。

■ **植物描述**　多年生草本。茎直立，圆柱形，绿色或紫色，斜升或平卧，高达30~40cm或更高，被贴生糙毛。叶对生，无柄或有极短的柄；叶片长圆形或披针形，长2~8cm，宽0.5~1.5cm，先端渐尖，基部圆钝，边缘有细锯齿或有时仅波状，两面被密硬糙毛。头状花序，直径0.8~1.2cm，有长1~4cm的细花序梗，被粗毛；总苞片长圆形或长圆状披针形，背面及边缘被白色短伏毛。外围的雌花2层，舌状，长2~3mm，花冠管状，顶端4齿

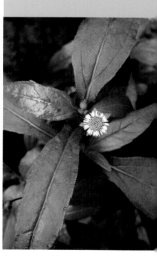

裂。中部两性花管状；花冠4裂；雄蕊4。瘦果三棱形，稍扁。种子多数，黑色。花期6~9月。

- **生态**　生于海拔0~1900m的地区，常见于排水不良、潮湿的区域，以及沼泽地的溪边、沟渠边或稻田埂上、草地上。可生于潮湿、高盐碱的条件下。

- **分布**　中国主要分布于安徽、福建、甘肃、广西、贵州、河北、河南、湖北、湖南、江苏、江西、吉林、辽宁、陕西、山东、山西、四川、台湾、云南、浙江等省区。

  东盟地区主要分布于缅甸。

  澳大利亚、亚洲其他国家，及美洲、非洲、欧洲和太平洋岛屿等地区亦有分布。

- **化学成分**　全草含有香豆雌酚，包括蟛蜞菊内酯、去甲蟛蜞菊内酯，还含有多肽、苯硫酚衍生物、聚乙炔、噻芬衍生物、类固醇、三萜和黄酮类。此外，还包括皂苷、鞣酸、维生素A、鳢肠素、三噻嗯甲醇、三噻嗯甲醛、去甲蟛蜞菊内酯葡萄糖苷。

- **药理作用**　具有抗阿米巴虫、保肝和抗癌作用。

- **应用**

  中国　全草治疗各种吐血、鼻衄、咯血、肠出血、尿血、痔疮出血、血崩等证；捣汁涂眉发，能促进毛发生长；内服有乌发功效。

  老挝　取旱莲草50g，与积雪草鲜品50g、板蓝根20g、木蝴蝶树皮合用，治疗高热抽搐。

  缅甸　可保肝、消食、补血，治疗月经不调、汗出、肠功能紊乱、肝炎、黄疸、烧烫伤、跌仆损伤、贫血。

  菲律宾　治疗肝病。可用作染发剂。

  泰国　根可祛风、通便、止呕、止晕、避孕、补血，治疗呕血、腹痛；茎可祛风、止血、补血、止咳、利尿，治疗胃肠胀气、黄疸、子宫脱垂、呕血、支气管炎、痛证；叶可通便、止呕、祛风，治疗子宫脱垂、疝痛、胃肠胀气、脱发，用于外伤愈合；花治疗黄疸；果实可祛风。

  越南　与侧柏叶和百合合煎治疗出血证；植物提取物与槐树芽片剂合用可止血；与鸡矢藤合煎治疗痢疾。

- **使用注意**　胃弱、便溏、肾阳虚者不宜服用。

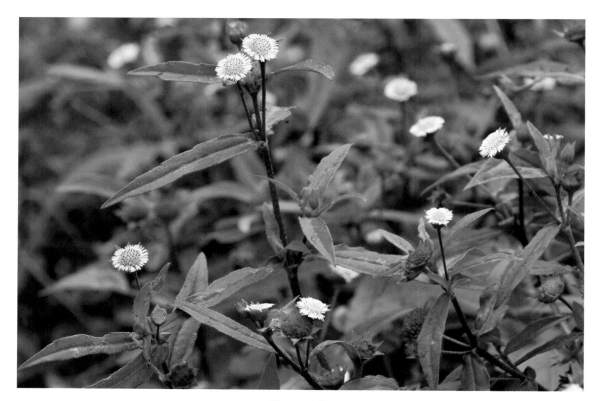

鳢肠原植物

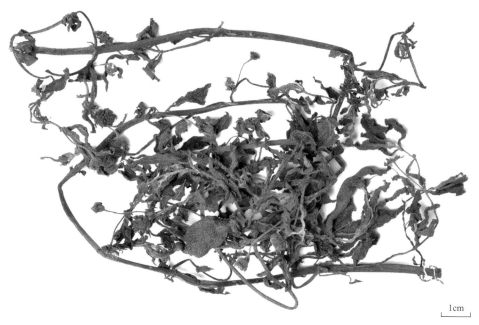

1cm

鳢肠药材

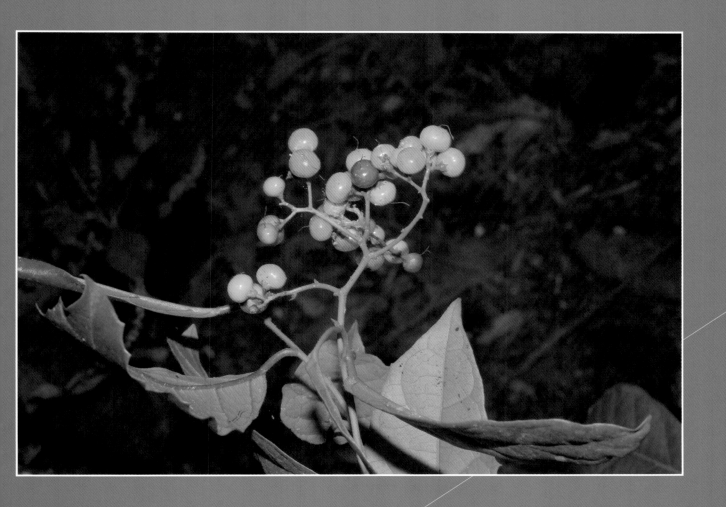

142 宿苞厚壳树

Ehretia asperula Zoll. & Moritzi

■ 学名	*Ehretia asperula* Zoll. & Moritzi
■ 科	紫草科
■ 异名	*Ehretia hanceana* Hemsl.

■ **本地名称**

中国　宿苞厚壳树 Sù bāo hòu ké shù。

缅甸　ေတာဖက်သင်း Taw phet thin.

越南　Xạ đen, Dót {X[aj] [dd]en, D[os]t}.

■ **药用部位**　地上部分。

■ **植物描述**　攀缘灌木，高达6m；枝灰褐色，粗糙，无毛。叶革质，宽椭圆形或长圆状椭圆形，长3~9cm，宽3~5cm，先端钝或具短尖，基部圆，通常全缘，无毛，或下面脉腋间有簇生的柔毛。聚伞花序顶生，呈伞房状，宽4~5cm，被淡褐色短柔毛；花萼长1.5~2.5mm，被褐色短柔毛；花冠白色，漏斗形，长3~4mm，基部直径1.5mm，喉部直径5mm，裂片三角状卵形，长2~3mm，较筒部稍长；花丝长3~4mm，花药长约1mm；花柱长3~4mm。核果熟时红色。

■ **生态**　野生或栽培，常见于荒芜坡地及开阔林地中。宜光照强烈的条件，抗旱性强，湿季生长迅速。栽种1年以上即具繁殖能力，生命力强，可由根茎、种子再生。

■ **分布**　中国主要分布于海南。

东盟地区主要分布于越南。

印度亦有分布。

■ **化学成分**　全株含有黄酮、鞣质、氨基酸和还原糖。

■ **药理作用**　具有抗氧化及抗肿瘤的作用。

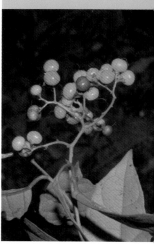

■ **应用**

缅甸　　　根治疗性病。

越南　　　治疗胃炎、丘疹。树皮的乙醇提取物治疗肝癌、鼻咽癌、结肠癌、艾
　　　　　滋病。

■ **使用注意**　　无。

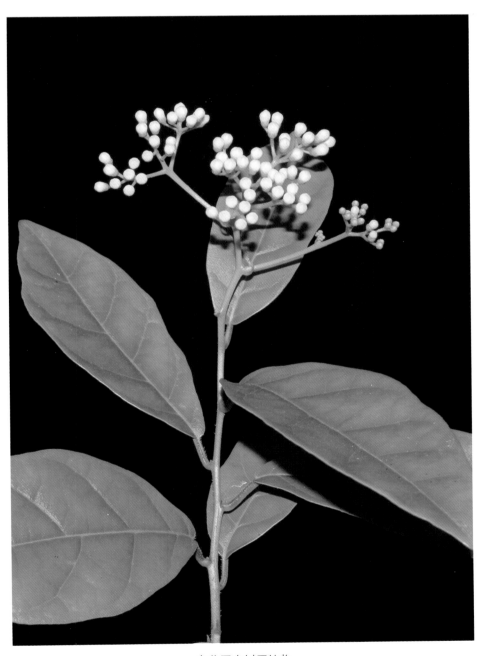

宿苞厚壳树原植物

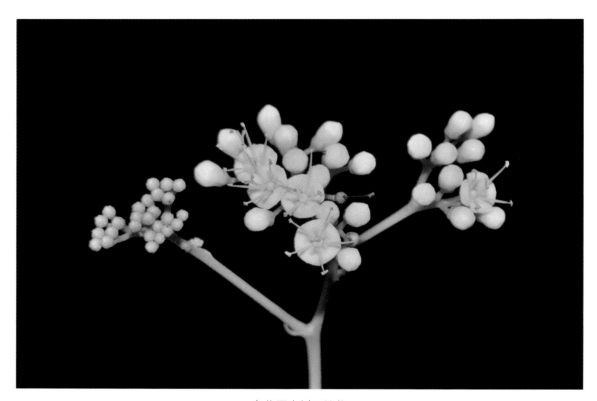

宿苞厚壳树原植物

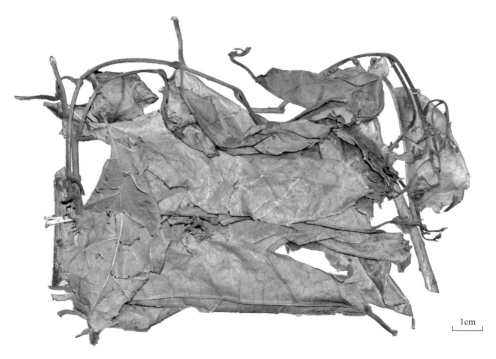

宿苞厚壳树药材

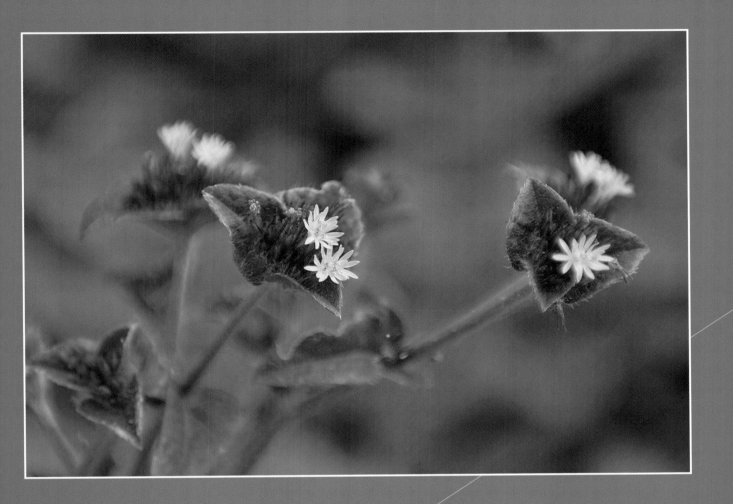

143 地胆草

Elephantopus scaber L.

■ 学名	*Elephantopus scaber* L.
■ 科	菊科
■ 异名	*Elephantopus scaber* var. *albiflorus* Kuntze, *Elephantopus scaber* var. *carolinianus* (Willd.) Kuntze, *Elephantopus scaber* var. *coeruleus* Kuntze, *Elephantopus scaber* var. *liniatus* Miq., *Elephantopus scaber* var. *martii* (Sch. Bip./ DC.) Hassk.

■ **本地名称**

柬埔寨　ប្រក្រាបធំ Proar krap thom.

中国　地胆草 Dì dǎn cǎo，苦地胆 Kǔ dì dǎn，地胆头 Dì dǎn tóu，磨地胆 Mó dì dǎn，鹿耳草 Lù ěr cǎo。

老挝　ຂີ້ໄຟນົກຄຸ້ມ Khi fay nok khum.

马来西亚　Tutup bumi, Tapak babi, Berih hitam, Tapak leman, Tapah sulaiman.

缅甸　ဆင်ချီး Sin-chi.

菲律宾　Diladila, Kabkabron.

泰国　โด่ไม่รู้ล้ม Do mai ru lom.

越南　Chỉ thiên, Cây thổi lửa, Cỏ lưỡi mèo, Khổ địa đảm, Chân voi nhám, Tiền hồ nam, Nhả đản (Tay), Co tát nai (Thai), R'nếp lạy (K'ho) {Ch[ir] thi[ee]n, C[aa]y th[oor]i l[uwr]a, C[or]l[uw][owx]i m[ef]o, Kh[oor] [dd][ij]a [dd][ar]m, Ch[aa]n voi nh[as]m, Ti[eef]n h[oof] nam, Nh[ar] [dd][ar]n (Tay), Co t[as]t nai (Thai), R'n[ees]p l[aj]y (K'ho)}.

■ **通用名称**　Elephantopus scaber.

■ **药用部位**　全草。

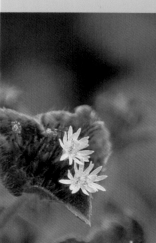

■ **植物描述**　多年生草本。根茎平卧或斜升；茎直立，粗壮，高达1m以上，基部宽3~6mm，二歧分枝。单叶，大都为基生；叶片匙形、长圆状匙形或长圆状披针形，长8~20cm，宽达3~5cm，先端尖，基部渐狭，边缘有圆齿状锯齿，两面被白色长粗毛，下面沿脉及叶缘的毛较密；茎生叶少而小。头状花序约有小花4；总苞片圆形，苞片绿色，有些先端带紫红色，外面4层披针状长圆形，长4~5mm，先端尖，具1脉，无毛或近无毛，里面4层椭圆状长圆形，长7~8mm，先端急尖，具3脉；多数头状花序密集成复头状花序；花冠白色，漏斗形，长5~6mm，管狭窄，裂片披针形，无毛。瘦果长圆形，长3mm，具10棱，被白色短柔毛；冠毛污白色。花期8月至翌年5月。

■ **生态**　生于草地、路边或灌丛中。

■ **分布**　中国主要分布于福建、广东、广西、贵州、海南、湖南、江西、台湾、云南、浙江等省区。

东盟地区主要分布于柬埔寨、老挝、马来西亚、菲律宾、越南等国家。

非洲、美洲和亚洲的其他热带地区亦有分布。

■ **化学成分**　全草含有二氢地胆草内酯、白花地胆草内酯A、白花地胆草内酯B等。

■ **药理作用**　具有抗菌、抗原虫、抗肿瘤、抗氧化、降血糖的作用。对由卡拉胶诱发的大鼠足跖急性炎症和弗氏佐剂所致的慢性炎症有明显的抑制作用。能明显减少小鼠黑色素瘤B_{16}细胞。大鼠腹腔注射30g/kg（相当于成人剂量的1250倍）及兔静脉注射7.5g/kg的地胆草，均未引起中毒反应或死亡。肌内注射兔时，出现局部肌肉充血或坏死。体外溶血试验中未观察到溶血作用。

■ **应用**

柬埔寨　叶可催乳、清热；全草治疗肌肉痉挛。

中国　可止咳、化痰。治疗感冒、急性扁桃体炎、咽喉炎、结膜炎、流行性乙型脑炎、百日咳、急性黄疸型肝炎、肝硬化腹水、急性肾小球肾炎、慢性肾小球肾炎、疔肿、湿疹。

老挝　可利尿、抗菌、清热、止痛，治疗肝病、脓疮、毒蛇咬伤。

马来西亚　治疗癌症、高尿酸血症、痔疮。

菲律宾　根与叶煎剂可利尿、退热和润肤。

越南　全草可滋补。

■ **使用注意**　体质虚弱者忌用，寒证者、孕妇慎用。

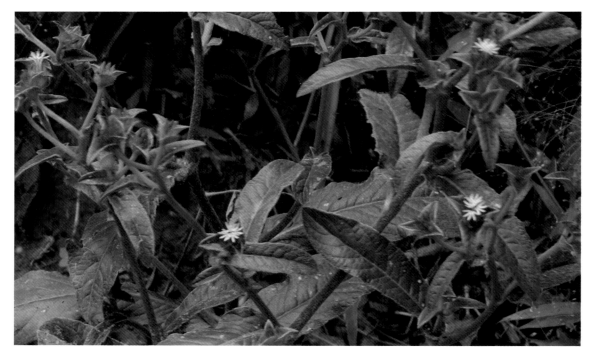

地胆草原植物

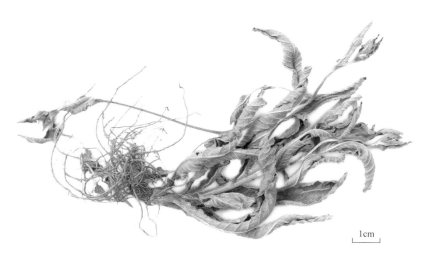

1cm

地胆草药材

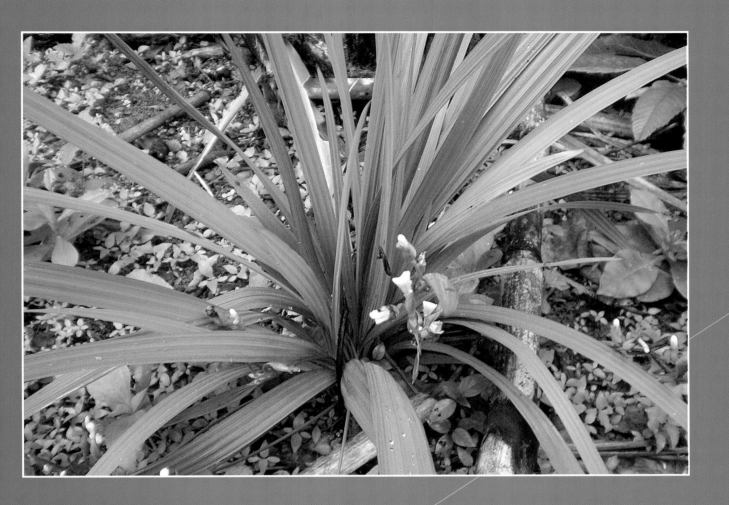

144 红葱

Eleutherine bulbosa (Mill.) Urb.

■　学名	*Eleutherine bulbosa* (Mill.) Urb.
■　科	鸢尾科
■　异名	*Eleutherine subaphylla* Gagnep., *Eleutherine longifolia* Gagn.

■　**本地名称**

柬埔寨　ប្រទាលមហាជម្ពូ Proteal moha chumpou.

中国　　红葱 Hóng cōng，鳞茎红葱 Lín jīng hóng cōng，
　　　　红葱头 Hóng cōng tóu，小红葱 Xiǎo hóng cōng。

老挝　　ບົວເລືອດ Bua leuat, ຫວ້ານຈອດ Van chot.

马来西亚　Bawang merah, Bawang sabrang.

泰国　　ว่านหอมแดง Wan hom daeng.

越南　　Sâm đại hành, Tỏi lào, Hành đỏ, Tỏi đỏ, Sâm
　　　　cau, Phong nhan, Hom búa lượt (Thai) {S[aa]m
　　　　[dd][aj]i h[af]nh, T[or]i l[af]o, H[af]nh [dd][or],
　　　　T[or]i [dd][or], S[aa]m cau, Phong nhan, Hom
　　　　b[us]a l[uw][owj]t (Thai)}.

■　**药用部位**　全草或鳞茎。

■　**植物描述**　多年生草本，高30~40cm。鳞茎长圆状卵
　　　　　　　　形，长约5cm，直径2.5~3cm；鳞片薄，棕
　　　　　　　　色、红色。叶披针形，两端尖锐，平行脉多
　　　　　　　　数。总状花序从鳞茎抽出，长20cm；苞片叶
　　　　　　　　状；花白色，具长梗；萼片3，薄，条形；
　　　　　　　　花瓣3；雄蕊3，花药黄色；子房卵圆形。花
　　　　　　　　期8~10月。

■　**生态**　　适宜于除高山地区的寒冷气候外的多种气候
　　　　　　　条件。

■　**分布**　　中国主要分布于云南。
　　　　　　　东盟地区主要分布于老挝、马来西亚、柬埔

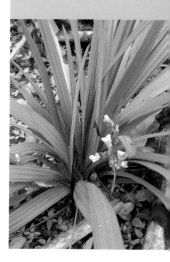

寨、越南等国家。

南美洲、西太平洋地区亦有分布。

■ **化学成分** 全草含有醌类化合物、异红葱甲素、红葱乙素、异红葱乙素、红葱酚、8-甲氧基-1-甲基-1,3-二氢-甲酚萘(2,3-c)呋喃-1-酮。

■ **药理作用** 具有抗真菌的作用。鳞茎40%的乙醇提取物可在体外抑制肺炎链球菌、溶血性链球菌、炭疽杆菌和蕈状芽孢杆菌的生长。提取物片剂对上呼吸道的轻度感染性疾病有一定的治疗作用，尤其是当与射干提取物合用时疗效更佳。

■ **应用**

柬埔寨　治疗低血压、头目眩晕。块茎可抗菌、消炎，治疗疖疮和咽炎；酒制服用可防止脱发。

中国　可清热解毒、散瘀消肿、止血等。全草治疗风湿寒性关节痛、吐血、咯血、痢疾、闭经腹痛；鲜鳞茎捣烂外敷，治疗跌打肿痛、疮毒。

老挝　可补血，治疗黄疸、胃炎、头痛和乏力。

泰国　鳞茎酒制可滋补、健胃。

越南　治疗扁桃体炎和支气管炎。

■ **使用注意** 无。

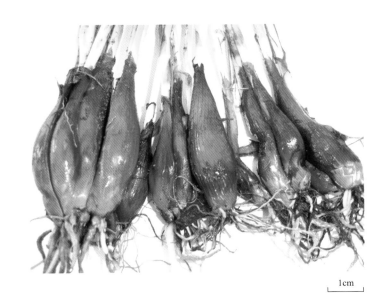

红葱药材（鳞茎）

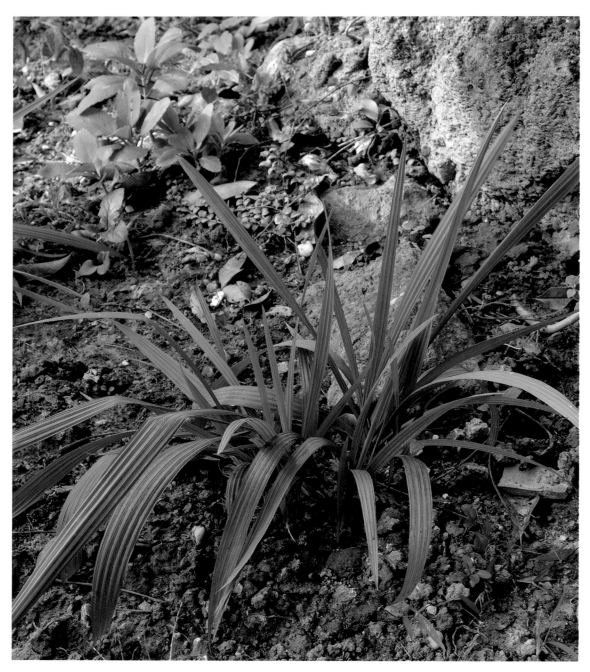

红葱原植物

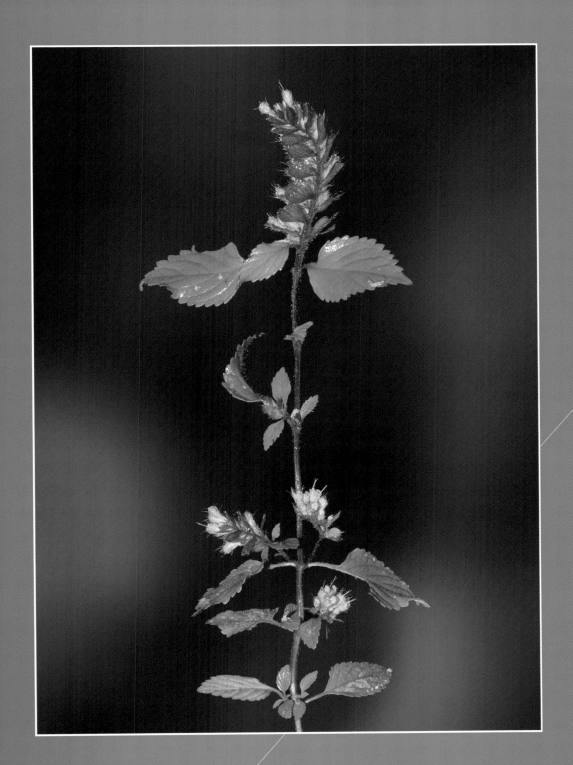

145 香薷

Elsholtzia ciliata (Thunberg) Hylander

学名	*Elsholtzia ciliata* (Thunberg) Hylander
科	唇形科
异名	*Sideritis ciliata* Thunberg, *Elsholtzia ciliata* var. *brevipes* C. Y. Wu & S. C. Huang, *Elsholtzia ciliata* var. *depauperata* C. Y. Wu & S. C. Huang, *Elsholtzia ciliata* var. *ramosa* (Nakai) C. Y. Wu & H. W. Li, *Elsholtzia ciliata* var. *remota* C. Y. Wu & S. C. Huang, *Elsholtzia cristata* Willdenow

■ **本地名称**

中国　香薷 Xiāng rú，香茹Xiāng rú，香草Xiāng cǎo。

老挝　ຫອມເຮືອດ Hom hued.

泰国　ผักเลือนขน Phak luean khon.

越南　Kinh giới, Khương giới, Giả tô, Nhả nát hom (Thái), Phjắc hom khao (Tày) {Kinh gi[ows]i, Kh[uw][ow]ng gi[ows]i, Gi[ar] t[oo], Nh[ar]n[as]t hom (Thai), Phj[aws]c hom khao (Tay)}.

■ **通用名称**　Common elsholtzia.

■ **药用部位**　地上部分。

■ **植物描述**　直立草本，高达80cm。茎无毛或被疏柔毛，常呈麦秆黄色，老时变紫褐色。叶柄长0.5~4cm，边缘具狭翅；叶片卵形或椭圆状披针形，长3~10cm，宽1~5cm，先端渐尖，基部楔状下延成狭翅，边缘具锯齿，上面绿色，疏被小硬毛，下面淡绿色，沿主脉疏被小硬毛。穗状花序长2~7cm，宽达1.3cm，由多花的轮伞花序组成；苞片宽卵圆形或扁圆形，长、宽各约4mm，先端具芒状突尖，尖头长达2mm，外面近无毛，疏布松脂状腺

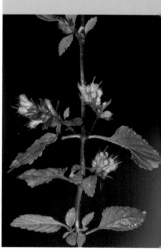

点，内面无毛，边缘具缘毛；花梗纤细，长约1.5mm，近无毛，花序轴密被白色短柔毛；花萼长约1.5mm，外面被疏柔毛，内面无毛，萼齿三角形，前2齿较长，先端具针状尖头，边缘具缘毛；花冠淡紫色，长约为花萼的3倍，外面被柔毛，上部夹生有稀疏腺点，喉部被疏柔毛，喉部宽约1.2mm；花药紫黑色；花柱内藏。小坚果长圆形，长约1mm，熟时棕黄色，光滑。花期7~10月，果期10月至翌年1月。

■ **生态**　野生或栽培，常见于海拔0~3400m的丘陵、荒地、光照充足的梯田、河岸及森林中。宜光线明亮、湿润的环境，可耐荫蔽。3月底开始发芽，夏季生长迅速，秋季前开花结果，然后枯萎。植株寿命仅1年，在许多低地地区，可全年栽培。

■ **分布**　中国除青海、新疆外的所有省区（市）均有分布。

东盟地区主要分布于柬埔寨、老挝、马来西亚、缅甸、泰国、越南等国家。

印度、日本及欧洲和北美洲等亦有分布。

■ **化学成分**　全草含有挥发油、黄酮和其他成分。挥发油含有香薷酮、1-辛烯-3-醇、芳樟醇、苯甲酸乙酯、α-香芹酮、二氢猕猴桃内酯、α-柠檬烯、α-松油烯、2-甲氧基-1,3,5-三甲基苯、香橙烯、橙花醛、香叶醛、柠檬烯、(Z)-β-金合欢烯、(Z)-香叶酸甲酯、(Z)-橙花叔醇、3-甲基-2-(3-甲基丁烯-2-烯酰)呋喃等。黄酮和其他成分包括5-羟基-6,7-二甲氧基黄酮、5-羟基-7,8-二甲氧基黄酮、5,7-二羟基-4′-甲氧基黄酮、5-羟基-4′-甲氧基黄酮、5-羟基-6-甲基黄酮-7-O-α-D-半乳糖吡喃糖苷、金合欢素-7-O-β-葡萄糖苷、咖啡酸、阿魏酸十八酯、胡萝卜苷、熊竹素、儿茶素、芹菜素-7-O-葡萄糖苷、木犀草素-7-O-葡萄糖苷和蒙花苷。

■ **药理作用**　具有抗菌、抗炎、平喘、抗过敏性鼻炎、抗氧化等作用。无明显毒性。

■ **应用**

中国　地上部分可发汗解暑、行水散湿、温胃调中等，治疗头痛发热、恶寒无汗、胸痞腹痛、呕吐腹泻、水肿、脚气。

越南　治疗感冒、发热、头痛、泄泻、水肿、少尿。新叶可作调味品或直接食用。

■ **使用注意**　自汗者忌用。

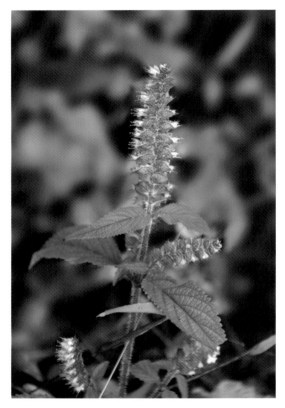

香薷原植物

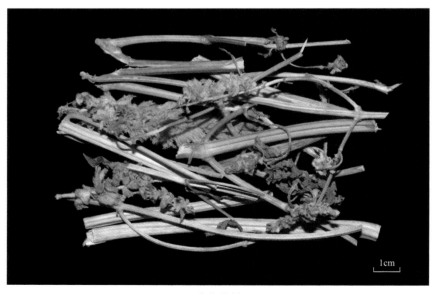

香薷药材

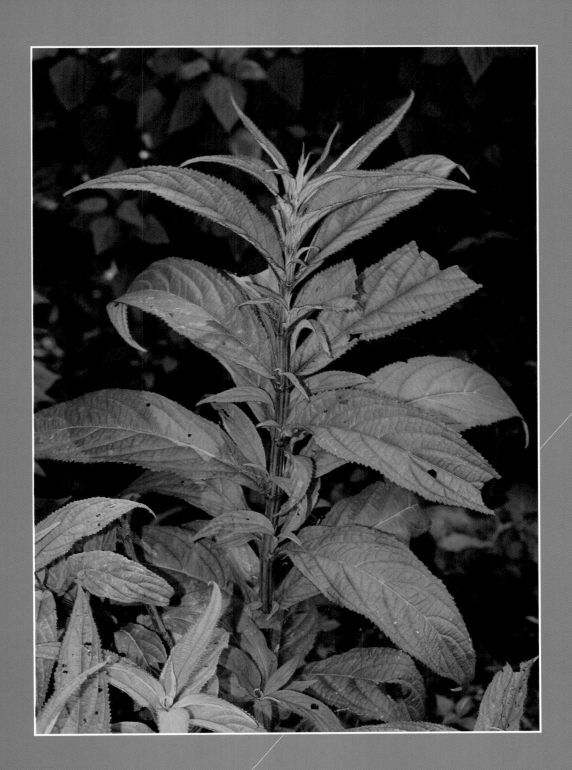

146 大黄药

Elsholtzia penduliflora W. W. Smith

学名	*Elsholtzia penduliflora* W. W. Smith
科	唇形科
异名	*Aphanochilus penduliflorus* (W. W. Sm.) Kudô

■ **本地名称**

中国　大黄药 Dà huáng yào，大黑头草Dà hēi tóu cǎo，黄药Huáng yào，垂花香薷Chuí huā xiāng rú，吊吊黄Diào diào huáng，小香薷Xiǎo xiāng rú。

老挝　ເຊຈົງຕົວ (ມົ້ງ) Xe chong tua (Hmong).

泰国　เนียมดอกห้อย Niam dok hoi.

越南　Kinh giới rủ, Chùa dù, Kinh giới rừng, Dê sua tùa, Tả hùng dồ (Mông) {Kinh gi[ows]i r[ur], Ch[uf]a d[uf], Kinh gi[ows]i r[uwf]ng, D[ee] sua t[uf]a, T[ar] h[uf]ng d[oof] (M[oo]ng)}.

■ **药用部位**　全株或叶。

■ **植物描述**　灌木，高达2m。茎直立，多少下弯，被白色柔毛。叶披针形至长圆状披针形或卵状披针形，长6~18cm，宽2~4cm。穗状花序顶生或腋生，长8~15cm，顶生者最长，常下垂，由具6~12花近无梗的轮伞花序所组成，位于穗状花序下部的轮伞花序较疏离，向上渐次靠近；苞片条形，长3~5mm，宽1mm；小苞片条形，长1~2mm；花萼钟形，长约3mm，外面密被腺点，10脉，萼齿三角状钻形，近等大或前2齿略短，果时花萼呈管状钟形，长达5mm，宽约2mm；花冠小，白色，长约6mm，两面近无毛；雄蕊4，前对较长，微露出，花丝无毛，花药卵

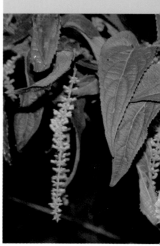

圆形，2室；花柱稍超出雄蕊，先端近相等2浅裂，裂片钻形。小坚果长圆形，长约1.25mm，腹面具棱，棕色，无毛。花期9~11月，果期10月至翌年1月。

- **■ 生态** 通常成片大量生于潮湿山谷中、溪边及石灰岩森林中。适应亚热带气候，喜光照，温度15~18℃，降雨量2500mm，湿度85%。

- **■ 分布** 中国主要分布于云南。

  东盟地区主要分布于越南。

- **■ 化学成分** 全株含有黄酮、苯丙素、齐墩果烷型三萜、植物甾醇、生氰糖苷、四环贝壳杉烷型二萜、挥发性成分。

- **■ 药理作用** 具有抗病毒、抗菌、抗炎、抗氧化作用，可治疗心肌缺血、抑制中枢神经系统、抗利什曼原虫、抑制无特异病原的鸡胚胎中的新城疫病毒。

- **■ 应用**

  中国　全株可清热解毒、消炎止痛，治疗炭疽病、肺炎、乳腺炎、支气管炎及流行性感冒等，亦可治疗疟疾及骨折；种子可炒食及榨油；茎、叶可作猪饲料。

  老挝　用于妇人产后补益。

  泰国　全株可作沐浴制剂。

  越南　叶含丰富挥发油，气味刺激，可缓解精神紧张，搓揉用于患处可治疗肌肉酸痛、骨痛、咳嗽、发热；浸渍剂可治疗感冒鼻塞；全株洗浴用可缓解疲劳。

- **■ 使用注意** 无。

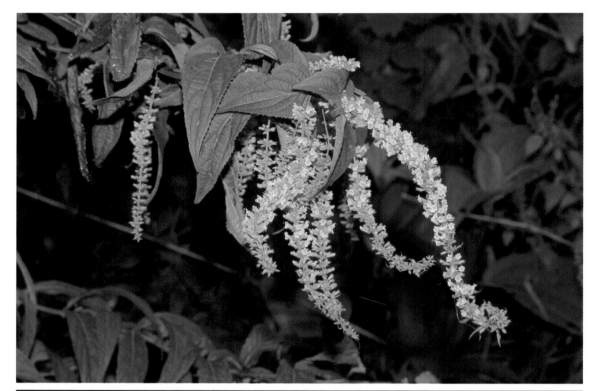

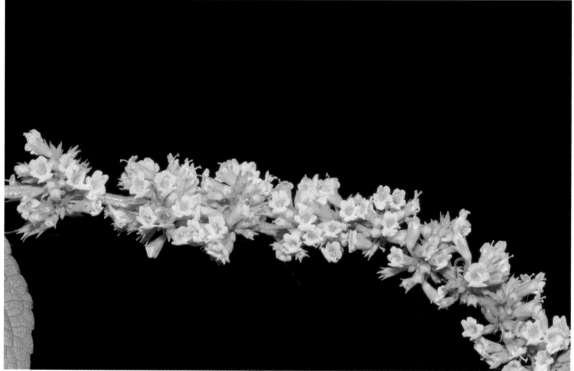

大黄药原植物

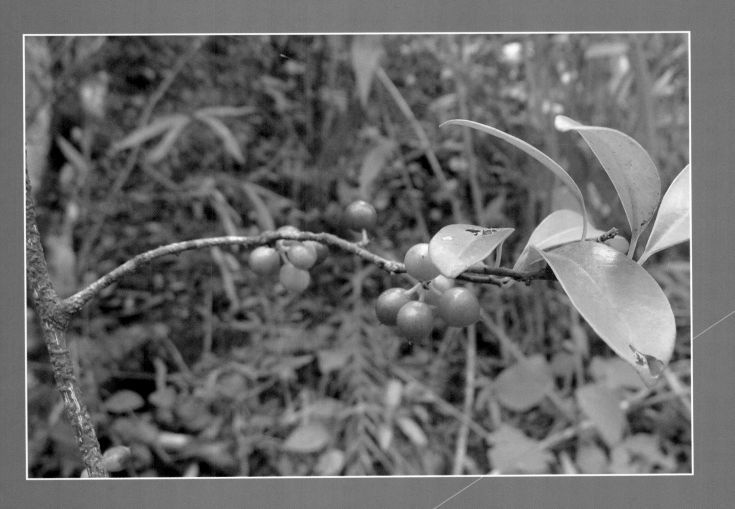

147 白花酸藤果

Embelia ribes Burm. f.

■ 学名	*Embelia ribes* Burm. f.
■ 科	紫金牛科
■ 异名	*Embelia garciniifolia* Wall., *Embelia sumatrana* Miq., *Embelia ribes* subsp. *pachyphylla* (C. Y. Wu & C. Chen) Pipoly & C. Chen, *Embelia ribes* var. *penangiana* Oliv., *Embelia ribes* var. *ribes*, *Embelia ribes* subsp. *ribes*

■ 本地名称

柬埔寨	ដើមព្រឹក Chou preuk.
中国	白花酸藤果Bái huā suān téng guǒ，牛脾蕊Niú pí ruǐ，牛尾藤Niú wěi téng，碎米果Suì mǐ guǒ，水林果Shuǐ lín guǒ，马桂郎Mǎ guì láng。
老挝	ສົ້ມໝູນ Som hmoon, ສົ້ມຕາໝູ້ນ Som-ta-hmoon, ສົ້ມຂີ້ມ້ອນ(ລາວ) Som khi morn(som leu), ສະລະບະເຕົດ(ກຶມມຸ) Sala patet (Khmu ethnic).
马来西亚	Akar sulur kerang.
缅甸	မြင်းခေါင်းနရောင် Myingaung nayaung.
泰国	ສົ້ມກຸ້ງ Som kung vietnam chua ngút hoa ngọn.
越南	Chua ngút hoa ngọn {Chua ng[us]t hoa ng[oj]n}.

- **■ 通用名称** Embelia.
- **■ 药用部位** 根、成熟果实。
- **■ 植物描述** 攀缘灌木或藤本，长达10m。叶互生；叶片坚纸质，顶端钝渐尖，基部楔形或圆形，全缘，两面无毛。圆锥花序顶生，多数，白色。浆果球形或卵形，红色或深紫色，无毛，干时具皱纹或隆起的腺点。花果期3~6月。

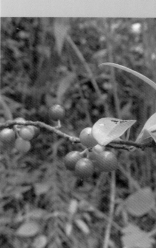

■ **生态**　　生于山区地带和干燥的龙脑香林中。

■ **分布**　　中国主要分布于福建、广东、广西、贵州、海南、西藏、云南等省区。

东盟地区主要分布于柬埔寨、印度尼西亚、老挝、马来西亚、缅甸、菲律宾、泰国、越南等国家。

印度、巴布亚新几内亚、斯里兰卡亦有分布。

■ **化学成分**　种子含有二酮衍生物蒽贝素、3-烷基-1,4-苯醌衍生物、N-(3-羧丙基)-5-氨基-2-羟基-3-十三烷基-1,4-苯醌。植物中还含embelinol、embeliaribyl ester、1,2,4,5-四羟基-3-十一烷苯、大黄素-8β-D-葡萄糖苷、鞣质和脂肪酸以及维兰素。

■ **药理作用**　具有抗肠道寄生虫（如绦虫）、抗菌、抗氧化、抗大鼠肝毒性的作用。

■ **应用**

柬埔寨　果实可祛风、杀虫、改善体质，可用作避孕药；果肉可通便；汁液可清热、利尿、通便；干燥果实入散剂治疗肠道蛲虫、胃肠胀气、消化不良；茎皮入糊剂治疗肺炎等肺部疾病。

中国　　根入药，治疗妇女经闭、小儿头疮、跌打损伤；果实治疗肠道寄生虫病。

老挝　　果实可杀绦虫。

缅甸　　根治疗腹泻；果实治疗发热和皮肤病。

泰国　　根可健胃，治疗胃溃疡；叶外用止痒。

■ **使用注意**　使用时须遵医嘱，孕期忌用。

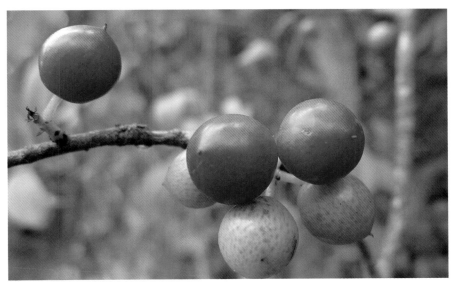

白花酸藤果原植物

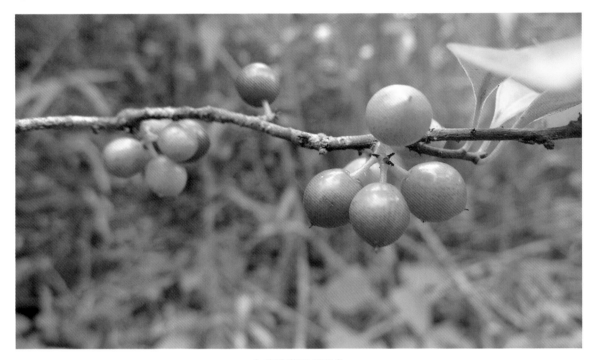

白花酸藤果原植物

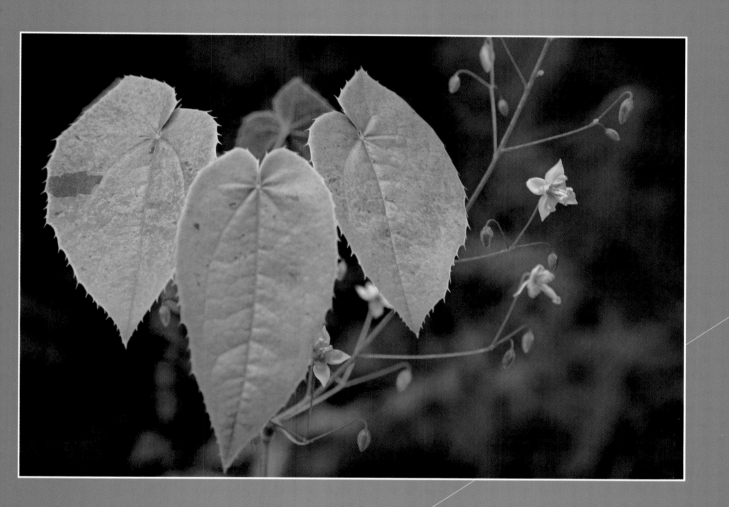

148 淫羊藿

Epimedium brevicornu Maxim.

学名	*Epimedium brevicornu* Maxim.
科	小檗科
异名	*Epimedium rotundatum* K. S. Hao

■ **本地名称**

中国 淫羊藿Yín yáng huò，短角淫羊藿Duǎn jiǎo yín yáng huò，仙灵脾Xiān líng pí。

越南 Dâm dương hoắc, Tiên linh tỳ {D[aa]m d[uw][ow]ng ho[aws]c, Ti[ee]n linh t[yf]}.

■ **通用名称** Barrenwort.

■ **药用部位** 全草。

■ **植物描述** 多年生草本，植株高20~60cm。根茎粗短，木质化，暗棕褐色。二回三出复叶基生和茎生，具9小叶；基生叶1~3丛生，具长柄，茎生叶2，对生；小叶纸质或厚纸质，卵形或阔卵形，长3~7cm，宽2.5~6cm，先端急尖或短渐尖，基部深心形，顶生小叶基部裂片圆形，近等大，侧生小叶基部裂片稍偏斜，急尖或圆形，上面常有光泽，网脉显著，背面苍白色，光滑或疏生少数柔毛，基出脉7，叶缘具刺齿。花茎具2对生叶，圆锥花序长10~35cm，具20~50花，花序轴及花序梗被腺毛；花梗长5~20mm；花白色或淡黄色；萼片2轮，外轮萼片卵状三角形，暗绿色，长1~3mm，内轮萼片披针形，白色或淡黄色，花瓣远较内轮萼片短，距呈圆锥状，长仅2~3mm，瓣片很小；雄蕊长3~4mm，伸出，花药长约2mm，瓣裂。蒴果长约1cm，宿存花柱喙状，长2~3mm。花期5~6月，果期6~8月。

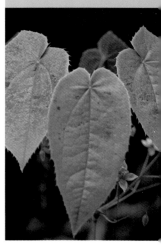

- **生态** 常生于海拔650~3500m的草丛、森林、灌丛、岩石缝或沟渠边上。喜阴湿。对土壤要求比较严格，以中性或稍偏碱、疏松、含腐殖质、有机质丰富的土壤为佳。

- **分布** 中国主要分布于内蒙古、北京、河北、山西、陕西、宁夏、甘肃、青海、新疆、安徽、河南、湖南、广西和四川等省区。

  东盟地区主要分布于越南。

- **化学成分** 全草含淫羊藿黄酮苷、二十六醇、三十烷、植物甾醇、油酸、亚油酸、软脂酸、槲皮素、槲皮素-3-O-β-D-葡萄糖苷、淫羊藿素-3-O-α-鼠李糖苷、脱水淫羊藿素-3-O-α-鼠李糖苷、箭藿苷A、箭藿苷B、箭藿苷C、淫羊藿定A、淫羊藿定B、淫羊藿定C、箭叶亭苷A、箭叶亭苷B、5,7,4′-三羟基-8,5′-二异戊二烯基黄酮、淫羊藿素、去甲淫羊藿素、3,7-二羟基-4′-甲氧基黄酮、刺槐亭。

  地上部分含淫羊藿黄酮苷、淫羊藿黄酮次苷A_1、淫羊藿黄酮次苷B_2、淫羊藿黄酮次苷B_6、淫羊藿黄酮次苷B_9、淫羊藿黄酮次苷D_3、淫羊藿黄酮次苷E_6、淫羊藿黄酮次苷E_7、淫羊藿黄酮次苷H_1、淫羊藿苷元B_1、淫羊藿醇A_1、淫羊藿醇A_2、赤式狄利格醇、苏式狄利格醇、5,5′-二甲氧基狄利格醇、赤式狄利格醇鼠李糖苷、苏式狄利格醇鼠李糖苷、赤式5′-甲氧基狄利格醇鼠李糖苷、赤式1,2-双-(4-羟基-3-甲氧基苯基)-丙烷-1,3-二醇、苏式1,2-双-(4-羟基-3-甲氧基苯基)-丙烷-1,3-二醇、5-甲氧基-(−)-异落叶松脂醇、异落叶松脂醇、5-甲氧基-9-木糖基-(−)-异落叶松脂醇、左旋-橄榄脂素、右旋-丁香树脂酚-葡萄糖苷、山矾脂素葡萄糖苷、二氢去氢双松柏醇、苯乙醇基葡萄糖苷、(Z)-己-3-烯醇葡萄糖苷、布卢门醇C葡萄糖苷、宝藿苷Ⅰ、宝藿苷Ⅱ、2″-鼠李糖淫羊藿次苷Ⅱ、箭叶淫羊藿苷B、大花淫羊藿苷F、大花淫羊藿苷C、淫羊藿新苷A。

- **药理作用** 具有抗肿瘤、保护心血管、促进成骨细胞增殖、提高免疫力、提高学习记忆能力、神经保护、促进雌激素合成、抗炎等作用。淫羊藿能通过抑制JNK/p38 MAPK和p53的磷酸化来抑制过氧化氢的毒性。

- **应用**

  中国 全草治疗阳痿早泄、小便失禁、风湿痹痛、慢性腰腿痛、冠心病、神经衰弱、白细胞减少症、支气管哮喘、更年期高血压、慢性气管炎、慢性前列腺炎。

- **使用注意** 阴虚而相火易动者禁服。

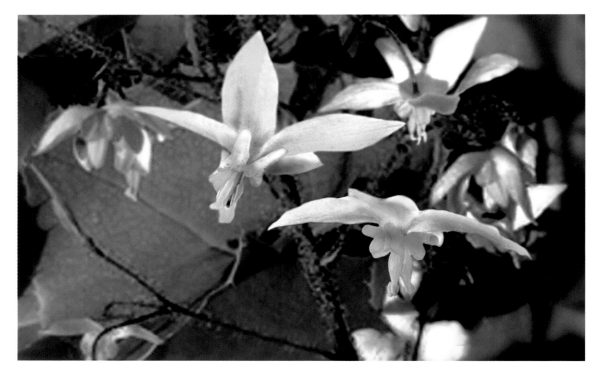

淫羊藿原植物

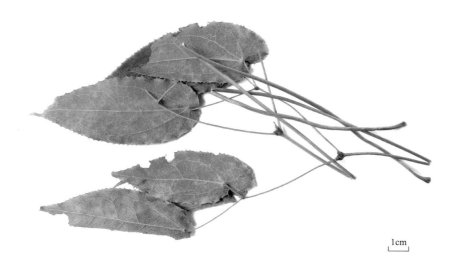

1cm

淫羊藿药材

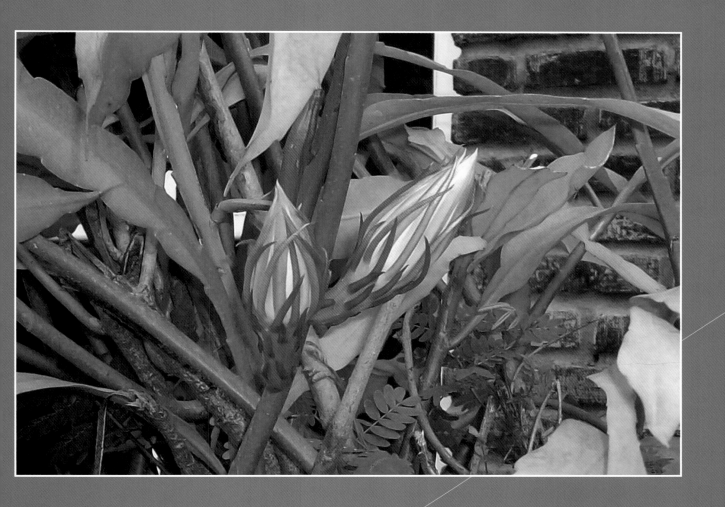

149 昙花

Epiphyllum oxypetalum (DC.) Haw.

■ 学名	*Epiphyllum oxypetalum* (DC.) Haw.
■ 科	仙人掌科
■ 异名	*Cereus oxypetalus, Cereus latifrons, Epiphyllum acuminatum, Epiphyllum latifrons, Epiphyllum grande, Phyllocactus oxypetalus*

■ **本地名称**

中国 昙花Tán huā，琼花Qióng huā，昙华Tán huá，鬼仔花Guǐ zǎi huā，韦陀花Wéi tuó huā。

老挝 ໂບຕັນ Bo tan, ຕະບອງເພັດ Ta bong phet.

泰国 ໂບຕັ້ນ Bo tan.

越南 Quỳnh, Quỳnh trắng {Qu[yf]nh, Qu[yf]nh tr[aws]ng}.

■ **通用名称** Dutchman's pipe cactus, Queen of the night.

■ **药用部位** 叶、花。

■ **植物描述** 灌木状肉质植物。茎直立或不规则分枝，茎节叶状扁平，长15~60cm，宽约6cm，绿色，边缘波状或缺凹，无刺，中肋粗厚，无叶片。花自茎片边缘的小窠发出，大形，两侧对称；花托长13~15cm，宽10~12cm；花被管比裂片长，花被片白色，干时黄色；雄蕊细长，多数；花柱白色，长于雄蕊，柱头线状。浆果长圆形，红色，具纵棱，有汁。种子多数，黑色。

■ **生态** 生于富含腐殖质的砂质土壤中，喜阴湿和多雾环境，不宜暴晒，不耐寒。热带地区可栽培于庭园，温带地区常栽培于温室。

■ **分布** 中国各地均有分布。

东盟地区主要分布于老挝。

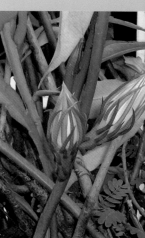

墨西哥、危地马拉、洪都拉斯、尼加拉瓜、苏里南和哥斯达黎加亦有分布。

■ **化学成分**　本品含有生物碱、酚类化合物、类固醇、糖苷、还原糖、腺苷、2′-脱氧腺苷、山柰酚-3-O-新橙皮糖苷、异鼠李素-3-O-α-L-吡喃鼠李糖(1→6)-[α-L-吡喃鼠李糖(1→2)]-β-D-半乳糖苷、山柰酚-3-洋槐糖苷、鼠李素、异亮氨酸、异山茱萸碱-3-O-β-D-半乳糖苷、苄基-β-D-葡萄糖苷、高糖苷、山柰酚-3-新橙皮苷。

果实含有甜菜红碱。

花中含水杨酸苄酯、槲皮素、异鼠李素、山柰酚、腺苷、2′-脱氧腺苷、苄基-β-D-吡喃葡萄糖苷、异鼠李素-3-O-α-L-吡喃鼠李糖(1→6)-[α-L-吡喃鼠李糖(1→2)]-β-D-吡喃半乳糖苷、山柰酚-3-O-新橙皮糖苷、金丝桃苷、山柰酚-3-洋槐糖苷、异鼠李素-3-O-β-D-吡喃半乳糖苷、异鼠李素-3-O-洋槐糖苷。

■ **药理作用**　具有抗炎、解热、润肺、祛痰、止咳的作用。

■ **应用**

中国　花治疗扁桃体炎、肺痨、咯血、血崩、心悸、失眠、高血压、高脂血症。

■ **使用注意**　虚寒出血者不宜服。

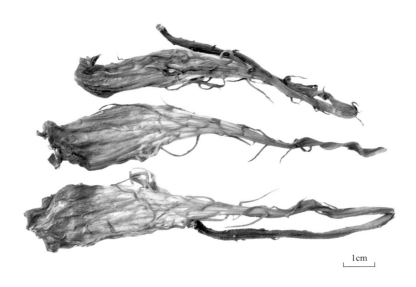

1cm

昙花药材（花）

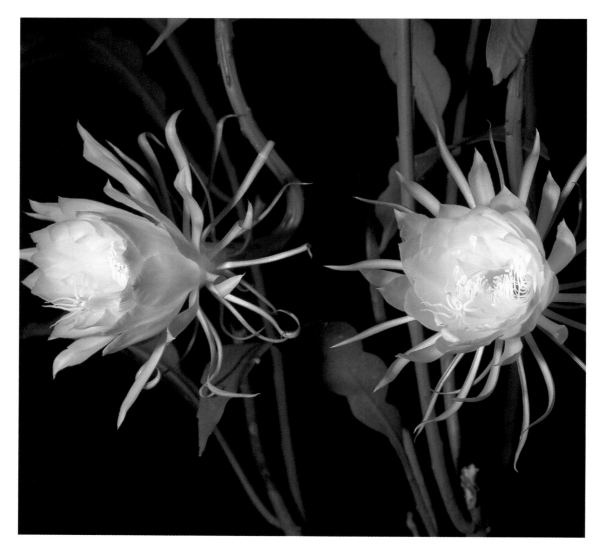

昙花原植物

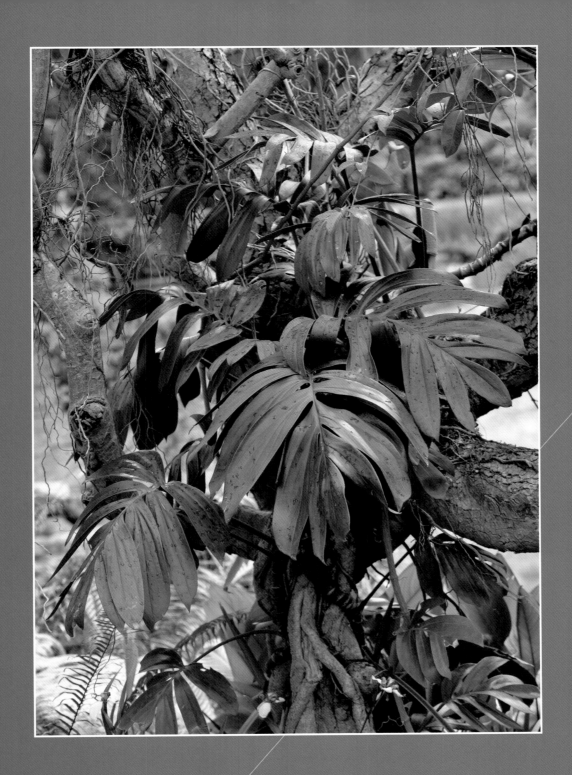

150 麒麟叶

Epipremnum pinnatum (L.) Engl.

■ 学名	*Epipremnum pinnatum* (L.) Engl.
■ 科	天南星科
■ 异名	*Epipremnum pinnatum* f. *multisectum* (Engl.) Engl.

■ **本地名称**

中国　麒麟叶Qí lín yè，百宿蕉Bǎi sù jiāo，上树龙 Shàng shù lóng，飞天蜈蚣Fēi tiān wú gōng。

老挝　ເຄືອພູຊ້າງໃບສ້ອຍ Kheua phou xang bai soy.

缅甸　ပိန်းလက်ဝါး Pein let wah.

泰国　พลูด่าง Phlu dang.

越南　Ráy ngót {R[as]y ng[os]t}.

■ **通用名称**　Common epipremnum.

■ **药用部位**　茎、叶。

■ **植物描述**　藤本植物。茎圆柱形，粗壮，下部直径达4cm，节间叶痕明显。叶通常簇生于茎枝上部；叶柄暗绿色，长19.5~60cm，有细槽，光滑；顶端叶枕长16~70mm，直径3~5mm，基部叶枕长30~70mm，直径1~1.5mm；叶鞘膜质，上达关节部位，逐渐撕裂，脱落；叶片薄革质，长圆形至椭圆形，叶片长10~93cm，宽5~60cm，先端渐尖，基部略呈心形，两侧不等地羽状深裂。花序柄圆柱形，浅绿色，长5.5~21.5cm；佛焰苞外面绿色，内面黄色，长10~12cm，渐尖；肉穗花序圆柱形，钝，长达25cm，直径约3cm；雌蕊具棱，顶平，柱头无柄，条形。种子肾形，稍光滑。花期4~7月。

■ **生态**　生于海拔2000m以下的热带雨林和山地森林

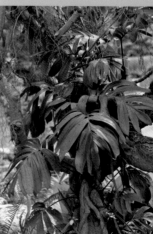

CHINA-ASEAN

中，爬行或攀缘于树木上、岩石上或石墙上。

■ **分布**　中国主要分布于广东、广西、海南、台湾和云南等省区。

东盟地区主要分布于柬埔寨、老挝、马来西亚、缅甸、菲律宾、新加坡、泰国、越南等国家。

孟加拉国、印度、日本、澳大利亚及太平洋群岛亦有分布。

■ **化学成分**　含有黄酮类化学成分。

■ **药理作用**　具有抗肿瘤、抗菌、抗氧化、镇痛的作用。无急性毒性。

■ **应用**

中国　　茎、叶治疗过劳内伤、风湿性关节炎、肿痛、骨折、疮毒。

老挝　　治疗胃痛、风湿痹痛、疟疾。

马来西亚　治疗感冒、小儿疳积、鼻衄、结膜炎、风湿痹痛、乳痈、疔肿、跌仆损伤、外伤出血、癌症。

■ **使用注意**　无。

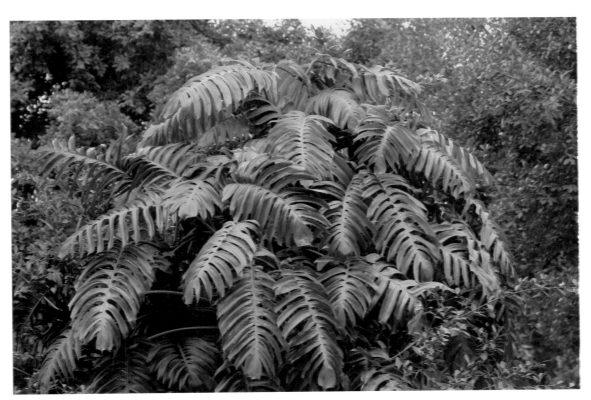

麒麟叶原植物

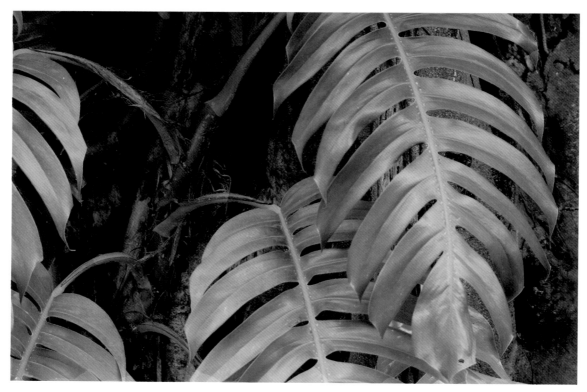

麒麟叶原植物

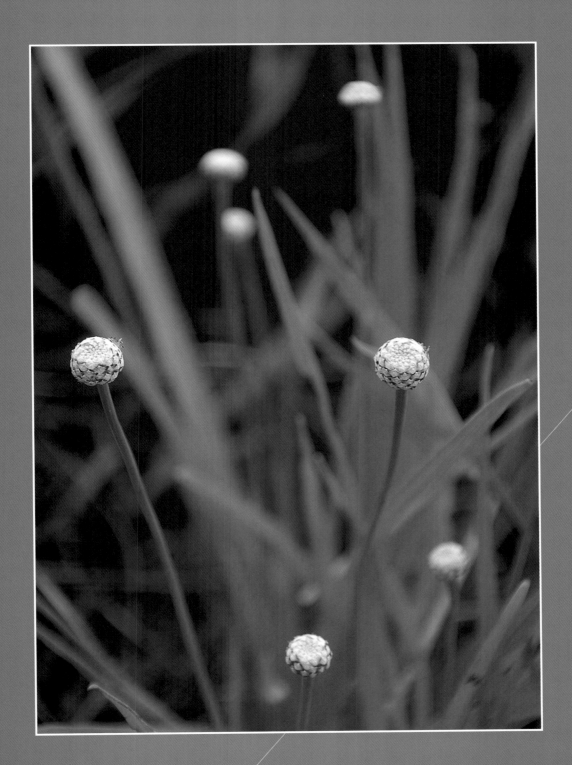

151 华南谷精草

Eriocaulon sexangulare L.

■ 学名	*Eriocaulon sexangulare* L.
■ 科	谷精草科
■ 异名	*Eriocaulon sexangulare* var. *longifolium* Hook. f, *Eriocaulon sexangulare* var. *micronesicum* Moldenke, *Eriocaulon sexangulare* f. *viviparum* Moldenke.

■ **本地名称**

中国　华南谷精草Huá nán gǔ jīng cǎo，谷精草Gǔ jīng cǎo，谷精珠Gǔ jīng zhū，大叶谷精草Dà yè gǔ jīng cǎo。

老挝　ຫຍ້າຫົວງອກ Nha hua ngok.

泰国　หญ้าผมหงอก Ya phom ngok，หญ้าหัวหงอก Ya hua ngok.

越南　Cỏ dùi trống, Cốc tinh thảo, Dầu đinh {C[or] d[uf]i tr[oos]ng, C[oos]c tinh th[ar]o, D[aaf]u [dd]inh}.

■ **通用名称**　Wallich's pipe wort, Buerger pipewort.

■ **药用部位**　全草或茎。

■ **植物描述**　大型草本。叶丛生，条形，长10~35cm，宽4~13mm，脉15~37。花葶长可达60cm，具4~6棱；鞘状苞片长4~12cm，口部斜裂，裂片禾叶状；花序熟时近球形，不压扁，灰白色，直径6.5mm，基部平截；总苞片倒卵形，禾秆色，平展，硬膜质，直径2.2~2.4mm，背面有白短毛；总（花）托无毛；苞片倒卵形至倒卵状楔形，直径2~2.5mm，背上部有白短毛。雄花花萼合生，佛焰苞状，近轴处深裂至半裂，顶端（2~）3浅裂，有时顶端平截不见分裂；花

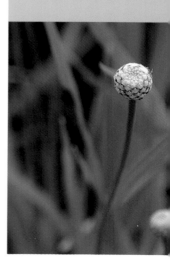

冠3裂，裂片条形，常各有1不明显的腺体；雄蕊6，花药黑色。雌花萼片3，偶2，无毛，侧片2，舟形，长2~2.3mm，背面有宽翅；花瓣3，膜质，条形；子房3室，花柱分枝3，花柱扁。种子卵形，长0.6~0.7mm，表面具横格及"T"字形毛。花果期夏季至冬季。

■ **生态**　生于池塘、稻田中，海拔可至800m。

■ **分布**　中国主要分布于福建、广东、广西、海南、台湾等省区。

东盟地区主要分布于柬埔寨、老挝、马来西亚、缅甸、菲律宾、泰国、越南等国家。

印度、日本、斯里兰卡，以及马达加斯加等非洲国家亦有分布。

■ **化学成分**　本品含有高车前素、甲氧基木犀草素、棕矢车菊素等黄酮类化合物，还含有氧杂蒽酮类、萘酚类、酚酸类成分，以及含有β-谷甾醇、β-胡萝卜苷、豆甾醇-3-O-β-D-吡喃葡萄糖苷、豆甾醇-7,22-二烯-3β,4β-二醇等甾醇类成分。

■ **药理作用**　具有抗菌作用，特别是对铜绿假单胞菌、肺炎链球菌、大肠杆菌等有抗菌作用。其水提物具有抑制小孢子菌的活性。未发现其毒性或不良反应。

■ **应用**

中国　治疗风热、目赤肿痛、畏光疼痛、风热头痛。

老挝　治疗肝病。

马来西亚　治疗夜盲症、结膜炎、寒热往来、头痛、咽喉肿痛。

泰国　全草鲜品可镇静、清热、止痛、利尿。

■ **使用注意**　血虚目疾慎服。忌用铁器煎药。

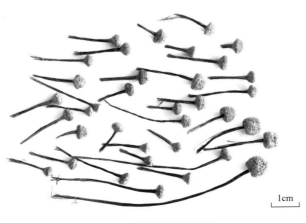

1cm

华南谷精草药材（花）

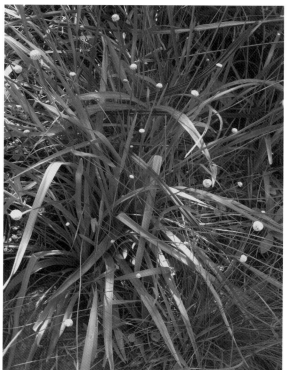
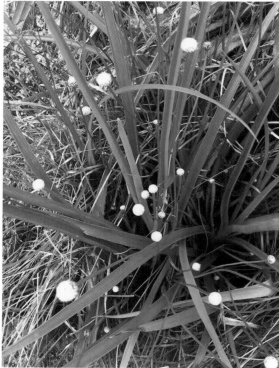
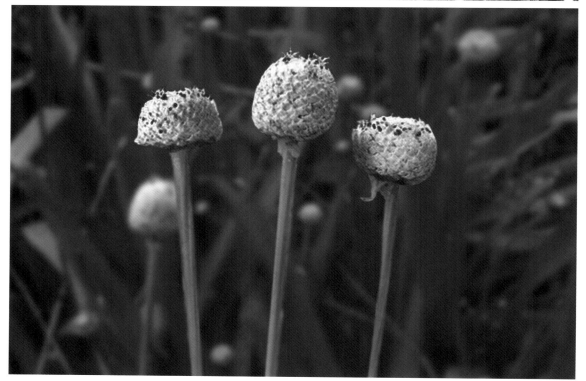

华南谷精草原植物

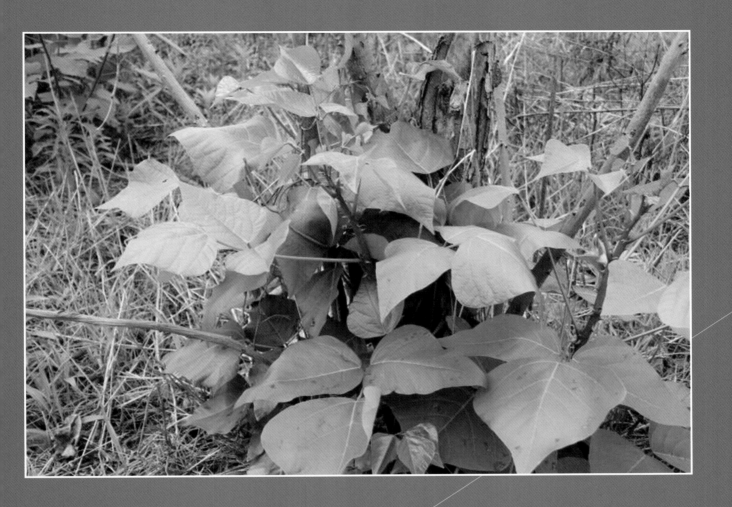

152 鹦哥花

Erythrina arborescens Roxb.

学名	*Erythrina arborescens* Roxb.
科	豆科
异名	*Corallodendron arborescens* (Roxb.) Kuntze, *Duchassaingia arborescens* Walp., *Erythrina moori* Tod., *Erythrina tienensis* Wang & T. Tang

■ **本地名称**

中国　鹦哥花Yīng gē huā，乔木刺桐Qiáo mù cì tóng，刺木通Cì mù tōng，红嘴绿鹦哥Hóng zuǐ lǜ yīng gē。

老挝　ຕົ້ນຖອງບ້ານ Ton thong ban, ຖອງຫລາງ Thong lang.

马来西亚　Dedap.

缅甸　ကသစ် Kathit.

■ **通用名称**　Coral tree.

■ **药用部位**　根、树皮、叶、果实、种子。

■ **植物描述**　乔木、灌木或多年生草本。树干和枝条具皮刺。羽状复叶具3小叶；托叶小；小托叶肉质，有腺体；小叶有时被星状毛。总状花序腋生或顶生，有节，花2或更多；花鲜红色；苞片和小苞片大部分脱落；花萼钟形或陀螺形，先端平截或2裂；花冠红色或橙色，常较花萼长，花瓣不等长；旗瓣大，圆形或长圆形，常纵向对折，直立或展开，近无柄或具长爪，无附属物；翼瓣短；龙骨瓣明显短于旗瓣；二体雄蕊；子房具长柄。荚果弯曲，有明显的喙和果梗，有种子1~14；种子带白色或褐色，卵形。

■ **生态**　生于海拔450~2100m的山沟中或草坡上，也常有栽培。喜全日照，喜生于排水良好的土

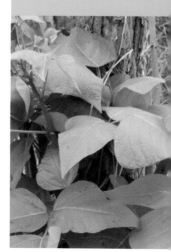

壤中，干旱一段时间后开花最佳。

■ **分布**　　中国主要分布于贵州、海南、四川、西藏、云南等省区。

　　　　　　东盟地区主要分布于缅甸、泰国等国家。

　　　　　　孟加拉国、不丹、印度、尼泊尔亦有分布。

■ **化学成分**　全株含有猫尾草异黄酮、染料木黄酮、大豆苷元、金雀黄素、维太菊苷、

　　　　　　豆甾醇、叶黄素、正十九烷、考迈斯托醇。

■ **药理作用**　具有抗骨质疏松、驱虫、抗溃疡、利尿、镇痛、保护心血管的作用。无明

　　　　　　显毒性，其提取物有保护肝脏的作用。有细胞毒性。

■ **应用**

　　中国　　　根、叶、果实治疗头痛、痢疾；种子可祛风除湿、驱虫；树皮治疗腰腿酸

　　　　　　痛、风湿麻痹、跌打损伤、骨折、肾炎水肿、肺结核、支气管炎。

　　老挝　　　可安眠，治疗咽喉出血、带下、鼻窦炎。

　　缅甸　　　可利尿、通便、催乳、健胃，治疗烧烫伤、消化不良、尿路感染。

■ **使用注意**　血虚者慎服。

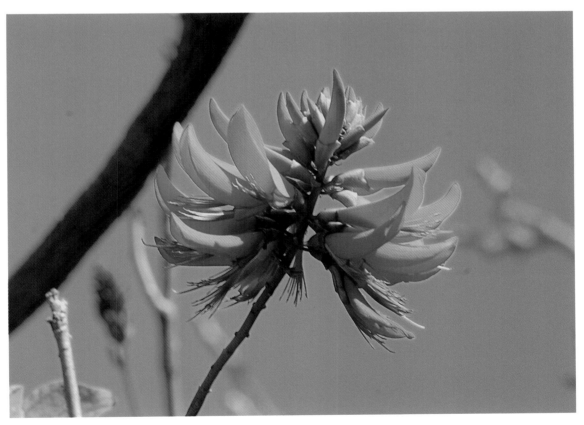

鹦哥花原植物

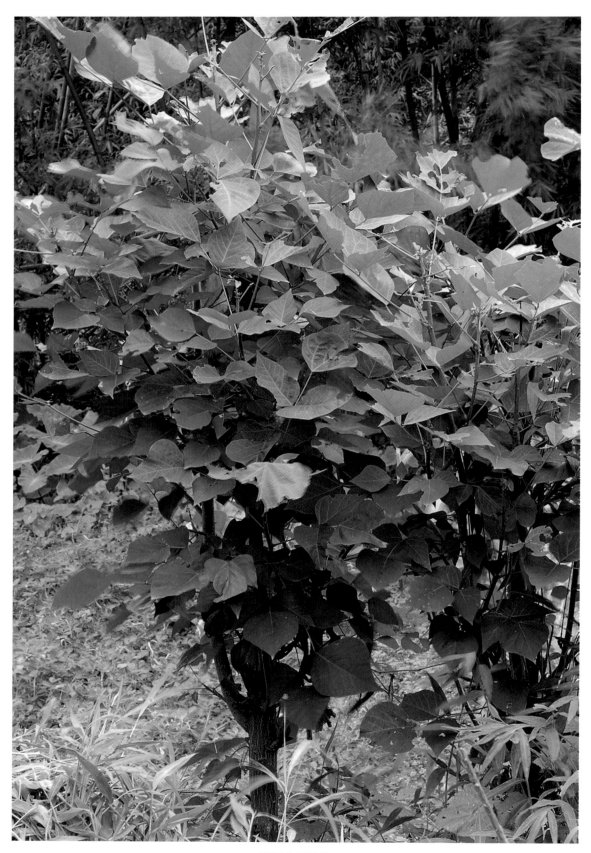

鹦哥花原植物

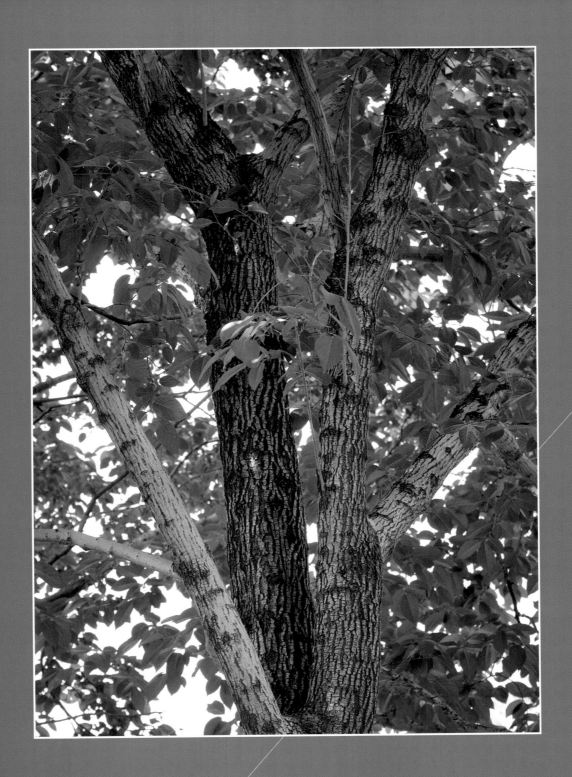

153 杜仲

Eucommia ulmoides Oliver

学名	*Eucommia ulmoides* Oliver
科	杜仲科

■ **本地名称**

中国 杜仲Dù zhòng，扯丝皮Chě sī pí，思仲Sī zhòng，丝棉皮Sī mián pí，玉丝皮Yù sī pí。

越南 Đỗ trọng {[dd][oox] tr[oj]ng}.

■ **药用部位** 树皮。

■ **植物描述** 落叶乔木；树皮灰褐色，粗糙，内含橡胶，折断拉开有多数细丝。嫩枝有黄褐色毛，不久变秃净，老枝有明显的皮孔。单叶互生，叶柄上面有槽，被散生长毛；叶片椭圆形、卵形或矩圆形，薄革质，长6~15cm，宽3.5~6.5cm，基部圆形或阔楔形，先端渐尖，边缘有锯齿。单性花，雌雄异株。雄花无花被，总花梗和雄蕊无毛。雌花单生，子房无毛，1室，扁而长，先端2裂，子房柄极短。翅果扁平，长椭圆形，先端2裂，基部楔形，周围具薄翅；坚果位于中央，稍突起，与果梗相接处有关节。早春开花，秋后果实成熟。

■ **生态** 生于海拔300~500m的低矮山地、山谷或空旷林地中。

■ **分布** 中国主要分布于陕西、甘肃、河南、湖北、四川、云南、贵州、湖南及浙江等省区。东盟地区主要分布于越南。

■ **化学成分** 树皮含丁香树脂酚、松脂酚、表松脂酚、松脂酚葡萄糖苷、松脂酚双葡萄糖苷、橄榄树脂素、橄榄树脂素-4′-葡萄糖苷、橄榄树脂

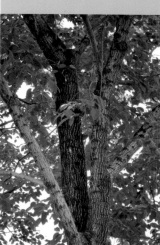

素-4″-葡萄糖苷、左旋橄榄树脂素-4′,4″-双葡萄糖苷、环橄榄树脂素、杜仲树脂酚、杜仲树脂酚-4-葡萄糖苷、耳草脂醇C-4″,4″-双葡萄糖苷、鹅掌楸苷、柑属苷B、桃叶珊瑚苷、杜仲苷、都桷子素、都桷子苷、都桷子苷酸、筋骨草苷、哈帕苷乙酸酯、雷朴妥苷、杜仲醇、杜仲苷Ⅰ、咖啡酸、绿原酸、绿原酸甲酯、香草酸、白桦脂醇、白桦脂酸、熊果酸、β-谷甾醇、胡萝卜苷、杜仲烯醇、山奈酚、酒石酸、2-正戊基呋喃、2-甲基苯并呋喃、2,4-十一碳二烯醛、杜仲抗真菌蛋白1、杜仲抗真菌蛋白多糖。

叶含都桷子苷酸、鹅掌楸苷、松脂酚双葡萄糖苷、杜仲醇、1-脱氧杜仲醇、儿茶酚、3-(3-羟苯基)丙酸、二氢咖啡酸、愈创木酚基甘油、酒石酸、延胡索酸、丁香树脂酚二葡萄糖苷、桃叶珊瑚苷、绿原酸、杜仲胶、(E)-2-己烯醛、3-呋喃甲基乙酸酯、3-甲基-2-戊烯基-2-环戊烯酮、棕榈酸等。

■ **药理作用**　具有抗疲劳、降血压、减肥、降血脂、抗骨质疏松及骨重塑、促进伤口愈合、抗衰老、增强肾功能、提高免疫力、安胎等作用。杜仲提取物可增加细胞色素P450和羧酸酯酶的活性，提高毒死蜱的解毒作用，防止有机磷杀虫剂的急性毒性。

■ **应用**

中国　杜仲可补肝肾，治疗高血压、头目眩晕、腰膝酸痛、筋骨痿软、肾虚小便频数、妊娠胎漏、胎动不安。

■ **使用注意**　阴虚火旺者慎服。

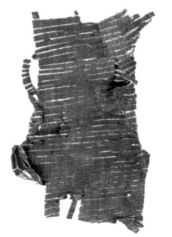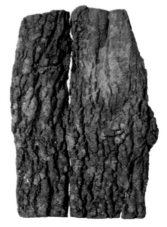

2cm

杜仲药材（树皮）

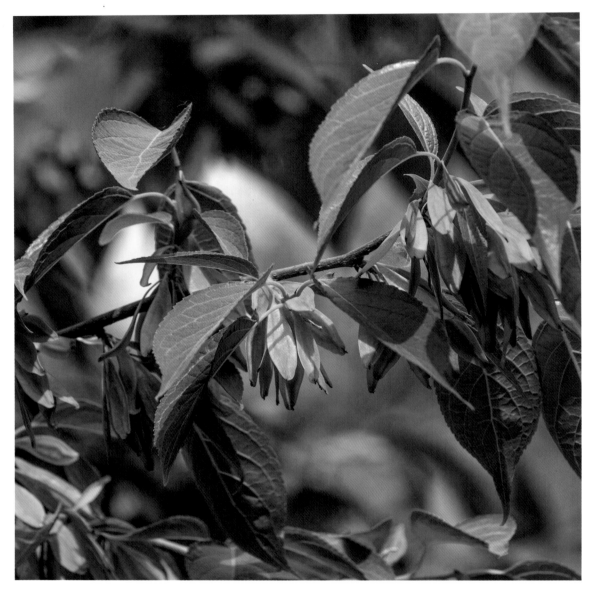

杜仲原植物

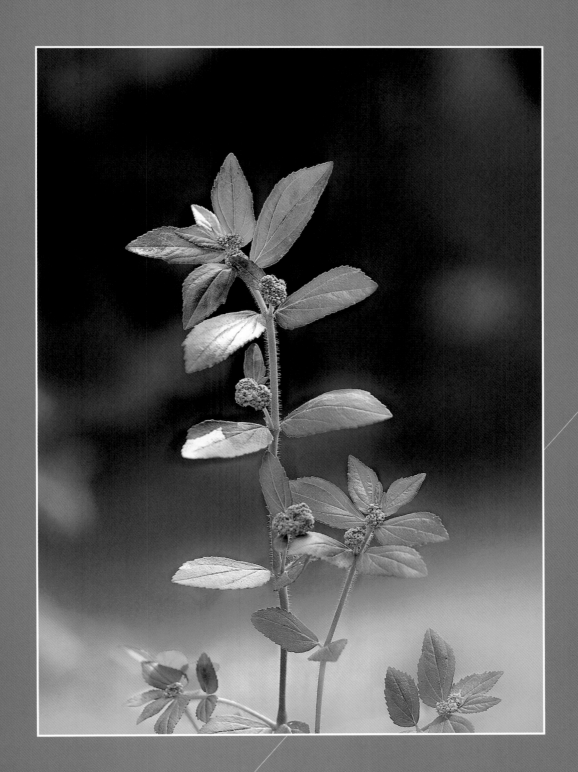

154 飞扬草

Euphorbia hirta L.

■ 学名	*Euphorbia hirta* L.
■ 科	大戟科
■ 异名	*Euphorbia hirta* var. *destituta* L. C. Wheeler, *Euphorbia hirta* var. *glaberrima* Koidz., *Euphorbia hirta* var. *nocens* L. C. Wheeler, *Euphorbia hirta* var. *ophthalmica* (Pers.) Allem & Irgang, *Euphorbia hirta* var. *procumbens* (Boiss.) N. E. Br.

■ **本地名称**

柬埔寨　ផ្កកមាន់ស្ប្បៀទឹកដោះខ្លាស្លឹកធំ Phnek moarn, Smaav toeu-kdos khlar sleuk thom.

中国　飞扬草Fēi yáng cǎo，乳籽草Rǔ zǐ cǎo，飞相草Fēi xiàng cǎo，大飞羊Dà fēi yáng，飞扬节Fēi yáng jié，节花白乳草Jié huā bái rǔ cǎo。

老挝　ຜັກມິກໃບໃຫຍ່ Phak muk bayay, ຫຍ້າຍ່າງຂ້ຶງໃຫຍ່ Nha yang ung baynhay, ນົມລາຊາສີ Nom laxaxi.

马来西亚　Ara tanah, Lancang, Susu kambing.

缅甸　ကၽြဲေြခာက္ငၽဲေခ်း Kywe-kyaung-min-se.

菲律宾　Tawatawa, Gatasgatas.

泰国　น้ำนมราชสีห์ Nam nom rat cha si.

越南　Cỏ sữa lá to, Cỏ sữa lông, Co nhả mực (Thai), Dang pố (K'ho) {C[or] s[uwx]a l[as] to, C[or] s[uwx]a l[oo]ng, Co nh[ar] m[uwj]c (Thai), Dang p[oos] (K'ho)}.

■ **通用名称**　Milk weed.

■ **药用部位**　全草或叶、果实、汁液。

■ **植物描述**　一年生草本，高约25cm，具牛奶状汁液。茎枝圆柱形，红绿色，疏被柔毛。单叶对生，2列，托叶纤细，卵状披针形，浅绿色，

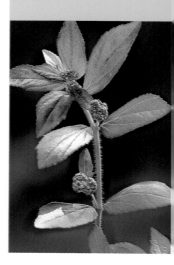

被粗毛，早落；叶柄圆柱形，疏被柔毛；叶片膜质，椭圆状矩圆形，长0.8~2.5cm，宽6~15mm，先端急尖，基部略偏斜，边缘于中部以上有细锯齿，叶面绿色，叶背灰绿色。聚伞花序顶生或腋生，无梗，花多数。花单性。雄花多数，雌花单生；花小，浅粉色，花梗短；萼片鳞状，白色，无毛；雄蕊1，花丝短，花药2室，卵形，纵向开裂；子房上位，卵形，3裂，浅绿色，被粗毛。蒴果室背开裂，三角形，绿色，疏被柔毛。种子细小，近长圆形，黑色，无毛。花果期6~12月。

- **生态**　生于耕地、园地、草地、荒地中及路边、房屋边，也常见于石间，海拔可至2000m。生于光照充足至阴凉、不太潮湿的环境下。喜沙地或砾石地。

- **分布**　中国主要分布于海南、广西、贵州、福建、湖南、四川、广东、江西、云南、台湾等省区。

  东盟地区主要分布于缅甸。

  亚热带、热带地区亦有分布。

- **化学成分**　本品含有槲皮素、无色花青素、β-香树脂醇、槲皮苷、杨梅苷、鞣花酸、槲皮醇、木栓酮、没食子酸、山柰酚、马来酸、芸香苷、α-香树脂醇、酒石酸。

- **药理作用**　具有抗菌、抗疟、抗炎、促半乳糖元生成、平喘、止泻、抗氧化、避孕、抗阿米巴虫、抗真菌等作用，对排尿和电解质有影响。大鼠服用5000mg/kg剂量的飞扬草甲醇提取物，连续观察14天，未见不良反应。

- **应用**

柬埔寨	治疗哮喘、泄泻、痛证、发热、炎症、失眠和寄生虫病。
中国	全草治疗肺痈、乳痈、疔疮肿毒、牙疳、痢疾、泄泻、热淋、血尿、湿疹、足癣、皮肤瘙痒、产后乳少。
老挝	取飞扬草、马齿苋各10g，入丸剂口服，每丸1g，每日3次，每次3~5丸，治疗大肠杆菌所致泄泻。
马来西亚	植物提取液可镇静；煎剂治疗咳喘、淋病、白内障、蜂窝织炎；乳胶治疗结膜炎、角膜溃疡、疣、慢性黏膜炎、肺部疾病。
缅甸	治疗痢疾、月经过多。
菲律宾	叶与曼陀罗混用可治疗哮喘。全草煎剂或脂胶可治疗哮喘。全草可止血、镇静、催眠。地上部分治疗骨痛热证。
泰国	全草可利尿、止痢、止咳，治疗皮疹、淋病、脓疮、乏力、哮喘。

越南　　　　取飞扬草、橄榄叶、番石榴芽各10g，研磨入散剂口服，每日3次，每次15g，
　　　　　　治疗大肠杆菌所致痢疾与泄泻。浸渍剂治疗哮喘、呼吸道感染、支气管炎。

■　**使用注意**　　脾胃虚寒者慎服。

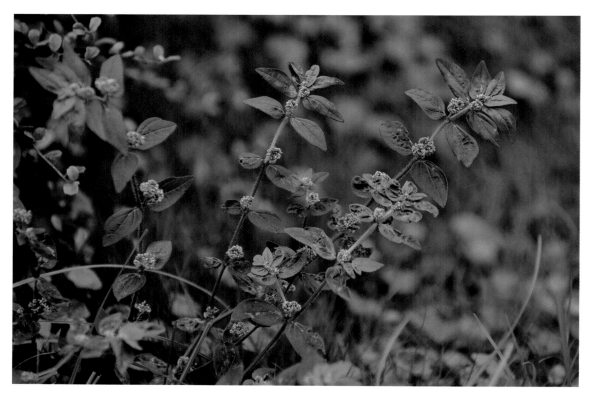

飞扬草原植物

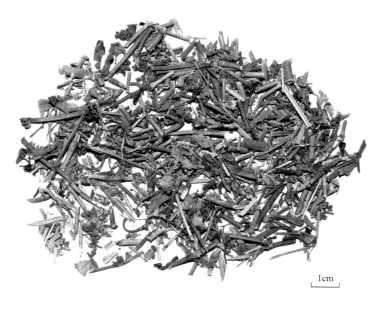

1cm

飞扬草药材

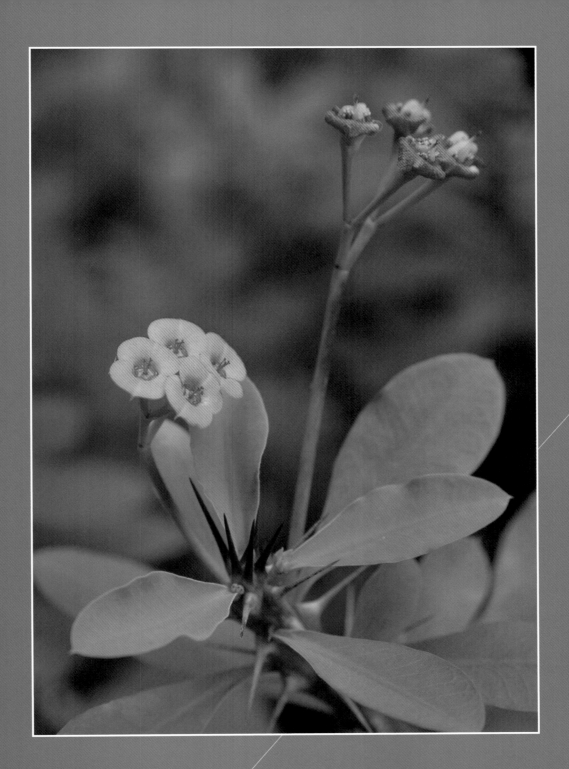

155 铁海棠

Euphorbia milii Des Moul.

■ 学名	*Euphorbia milii* Des Moul.
■ 科	大戟科
■ 异名	*Euphorbia milii* var. *bosseri* Rauh, *Euphorbia milii* var. *hislopii* (N. E. Br.) Leandri, *Euphorbia milii* f. *lutea* Leandri, *Euphorbia milii* var. *milii*, *Euphorbia milii* f. *platyacantha* (Drake) Leandri

■ **本地名称**

中国　铁海棠Tiě hǎi táng，虎刺梅Hǔ cì méi，麒麟花Qí lín huā。

老挝　ດອກເສດຖີ Dok seat thy.

马来西亚　Mahkota duri.

缅甸　ရှားဆောင့်သဂၤနတ္ Sharzaung thinganate.

泰国　โป๊ยเซียน Poi sian.

越南　Xương rồng bát tiên, Hồng kích, Xương đỏ {X[uw][ow]ng r[oof]ng b[as]t ti[ee]n, H[oof]ng k[is]ch, X[uw][ow]ng [dd][or]}.

■ **通用名称**　Crown of thorns.

■ **药用部位**　根、茎、叶。

■ **植物描述**　落叶蔓生灌木，高达1m左右。茎深褐色，多分枝，具纵棱，密生硬而尖的锥状刺，刺长1~2cm。叶互生，近无柄；叶片倒卵形或长圆状匙形，先端圆或近截形，具小尖头，基部渐狭，全缘。聚伞花序，梗具黏液；花小，无梗；小苞片2，肾形，亮红色，花瓣状，长2cm。蒴果，分果扁。花果期全年。

■ **生态**　以温暖干燥气候为宜，可耐受13℃的低温；若气温更低，则叶片可能会提前凋落，应注意防霜冻。最宜疏松、排水良好的腐叶土。

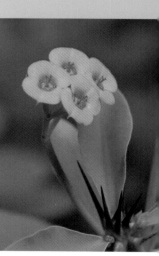

■ **分布**　中国主要分布于安徽、福建、广东、广西、贵州、海南、河南、湖北、湖南、江苏、江西、陕西、山东、山西、四川、台湾、云南、浙江等省区。

东盟地区主要分布于缅甸。

马达加斯加亦有分布。

■ **化学成分**　本品含有4-脱氧佛波酯、菜油甾醇、豆甾醇、β-谷甾醇、异岩藻甾醇、环阿屯醇、环大戟烯醇、环绿玉树烯醇、二萜酯、大戟醇、β-香树脂醇、大戟素A、大戟辛醇、蒲公英烷三萜、三甲基没食子酸。

■ **药理作用**　具有抗炎、镇痛作用。小鼠与大鼠口服半数致死量约为1250mg/kg。对皮肤和眼睛有刺激作用。

■ **应用**

中国　　根、茎、叶治疗痈疮、肝炎、水肿；花治疗子宫出血；根治疗鱼毒、便毒、跌打损伤；茎叶乳汁治癣、汗斑。

缅甸　　治疗痢疾。

■ **使用注意**　本品有毒，过量易致腹泻，宜慎服。

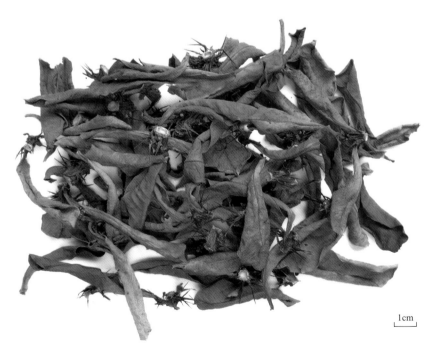

1cm

铁海棠药材

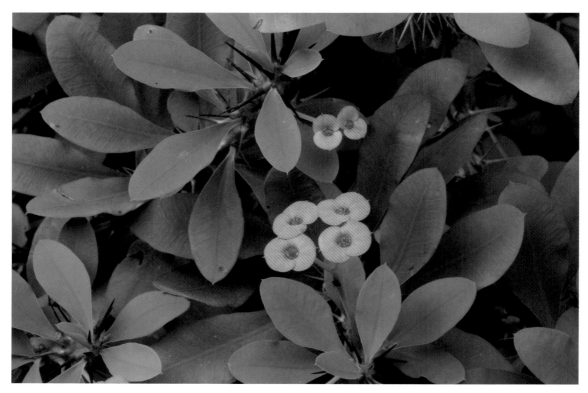

铁海棠原植物

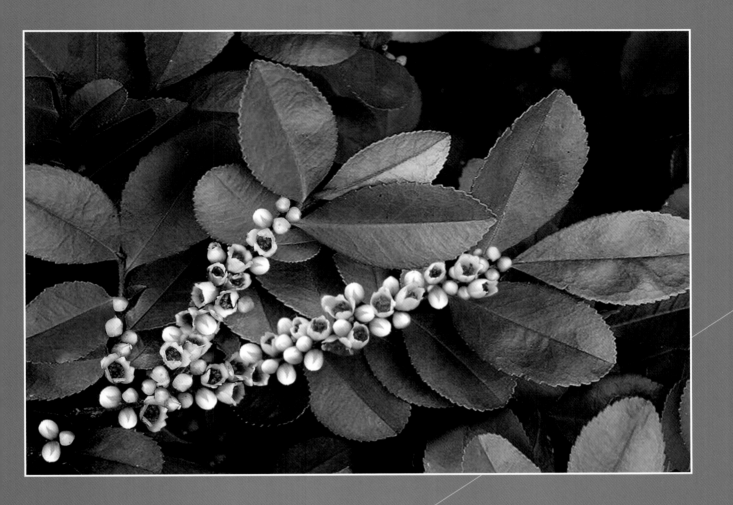

156 米碎花

Eurya chinensis R. Brown

■ 学名	*Eurya chinensis* R. Brown
■ 科	山茶科
■ 异名	*Eurya chinensis* var. *chinensis*, *Eurya chinensis* var. *glabra* Hu & L. K. Ling

■ **本地名称**

中国　　米碎花Mǐ suì huā，矮婆茶Ǎi pó chá，岗茶Gǎng chá，米碎柃木Mǐ suì líng mù，虾辣眼Xiā là yǎn，叶柃Yè líng。

■ **通用名称**　Root of Chinese eurya.

■ **药用部位**　全草或根。

■ **植物描述**　灌木，高1~3m，多分枝；茎皮灰褐色或褐色，平滑；嫩枝具2棱，黄绿色或黄褐色，被短柔毛，小枝稍具2棱，灰褐色或浅褐色，几无毛；顶芽披针形，密被黄褐色短柔毛。叶薄革质，倒卵形或倒卵状椭圆形，长2~5.5cm，宽1~2cm，顶端钝而微凹或略尖，偶有近圆形，基部楔形，边缘密生细锯齿，有时稍反卷，上面鲜绿色，有光泽，下面淡绿色，无毛或初时疏被短柔毛，后变无毛，中脉在上面凹下，下面突起，侧脉6~8对，两面均不甚明显；叶柄长2~3mm。花1~4簇生于叶腋，花梗长约2mm，无毛。雄花小苞片2，细小，无毛；萼片5，卵圆形或卵形，长1.5~2mm，顶端近圆形，无毛；花瓣5，白色，倒卵形，长3~3.5mm，无毛；雄蕊约15，花药不具分隔，退化子房无毛。雌花的小苞片和萼片与雄花同，但较小；花瓣5，卵形，长2~2.5mm，子房卵圆形，无毛，花

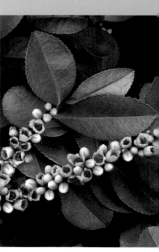

柱长1.5~2mm，顶端3裂。果实圆球形，有时为卵圆形，成熟时紫黑色，直径3~4mm；种子肾形，稍扁，黑褐色，有光泽，表面具细蜂窝状网纹。花期11~12月，果期翌年6~7月。

■　**生态**　大量生于海拔800m以下的山坡上、路边或河谷灌丛中。喜温暖、潮湿环境，需酸性土壤。新芽萌发阻力大，需修剪整形。

■　**分布**　中国主要分布于新疆南部、福建东南沿海地区和西南地区以及台湾、湖南南部、广东、广西南部等地区。

东盟地区主要分布于越南、缅甸等国家。

印度及斯里兰卡亦有分布。

■　**化学成分**　本品含有高根二醇、白桦脂酸、木栓酮、羽扇豆醇、β-谷甾醇、豆甾醇、水杨醛、二十九醇。

■　**药理作用**　具有细胞毒性，可抑制结肠癌HT-29细胞增殖并诱导细胞凋亡。本品所含白桦脂酸可以抑制多种肿瘤细胞增殖的活性，如黑色素瘤细胞、神经外胚层肿瘤细胞、口腔上皮癌细胞、恶性脑瘤细胞、白血病细胞。白桦脂酸及其衍生物在磷脂酶A2的作用下，可以抑制磷脂酶的炎症过程，从而抑制炎症的扩散。在G2期，木栓酮可以抑制人类慢性髓系白血病细胞系K562的增殖，抑制细胞周期。羽扇豆醇在体外具有显著的抗癌活性。它可以抑制KB口腔癌细胞的增殖。无明显毒性。

■　**应用**

中国　全草和根可清热解毒、除湿敛疮，治疗流行性感冒、烧烫伤、脓疱；茎、叶治疗寒热往来、湿热黄疸、烧烫伤、毒蛇咬伤、外伤出血。

马来西亚　治疗发热、黄疸、疮疡、烧烫伤、毒蛇咬伤、外伤出血。

■　**使用注意**　无。

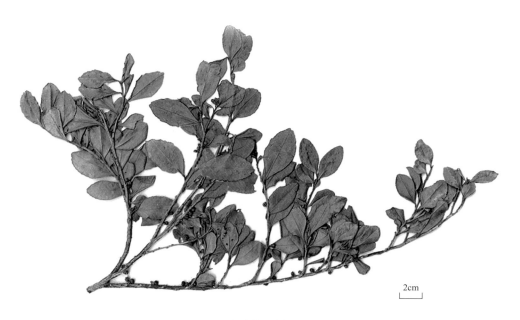

米碎花药材

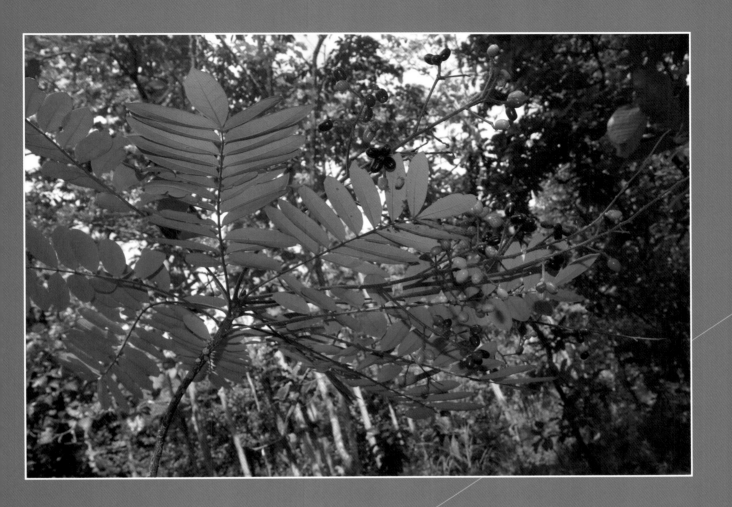

157 东革阿里

Eurycoma longifolia Jack

■ 学名	*Eurycoma longifolia* Jack
■ 科	苦木科
■ 异名	*Eurycoma longifolia* var. *cochinchinensis* Pierre

■ **本地名称**

柬埔寨　អន្តង់ស Ann tong soar.

中国　东革阿里Dōng gé ā lǐ，南洋人参Nán yáng rén shēn，东革亚里Dōng gé yà lǐ，冬革阿里Dōng gé ā lǐ，长叶苦木Cháng yè kǔ mù。

老挝　ຍິກບໍ່ຖອງ Yik bo thorng，ອ່ງນດ່ອນໃຫຍ່ Ian dorn nhai.

马来西亚　Bedara pahit, Penawar pahit, Lempedu pahit, Muntah bumi, Tongkai ali, Bidara laut, Payung ali, Tongkat alilelaki, Penawar putih, Pakau pasak, Bumi getak, Bum scngkayap, Kebing, Petagarberuang (Iban), Merataya (Iban), Penggering (Temuan), Therumg (Temiar).

缅甸　ဗိစ္ဆတ္တုခေါက် Bittu khauk.

泰国　ปลาไหลเผือก Pla lai phueak.

越南　Bách bệnh, Lồng bẹt, Bá bịnh, Mặt nhơn, Tho nan (Tay) {B[as]ch b[eej]nh, L[oof]ng b[ej]t, B[as] b[ij]nh, M[awj]t nh[ow]n, Tho nan (Tay)}.

■ **通用名称**　Tongkat ali.

■ **药用部位**　根、树皮、花。

■ **植物描述**　林下层乔木，高达16m，胸径20cm。复叶密集生于树顶，互生，无托叶；小叶对生至互生，无毛，羽状脉不清晰。圆锥花序；花直径约7mm，粉红色、红色或紫色。蒴果肉质，长约14mm，红色至紫色。

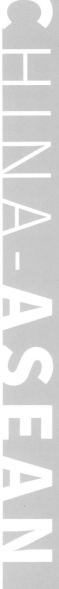
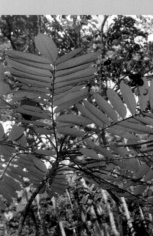

■ **生态**　　　生于未受干扰的龙脑香混交林及其他荒原、森林中，海拔可至500m。可生于砂质至黏质土壤的山坡及山脊上。通常在次生林中作为一种人为干扰前的遗迹出现。

■ **分布**　　　中国主要分布于云南。

东盟地区主要分布于越南、老挝、柬埔寨、马来西亚、缅甸、泰国、菲律宾等国家。

苏门答腊岛亦有分布。

■ **化学成分**　本品含有苦木苦味素、二萜及生物碱，包括eurycomaoside、eurycolactone、东革内酯、宽缨酮；还含有pasakbumin-B、联苯木脂素、角鲨烯衍生物。

■ **药理作用**　具有抗肿瘤、抗疟、改善性功能、降血糖、抗菌、抗骨质疏松、抗痛风等作用。安全使用剂量低于100mg/kg，更多毒理作用有待进一步临床研究证实。

■ **应用**

柬埔寨　　根可发汗、抗疟、利尿、解毒、醒酒、杀虫，治疗风湿痹痛；叶可利尿、清热、滋补；茎皮治疗消化不良。

老挝　　　可发汗、抗菌、清热，治疗登革出血热、消渴、皮肤病、子宫癌、疟疾。

马来西亚　可滋补，治疗头痛、外伤、头皮屑多、梅毒溃疡。根治疗前列腺炎、痛风、风湿痹痛、消渴、高血压，可提高性功能，具有一定的壮阳作用；树皮和根治疗妇人产后虚损、疟疾、发热、肠道蛔虫；树皮治疗腰痛、关节痛、黄疸、水肿、恶病质、泄泻；叶与姜黄入糊剂外用治疗皮肤病、毛虫蜇伤。

缅甸　　　根和地上茎揉搓外用治疗水肿；种子可止血、清热，治疗肠道蛔虫。

泰国　　　根可清热、发汗，治疗肺痨、跌打损伤；根皮可清热；树皮可清热，治疗疟疾；果实可止痢。

越南　　　茎皮治疗消化不良、胃肠胀气、疟疾。

■ **使用注意**　病重者、孕妇、未成年人忌用，心脏病（如冠心病、心肌梗死）、脑血栓、心功能不全者忌用，低血糖和低血压患者慎用。使用时注意剂量。

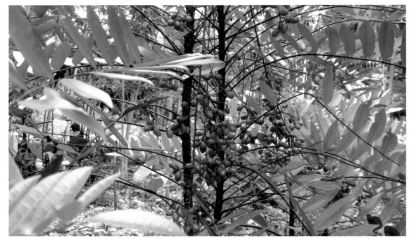

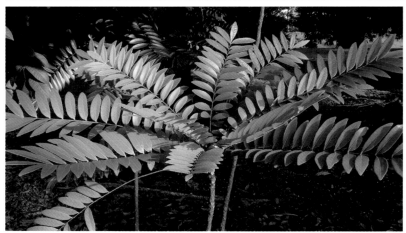

东革阿里原植物

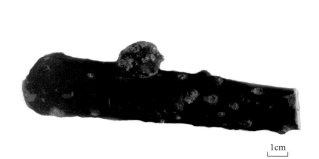

东革阿里药材

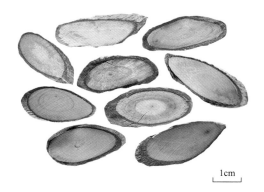

东革阿里饮片

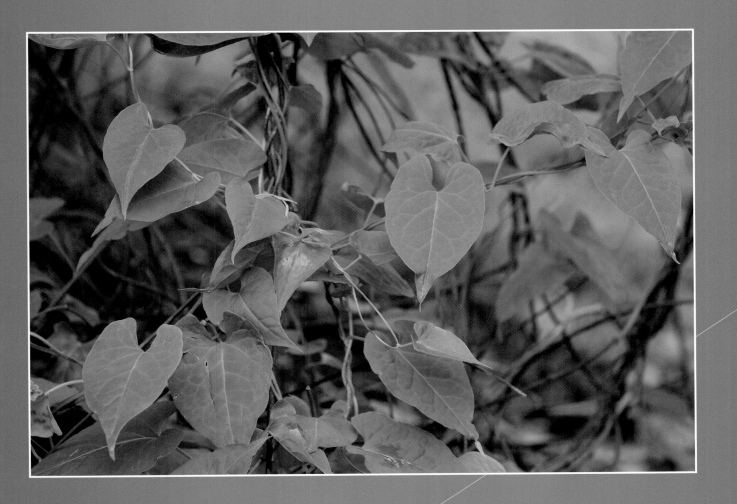

158 何首乌

Fallopia multiflora (Thunb.) Harald.

■ 学名	*Fallopia multiflora* (Thunb.) Harald.
■ 科	蓼科
■ 异名	*Fallopia multiflora* (Thunb.) Czerep.，*Fallopia multiflora* var. *angulata* (S. Y. Liu) H. J. Yan, Z. J. Fang & S. X. Yu，*Fallopia multiflora* var. *multiflora*

■ **本地名称**

中国　　何首乌Hé shǒu wū，多花蓼Duō huā liǎo，紫乌藤Zǐ wū téng，夜交藤Yè jiāo téng，毛脉蓼Máo mài liǎo。

老挝　　ມັນອ້ອນລິງ Man onh ling.

越南　　Hà thủ ô đỏ, Dạ giao đằng, Má òn, Mằn năng ón (Tay), Khua lình (Thai), Xạ ú sí (Dao) {H[af] th[ur] [oo] [dd][or], D[aj] giao [dd][awf]ng, M[as] [of]n, M[awf]n n[aw]ng [os]n (Tay), Khua l[if]nh (Thai), X[aj] [us] s[is] (Dao)}.

■ **通用名称**　Fleeceflower.

■ **药用部位**　块根。

■ **植物描述**　多年生缠绕藤本。块根肥厚，长椭圆形，红褐色至黑褐色。茎中空，下部木质化。叶互生，具长柄；托叶鞘膜质，褐色；叶片狭卵形或心形，长4~8cm，宽2.5~5cm，先端渐尖，基部心形或箭形，边缘全缘或微波状，上面深绿色，下面浅绿色，两面无毛。花序圆锥状；苞片三角状卵形，具小突起；花梗细弱，下部具关节；花被5深裂，白色或淡绿色，花被片椭圆形，大小不等，外面3花被片较大，背部具翅；雄蕊8；雌蕊1，柱头

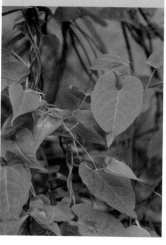

头状，3裂。瘦果椭圆形，具3棱，黑褐色，有光泽，包于宿存花被内。花期8~9月，果期9~10月。

■ **生态**　生于草坡、路边、岩石缝中、山坡草丛中。喜温暖、潮湿的环境。避免干旱和水涝。栽培宜用疏松肥沃、排水良好、富含腐殖质、土层深厚的砂壤土，避免用黏土种植。

■ **分布**　中国主要分布于东部、中部及南部地区，及陕西南部、甘肃南部、四川、云南和贵州等省区。

东盟地区主要分布于老挝、缅甸、越南等国家。

■ **化学成分**　根含有大黄素、大黄素甲醚、大黄酸、大黄酚蒽酮、白藜芦醇、云杉新苷、2,3,5,4′-四羟基芪-2-O-D-葡萄糖苷、2,3,5,4′-四羟基芪-2-O-葡萄糖苷-2″-O-没食子酸酯、2,3,5,4′-四羟基芪-2-O-葡萄糖苷-3″-O-没食子酸酯、没食子酸、右旋儿茶精、右旋表儿茶精、3-O-没食子酰(−)-儿茶精、3-O-没食子酰(−)-表儿茶精、3-O-没食子酰原矢车菊素、3,3′-二-O-没食子酰原矢车菊素、$β$-谷甾醇、卵磷脂、对羟基苯甲醛、决明酮-8-O-$β$-D-吡喃葡萄糖苷、2,3,5,4-四羟基反式二苯乙烯-2-O-$β$-D-吡喃葡萄糖苷、2,3,5,4′-四羟基反式二苯乙烯-2,3-二-O-$β$-D-吡喃葡萄糖苷、正丁基-$β$-D-吡喃果糖苷、1,3-二羟基-6,7-二甲基䓛酮-1-O-$β$-D-吡喃葡萄糖苷、芦荟大黄素、吲哚-3(L-$α$-氨基-$α$-羟基丙酸)甲酯、3,3′-二-O-没食子酰原矢车菊素B-2、N-反式阿魏酰基-3-甲基多巴胺、N-反式-阿魏酰酪胺tyramlne、1,3-dihydroxy-6,7-dimethylxanthone-l-O-$β$-D-glucoside、2,3,5,4′-四羟基-二苯乙烯-2,3-O-$β$-D-葡萄糖苷。

■ **药理作用**　有调节免疫系统、循环系统和中枢神经系统的作用，能抗菌、抗衰老、降血脂、抗动脉硬化，有保肝作用。生首乌毒性高于制首乌，制首乌毒性能引起脂肪肝、肝窦扩张充血和炎症细胞浸润。

■ **应用**

中国　块根可安神、养血、活络、解毒（截疟）、消痈；制首乌可补益精血、乌须发、强筋骨、补肝肾。亦可治疗2型糖尿病、高脂血症、高血压、血管性痴呆、口涎过多、脱发。

老挝　可滋补。

■ **使用注意**　脾虚者慎服，忌铁器煎煮。

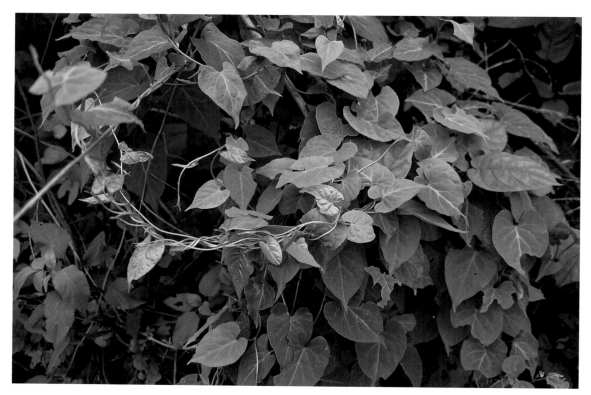

何首乌原植物

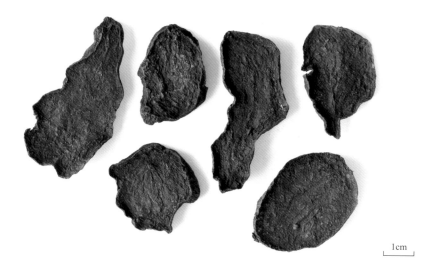

1cm

何首乌饮片

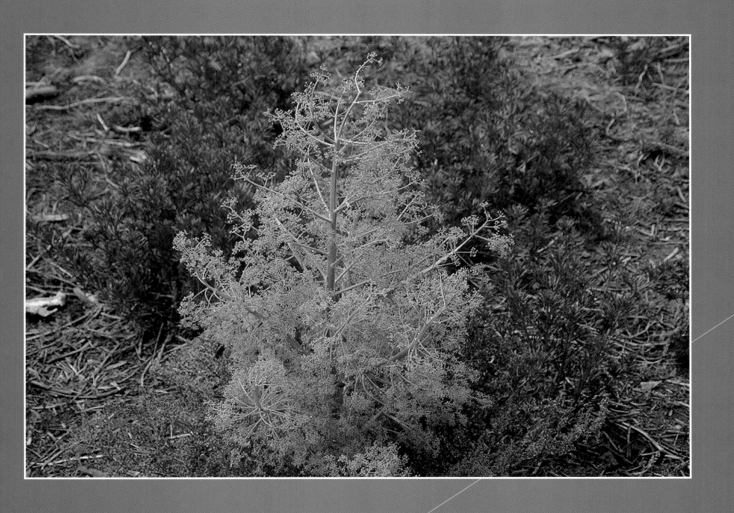

159 阿魏草

Ferula foetida Regel.

学名	*Ferula foetida* Regel.
科	伞形科
异名	*Ferula foetida* St.-Lag.

■ **本地名称**

中国　阿魏草Ā wèi cǎo，熏渠Xūn qú，哈昔泥Hā xī ní。

马来西亚　Asafutida.

缅甸　ရှမ်းခိုပင် Shane kho pin.

泰国　มหาหิงคุ์ Ma ha hing.

越南　A ngùy {A ng[uf]y}.

■ **通用名称**　Asafoetida.

■ **药用部位**　茎及根的树脂。

■ **植物描述**　多年生草本，高达2m，全株散发出特有的浓郁臭味。茎干和根均具乳状树脂（皮层导管众多，内含树胶），干后即为阿魏胶。簇生叶圆形，长30~40cm；茎叶叶柄具宽鞘。花茎高2.5~3m，粗10cm，中空。复伞形花序大；花浅绿黄色。果实椭圆形，扁平，薄，红棕色，具乳汁。

■ **生态**　喜光照充足处深厚肥沃的土壤，可耐受−10℃的低温。植株要在生长数年后才开花，随后枯萎死亡。

■ **分布**　中国主要分布于新疆。

东盟地区主要分布于缅甸。

阿富汗、伊朗、吉尔吉斯斯坦、巴基斯坦、土库曼斯坦、乌兹别克斯坦亦有分布。

■ **化学成分**　本品含有阿魏酸、伞形酮、asaresinotannols、法尼斯泟醇A、法尼斯泟醇B、法尼斯泟醇C、葡萄糖、半乳糖、L-阿拉伯糖、鼠李糖

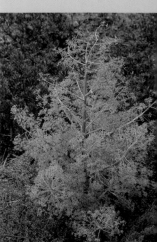

和葡萄糖醛酸。此外，还含有2-丁基丙烯基二硫（e-异构体和z-异构体）、α-蒎烯、β-蒎烯、戊酸、香草醛、胡萝卜素、维生素B_2、维生素B_5以及矿物质（磷、铁、钙）。树脂含挥发油。

■ **药理作用**　具有降低胆固醇、抗凝血、抗真菌、抗肝毒性、抗炎、抗氧化、抗寄生虫、松弛平滑肌、降血糖、抗溃疡、抑制消化酶、避孕等作用。其中，抗癌、驱虫和抗痉挛作用最为显著。无明显毒性。

■ **应用**

中国　　树脂可消积、杀虫。

缅甸　　可壮阳，治疗胃肠胀气、咳嗽、便秘、心悸、消化不良、疝痛、牙痛。

泰国　　树脂可祛风，治疗胃肠胀气、腹痛；木材和根可祛风。

■ **使用注意**　无。

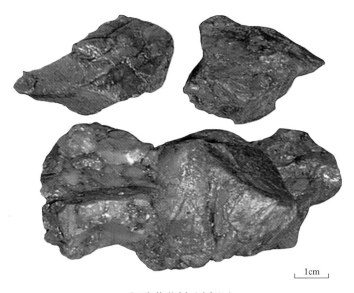

阿魏草药材（树脂）

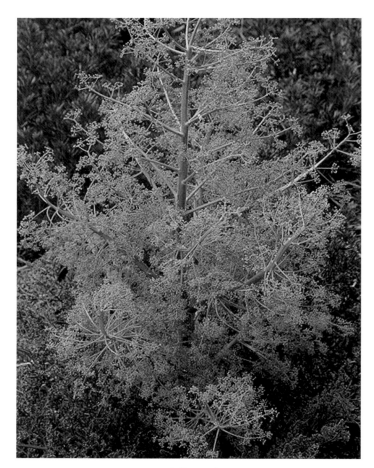

阿魏草原植物

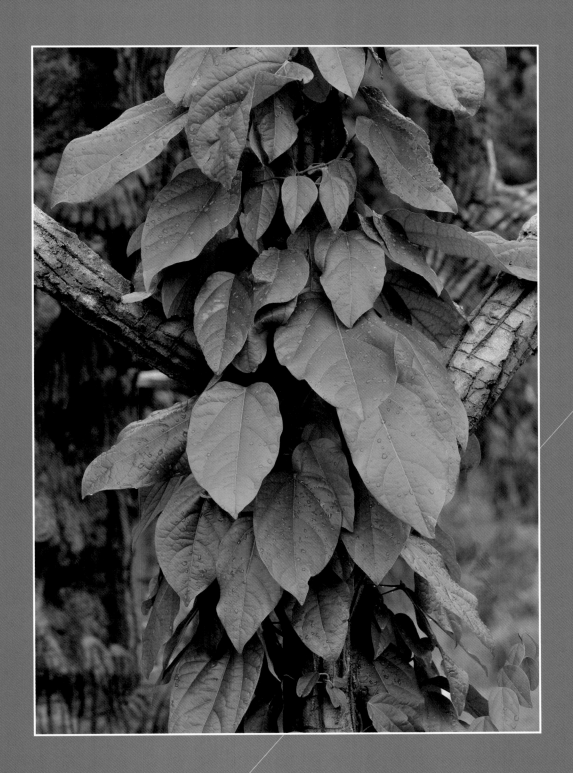

160 假黄藤

Fibraurea tinctoria Lour.

学名	*Fibraurea tinctoria* Lour.
科	防己科
异名	*Cocculus fibraurea* DC., *Fibraurea chloroleuca* Miers, *Fibraurea fasciculata* Miers, *Fibraurea laxa* Miers, *Fibraurea trotteri* Watt ex Diels

本地名称

柬埔寨　ពុកម៉ាត់ឆ្កែ Kanthom thet.

中国　　假黄藤Jiǎ huáng téng，大黄藤Dà huáng téng，藤黄连Téng huáng lián，天仙藤Tiān xiān téng，黄藤Huáng téng。

老挝　　ຕ້າງແຍແມວ Tam nhair meo.

马来西亚　Akar badi, Akar kinching kerbau, Akar kuning, Akar kunyit, Akar penawar, Sekunyit.

泰国　　กำแพงเจ็ดชั้น Kam phaeng chet chan, ขมิ้นเครือ Kha min khruea.

越南　　Hoàng đằng, Hoàng liên nam, Dây vàng giang, Nam hoàng nhuộm, Khau khem (Tay), Tốt choọc, Trơng (Kdong), Co lạc khem (Thai), Vièng tằng (Dao) {Ho[af]ng [dd][awf]ng, Ho[af]ng li[ee]n nam, D[aa]y v[af]ng giang, Nam ho[af]ng nhu[ooj]m, Khau khem (Tay), T[oos]t cho[oj]c, Tr[ow]ng (Kdong), Co l[aj]c khem (Thai), Vi[ef]ng t[awf]ng (Dao)}.

通用名称　Common fibraurea.

药用部位　茎。

植物描述　大型木质藤本，高达10m或更高。根和老枝内部黄色。茎褐色，小枝和叶柄具纵纹。互生叶近盾状着生，叶柄长5~14cm；叶片革

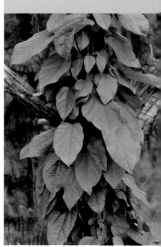

质，长圆状卵形，长10~25cm，宽2.5~9cm，顶端具硬尖或渐尖，基部圆形或钝圆，有时近心形或楔形，两面无毛，掌状脉3~5，下面3对远端侧脉通常明显。圆锥花序从无叶老茎抽出。雄花序疏松，长达30cm；雄花花梗长2~3mm，花被多变，最外层细小，长约0.3mm，内层长0.6~1mm，最内层椭圆形，雄蕊6，花丝粗。雌花不可见。核果黄色，长圆状椭圆形，稀近倒卵形，外果皮干时皱缩。

- **生态** 生于山区、林地中。

- **分布** 中国主要分布于云南、广西和广东等省区。

  东盟地区主要分布于柬埔寨、老挝、泰国、越南、马来西亚及菲律宾等国家。

- **化学成分** 茎含有棕榈素、黄藤内酯、去氢非洲防己苦素、伪非洲防己胺碱、fibralacton、fibranin、fibramin、去氧黄藤苦素、fibleucinoside、tynophylloside、fibraurinoside、罗汉松甾酮A、环木菠萝烯醇、阿魏酰苯乙胺、反式-阿魏酰酪胺、β-谷甾醇、1-棕榈酸单甘油酯、1-sinapoyl-β-D-glucopyranoside、fibrarecisin、fibrauretin A、fibrauret-inoside A、*epi*-fibrauretinoside A、表-12-非洲防己苷G。

- **药理作用** 具有抗菌、抗氧化、抗肿瘤、保护心血管、抑制寄生虫的作用。小鼠体内盐酸巴马汀半数致死量为136mg/kg。兔子连续10天服用14mg/kg剂量的巴马汀，未见明显毒性。

- **应用**

  柬埔寨 可催吐、化痰、杀虫。

  老挝 治疗皮肤过敏。

  泰国 叶和植物上部提取物少剂量可化痰、解消化道毒、杀虫。

  越南 治疗目赤肿痛、痈疮肿痛、咽喉肿痛、泄泻、疟疾、肝病、痢疾、便秘。可煎煮内服、外用。

- **使用注意** 脾胃虚寒者慎服。

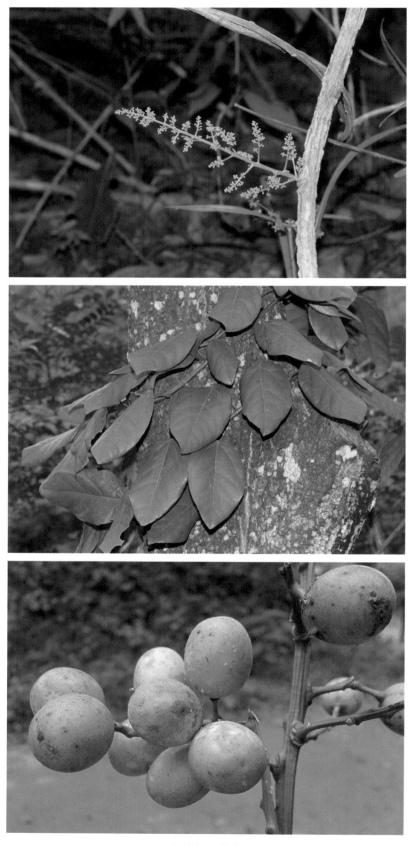

假黄藤原植物

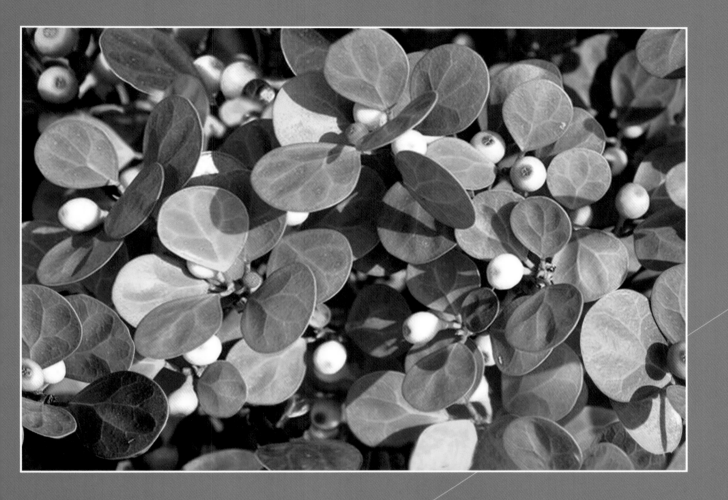

161 金卓叶

Ficus deltoidea Jack

■ 学名	*Ficus deltoidea* Jack
■ 科	桑科
■ 异名	*Ficus deltoidea* var. *angustifolia* (Miq.) Corner, *Ficus deltoidea* f. *angustissima* Corner, *Ficus deltoidea* var. *arenaria* Corner

■ **本地名称**

中国　　金卓叶Jīn zhuó yè，三角榕Sān jiǎo róng。

马来西亚　Secotek emas.

泰国　　มะจอเต๊ะ Ma cho te.

■ **通用名称**　Mistletoe rubber plant.

■ **药用部位**　叶。

■ **植物描述**　常绿灌木，高达3m，冠幅1m。根多数，褐色。茎灰色，直径5cm，折断后渗出白色乳状汁液。叶互生，叶柄长约1cm；叶片长圆形，长8cm，宽约4cm，上面深绿色，下面青铜色，羽状脉。果实球形，直径1cm，粉绿色，熟时黄绿色，果柄长1cm。

■ **生态**　可生于陆地、岩石上，或附着于其他植物上。

■ **分布**　东盟地区主要分布于马来西亚、泰国、印度尼西亚等国家。

■ **化学成分**　本品含有黄酮类、鞣质、三萜类和苯酚。

■ **药理作用**　具有抗肿瘤、抗菌、抗炎、镇痛、降血糖、催产和止血作用。毒性及不良反应较小。

■ **应用**

马来西亚　治疗性腺功能减退、高血压、肾病。

泰国　　叶入药。

■ **使用注意**　无。

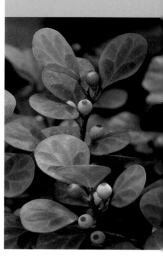

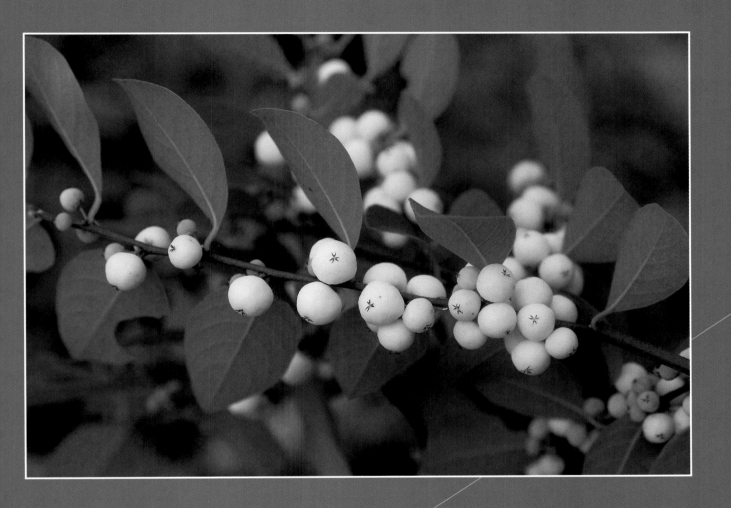

162 白饭树

Flueggea virosa (Roxb. ex Will.) Royle

■ 学名	*Flueggea virosa* (Roxb. ex Will.) Royle
■ 科	大戟科
■ 异名	*Flueggea microcarpa* Blume, *Securinega virosa* (Willd.) Pax.

■ **本地名称**

中国　　白饭树Bái fàn shù，金柑藤Jīn gān téng，密花叶Mì huā yè，底株白倍子Dǐ zhū bái bèi zǐ。

老挝　　ກົກກ້າງປາຄົ້ນ Kock karng pa khok，ກົກກ້າງປາ Kock karng pa，ກົກາງປາ Ko karng pa，ໝາກແຕນ Mark taen.

缅甸　　ကုန်းခင်းယား Kon chinya.

菲律宾　Botolan.

越南　　Cây nồ, Mác tèn (Tay), Co cáng pa (Thai) {C[aa]y n[oof], M[as]c t[ef]n (Tay), Co c[as]ng pa (Thai)}.

■ **通用名称**　Northern sotho, White berry-bush.

■ **药用部位**　全株或根、茎皮、枝叶、果实。

■ **植物描述**　灌木，高达4m，分枝多，枝条小，刺状。树皮红棕色至棕色。叶密集，绿色。花极小，嫩绿色。果实肉质，白色。花期10月至翌年1月，果期12月至翌年3月。

■ **生态**　生于河边和岩石区，或海拔100~2000m的山地灌丛中。

■ **分布**　中国主要分布于福建、广东、广西、贵州、河北、河南、湖南、山东、台湾、云南等省区。

东盟地区主要分布于老挝。

非洲、东亚、东南亚和大洋洲亦有分布。

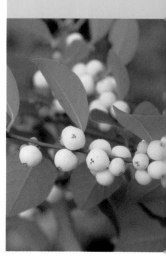

■ **化学成分**　全株含有岩白菜素、11-*O*-乙酰岩白菜素、臭一叶萩碱，又含山柰酚、槲皮素、没食子酸等黄酮类成分，*β*-谷甾醇、胡萝卜苷等甾醇类成分及一叶萩型生物碱消旋叶下珠碱。

根含有一叶萩型生物碱衍生物、flueggenin、去甲基岩白菜素、一叶萩碱。

■ **药理作用**　具有抗金黄色葡萄球菌的作用。叶制干浸膏和白饭树茎合用可延长睡眠时间。

■ **应用**

中国　　全株治疗风湿性关节炎、湿疹、脓疱疮等。

老挝　　枝、叶治疗过敏性皮炎、痈疮肿痛；根和果实治疗毒蛇咬伤。

缅甸　　叶可杀蠕虫。

菲律宾　叶煎剂可用于清洗伤口。木炭可磨粉涂于伤口。

越南　　根与其他药物合用治疗肾结石和胆道结石。

■ **使用注意**　本品有小毒，多作外用，不宜内服。

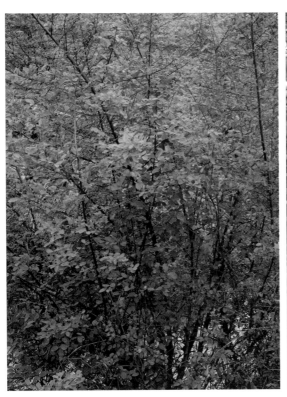
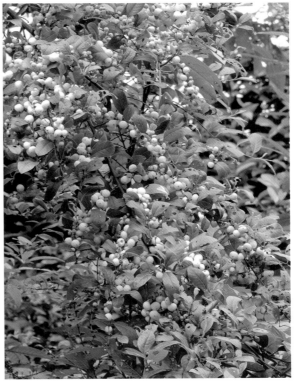

白饭树原植物

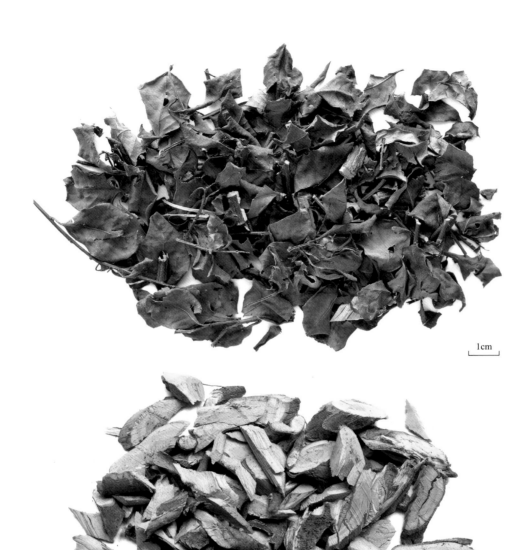

1cm

1cm

白饭树饮片

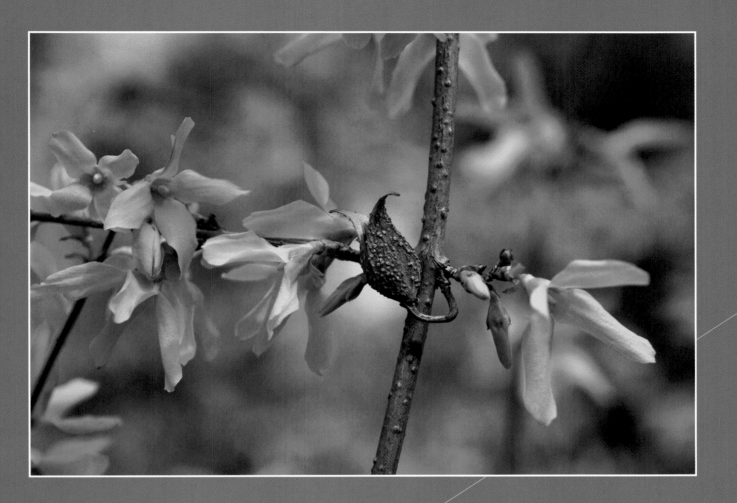

163 连翘

Forsythia suspensa (Thunb.) Vahl

学名	*Forsythia suspensa* (Thunb.) Vahl
科	木犀科
异名	*Forsythia europaea* Degen & Bald., *Forsythia giraldiana* Lingelsh., *Forsythia japonica* Makino, *Forsythia koreana* (Rehder) Nakai

■ **本地名称**

中国　连翘Lián qiáo，黄花杆Huáng huā gān，黄寿丹Huáng shòu dān。

越南　Liên kiều, Hoàng thọđan, Trúc căn {Li[ee]n ki[eef]u, Ho[af]ng th[oj] [dd]an, Tr[us]c c[aw]n}.

■ **通用名称**　Weeping forsythia, Golden-bell.

■ **药用部位**　果实。

■ **植物描述**　落叶灌木。枝开展或下垂，棕色、棕褐色或淡黄褐色，小枝土黄色或灰褐色，略呈四棱形，疏生皮孔，节间中空，节部具实心髓。叶通常为单叶，或3裂至三出复叶；叶片卵形、宽卵形或椭圆状卵形至椭圆形，长2~10cm，宽1.5~5cm，先端锐尖，基部圆形、宽楔形至楔形，叶缘除基部外具锐锯齿或粗锯齿，上面深绿色，下面淡黄绿色，两面无毛；叶柄长0.8~1.5cm，无毛。花通常单生或2至数朵着生于叶腋，先于叶开放；花梗长5~6mm；花萼绿色，裂片长圆形或长圆状椭圆形，长（5~）6~7mm，先端钝或锐尖，边缘具睫毛，与花冠管近等长；花冠黄色，裂片倒卵状长圆形或长圆形，长12~20mm，宽6~10mm；在雌蕊长5~7mm的花中，雄蕊长3~5mm，在雄蕊长6~7mm的花

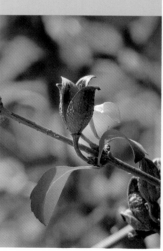

中，雌蕊长约3mm。果实卵球形、卵状椭圆形或长椭圆形，长1.2~2.5cm，宽0.6~1.2cm，先端喙状渐尖，表面疏生皮孔；果梗长0.7~1.5cm。花期3~4月，果期7~9月。

■ **生态** 生于山坡灌丛、树林中或草地上，或海拔250~2200m的山谷疏林中。喜光照充足及潮湿环境，对土壤要求不严。

■ **分布** 中国主要分布于山西、河南、陕西、辽宁、河北、甘肃、江苏、山东、湖北、江西及云南等省区。

东盟地区主要分布于越南。

■ **化学成分** 叶含连翘脂苷、连翘苷、连翘苷元、连翘属苷、连翘种苷、毛蕊花糖苷、右旋松脂酚、芸香苷、右旋松脂酚葡萄糖苷。

花含β-蒎烯、正二十一烷、正二十六烷。

果实含连翘苷、连翘苷元、右旋松脂酚、右旋松脂醇葡萄糖苷、芸香苷、连翘脂苷A、连翘脂苷C、连翘脂苷D、连翘脂苷E、连翘种苷、毛柳苷、cornside、连翘环己醇、异连翘环己醇、连翘环己醇氧化物、连翘环己醇酮、连翘环己醇苷A、连翘环己醇苷B、连翘环己醇苷C、白桦脂酸、齐墩果酸、熊果酸、β-香树脂醇乙酸酯、异降香萜烯酸乙酸酯、20(S)-达玛-24-烯-3β,20-二醇-3-乙酸酯、2-(1,4-二羟基环己基)-乙酸、8-羟基松脂醇、7'-epi-8-羟基松脂醇、落叶松树脂醇、异落叶松树脂醇、橄榄树脂素、雪松素、2α-羟基白桦脂酸、2α,23-羟基熊果酸、β-蒎烯、桧烯、α-蒎烯、异落叶松树脂醇、丁二酸、赤藓糖醇、汉黄芩素-7-O-葡萄糖苷、forsythialan A、forsythialan B、连翘酸-1'-O-β-D-葡萄糖苷、2,3-二羟甲基-4-(3',4'-二甲氧基苯基)-γ-丁内酯。

■ **药理作用** 具有抗菌、保肝、降血脂、减肥、抗氧化、抗病毒等作用。

■ **应用**

中国 果实治疗温病、丹毒、斑疹、痈疡肿毒、瘰疬、小便淋闭。

■ **使用注意** 脾胃虚弱、气虚发热者忌服。

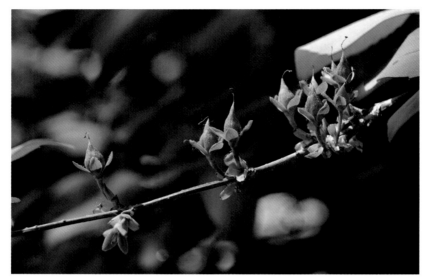

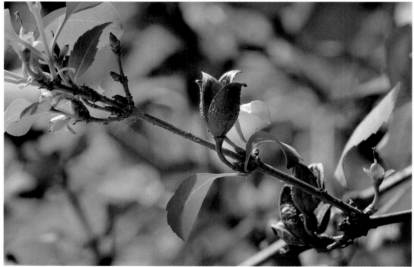

连翘原植物

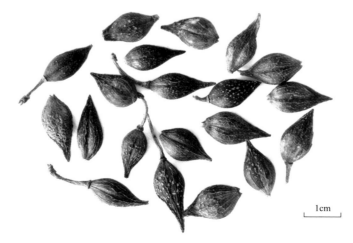

1cm

连翘药材（果实）

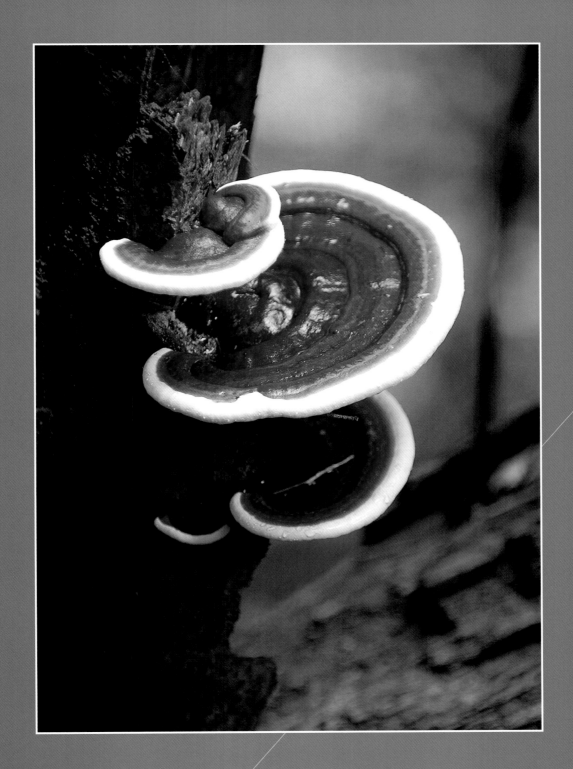

164 灵芝

Ganoderma lucidum (Leyss. ex Fr.) Karst.

■ 学名	*Ganoderma lucidum*（Leyss. ex Fr.）Karst.
■ 科	多孔菌科

■ **本地名称**

中国	灵芝Líng zhī，灵芝草Líng zhī cǎo，菌灵芝Jūn líng zhī，木灵芝Mù líng zhī，瑞草Ruì cǎo，万年蕈Wàn nián xùn。
老挝	ເຫັດລິ້ນຈື Het lin chue.
缅甸	လင်ဇီးမှို Lingzhi-mo.
菲律宾	Ganoderma.
泰国	เห็ดหลินจือ Het lin chue.
越南	Nấm linh chi {N[aas]m linh chi}.

■ **药用部位**　子实体。

■ **植物描述**　担子果一年生，菌柄木栓化。菌盖半圆形或肾形，直径10~20cm，厚1.5~2cm，外表面褐黄色或红褐色，边缘逐渐趋于淡黄色；表面稍皱缩或光滑，具同心环和漆样光泽，边缘微钝。菌肉乳白色，近管处淡褐色。菌管长达1cm，管口近圆形，初白色，后呈淡黄色或黄褐色。菌柄圆柱形，侧生或偏生，偶中生，长10~19cm，粗1.5~4cm，与菌盖色泽相似。皮壳部菌丝呈棒状，顶端膨大。菌丝系统三体型，生殖菌丝透明，薄壁；骨架菌丝黄褐色，厚壁，近乎实心；缠绕菌丝无色，厚壁弯曲，均分枝。孢子卵形，双层壁，顶端平截，外壁透明，内壁浅褐色，有小刺。

■ **生态**　生于向阳的山毛榉、松树的根上或已死亡的树桩上，为中国特有种。属高温性菌类，在15~35℃均能生长，适温为25~30℃。以林中

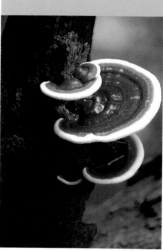

生长的为最佳，其药效最高。目前也有人工大棚种植者，其主要生长在较湿润的地方。

- **分布** 中国主要分布于东部及西南部，以及吉林、山西、江西、广西等省区。

  东盟地区主要分布于泰国、老挝、缅甸、菲律宾、越南等国家。

- **化学成分** 果实中含氨基酸、甘露醇、α,α-海藻糖、硬脂酸、棕榈酸、二十四烷酸、十九烷酸、山嵛酸、二十四烷、三十一烷、胆碱、甜菜碱、多糖、灵芝多糖（A、B、C）及灵芝酸（A、B、C_1、C_2、E、F、G、H、I、J、K、L、Ma、Mb、Mc、Md、Me、Mf、Mg、Mh、Mi、Mj、Mk、N、O、P、Q、R、S、T、U、V、W、X、Y、Z）、灵芝草酸（Ja、Jb、N、O、P_1、P_2、Q、R、S、T-N、T-O、T-Q）、22,23-二亚甲基灵芝草酸、赤芝酸（A、B、C、D_1、D_2、E_1、E_2、F、G、H、I、J、K、L、M）、丹芝酸（A、B、C、D、E）、丹芝醇、灵芝醇、灵芝萜烯二醇、灵芝萜烯三醇、灵芝醛、灵芝甾酮、麦角甾醇、麦角甾-7,22-二烯-3β-醇、22β-乙酰氧基-3α,15α-二羟基羊毛甾-7,9(11),24-三烯-26-羧酸、3β,15α,22β-三羟基羊毛甾-7,9(11),24-三烯-26-羧酸、3α,15α,22α-三羟基羊毛甾-7,9(11),24-三烯-26-羧酸、3β,15α-二乙酰氧基-22α-羟基羊毛甾-7,9(11),24-三烯-26-羧酸、过氧化麦角甾醇、lucidumol A、灵芝酸TR、灵芝醇F、灵芝酮三醇、灵芝烯酸G、山柰酚、金雀异黄素、灵芝酸甲酯D、methyl lucidenate D。

- **药理作用** 具有保肝、抗炎、抗氧化、抗衰老、抗肿瘤作用，亦对中枢神经系统有调节作用。

- **应用**

  中国　子实体可滋补强壮，治疗头晕目眩、失眠、神经衰弱、高血压、冠心病、高胆固醇血症、肝炎、哮喘、硅肺、风湿痹痛、鼻炎。

  老挝　增强免疫功能。

  缅甸　可抗癌。

  菲律宾　广泛用于保肝和控制血糖。

- **使用注意** 实证慎服。

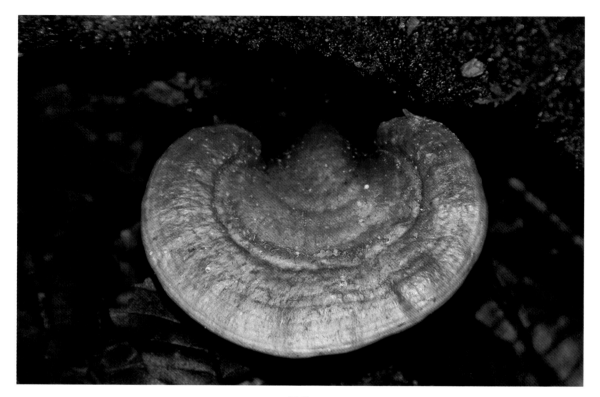

灵芝

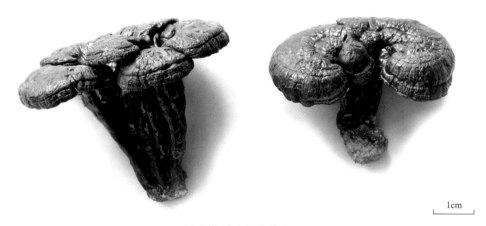

1cm

灵芝药材（子实体）

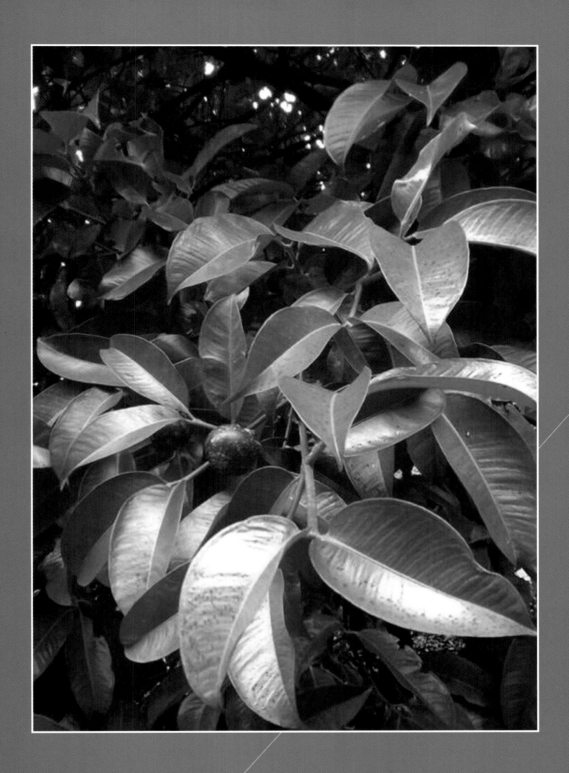

165 莽吉柿

Garcinia mangostana L.

■ 学名	*Garcinia mangostana* L.
■ 科	藤黄科
■ 异名	*Mangostana garcinia* Gaertn.

■ **本地名称**

柬埔寨　 មង្ឃុត Mong khuut.

中国　莽吉柿Mǎng jí shì，山竹Shān zhú，倒捻子 Dào niǎn zǐ，风果Fēng guǒ，山竹子 Shān zhú zǐ，山竺子Shān zhú zǐ。

老挝　ມັງຄຸດ Mang khout.

马来西亚　Manggis.

缅甸　မင်းဂွတ် Mingut.

菲律宾　Mangosteen, Mangostan, Manggis.

泰国　มังคุด Mungkud.

越南　Măng cụt, Sơn trúc tử, Giáng châu {M[aw]ng c[uj]t, S[ow]n tr[us]c t[uwr], Gi[as]ng ch[aa]u}.

■ **通用名称**　Mangosteen.

■ **药用部位**　根、树皮、果皮、果肉。

■ **植物描述**　小乔木，高12~20m，分枝多而密集，交互对生，小枝具明显的纵棱条。叶片厚革质，具光泽，椭圆形或椭圆状矩圆形，长14~25cm，宽5~10cm，顶端短渐尖，基部宽楔形或近圆形，中脉两面隆起，侧脉密集，多达40~50对，在边缘内联结；叶柄粗壮，长约2cm，干时具密的横皱纹。雄花2~9簇生于枝条顶端，花梗短，雄蕊合生成4束，退化雌蕊圆锥形；雌花单生或成对，着生于枝条顶端，比雄花稍大，直径4.5~5cm，花梗长1.2cm；子房5~8室，几无花柱，柱头5~6

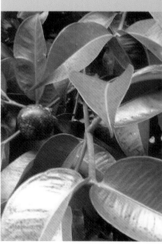

深裂。果实成熟时紫红色，间有黄褐色斑块，光滑，有种子4~5，假种皮瓢状多汁，白色。花期9~10月，果期11~12月。

■ **生态** 在马来西亚仅生于海拔450m以下的地方，在印度金奈可生于海拔76~1500m处。通常需较高的空气湿度及至少1270mm的年降雨量，旱季亦不可过长；不耐4℃以下的低温及38℃以上的高温；需排水良好，地下水位需低于地面约1.8m；应保护其不受强风及盐雾袭击，也应避免盐碱土和咸水。

■ **分布** 中国主要分布于台湾、福建、广东和云南等省区。

东盟地区主要分布于泰国、印度尼西亚等国家。

非洲热带地区，及亚洲其他热带地区亦有分布。

■ **化学成分** 果皮含有丹宁酸、倒捻子素、mangostenol、mangostenone A、mangostenone B、trapezifolixanthone、托沃费林B、α-倒捻子素、β-倒捻子素、山竹子酮B、mangostinone、mangostano、8-hydroxycudraxanthone G、mangostingone、cudraxanthone G、8-去氧藤黄苷、garcimangosone B、garcinone D、garcinone E、gartanin、1-异倒捻子素、R-倒捻子素、ς-倒捻子素、smeathxanthone A、托沃费林A等。

■ **药理作用** 具有抗氧化、抗菌、抗炎、抗肿瘤、神经保护、降血糖、免疫调节等作用，并能促进受孕。过量服用对人体体重、脏器及谷草转氨酶、谷丙转氨酶和尿素氮含量有较大影响。

■ **应用**

柬埔寨 治疗腹泻和痢疾。果皮、树皮和嫩叶可用作止血剂；果皮、果肉或整个干果通常以糖浆的形式治疗慢性腹泻和痢疾。

中国 治疗泄泻、膀胱炎、淋病、慢性尿道炎。

缅甸 外皮治疗腹泻、痢疾和出血性痔疮。

菲律宾 叶和树皮可用作收敛剂退热；果皮治疗腹泻。

泰国 果皮干燥打粉可抗菌和抗寄生虫，也可治疗痢疾、伤口不愈、伤口化脓和慢性溃疡；叶和树皮可抗炎。

■ **使用注意** 无。

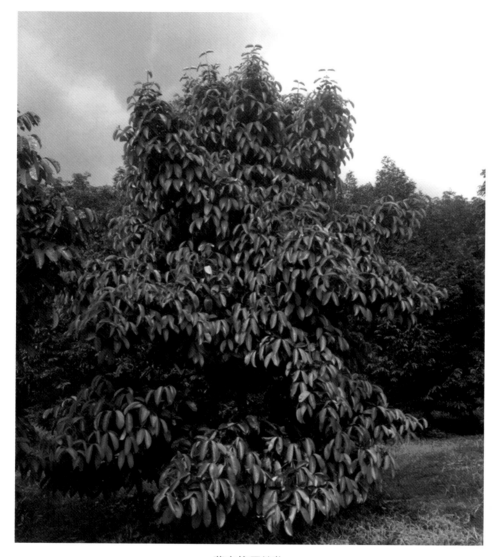

莽吉柿原植物

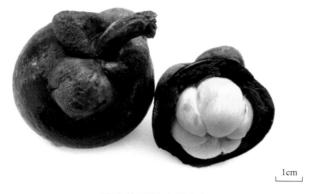

1cm

莽吉柿药材（果实）

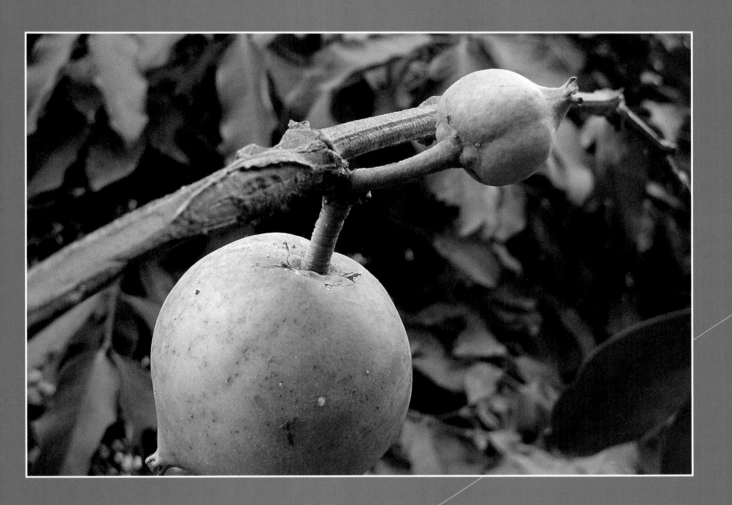

166 大叶藤黄

Garcinia xanthochymus Hook. f.

■ 学名	*Garcinia xanthochymus* Hook. f.
■ 科	藤黄科
■ 异名	*Garcinia acutifolia* N. Robson, *Garcinia adinantha* A. C. Sm. & S. P. Darwin, *Garcinia afzelii* Engl., *Garcinia amabilis* Kaneh. & Hatus.

■ **本地名称**

中国　大叶藤黄Dà yè téng huáng，人面果Rén miàn guǒ，岭南倒捻子Lǐng nán dǎo niǎn zǐ，香港倒捻子Xiāng gǎng dǎo niǎn zǐ，歪脖子果郭满大Wāi bó zi guǒ guō mǎn dà，勿茂Wù mào。

老挝　ໝາກຣ້ມົວງ Mark luang, ຣ້ມບ່ອງ Som pong.

马来西亚　Asam kandis.

缅甸　သနပ်ုထောှ Tha-nat-htaw.

泰国　มะคะหลวง Ma da luang.

越南　Búa mủ vàng {B[uws]a m[ur] v[af]ng}.

■ **通用名称**　Garcinia.

■ **药用部位**　果实。

■ **植物描述**　乔木。叶大型，厚革质，长圆形至披针形，长15.4~30.5cm。花单性，组成伞房状聚伞花序，有花4~10，绿白色；雄花花瓣5，雄蕊多数；雌花具不育雄蕊。果实近圆形，直径5~8.9cm，熟时亮黄色至橙色。种子5，被果肉包围，果肉可食用。

■ **生态**　生于海拔100~1400m的山谷湿润密林中或山坡上。

■ **分布**　中国主要分布于广东、广西、云南等省区。东盟地区主要分布于柬埔寨、老挝、缅甸、泰国、越南等国家。

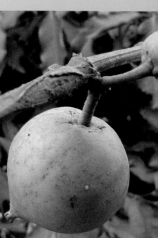

　　　　　　　孟加拉国、不丹、印度、日本、尼泊尔亦有分布。

■ **化学成分**　全株含棕榈酸、棕榈油酸、油酸等。

■ **药理作用**　具有抗氧化作用。大剂量服用无明显毒副作用。

■ **应用**

中国　　　鲜茎叶浆汁内服驱虫，外用滴入鼻内治蚂蝗入鼻。

老挝　　　可减脂。

缅甸　　　可滋补、兴奋神经、解毒，治疗心脏病和躁狂抑郁性精神病。

泰国　　　新叶和果实可食用。

■ **使用注意**　无。

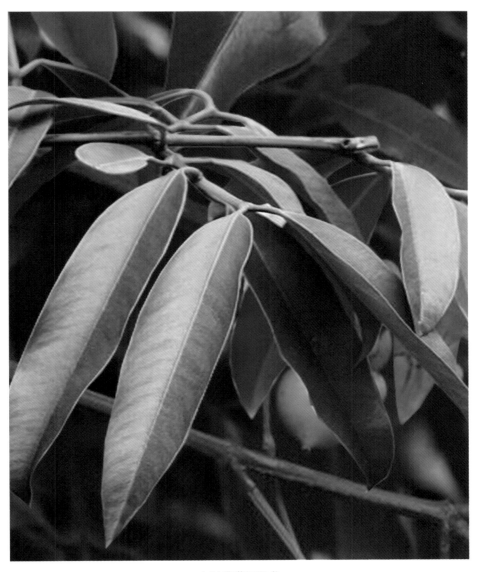

大叶藤黄原植物

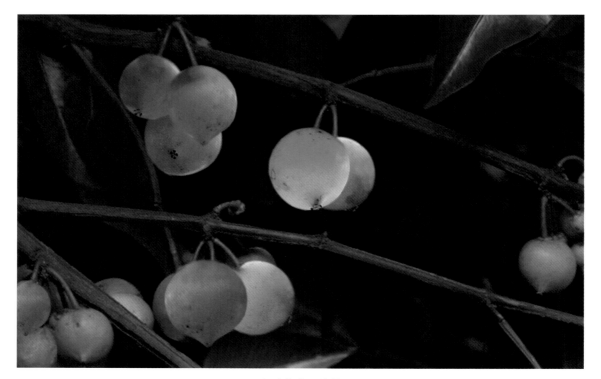

大叶藤黄原植物

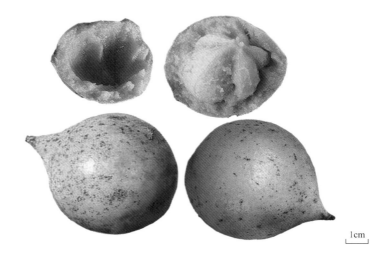

1cm

大叶藤黄药材（果实）

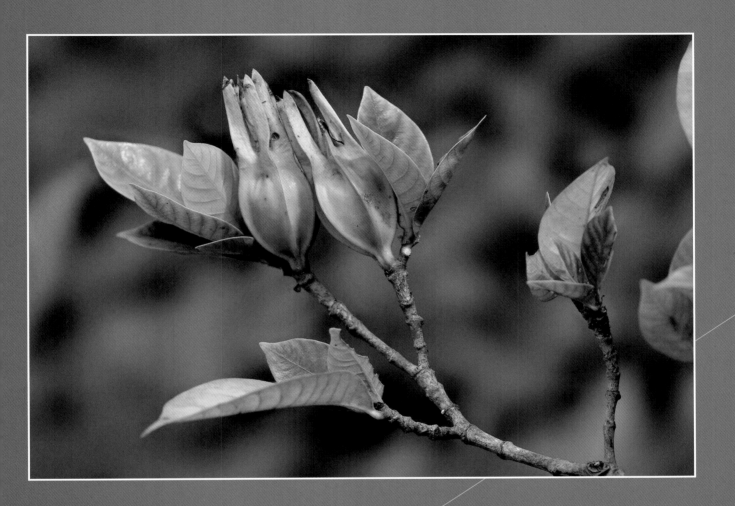

167 栀子

Gardenia jasminoides J. Ellis

学名	*Gardenia jasminoides* J. Ellis
科	茜草科
异名	*Gardenia augusta* L., *Gardenia florida* L., *Gardenia augusta* Merr.

■ **本地名称**

中国　栀子Zhī zǐ，雀舌栀子Què shé zhī zǐ，黄果子Huáng guǒ zǐ，山黄枝Shān huáng zhī，黄栀Huáng zhī，山栀子Shān zhī zǐ。

老挝　ດອກຂ້ອນ Dok xon.

马来西亚　Melurcina.

缅甸　ရင်းဂုတ် Yin gut.

菲律宾　Rosal.

泰国　พุดซ้อน Phut zon.

越南　Dành dành {D[af]nh d[af]nh}.

■ **通用名称**　Cape jasmine, Gardenia jasmine.

■ **药用部位**　根、叶、花、果实。

■ **植物描述**　常绿灌木，直立。茎直径达10cm，常多分枝。单叶对生，或为3叶轮生，具托叶；叶片全缘。花几乎均为两性花，组成聚伞花序；花萼4~5裂，有时裂片退化，或偶有1裂片扩大，颜色鲜艳；花冠合生，常4~5裂，稀3裂或10裂；雄蕊数量与花冠裂片数量相等，贴生于花冠；雌蕊1，心皮常2，花柱1，子房下位。浆果革质，卵形或椭圆形，长1.5~4.5cm，具5棱，萼片宿存，熟时黄色至红色。种子多数。

■ **生态**　主要生于水边的潮间带，平均海拔为85.25m。在热带地区，于海拔400~1200m处生长良

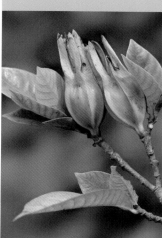

好。喜光照充足处。在排水性能适中、pH值6.0~7.0的土壤中生长旺盛。

■ **分布**　中国主要分布于江西、湖南、湖北等省区。

东盟地区主要分布于泰国、缅甸、越南等国家。

日本、印度亦有分布。热带、亚热带地区广泛栽培。

■ **化学成分**　果实含白茅苷、异欧前胡素、藏花酸、5-羟基-7,3′,4′,5′-四甲氧基黄酮、2-甲基-3,5-二羟基色酮、苏丹Ⅲ、京尼平苷、藏花素及藏花素-3。

花含乙酸苏合香酯、芳樟醇等。

■ **药理作用**　对中枢神经系统具有调节作用，可治疗老年痴呆，能提高睡眠质量。同时，具有抗抑郁、抗氧化、降血糖、降血脂、抗血栓、抗血管生成、免疫抑制、抗菌、抗炎作用，有细胞毒性；能作用于幽门螺杆菌，对胃炎、胰腺炎、乳腺癌、肝纤维化有治疗作用。无临床毒性及不良反应。

■ **应用**

中国　果实治疗燥热不安、湿热黄疸、血热呕血、目睛肿痛、高血压、糖尿病，外用治疗跌打损伤。

老挝　治疗神经系统疾病。

缅甸　花治疗发热和抑郁症。

泰国　根可清热、消炎，治疗胃肠胀气、皮疹；叶治疗头痛；果实可利尿；茎皮可止痢、清热，治疗腹痛。

■ **使用注意**　脾虚便溏、胃寒作痛者慎服。

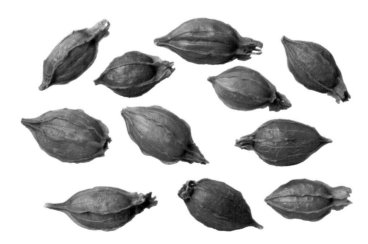

2cm

栀子药材（果实）

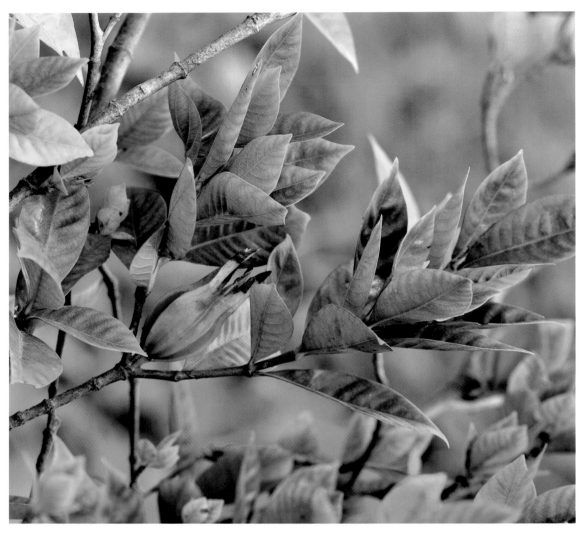

栀子原植物

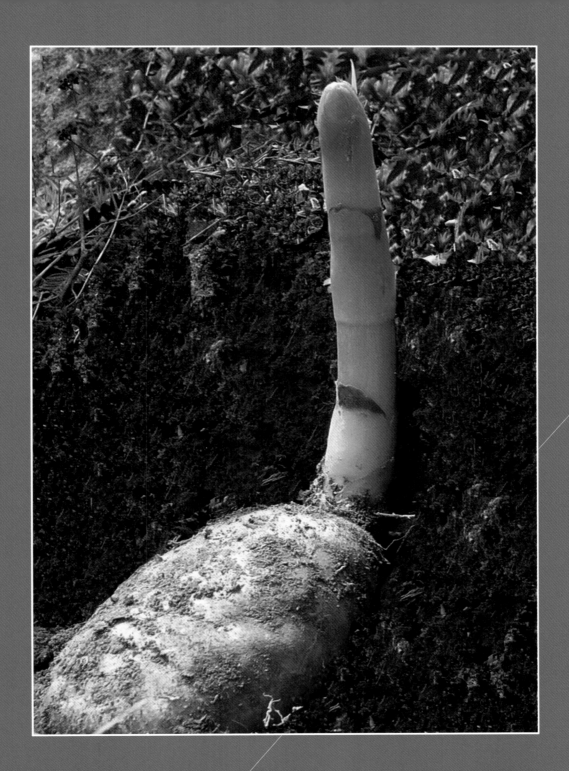

168 天麻

Gastrodia elata Bl.

学名	*Gastrodia elata* Bl.
科	兰科
异名	*Gastrodia elata* var. *gracilis* Pamp.

■ **本地名称**

中国　天麻Tiān má，赤箭Chì jiàn，赤天箭Chì tiān jiàn，黄天麻Huáng tiān má，乌天麻Wū tiān má，松天麻Sōng tiān má。

越南　Thiên ma {Thi[ee]n ma}.

■ **药用部位**　根茎。

■ **植物描述**　植株高0.3~1m，有时可达2m。根茎肥厚，块茎状，椭圆形至近哑铃形，肉质，长8~12cm，直径3~5(~7)cm，有时更大，具较密的节，节上被许多三角状宽卵形的鞘。茎直立，橙黄色、黄色、灰棕色或蓝绿色，无绿叶，下部被数枚膜质鞘。总状花序长5~30（~50)cm，通常具30~50花；苞片长圆状披针形，长1~1.5cm，膜质；花梗和子房长7~12mm，略短于苞片；花弯曲，橙黄色、淡黄色、蓝绿色或黄白色，近直立；萼片和花瓣合生成的花被筒长约1cm，直径5~7mm，近斜卵状圆筒形，顶端具5裂片，但前方亦即2侧萼片合生处的裂口深达5mm，筒的基部向前方突出；外轮裂片（萼片离生部分）卵状三角形，先端钝；内轮裂片（花瓣离生部分）近长圆形，较小；唇瓣长圆状卵圆形，长6~7mm，宽3~4mm，3裂，基部贴生于蕊柱足末端与花被筒内壁上，并有1对肉质胼胝体，上部离

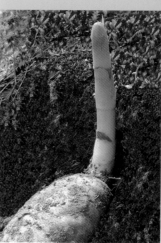

生，上面具乳突，边缘有不规则短流苏；蕊柱长5~7mm，有短的蕊柱足。蒴果倒卵状椭圆形，长1.4~1.8cm，宽8~9mm。花果期5~7月。

■ **生态** 生于腐殖质丰富、潮湿的低处，以及向阳的灌丛和山坡草地。与蜜环菌及紫萁小菇共生，以便萌发，形成块茎。

■ **分布** 中国主要分布于四川、贵州、云南、陕西、湖北、甘肃、安徽、河南、河北、江西、湖南、广西、吉林及辽宁等省区。

东盟地区主要分布于越南。

其他热带、亚热带、温带及寒温带地区亦有分布。

■ **化学成分** 全草含天麻苷、天麻醚苷、对-羟基苯甲醇、对-羟基苯甲醛、4-羟苄基甲醚、4-(4′-羟苄氧基)苄基甲醚、双(4-羟苄基)醚、香草醇、枸橼酸、枸橼酸甲酯、琥珀酸、棕榈酸、β-谷甾醇、胡萝卜苷、蔗糖、几丁质酶、β-1,3-葡聚糖酶、3,4-二羟基苯甲醛、4,4′-二羟基二苯甲烷、对-羟苄基乙醚、4,4′-二羟基二苄醚、4-乙氧基甲苯基-4′-羟基苄醚、对-乙氧甲基苯酚。

根茎含苯甲醇、双(4-羟苯基)甲烷、4-羟基-3-甲氧基苯甲醇、4-羟基-3-甲氧基苯甲醛、4-羟基-3-甲氧基苯甲酸、多糖、对甲基苯基-1-O-β-D-吡喃葡萄糖苷、3,5-二甲氧基苯甲酸-4-O-β-D-吡喃葡萄糖苷、腺苷。

■ **药理作用** 具有止咳平喘、抗惊厥、止痉挛、抗菌作用，能治疗心肌肥大和纤维化、多巴胺能神经元损伤、突触可塑性异常。

■ **应用**

中国 根茎治疗高血压、头目眩晕、头痛、口眼歪斜、肌肤不仁、小儿惊厥。

■ **使用注意** 气血虚甚者慎服。

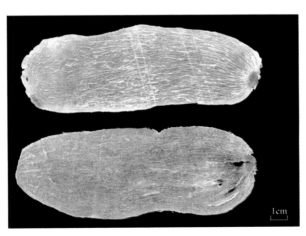

天麻饮片

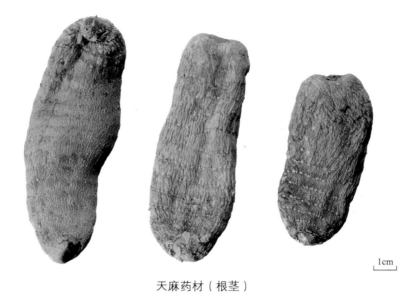

天麻药材（根茎）

1cm

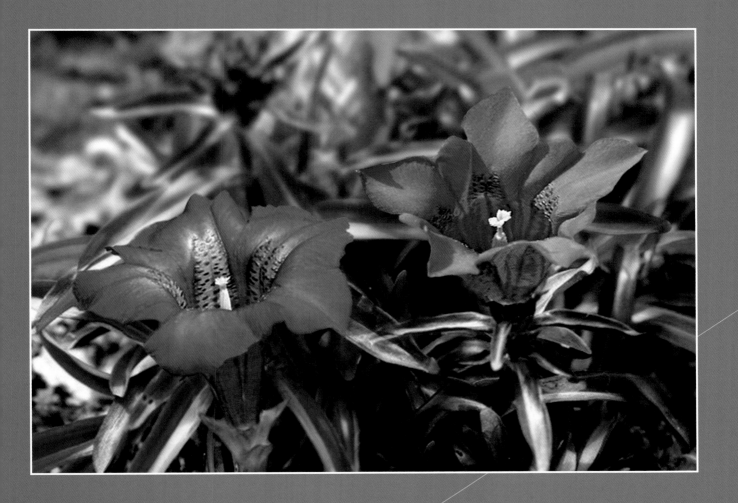

169 龙胆

Gentiana scabra Bunge

■ 学名	*Gentiana scabra* Bunge
■ 科	龙胆科
■ 异名	*Dasystephana scabra* (Bunge) J. Sojak, *Gentiana fortunei* Hook., *Gentiana scabra* f. *alborosea* N. Yonez., *Gentiana scabra* var. *bungeana* Kusn., *Gentiana scabra* var. *scabra*

■ **本地名称**

中国　　龙胆Lóng dǎn，草龙胆Cǎo lóng dǎn，龙胆草Lóng dǎn cǎo，胆草Dǎn cǎo，山龙胆Shān lóng dǎn。

■ **通用名称**　Long dan.

■ **药用部位**　根、根茎。

■ **植物描述**　多年生草本，高30~60cm。茎顶端具乳突。茎叶无柄；最下部叶鳞状，长4~6mm；中上部叶线状披针形、卵状披针形或卵形，长2~7cm，宽0.4~3cm，先端渐尖至急尖，基部圆形至近心形，边缘粗糙外卷，叶脉3~5；上部叶稍小，较花短。花序顶生或腋生；苞片线状披针形至披针形，长2~2.5cm；花无梗；萼管长1~1.2cm，裂片伸展，条形，先端急尖，边缘粗糙；花冠蓝紫色，有时喉部带黄绿色斑点，冠管钟状至漏斗状，长4~5cm，裂片卵形，长7~9mm，先端圆，具尖头；雄蕊着生于冠筒中部，花丝长0.9~1.2cm，花药分离，狭矩圆形，长3.5~4.5mm；花柱长3~4mm。蒴果长2~2.5cm，果柄长1.5cm。花果期5~11月。

■ **生态**　　生于海拔400~1700m的河岸、路边、湿润的

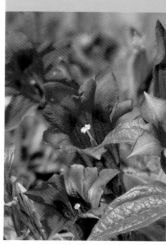

草地、灌丛、林缘及森林中。喜凉爽环境。对土壤要求不严，适宜于不含腐殖质的轻黏土，不适于栽培于十分干燥且有阳光直射的地方。

■ **分布**　中国主要分布于福建、江苏、浙江等省区。

东盟地区主要分布于泰国。

日本、韩国、俄罗斯东部亦有分布。

■ **化学成分**　根含有龙胆苦苷、当药苦苷、当药苷、苦龙胆酯苷、苦当药酯苷、龙胆碱、龙胆黄碱。

■ **药理作用**　具有促进胃液分泌、保肝、利尿、抗菌、中枢神经兴奋作用，大剂量下有麻醉效果。

■ **应用**

中国　治疗湿热黄疸、外阴瘙痒、湿疹、肝火目赤、耳鸣耳聋、口腔疼痛、惊厥。

■ **使用注意**　脾胃虚弱者禁服。

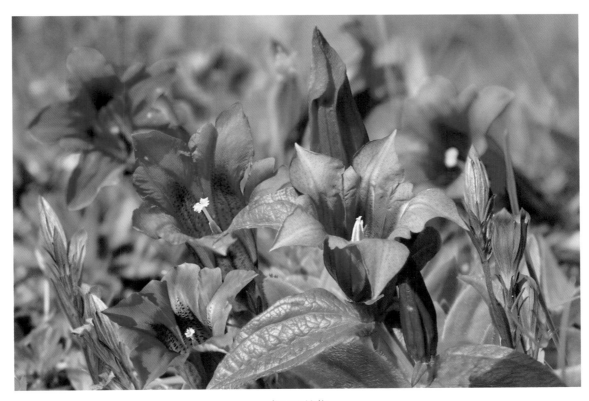

龙胆原植物

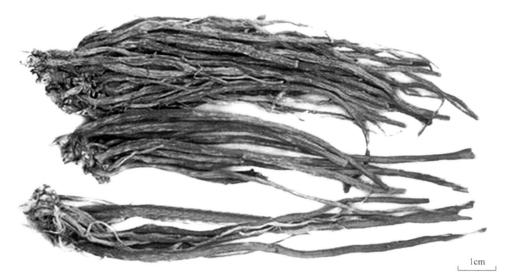

龙胆药材（根）

1cm

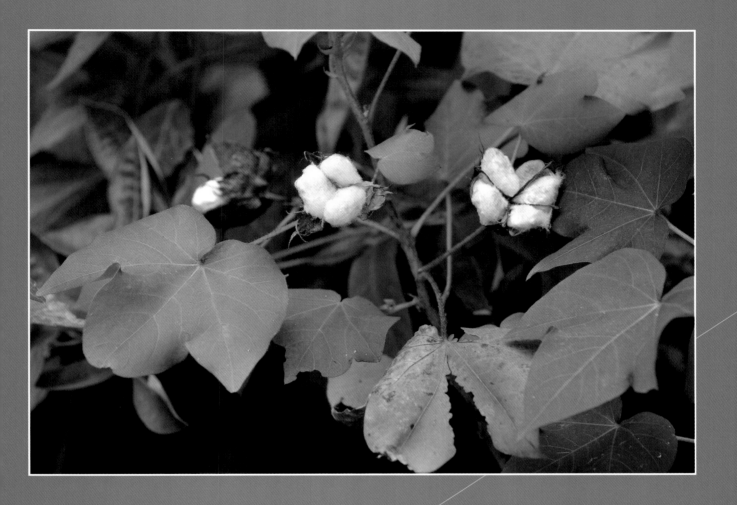

170 草棉

Gossypium herbaceum L.

■ 学名	*Gossypium herbaceum* L.
■ 科	锦葵科
■ 异名	*Gossypium albescens* Raf.

■ **本地名称**

柬埔寨	កប្បាស Kapbaah.
中国	草棉Cǎo mián，阿拉伯棉Ā lā bó mián，小棉Xiǎo mián。
老挝	ຝ້າຍ Fai.
马来西亚	Kapas.
缅甸	၀ါပင် Wah pin.
泰国	ฝ้าย Fhai.
越南	Bông, Bông hải đảo, Bông vải {B[oo]ng, B[oo]ng h[ar]i [dd][ar]o, B[oo]ng v[ar]i}.

■ **通用名称** Cotton root, Non-state cotton, Arabian cotton, African cotton, Ancient terminal vine, Cotton, Arabella cotton, Kapok.

■ **药用部位** 根、茎皮、叶、种子。

■ **植物描述** 一年生草本至亚灌木，高达1.5m，疏被柔毛。叶掌状5裂，直径5~10cm，通常宽超过于长，裂片宽卵形，深裂至叶片中部，先端短尖，基部心形，上面被星状长硬毛，下面被细绒毛，沿脉被长柔毛；叶柄长2.5~8cm，被长柔毛；托叶条形，长5~10mm，早落。花单生于叶腋，花梗长1~2cm，被长柔毛；小苞片阔三角形，长2~3cm，宽超过于长，先端具6~8齿，沿脉被疏长毛；花萼杯状，5浅裂；花黄色，内面基部紫色，直径5~7cm。蒴果卵圆形，长约

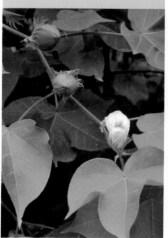

3cm，具喙，通常3~4室。种子大，长约1cm，分离，斜圆锥形，被白色长棉毛或短棉毛。花期7~9月。

■ **生态** 适宜生于肥沃、潮湿且排水良好的土壤中，宜光照充足。不耐霜冻。

■ **分布** 中国主要分布于广东、云南、四川、甘肃及新疆等省区。

东盟地区主要分布于柬埔寨。

印度及西南亚地区亦有分布。

■ **化学成分** 全株含有纤维素、多糖、黄酮（槲皮素）、黄酮苷（槲皮黄苷）、蜡、蛋白质、脂肪、水溶性物质等。

■ **药理作用** 具有抗生育、抗微生物、止咳等作用。其所含棉酚成分有毒性。

■ **应用**

柬埔寨 果实外观及味道与葡萄相似，可消食；种子可镇痛、通便、化痰；种子油含维生素E，可改善皮肤雀斑；根和茎皮可调经、催奶；叶治疗蛇蝎咬伤、淋巴瘤、风湿痹痛；种子中含棉酚，可抗病毒、抗菌。

中国 种子治疗阳痿、腰膝冷痛、白带、遗尿、胃痛、乳汁不通、崩漏、痔血。

老挝 治疗肾结石。

缅甸 根可促进母乳分泌；种子用作泻药，与神经补剂合用可缓解头痛。

泰国 根皮可调经。

■ **使用注意** 过敏体质慎用。

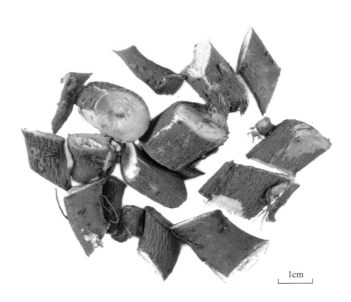

1cm

草棉饮片

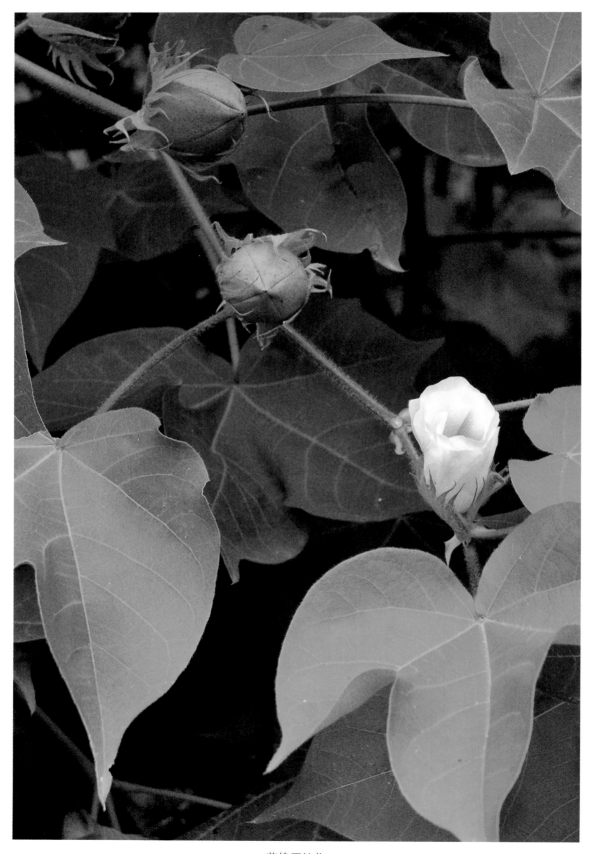

草棉原植物

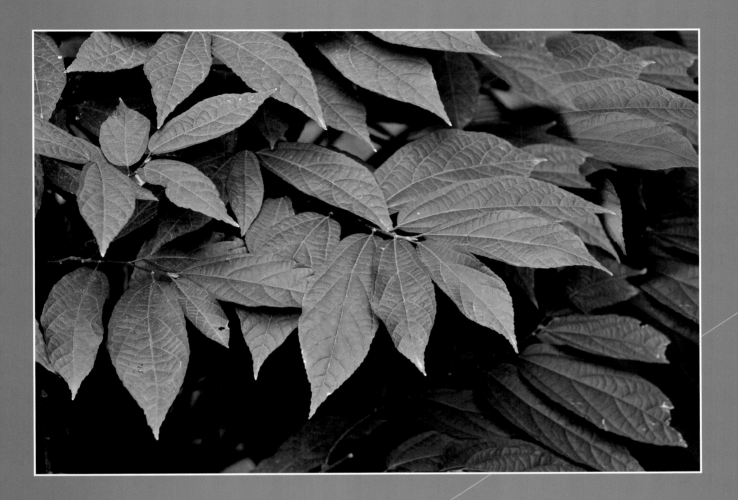

171 破布叶

Grewia nervosa (Lour.) Panigrahi

■ 学名	*Grewia nervosa* (Lour.) Panigrahi
■ 科	椴树科
■ 异名	*Arsis rugosa* Lour., *Fallopia nervosa* Lour., *Grewia affinis* Lindl., *Grewia microcos* L., *Grewia muenterii* Walp.

■ **本地名称**

中国　破布叶Pò bù yè，布渣叶Bù zhā yè，薜宝叶Xiè bǎo yè，瓜布木叶Guā bù mù yè，火布麻Huǒ bù má，剥果木Bō guǒ mù，布包木Bù bāo mù。

老挝　ຫມາກຄອມສົ້ມ Khom som.

缅甸　ျမ်ား Mya-yar.

越南　Cò ke, Bung lai, Mé{C[of] ke, Bung lai, M[es]}.

■ **通用名称**　Microcos paniculata.

■ **药用部位**　叶。

■ **植物描述**　灌木或小乔木，高3~12m。树皮粗糙；嫩枝有毛。叶薄革质，卵状长圆形，长8~18cm，宽4~8cm，先端渐尖，基部圆形，两面初时有极稀疏星状柔毛，以后变秃净，三出脉的两侧脉从基部发出，向上超过叶片中部，边缘有细钝齿；叶柄长1~1.5cm，被毛；托叶线状披针形，长5~7mm。顶生圆锥花序长4~10cm，被星状柔毛；苞片披针形；花柄短小；萼片长圆形，长5~8mm，被毛；花瓣长圆形，长3~4mm，下半部被毛；腺体长约2mm；雄蕊多数，比萼片短；子房球形，无毛，柱头锥形。核果近球形或倒卵形，长约1cm；果柄短。花期6~7月。

■ **生态**　生于山谷、平地、斜坡灌丛中。

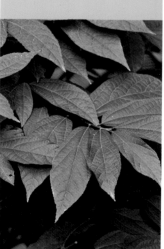

■ **分布**　　　中国主要分布于广东、广西、海南、云南等省区。

东盟地区主要分布于柬埔寨、老挝、马来西亚、缅甸、泰国和越南等国家。

印度、斯里兰卡亦有分布。

■ **化学成分**　全株含生物碱、三萜、酚类物质、2-甲氧基-4-乙烯基苯酚、二十八烷、棕榈酸、二十五烷、二十七烷、2,3-二氢苯并呋喃、四十四碳烷、三十六碳烷、异地芰普内酯、脱落酸、3R,6R-3-羟基-α-紫罗酮、R-3-羟基-β-紫罗酮、香草酸、对香豆酸、阿魏酸、异鼠李素、山奈酚、槲皮素、芹菜素、表儿茶酸、儿茶酚、异鼠李素-3-O-β-D-葡萄糖苷、水仙苷、山奈酚-3-O-β-D-(6-O-反式-p-香豆素)-葡萄糖苷、香蒲新苷。

■ **药理作用**　具有清热、止痛、抗炎、助消化、降血脂、抗心肌缺血、抗衰老、杀虫作用。无毒性。

■ **应用**

中国　　　叶治疗感冒发热、黄疸、食欲不振、消化不良、脘腹胀痛、泄泻、疮疡、蜈蚣咬伤。

老挝　　　治疗胃痛。

马来西亚　治疗黄疸、肝炎、消化不良、泄泻。

缅甸　　　叶治疗糖尿病。

■ **使用注意**　无。

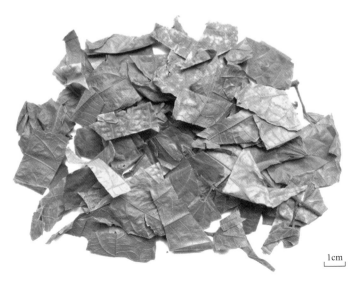

破布叶饮片

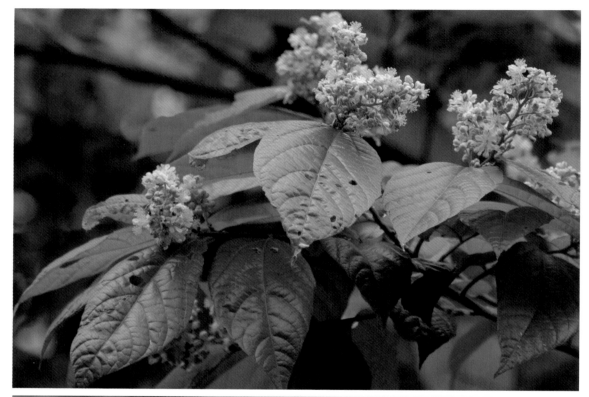

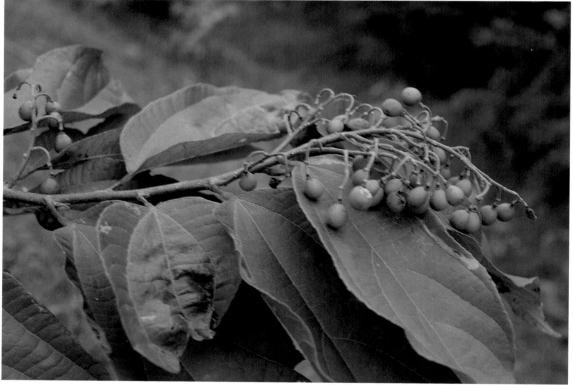

破布叶原植物

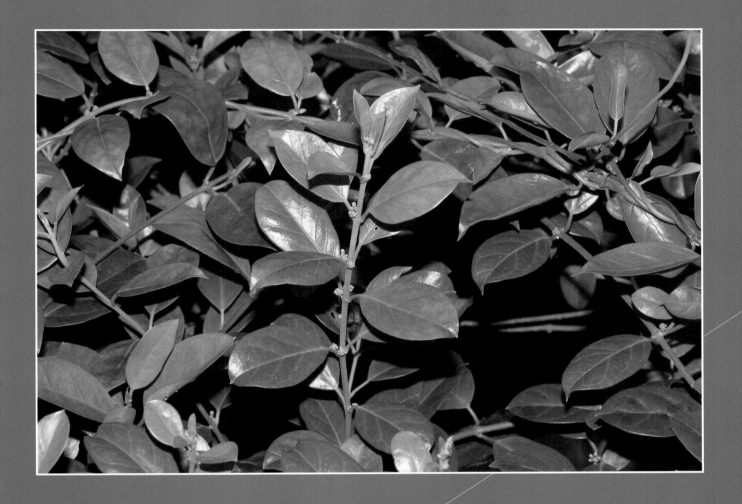

172 匙羹藤

Gymnema sylvestre (Retz.) R. Br. ex Sm.

■ 学名	*Gymnema sylvestre* (Retz.) R. Br. ex Sm.
■ 科	萝藦科
■ 异名	*Asclepias geminata* Roxb., *Cynanchum lanceolatum* Poir.

■ **本地名称**

柬埔寨　ស្លឹកទាស់ព្រៃ Voar toas prey.

中国　匙羹藤 Chí gēng téng，狗屎藤Gǒu shǐ téng，

羊角藤Yáng jiǎo téng，金刚藤Jīn gāng téng，

蛇天角Shé tiān jiǎo，饭杓藤Fàn sháo téng。

老挝　ຂົນฝืน Khon fuem.

缅甸　ယာခမွဲ၀ိက္ Yan-khan-white.

越南　Dây thìa canh, Lõa ty rừng {D[aa]y th[if]a canh,
L[ox]a ty r[uwf]ng}.

■ **通用名称**　Chigengteng, Australian cowplant.

■ **药用部位**　全株或叶。

■ **植物描述**　木质藤本。茎皮疏生皮孔，幼枝被微毛，
老渐无毛。叶倒卵形或卵状长圆形，长
3~8cm，宽1.5~5.5cm，仅叶脉上被微毛；侧
脉每边4~5，弯拱上升；叶柄长3~12mm。
聚伞花序伞形状，腋生，比叶短；花序梗长
2~5mm，被短柔毛；花萼裂片卵圆形，被缘
毛；花冠绿白色，裂片卵圆形；雄蕊着生于
花冠筒的基部；花药长圆形，顶端具膜片；
柱头宽而短圆锥状，伸出花药之外。蓇葖果
多单生，卵状披针形，长5~10cm，基部宽
2cm，顶部渐尖，外果皮硬，无毛。种子卵
圆形，顶端轮生的种毛白色绢质。花期5~9
月，果期10月至翌年1月。

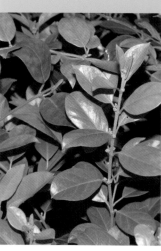

■ **生态**　生于海拔100~1000m的空旷树林及原生林区中。

■ **分布**　中国主要分布于福建、广西、海南、台湾、云南、浙江等省区。

东盟地区主要分布于马来西亚、越南等国家。

印度、非洲国家、日本、斯里兰卡亦有分布。

■ **化学成分**　全株含皂苷类、武靴叶胺、牛弥菜醇。皂苷类有匙羹藤酸Ⅰ~Ⅵ、匙羹藤酸Ⅷ~Ⅻ及具有抑制甜味作用的吉玛皂苷元（通过X射线衍射法证实其结构为$3\beta,16\beta,21\beta,22\beta,23,28$-四羟基-12-烯）、匙羹藤酸ⅩⅤ~ⅩⅧ。

叶含有以$3\beta,16\beta,23,28$-四羟基-12-齐墩果烯为苷元的三萜皂苷，gymnemasins A~D,$3\beta,16\beta,22\alpha,23,28$-五羟基-12-齐墩果烯，武靴藤皂苷Ⅰ~Ⅶ和绞股蓝皂苷（ⅩⅩⅧ、ⅩⅩⅩⅦ、ⅬⅤ、ⅬⅫ、ⅬⅩⅢ），长刺皂苷元-3-O-β-D-吡喃葡萄糖苷，21β-苯甲酰异鼠李皂苷元-3-O-β-D-吡喃葡萄糖苷，3-O-β-D-吡喃葡萄糖基(1,6)-β-D-吡喃葡萄糖基齐墩果酸-28-O-β-D-吡喃葡萄糖酯苷，齐墩果酸-3-O-β-D-吡喃木糖基(1,6)-β-D-吡喃葡萄糖基(1,6)-β-D-吡喃葡萄糖苷，3-O-β-D-吡喃木糖基(1,6)-β-D-吡喃葡萄糖基(1,6)-β-D-吡喃葡萄糖基齐墩果酸-28-O-β-D-吡喃葡萄糖酯苷，3-O-β-D-吡喃葡萄糖基(1,6)-β-D-吡喃葡萄糖基齐墩果酸-28-O-β-D-吡喃葡萄糖基(1,6)-β-D-吡喃葡萄糖酯苷。匙羹藤叶中还含有一种多肽，即武靴藤多肽。

■ **药理作用**　具有降血糖、降血脂、抗菌、抗炎、抗癌作用，能治疗肥胖症、风湿病、关节炎、帕金森病、高胆固醇血症，另外，具有保护牙齿、缓解胃痛、净化血液作用。

■ **应用**

柬埔寨　治疗泌尿系统疾病、消渴，尤以治疗2型糖尿病疗效显著。叶嚼服可改变味觉，可通便、止血、健胃、滋补、清热、强心、暖宫；根浸渍剂可治疗毒蛇咬伤，煎剂可治疗发热、咳嗽；叶与蓖麻油研磨合用治疗腺体肿胀和肝脾肿大。

中国　全株治疗风湿痹痛、脉管炎、毒蛇咬伤；外用可消肿，治疗痔疮、枪伤，也可杀虱。

老挝　治疗消渴。

缅甸　叶治疗糖尿病；根用作催吐剂。

越南　治疗风湿痹痛、血管炎、痔疮、毒蛇咬伤。

■ **使用注意**　孕妇慎用。

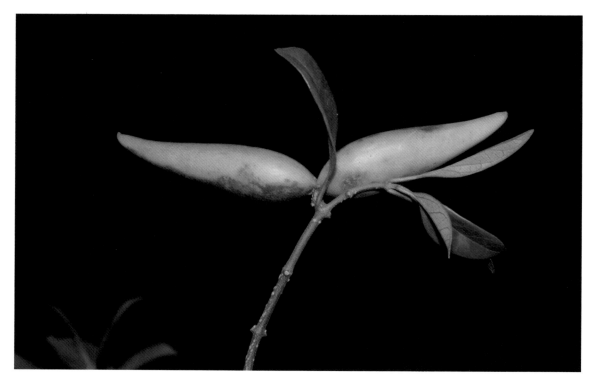

匙羹藤原植物

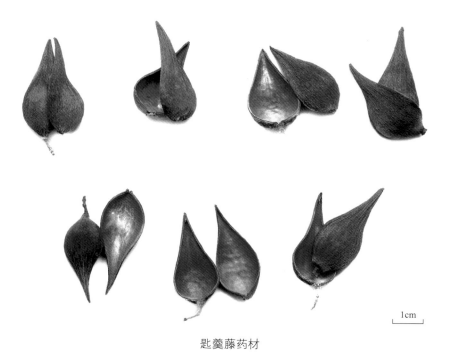

匙羹藤药材

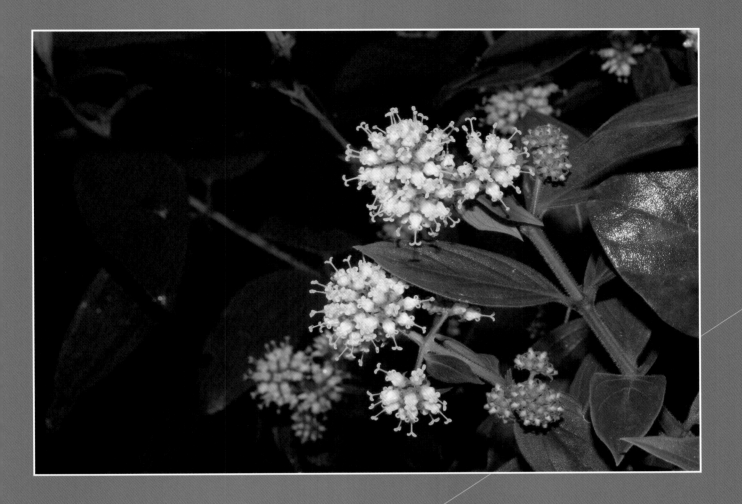

173 头状花耳草

Hedyotis capitellata Wall. ex G. Don

■ 学名	*Hedyotis capitellata* Wall. ex G. Don
■ 科	茜草科
■ 异名	*Hedyotis capitellata* var. *capitellata*, *Hedyotis capitellata* var. *subpubescens* Kurz, *Oldenlandia capitellata* (Wall. ex G. Don) Kuntze, *Oldenlandia capitellata* var. *glabra* Pit., *Oldenlandia capitellata* var. *ovoidea* Pit., *Oldenlandia capitellata* var. *pedicellata* Pit.

■ **本地名称**

中国　头状花耳草 Tóu zhuàng huā ěr cǎo，头花耳草 Tóu huā ěr cǎo，荞花黄连 Qiáo huā huáng lián，凉喉茶 Liáng hóu chá。

马来西亚　Akar liadah jin, Seketan, Pokok merian peca darah.

缅甸　ရောင်လုံခန်းမွှေးသာ Yaung lon chantha.

越南　Loét mồm, Ngón lợn, Dây ngón cúi, đứt lướt, Chạ khẩu cắm (Tày), Sán công mía (Dao) {Lo[es]t m[oof], Ng[os]n l[owj]n, D[aa]y ng[os]n c[us]i, [dd][uws]t l[uw][owx]i, Ch[aj] kh[aar]u c[aws]m (Tay), S[as]n c[oo]ng m[is]a (Dao)}.

■ **药用部位**　全草。

■ **植物描述**　草质或亚灌木状攀缘藤本，高达1m。茎圆柱形或稍具4纵棱，无毛或具微毛，或至少纵纹具微硬毛。叶近无柄或具柄，叶柄长约4mm，无毛至被柔毛或短硬毛；叶片干膜质，卵形、披针形、椭圆形或椭圆状披针形，长2~15cm，宽1~5cm，二级脉3或4对。头状聚伞花序顶生，总花梗长1~5cm；苞

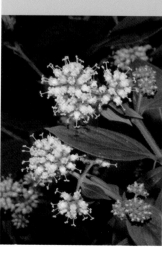

片三角形至倒披针形或退化为短柔毛；花无梗或近无梗；花萼无毛至密被短柔毛；花冠白色至浅蓝色，漏斗状，外面无毛，里面密被硬毛，冠管长1~2mm，裂片舌状，长3~5mm；雄蕊花药藏于花冠内或伸出；柱头条形。蒴果椭圆形至球形，直径2~3mm。种子多数，有棱。几乎全年开花。

■ **生态** 生于海拔约1500m的谷地阔叶林中及光照充足的山坡上。

■ **分布** 中国主要分布于云南。

东盟地区主要分布于马来西亚、老挝、泰国、越南、缅甸等国家。

印度亦有分布。

■ **化学成分** 全株含生物碱capitelline、hedyocapitelline、hedyocapitine、蒽醌类、皂苷、鞣质。

■ **药理作用** 具有抗氧化、抗菌、抗炎和自由基清除作用。

■ **应用**

中国 全草治疗疟疾、外感风寒、妇女月经不调、产后乳汁不通、干咳、漆疮、骨折损伤。

缅甸 全草治疗炎症、感冒、咳嗽、疟疾、痢疾和胃炎。

越南 叶治疗肾病、毒蛇咬伤、骨折、扭伤、风湿痹痛、腰痛、疟疾、口疮、舌炎、咽炎、消化性溃疡；根内服治疗妇人产后虚弱、便秘、消化不良、胃源性眩晕、痢疾。

■ **使用注意** 无。

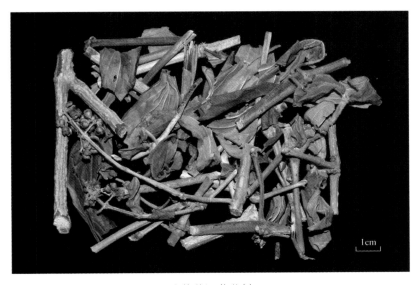

头状花耳草药材

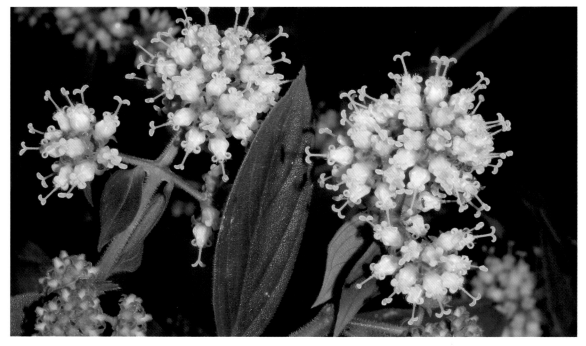

头状花耳草原植物

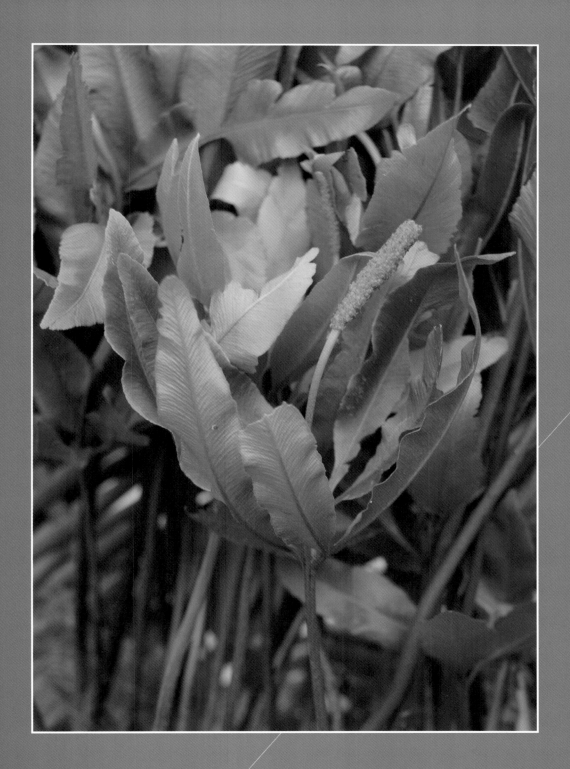

174 七指蕨

Helminthostachys zeylanica (L.) Hook.

学名	*Helminthostachys zeylanica* (L.) Hook.
科	七指蕨科
异名	*Ophiala zeylanica* (L.) Desv.

■ **本地名称**

中国　七指蕨Qī zhǐ jué，入地蜈蚣Rù dì wú gōng。

老挝　ກູດຕີນຮ້ງ Kout tine houng.

马来西亚　Kamraj, Akar paku, Jelai, Akar tunjuk langit.

菲律宾　Tukodlangit.

泰国　ผักตีนกวาง Phak tin kwang, กูดตีนกวาง Kut tin kwang.

越南　Sâm bòng bong, Quản trọng, Sâm rết, Guôi sâm, Sâm rừng {S[aa]m b[of]ng bong, Qu[ar]n tr[oj]ng, S[aa]m r[ees]t, Gu[oo]i s[aa]m, S[aa]m r[uwf]ng}.

■ **通用名称**　Helminthostachys zeylanica.

■ **药用部位**　根茎、叶。

■ **植物描述**　根茎肉质粗壮，横走，有很多肉质的粗根。营养叶从地下根茎近水平长出；叶片似伞形，三等分，每部分进一步分为2~5部分，最末部分长7~15cm，宽2~4cm，披针形。孢子囊穗长7~20cm，上部长孢子。孢子囊穗柄直立，长15~30cm。

■ **生态**　生于近海平面的开阔灌木地带及潮湿的地上，尤其是溪流沿岸，常见于灌丛和竹林中。

■ **分布**　中国主要分布于台湾、海南、云南等省区。东盟地区主要分布于马来西亚、缅甸、泰国、菲律宾等国家。印度、斯里兰卡、澳大利亚亦有分布。

■ **化学成分**　全株含黄酮类物质（入地蜈蚣素A、B、C和D）、豆甾醇、岩藻甾醇和半乳糖醇。

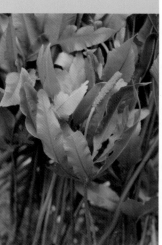

■ **药理作用**　具有保肝、抗氧化、神经保护、抗炎、抗肿瘤作用，能治疗阳痿、促进成
骨细胞分化和矿化。无明显毒性。

■ **应用**

中国　根茎治疗咳嗽哮喘，外敷治疗毒蛇咬伤；嫩叶可食用。

老挝　可滋补，治疗肝脓肿。

马来西亚　叶可食用，可滋补、增强性欲，治疗发热、梅毒、泄泻、流行性感冒、百
日咳。

泰国　叶治疗痔疮。

■ **使用注意**　虚寒体质慎用。

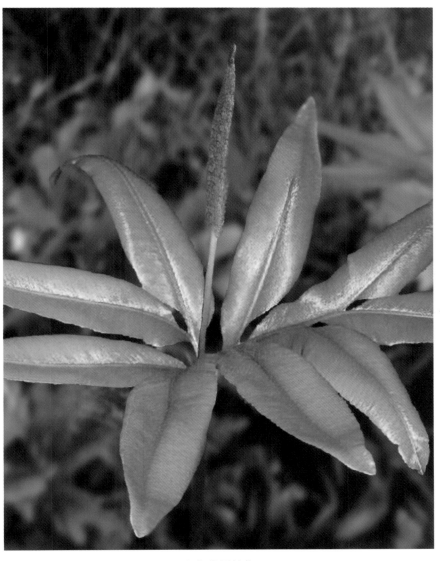

七指蕨原植物

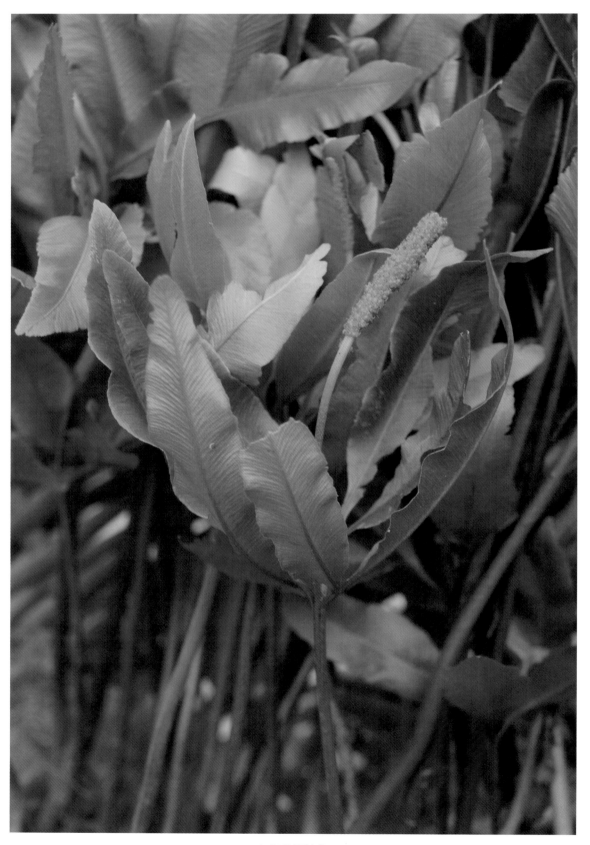

七指蕨原植物

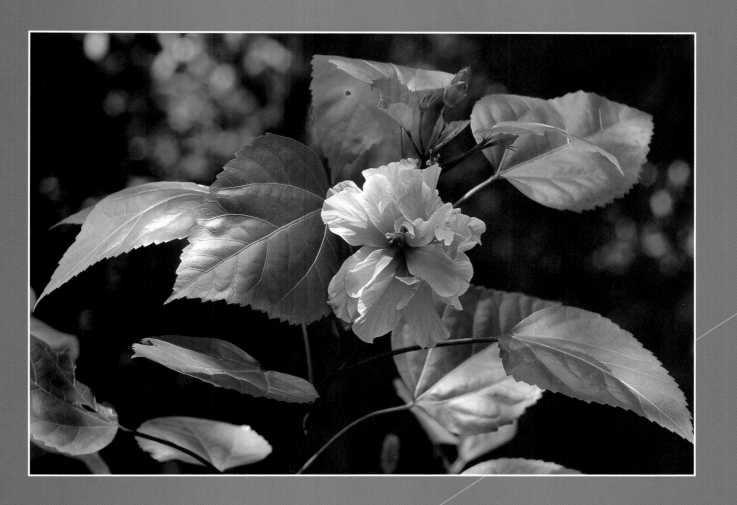

175 朱槿

Hibiscus rosa-sinensis L.

■ 学名	*Hibiscus rosa-sinensis* L.
■ 科	锦葵科
■ 异名	*Hibiscus arnottii* Griff. ex Mast

■ 本地名称

柬埔寨　ផ្កាវំយោល Phka romyol.

中国　　朱槿Zhū jǐn，扶桑Fú sāng，佛槿Fó jǐn，中国蔷薇Zhōng guó qiáng wēi，赤槿Chì jǐn，红木槿Hóng mù jǐn，桑槿Sāng jǐn。

老挝　　ດອກສະບາ Dok sa ba, ດອກໄມ້ແດງ Dok mai deng.

马来西亚　Bunga kebangsaan, Bunga raya.

缅甸　　ခေါင်ရမ်းဆကြီး Kaung yan gyi.

菲律宾　Gumamela.

泰国　　ชบา Cha ba.

越南　　Dâm bụt, Bông bụt, Hồng bụt, Phù tang, Xuyên cân bì, Mộc cẩn, Bụp, Co ngần (Thái), Bioóc ngàn (Tày), Phầy quấy phiằng (Dao) {D[aa]m b[uj]t, B[oo]ng b[uj]t, H[oof]ng b[uj]t, Ph[uf] tang, Xuy[ee]n c[aa]n b[if], M[ooj]c c[aar]n, B[uj]p, Co ng[aaf]n (Th[as]i), Bio[os]c ng[af]n (T[af]y), Ph[aaf]y qu[aas]y phi[awf]ng (Dao)}.

■ 通用名称　Fusang, Buddhist scriptures, Chinese rose.

■ 药用部位　全草或叶、花。

■ 植物描述　常绿灌木，株高1~3m；小枝圆柱形，疏被星状柔毛。叶阔卵形或狭卵形，长4~9cm，宽2~5cm，先端渐尖，基部圆形或楔形，边缘具粗齿或缺刻，两面除背面沿脉上有少许疏毛外均无毛；叶柄长5~20mm，上面被长柔毛；托叶条形，长5~12mm，被毛。花单

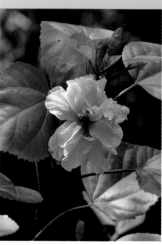

生于上部叶腋间，常下垂，花梗长3~7cm，疏被星状柔毛或近平滑无毛，近端有节；小苞片6~7，条形，长8~15mm，疏被星状柔毛，基部合生；花萼钟形，长约2cm，被星状柔毛，裂片5，卵形至披针形；花冠漏斗形，直径6~10cm，玫瑰红色、淡红色或淡黄色等，花瓣倒卵形，先端圆，外面疏被柔毛；雄蕊柱长4~8cm，平滑无毛；花柱枝5。蒴果卵形，长约2.5cm，平滑无毛，有喙。花期全年。

■ **生态**　为强向阳性植物，喜温暖湿润，需充足光照，不耐荫，不耐寒，不耐旱。适应多种土壤，但以含有机酸、pH值6.5~7.0的弱酸性土壤为佳。

■ **分布**　中国主要分布于福建、广东、广西、海南、四川、台湾、云南等省区。

东盟地区主要分布于泰国、柬埔寨、老挝、马来西亚、缅甸、菲律宾、越南等国家。

其他亚洲热带地区亦有分布。

■ **化学成分**　叶中含C_{16}~C_{32}的烃类物质，以碳氢化合物为主的包括C_{17}、C_{23}、C_{25}、C_{31}烃；C_{21}~C_{30}为高级脂肪醇，其中含量较多的是C_{26}、异-C_{28}、异-C_{30}脂肪醇；C_8~C_{28}的脂肪酸，包括C_8、C_{12}、C_{14}、C_{16}、C_{18}脂肪酸。还含有籼稻酸、西兰花酸、蒲公英醋酸酯、β-谷甾醇以及具有抗补体活性-RL的木本黏液。

■ **药理作用**　具有降血压作用，能引起腹直肌收缩，能松弛小肠、支气管、子宫平滑肌，对蒽醌类物质引起的小肠平滑肌收缩有缓解作用，对5-羟色胺、乙酰胆碱、氯化钡有拮抗作用，对平滑肌有直接的抑制效应，其机制区别于胆碱能受体。

■ **应用**

柬埔寨　叶可清热、止咳、化痰、润肤；花可调经、通便，治疗疖疮；全草可致滑胎。

中国　根茎可调经，治疗腮腺炎及关节炎；根和花治疗急性结膜炎、尿路感染、鼻衄、月经不调、肺热咳嗽、腮腺炎、乳腺炎等；叶治疗皮肤生疮。

老挝　可散瘀，治疗淋病、月经不调。

马来西亚　可解毒、止咳、化痰，治疗支气管炎、带下、月经不调。

缅甸　花治疗脱发、支气管哮喘和咳嗽。

菲律宾　花蕾膏药可敷于疖子。根、皮、叶和花煎剂可用作润肤剂。

泰国　根治疗疖疮、炎症。

■ **使用注意**　虚寒咳嗽者慎服。

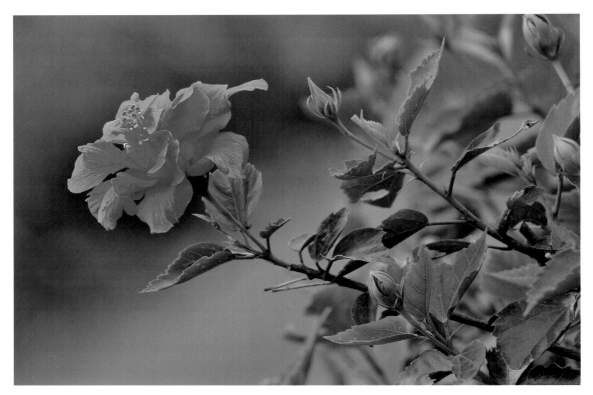

朱槿原植物

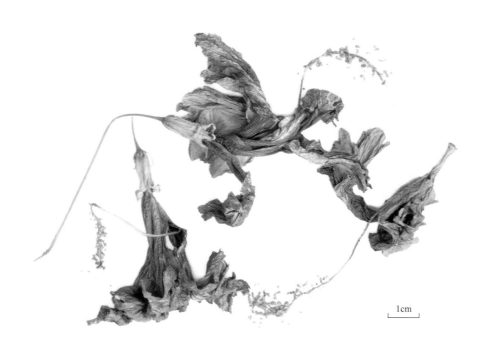

1cm

朱槿药材〔花〕